临床中医内科疾病
治疗与康复

主编 尹霞 周浩 魏新颖 孙传河
赵洪良 金晶 刘猛

黑龙江科学技术出版社
HEILONGJIANG SCIENCE AND TECHNOLOGY PRESS

图书在版编目（CIP）数据

临床中医内科疾病治疗与康复 / 尹霞等主编. -- 哈尔滨：黑龙江科学技术出版社，2023.2
　　ISBN 978-7-5719-1774-6

Ⅰ．①临… Ⅱ．①尹… Ⅲ．①中医内科学 Ⅳ.
①R25

中国国家版本馆CIP数据核字（2023）第025667号

临床中医内科疾病治疗与康复
LINCHUANG ZHONGYI NEIKE JIBING ZHILIAO YU KANGFU

主　　编	尹　霞　周　浩　魏新颖　孙传河　赵洪良　金　晶　刘　猛
责任编辑	陈兆红
封面设计	宗　宁
出　　版	黑龙江科学技术出版社
	地址：哈尔滨市南岗区公安街70-2号　邮编：150007
	电话：（0451）53642106　传真：（0451）53642143
	网址：www.lkcbs.cn
发　　行	全国新华书店
印　　刷	黑龙江龙江传媒有限责任公司
开　　本	787 mm×1092 mm　1/16
印　　张	27.5
字　　数	694千字
版　　次	2023年2月第1版
印　　次	2023年2月第1次印刷
书　　号	ISBN 978-7-5719-1774-6
定　　价	198.00元

编 委 会

主 编

尹 霞 周 浩 魏新颖 孙传河

赵洪良 金 晶 刘 猛

副主编

李霞杰 王晶晶 熊晓玲 白莎莎

李 帅 陈凯吉

编 委（按姓氏笔画排序）

王晶晶（滦南县中医院）

尹 霞（德州市陵城区中医院）

白莎莎（邯郸市永年区中医院）

刘 猛（淄博市中西医结合医院）

刘彦利（山东省栖霞市人民医院）

孙传河（无棣县中医院）

李 帅（郸城县中医院）

李霞杰（泰安市中医二院）

张克江（山东省招远市中医医院）

陈凯吉（济南重汽医院有限公司）

金 晶（新疆医科大学第一附属医院）

周 浩（利津县中心医院）

赵洪良（莱阳市人民医院）

熊晓玲（贵州省遵义市播州区中医院）

魏新颖（山东省临清市人民医院）

F oreword 前 言

中医学是运用中医学理论和中医临床思维方法,防治并阐明疾病的病因、病机、证候、诊断、辨证论治规律、预后及预防、康复、调摄等内容的一门临床学科。它是中华民族在与疾病长期斗争的过程中积累的宝贵财富,其有效的实践与丰富的知识蕴含着深厚的科学内涵,是中华民族优秀文化的重要组成部分,为中华民族的健康作出了不可磨灭的贡献。纵观世界各民族医学史,除中国的中医学,大都夭折而没能传承下来,关键在于其大多数都只停留在经验层面,而未能探索出规律继而上升为理论来指导实践。作为新时代的中医专业工作者,不仅要继承发扬传统中医学中的宝贵经验,还应掌握现代科技赋予中医学的新内涵,来更好地为患者服务。为此,我们组织编写了《临床中医内科疾病治疗与康复》一书。

本书共 12 章。首先介绍了中医基础学说、中医诊断方法、中医治则与治法;然后针对常见病证的诊疗进行了详细论述,涉及神经内科病证、心内科病证、呼吸内科病证等。本书在内容编写上不仅精选了临床最常见的疾病种类,还参阅了大量相关书籍与文献,着重体现中医特色,以达到浓缩精华、科学实用的目的,从而为中医临床工作者提供一本能够自修研读、借鉴参考的中医读物。

由于本书编者较多,每位编者的特点、撰稿及笔调不尽一致,在编写的过程中难免遗漏,如有不妥之处,恳请各位专家、同行及广大读者给予批评指正,以便进一步修订,共同促进中医学的发展与提高。

《临床中医内科疾病治疗与康复》编委会
2022 年 10 月

Contents
目 录

第一章　中医基础学说

第一节　阴阳学说

阴阳学说是中国古代朴素的对立统一理论,它认为阴和阳两个对立统一的方面,贯穿于一切事物之中,是一切事物运动和发展变化的根源及规律。

阴阳是宇宙中相互关联的事物或现象对立双方属性的概括。凡是运动的、外向的、上升的、温热的、无形的、明亮的、兴奋的都属于阳,相对静止的、内守的、下降的、寒冷的、有形的、晦暗的、抑制的都属于阴。

一方面阴阳双方是通过比较而分阴阳;如 60 ℃的水同 10 ℃的水相比,当属阳,但同 100 ℃的水相比则属阴。因此,单一事物就无法定阴阳。另一方面,阴阳之中复有阴阳,如昼为阳,夜属阴,而白天的上午属阳中之阳,下午则属阳中之阴,黑夜的前半夜为阴中之阴,后半夜为阴中之阳。但是必须注意,任何事物都不能随意分阴阳,不能说寒属阳、热属阴,也不能说女属阳、男属阴,必须按照阴和阳所特有的属性来一分为二才是阴阳。阴阳学说的基本内容概括为以下五个方面。

一、阴阳交感

阴阳交感是指阴阳二气在运动中互相感应而交合的过程,阴阳交感是万物化生的根本条件。在自然界,天之阳气下降,地之阴气上升,阴阳二气交感,形成云、雾、雷、电、雨、露,生命得以诞生,从而化生出万物。在人类,男女媾精,新的生命个体诞生,人类得以繁衍。如果阴阳二气在运动中不能交合感应,新事物和新个体就不会产生。

二、阴阳对立制约

对立即相反,如上与下、动与静、水与火、寒与热等。阴阳相反导致阴阳相互制约,如温热可以驱散寒气、冰冷可降低高温、水可以灭火、火可以使水沸腾化气等,温热与火属阳,寒冷与水属阴,这就是阴阳对立相互制约。阴阳双方制约的结果,使事物取得了动态平衡。

1

三、阴阳互根互用

阴阳互根是指一切事物或现象中相互对立着的阴阳两个方面,具有相互依存、互为根本的关系,即阴和阳任何一方都不能脱离另一方而单独存在,每一方都以相对的另一方的存在为自己存在的前提和条件。如热为阳,寒为阴,没有热也就无所谓寒,没有寒也就无所谓热。阴阳互用是指阴阳双方不断地滋生,促进和助长对方。如藏于体内的阴精,不断地化生为阳气,保卫体表的阳气,使阴精得以固守于内,即阴气在内,是阳气的根本,阳气在外是阴精所化生的。

四、阴阳消长平衡

阴阳消长平衡是指对立互根的双方始终处于一定限度内,彼此互为盛衰的运动变化之中,致阴消阳长或阳消阴长等。包括以下四种类型。

(一)此长彼消

这是制约较强造成的,如热盛伤阴、寒盛伤阳皆属此类。

(二)此消彼长

这是制约不及所造成的,如阴虚火旺、阳虚阴盛皆属此类。

(三)此长彼亦长

这是阴阳互根互用得当的结果,如补气以生血、补血以养气。

(四)此消彼亦消

这是阴阳互根互用不及所造成的,如气虚引起血虚,血虚必然气虚,阳损及阴,阴损及阳等。

阴阳平衡指对立互根的阴阳双方,总是在一定限度内、一定条件下维持着相对的动态平衡。

五、阴阳相互转化

阴阳相互转化指对立互根阴阳双方在一定条件下可以各自向其相反的方面发生转化,即阳可转为阴,阴可转为阳,气血转化,气精转化,寒热转化等,一般都产生于事物发展变化的"物极"阶段,即所谓"物极必反"。阴阳消长是一个量变的过程,而阴阳转化是在量变基础上的质变。

(尹　霞)

第二节　五行学说

五行学说也属古代哲学范畴,是以木、火、土、金、水五种物质的特性及其"相生"和"相克"规律来认识世界、解释世界和探求宇宙规律的一种世界观和方法论。所谓五行是指木、火、土、金、水五种物质及其运动变化。

一、五行特性

(一)木的特性

"木曰曲直","曲"屈也,"直"伸也。曲直即是指树木的枝条具有生长柔和、能曲又能直的特性。因而引申为凡具有生长、升发、条达、舒畅等性质或作用的事物均归属于木。

（二）火的特性

"火曰炎上"，"炎"是焚烧、热烈之义，"上"是上升。"炎上"是指火具有温热上升的特性。因而引申为凡具有温热、向上等特性或作用的事物，均归属于火。

（三）土的特性

"土爰稼穑"，"爰"通"曰"，"稼"即种植谷物，"穑"即收割谷物。"稼穑"泛指人类种植和收获谷物的农事活动。因而引申为凡具有生化、承载、受纳等性质或作用的事物，均归属于土。

（四）金的特性

"金曰从革"，"从"，由也，说明金的来源，"革"即变革，说明金是通过变革而产生的。自然界现成的金属极少，绝大多数金属都是由矿石经过冶炼而产生的。冶炼即变革的过程，故曰"金曰从革"。因而凡具有沉降、肃杀、收敛等性质或作用的事物，都归属于金。

（五）水的特性

"水曰润下"，"润"即潮湿、滋润、濡润，"下"即向下、下行，"润下"是指水滋润下行的特点。故引申为凡具有滋润、下行、寒凉、闭藏等性质或作用的事物皆归属于水。

二、五行的生克制化规律

（一）五行相生

五行相生是五行之间递相滋生、促进的关系，是事物运动变化的正常规律。其次序为木生火、火生土、土生金、金生水、水生木、木生火。

（二）五行相克

五行相克是五行之间递相克制、制约的关系，是事物运动变化的正常规律。其次序为木克土、土克水、水克火、火克金、金克木、木克土。

五行相生关系又称为"母子关系"，任何一行都存在"生我"和"我生"两方面的关系。"生我者为母"，"我生者为子"。五行相克关系又称为"所胜""所不胜"关系，"克我"者为"所不胜"，"我克者"为"所胜"。

（三）五行制化

五行制化是指五行之间生中有制，制中有生，递相资生制约以维持其整体的相对协调平衡的关系。如木克土，土生金，金克木，说明木克土，而土生金，金反过来再克木，维持相对平衡关系。水克火，水生木，木生火，说明水既克火，又间接生火，以维持相对协调平衡的关系。

三、五行乘侮和母子相及

（一）五行相乘

五行相乘是五行中的某一行对被克者的另一行过度克制，从而致事物与事物之间失去了正常的协调关系，其原因是克我者一行之气过于强盛或我克者一行之气本气虚弱。如生理状态下，木克土；在病理状态下，即出现木乘土，原因有木旺乘土或土虚木乘。

五行相乘规律与五行相克的次序完全一致，但意义不同，前者是病理状态，后者是生理状态。

（二）五行相侮

五行相侮是五行中某一行对原来克我者的一行反向克制，从而使事物间失去了正常的协调关系。其原因是我克者一行之气过于强盛或克我者一行之气本身虚弱。如在生理状态下，木克土；在病理状态下，即出现土侮木。五行相侮规律与五行相克规律相反，是一种病理状态。

(三)母子相及

1.母病及子

母行异常影响到子行,结果母子两行均异常。

2.子病犯母

子行异常影响到母行,结果母子两行均异常。

(尹 霞)

第三节 藏 象 学 说

藏象学说是通过对人体的生理、病理现象的观察,研究人体脏腑等的生理功能、病理变化及其相互关系的学说。

一、五脏

(一)心的主要生理功能及病理表现

1.心主血脉

心主血脉是指心气推动血液在脉中运行,流注全身,发挥营养和滋润作用。心主血脉的前提条件是心行血,指心气维持心脏的正常搏动,推动血液在脉中运行;心生血,是指心火将水谷精微"化赤"生血;心主脉,是指脉道的通畅,血液在脉中的正常运行,形成脉象。心主血脉的生理表现,主要从以下四个方面观察:面色红黄隐隐,红润光泽;舌质淡红;脉象和缓有力,节律均匀,一息四至;虚里搏动(指心尖)和缓有力,节律均匀,其动应手。其病理表现:心气虚,心血虚,血脉空虚可导致心悸不安,面色苍白或萎黄,舌质淡白,脉细弱微,虚里心悸不安;心血淤,心血阻滞,可出现心绞痛症状,面色灰暗,唇青舌紫,脉结、代、促、涩,虚里闷痛。

2.心藏神

心藏神主要是指心具有主宰人体五脏六腑、形体官窍的一切生理活动和人体精神意识思维活动的功能。而精神意识思维活动主要体现在五神,即神、魂、魄、意、志;五志,即喜、怒、忧、思、悲。五神五志又分属五脏,但主宰是心。中医学中有心(属五脏)和脑(属奇恒之腑)等概念,但以心概脑。心主神志的生理表现,主要是精神饱满、反应灵敏。其病理表现如下。①心不藏神:反应迟钝,健忘,神志亢奋,烦躁不安,失眠,谵语多梦。②神志衰弱:神志不合,萎靡不振;神志错乱和癫狂等,后者属现代医学重型精神病范畴。

(二)肺的主要生理功能和病理表现

1.肺主宣发

肺主宣发指肺气向上升宣,向外布散。其生理作用如下。①通过呼吸运动,排除人体内浊气;②通过人体经脉气血运行,布散由脾转输而来的水谷精微、津液于全身,内至五脏六腑,外达肌腠皮毛;③宣发卫气,调节腠理开合,排泄汗液,并发挥抗邪作用。病理表现为肺失宣发:恶寒发热、自汗或无汗、胸闷、咳喘、鼻塞、流清涕,属现代医学上感范畴。

2.肺主肃降

肺主肃降指肺气向下通降或使呼吸道保持洁净,其生理作用:①通过呼吸运动,吸入自然界清气。②通过经脉气血运行,将肺吸入清气和由脾而来的水谷精微,津液下行布散。③通过咳嗽等反射性保护作用,肃清呼吸道内过多的分泌物,以保持清洁。其病理表现:肺气上逆,肺失肃降,胸闷,咳喘。

3.肺主气,司呼吸

肺主气指肺具有主持呼吸之气,一身之气的功能概括。肺司呼吸,指肺具有呼浊吸清,实现机体内外气体交换的功能。其生理作用如下。①吸入自然界的清气,促进人体气的生成,营养全身。②呼出体内浊气。排泄体内废物,调节阴阳平衡。③调节人体气机的升降出入运动。其病理表现:胸闷,咳喘,呼吸不利,呼吸微弱。

4.肺主通调水道

肺主通调水道指肺主宣发肃降功能对体内水液的输布排泄起着疏通和调节作用。水道指人体内水液运行的通道。肺主通调水道其生理作用主要是调节体内水液代谢的平衡。机制主要是肺主宣发使津液向外、向上散布,濡养脏腑、器官、腠理、皮毛,呼浊和排汗,将部分水分和废物排出人体外。肺主肃降,使津液下行布散,濡养人体,使代谢后水液下行散至膀胱,通过膀胱的气化作用生成尿液。其病理表现:肺通调失职可出现痰饮水肿。

5.肺朝百脉,助心行血

肺朝百脉指全身血液通过经脉聚会于肺并进行气体交换,再输布于全身。肺气宣发肃降具有协助心脏、助心行血、促进血液运动的作用。其病理表现:肺气虚,血脉瘀滞,肺气宣降失调,胸闷,心悸,咳喘,唇青舌紫。

6.肺主治节

肺主治节指肺具有协助心脏对机体各个脏腑组织器官生理活动的治理调节作用,是肺的生理功能的概括。

(三)脾的主要生理功能和病理表现

1.脾主运化水谷

脾主运化水谷指脾对饮食的消化,化为水谷精气,以及对其的吸收、转输和散布作用。其生理机制:①脾协助胃消磨水谷。②脾协助胃和小肠把饮食物化为水谷精微。③吸收水谷精微转输到心肺,经肺气宣发肃降而布散全身经脉、气血运行布散全身。病理表现:主要表现为食欲缺乏,腹胀,便溏,四肢倦怠无力,少气懒言,面色萎黄,舌质淡白。

2.脾主运化水液

脾主运化水液指脾对水液的吸收、转输、布散作用。其生理机制:①脾吸收津液。②将津液转输到肺,通过肺的宣降而布散全身,起濡养作用,转输到肾、膀胱,经膀胱的气化作用而形成尿液。病理表现主要是脾虚失运而致水液停滞,表现内湿、痰饮、水肿、带下、泻泄。

3.脾主升清

脾主升清指脾具有将水谷精微等营养物质吸收并上输入心肺头目,化生气血以营养全身的功能。其病理表现:①升清不及可出现眩晕,腹胀,便溏,气虚的表现。②中气下陷,腹部胀坠,内脏下垂,如胃下垂、脱肛、子宫下垂等。

4.脾主统血

脾主统血指脾有统摄血液在脉内运行,不使其逸出脉外的作用。脾不统血表现有脾气虚,出血,崩漏,尿血,便血,皮下出血等。

(四)肝的主要生理功能及病理表现

1.肝主藏血

肝主藏血指肝具有贮藏血液、调节血量、防止出血的生理功能。其病理表现如下。①机体失养：如头目失养，视力模糊，夜盲，目干涩，眩晕；筋脉失养：肢体拘急，麻木，屈伸不利；胞宫失养：月经量少，闭经，色淡，清稀。②血证：肝血虚，肝火旺盛，热迫血行。③肝肾阴虚：肝阳上亢，阳亢生风，眩晕，上重下轻，头胀痛，四肢麻木。④月经过多，崩漏。

2.肝主疏泄

肝主疏泄指肝具有疏通、宣泄、升发、调畅气机等综合生理功能，其病理表现如下。疏泄不及：气郁，气滞，胸胁、乳房、少腹胀痛。疏泄太过：气逆，面红目赤，心烦易怒，头目胀痛。气滞则血瘀，胸胁刺痛，痛经，闭经。气滞则水停，鼓胀水肿。肝失疏泻还可引起肝脾不调、肝胃不和致腹胀、恶心、呕吐、嗳气、返酸。肝胆气郁则口苦，恶心，呕吐，黄疸等。肝气郁结：闷闷不乐，多疑善虑，喜太息。肝气上逆，情志亢奋，急躁易怒，失眠多梦。肝失疏泻可引起气血不和，冲任失调，经带胎产异常，不孕不育。

(五)肾的主要生理功能及病理表现

1.肾藏精

肾藏精是指肾具有封藏精气、促进人体生长发育和生殖功能，以及调节机体的代谢和生殖活动的作用。

肾精包括先天之精和后天之精。先天之精指禀受于父母的生殖之精，后天之精即水谷精微和脏腑之精，二者之间的关系是后天之精依赖于先天之精活力资助，才能不断化生，先天之精依赖于后天之精的培育充养。肾精可化生肾气，肾气有助于封藏肾精。肾中精气按其功能类别可划分为肾阴、肾阳。肾阴是指肾中精气对各脏腑组织器官起滋养濡润作用的生理效应。肾阳指肾中精气对各脏腑组织器官起推动温煦作用的生理效应。其病理表现：①肾中精气不足，可导致生长发育障碍，生殖繁衍能力减弱，发生某些遗传性或先天性疾病。②肾阴阳失调，肾阳虚可致虚寒证，肾阴虚可致虚热证。

2.肾主水液

肾主水液指肾主持和调节人体的水液代谢平衡。人体代谢水液经三焦下行归肾，肾将含废物成分多的水液下注膀胱。通过肾及膀胱气化作用而排出体外，以维持体内水液代谢的平衡。其病理表现：肾气(阳)虚(肾气不化)可致气化失常，导致水液代谢障碍、津液停滞、尿少、痰饮水肿、癃闭；津液流失(肾气不固)，尿频，尿多。

3.肾主纳气

肾主纳气指肾具有摄纳肺所吸入的清气，以防止呼吸表浅的作用。病理表现：呼吸表浅微弱，呼多吸少，动辄气喘。

二、六腑

(一)胆的生理功能

(1)藏泻精汁助消化。

(2)主决断，指胆在精神意识活动中具有准确判断作出决定的作用。

(二)胃的生理功能

1.主受纳腐熟水谷

指胃具有接受容纳饮食物,消化饮食物为食糜,吸收水谷精微和津液的功能。

2.胃主通降,以通降为和

指胃气下行降浊特点而言,主要是指胃受纳水谷并将食糜下传入小肠的作用,同时也概括了胃气协助小肠将食物残渣下传入大肠协助大肠传化糟粕的功能。

(三)小肠的生理功能

1.主受盛化物

指小肠具有接受由胃下降的食糜并将其进一步消化,化为水谷精微的功能。

2.主分清别浊

指小肠将食糜进一步分为水谷精微、津液和食物残渣,剩余水分的功能。

(四)大肠的生理功能

主传化糟粕,具有接受食物残渣、吸收水分、将食物残渣化为粪便、排除大便的功能。

(五)膀胱的主要生理功能

膀胱的主要生理功能是贮藏津液排泄小便。

(六)三焦的概念及生理功能

三焦的概念其一是指脏腑的外围组织,是分布于胸腹腔的大腑,又称孤腑,其主要功能如下。①通行元气:元气通过三焦而至五脏六腑,推动和激发各脏腑生理功能活动。②决渎行水:具有疏通水道、通行水液的功能,是水液、津液运行输布的道路。

三焦的概念其二是指人体上中下三个部位及其相应脏腑功能的概括。上焦指膈以上,即心、肺、心包络、头面部、上肢。中焦指膈以下脐以上,包括脾、胃、肝脏等。下焦指脐以下,包括肝、肾、大小肠、膀胱、精室、子女胞、下肢。其中肝按功能特点可划归下焦,按部位分类划归中焦。三焦的主要生理功能:"上焦如雾",指上焦心肺布散全身津液、营养周身的作用,如同雾露弥散一样;"中焦如沤",是指中焦脾胃消化饮食物、吸收水谷精微、津液的作用,如同酿酒一样;"下焦如渎",是指胃、大肠、小肠,膀胱传导糟粕,排泄废物作用,如同沟渠必须疏通流畅。

三、脏与脏之间的关系

(一)心和肺

心和肺主要表现在气血互根互用。肺主气司呼吸,生成宗气,主宣降,肺朝百脉,助心行血,促进心主血脉的生理功能。心行血,肺脏得养,血为清气载体而布散全身,促进肺主宣降的生理功能。

(二)心和脾

心和脾主要表现在血液的化生、运行上的相辅相成。脾运化水谷精微,则心血充盈。心脏化赤生血,则脾得血养。脾主统血,防止血逸脉外,心气维持心脏的正常搏动,推动血行脉中。

(三)心和肝

心和肝主要反映在血液运行,精神活动的相辅相成。心气维持心脏的正常活动;肝主疏泄则气机条畅,促进血液运行,肝主藏血,调节人体部分血量,有助于血液的正常运行。在精神活动方面,心藏神,产生和主宰人的精神活动,调节人体脏腑生理功能,肝主疏泄,调畅人的精神情志活动,肝藏魂,主谋虑。

(四)心和肾

心和肾主要表现在心肾相交。肾阴上济于心,以滋心阴,则心火不亢,心火下降于肾,以温肾阳,则肾水不寒。

(五)肺与脾

肺与脾主要表现在气的生成,津液输布代谢的协同作用。脾为生气之源,脾主运化水谷精微功能旺盛,则水谷精气来源充足。肺为主气之枢,肺在自然界中吸入清气和脾主运化水谷精气,合称宗气。肺的宣降作用推动全身气血正常运行。在代谢方面,脾主运化水液,上输布于肺,经肺的宣降而输布全身,肺主宣降,通调水道,防止内湿痰饮。

(六)肺与肝

肺与肝主要表现在气机升降协调,气血运行的协同作用。肺主肃降,肝主升发,升降相因,则气机协调,肺朝百脉助心行血,促进气血运行,肝主疏泄,气机条畅,促进血液运行,肝主藏血,调节血量,有助于血液的正常运行。

(七)肺与肾

肺与肾主要表现在水液代谢,呼吸运动。脏阴互资的协同作用。肾主水液,升清降浊;肺主宣发肃降,通调水道,维持水液代谢平衡。肺司呼吸,肺主气;肾主纳气,摄纳肺从自然界吸入之清气,防止呼吸表浅,肾阴是一身阴液之根本,肾阴充养肺阴;肺主肃降下输清气,水谷精气,滋养肾阴。

(八)肝与脾

肝与脾主要表现在对饮食物消化。血液的生成运行方面的协同作用:"土得木而达",脾属土,肝属木,肝主疏泄,气机条畅,促进脾纳腐运化,促进脾升胃降,疏泄胆汁,进入小肠,有助消化。"木赖土以培之",脾胃功能健旺,气血生化有源,促进肝藏血、藏魂。脾主运化水谷精微,气血生成有源,肝主疏泄,气机条畅,促进血液运行,肝主藏血,调节血量。脾主统血,防止血逸脉外。

(九)肝与肾

肝与肾主要表现在肝肾同源。肝藏血,肾藏精,精血同源于水谷精微,且精血互化。

(十)脾与肾

脾与肾主要表现在水液代谢中的协同作用(见前述)和先后天的滋生促进作用。肾阳温煦脾阳,脾运化水谷精微充养肾精。

由于六腑是以传化物为其生理特点,故六腑之间的相互关系主要体现于饮食物的消化吸收和排泄过程中的相互联系和密切配合。

五脏与六腑之间的关系,实际上就是阴阳表里的关系,由于脏属阴,腑属阳,脏为里,腑为表,一脏一腑,一阴一阳,一里一表,相互配合,并有经脉相互络属,从而构成脏腑之间的密切联系。

(尹 霞)

第四节 经 络 学 说

经络是经脉和络脉的总称,是人体运行全身气血,联络脏腑形体官窍,沟通上下内外的通道。经络学说是研究人体经络系统的组织结构、生理功能、病理变化及其与脏腑形体官窍、气血津液等相互关系的学说,是中医理论体系的重要组成部分。

一、经络系统

经脉是人体气血循行的主要通道,经脉包括十二正经、奇经八脉和十二经别。经脉有固定的循行路线,且循行部位一般较深,多纵行分布于人体上下。十二正经包括手、足三阴经和手、足三阳经。奇经八脉包括督脉、任脉、冲脉、带脉、阴跷脉、阳跷脉、阴维脉、阳维脉,十二经别是十二经脉的较大分支,起于四肢,循行于脏腑深部,上出于颈项浅部。

络脉也是经脉的分支,但多无一定的循行路径,纵横交错,网络全身,多布于人体浅表。络脉有别络、浮络和孙络之分,其中别络的主要功能是加强相为表里的两条经脉之间在体表的联系。

经脉外连经筋和皮部,经脉络脉内络属脏腑,联系全身的组织、器官,散布于体表各处,同时深入体内,连属各个脏腑。经络的基本生理功能是运行全身气血,营养脏腑组织,联络脏腑器官,沟通上下内外,感应传导信息,调节功能平衡。

二、十二经脉

(一)经脉的命名与分布

经脉的命名主要是根据阴阳、手足、脏腑三个方面而定的。人体各部位按阴阳分类,脏为阴,腑为阳,内侧为阴,外侧为阳,手经循于上肢,足经循于下肢。阴经属脏,循行于四肢内侧,阳经属腑,循行于四肢外侧。

(二)走向规律

手之三阴,从胸走手;手之三阳,从手走头;足之三阳,从头走足;足之三阴,从足走腹胸。阴经向上,阳经向下。

(三)交接规律

阴阳经交于四肢末端,阳经交于头面部,阴经交于内脏,即手三阴经与手三阳经交于上肢末端,手三阳经与足三阳经交于头面部,足三阳经与足三阴经交于下肢末端,足三阴经与手三阴经交于内脏。

(四)表里关系

主要与脏腑的表里关系有关,如手太阴肺经,属肺络大肠,手阳明大肠经,属大肠络肺,其特点是四肢内外侧相对的两条经互为表里。如手太阴肺经分布于上肢内侧前部,手阳明大肠经分布于上肢外侧前部。

三、奇经八脉

奇经八脉是督、任、冲、带、阴跷、阳跷、阴维、阳维脉的总称。其主要功能是可加强十二经脉之间的联系,调节十二经脉气血,参与肝、肾、女子胞、脑、髓等重要脏器生理功能。其中督脉为阳脉之海,总督一身之阳经;任脉为阴脉之海,总督一身之阴经;冲脉为血海,调节十二经脉气血。

(尹　霞)

第二章 中医诊断方法

第一节 望 诊

望诊是医师运用视觉观察患者的神色形态、局部表现,通过舌象、分泌物和排泄物色质的变化来诊察病情的方法。望诊应在充足的光线下进行,以自然光线为佳。

一、全身望诊

全身望诊主要是望患者的精神、面色、形体、姿态等,从而对病性的寒热虚实,病情的轻重缓急,形成总体的认识。

(一)望神

神,广义是指高度概括的人体生命活动的外在表现,狭义是指神志、意识、思维活动。望神即是通过观察人体生命活动的整体表现来判断病情。

1.得神

得神多见精力充沛,神志清楚,表情自然,言语正常,反应灵敏,面色明润含蓄,两目灵活明亮,呼吸顺畅,形体壮实,肌肉丰满等。

2.少神

少神多见于神气不足,精神倦怠,动作迟缓,气短懒言,反应迟钝,面色少华等。

3.失神

失神多见于神志昏迷,或烦躁狂乱,或精神萎靡;目睛呆滞或晦暗无光,转动迟钝;形体消瘦,或全身水肿;面色晦暗或鲜明外露;还可见到呼吸微弱,或喘促鼻翼翕动,甚则猝然仆倒,目闭口开,手撒遗尿,或撮空理线,寻衣摸床等。

4.假神

假神多见大病、久病、重病之人,精神萎靡,面色晦暗,声低气弱,懒言少食,病未好转,突然见精神转佳,两颊色红如妆,语声清亮,喋喋多言,思食索食等。也称"回光返照""残灯复明"。

(二)望色

望色是指通过观察皮肤色泽变化以了解病情的方法。能了解脏腑功能状态和气血盛衰、病邪的性质及邪气部位。

1.常色

正常的面色与皮肤色,包括主色与客色。

(1)主色:终身不变的色泽。

(2)客色:受季节、气候、生活和工作环境、情绪及运动的因素影响所致气色的短暂性改变。

2.病色

病色包括五色善恶与五色变化。五色善恶主要通过色泽变化反映出来,明润光泽而含蓄为善色;晦暗枯槁而显露为恶色。五色变化主要表现有青、赤、黄、白、黑五色,主要反映主病、病位、病邪性质和病机。

(1)青色:主寒证、痛证、惊风、血瘀。

(2)赤色:主热。

(3)黄色:主湿、虚、黄疸。

(4)白色:主虚、寒、失血。

(5)黑色:主肾虚、水饮、瘀血。

(三)望形体

形体指患者的外形和体质。

1.胖瘦

胖瘦主要反映阴阳气血的偏盛偏衰的状态。

2.水肿

面浮肢肿而腹胀为水肿证;腹胀大如裹水,脐突、腹部有青筋是臌胀之证。

3.瘦瘪

大肉消瘦,肌肤干瘪,形肉已脱,为病情危重之恶病质。小儿发育迟缓,面黄肌瘦,或兼有胸廓畸形,前囟迟闭等,多为疳积之证。

(四)望动态

动态指患者的行、走、坐、卧、立等体态。

1.动静

阳证、热证、实证者多以动为主;阴证、寒证、虚证者多以静为主。

2.咳喘

呼吸气粗,咳嗽喘促,难于平卧,坐而仰首者,是肺有痰热,肺气上逆之实证;喘促气短,坐而俯首,动则喘甚,是肺虚或肾不纳气;身肿心悸,气短咳喘,喉中痰鸣,多为肾虚水泛,水气凌心射肺之证。

3.抽搐

抽搐多为动风之象。手足拘挛,面颊牵动,伴有高热烦渴者,为热盛动风;伴有面色萎黄,精神萎靡者,为血虚风动;手指震颤蠕动者,多为肝肾阴虚,虚风内动。

4.偏瘫

猝然昏仆,不省人事,偏侧手足麻木,运动不灵,口眼㖞斜,为中风偏枯。

5.痿痹

关节肿痛,屈伸不利,沉重麻木或疼痛者,多是痹证;四肢痿软无力,行动困难,多是痿证。

二、局部望诊

局部望诊是对患者的某些局部进行细致的观察以了解病情的方法。

(一)望头面

头部过大过小均为异常,多由先天不足而致;囟门陷下或迟闭,多为先天不足或津伤髓虚;面肿者,或为水湿泛溢,或为风邪热毒;腮肿者,多为风温毒邪,郁阻少阳;口眼㖞斜者,或为风邪中络,或为风痰阻络,或为中风。

(二)望五官

1.望眼

眼部内应五脏,可反映五脏的情况。其中目眦血络属心,白睛属肺,黑睛属肝,瞳子属肾,眼胞属脾。望眼主要包括望眼神、色泽、形态的变化以了解人体气血盛衰的变化。

2.望耳

耳主要反映肾与肝胆情况。

3.望鼻

鼻主要反映肺与脾胃的情况。

4.望口唇

口唇主要反映脾胃的情况。

5.望齿龈

齿龈主要反映肾与胃的情况。

(三)望躯体

见瘿瘤者,为肝气郁结,气结痰凝;见瘰疬者,为肺肾阴虚,虚火灼津,或感受风火时毒,郁滞气血;颈项强直者,为风寒外袭,经气不利,或为热极生风;鸡胸者,多为先天不足,或为后天失养;腹部深陷,多为久病虚弱,或为新病津脱;腹壁青筋暴露者,多属肝郁血瘀。

(四)望皮肤

主要观察皮肤的外形变化及斑疹、痘疮、痈疽、疔疖等情况。

(五)望毛发

主要为色泽、分布及有无脱落等情况。

三、望排出物

望排出物包括望排泄物和分泌物。如痰、涎、涕、唾,呕吐物,大小便等,通过观察性状、色泽、量的多少等辨别疾病的寒热虚实、脏腑的盛衰和邪气的性质。

四、望小儿指纹

望小儿指纹适用于3岁以内的小儿,与成人诊寸口脉具有相同的诊断意义。小儿指纹是手太阴肺经的分支,按部位可分为风、气、命三关。示指第一节为风关,第二节为气关,第三节为命关。正常指纹为红黄隐隐于示指风关之内。其临床意义可概括为纹色辨寒热,即红紫多为热证,青色主惊风或疼痛,淡白多为虚证;淡滞定虚实,即色浅淡者为虚证,色浓滞者为实证;浮沉分表里,即指纹浮显者多为表证,指纹深沉者多为里证;三关测轻重,即指纹突破风关,显至气关,甚至显于命关,表明病情渐重,若直达指端称为"透关射甲",为临床危象。

五、望舌

舌诊对了解疾病本质,指导辨证论治有重要意义。

望舌时应注意光线充足,以自然光线为佳。患者应自然伸舌,不可太过用力。并注意辨别染苔。正常舌象可概括为淡红舌,薄白苔,即舌质淡红明润,胖瘦适中,柔软灵活;舌苔薄白均匀,干湿适中,不黏不腻,揩之不去。

(一)望舌质

1.舌色

(1)淡白舌:舌色红少白多,色泽浅淡,多为阳气衰弱或气血不足,为血不盈舌,舌失所养而致。主虚证、寒证。

(2)红舌:舌色鲜红或正红,多由热邪炽盛,迫动血行,舌之血脉充盈所致。主热证。

(3)绛舌:舌色红深,甚于红舌。主邪热炽盛,主瘀。

(4)青紫舌:色淡紫无红者为青舌,色深绛而暗是紫舌,二者常常并见。青舌主阴寒,瘀血;紫舌主气血壅滞,瘀血。

2.舌形

(1)老嫩:舌质粗糙,坚敛苍老,主实证或热证,多见于热病极期;浮胖娇嫩,或边有齿痕,主虚证或寒证,多见于疾病后期。

(2)胖瘦:舌体肥大肿胀为胖肿舌,舌体瘦小薄瘪为瘦瘪舌。

(3)芒刺:舌乳头增生、肥大高起,状如草莓星点,为热盛之象。

(4)裂纹:舌面有裂沟,深浅不一,浅如划痕,深如刀割,常见于舌面的前半部及舌尖侧,多因阴液耗伤。

(5)齿印:舌边有齿痕印记称为齿痕舌,多属气虚或脾虚。

(6)舌疮:以舌边或舌尖为多,形如粟粒,或为溃疡,局部红痛,多因心经热毒壅盛而成。

(7)舌下络脉:舌尖上卷,可见舌底两侧络脉,呈青紫色。若粗大迂曲,兼见舌有瘀斑瘀点,多为有瘀血之象。

3.舌态

(1)痿软:舌体痿软无力,伸卷不灵,多为病情较重。

(2)强硬:舌体板硬强直,活动不利,言语不清,称舌强。

(3)震颤:舌体震颤抖动,不能自主。常因热极生风或虚风内动所致。

(4)喝斜:舌体伸出时,舌尖向左或向右偏斜,多为风中经络,或风痰阻络而致。

(5)卷缩:舌体卷缩,不能伸出,多为危重之证。

(6)吐弄:舌体伸出,久不回缩为吐舌。舌体反复伸出舐唇,旋即缩回为弄舌,为心脾经有热所致。

(7)麻痹:舌体麻木,转动不灵称舌麻痹。常见于血虚风动或肝风挟痰等证。

(8)舌纵:舌体伸出,难以收回称为舌纵,多属危重凶兆。

(二)望舌苔

1.苔质

(1)厚薄:透过舌苔能隐约见到舌质者为薄,不见舌质者为厚。苔质的厚薄可反映病邪的浅深和轻重。苔薄者多邪气在表,病轻邪浅;苔厚者多邪入脏腑,病较深重。由薄渐厚,为病势渐增;由厚变薄,为正气渐复。

(2)润燥:反映津液之存亡。苔润表示津液未伤;太过湿润,水滴欲出者为滑苔,主脾虚湿盛或阳虚水泛。苔燥多为津液耗伤,或热盛伤津,或阴液亏虚。舌质淡白,口干不渴,或渴不欲饮,多为阳虚不运,津不上承。

(3)腐腻:主要反映中焦湿浊及胃气的盛衰情况。颗粒粗大,疏松而厚,易于刮脱者,称为腐苔,多为实热蒸化脾胃湿浊所致;颗粒细小,状如豆腐渣,边缘致密而黏,中厚或糜点如渣,多为湿热或痰热所致;苔厚,刮之不脱者,称为腻苔,多为湿浊内蕴,阳气被遏所致。

2.苔色

(1)白苔:多主表证、寒证、湿证。

(2)黄苔:多主里证、热证。黄色越深,热邪越重。

(3)灰苔:多主痰湿、里证。

(4)黑苔:主里证,多见于病情较重者。苔黑干焦而舌红,多为实热内炽;苔黑燥裂,舌绛芒刺,为热极津枯;苔薄黑润滑,多为阳虚或寒盛。

3.苔形

舌苔布满全舌者为全苔,分布于局部者为偏苔,部分剥脱者为剥苔。全苔主痰湿阻滞;偏苔,多属肝胆病证;苔剥多处而不规则称花剥苔,主胃阴不足;小儿苔剥,状如地图者,多见于虫积;舌苔光剥,舌质绛如镜面,为肝肾阴虚或热邪内陷。

(尹　霞)

第二节　闻　诊

闻诊是通过听声音和嗅气味来诊察疾病的方法。

一、听声音

(一)声音

实证和热证,声音重浊而粗、高亢洪亮,烦躁多言;虚证和寒证,声音轻清、细小低弱,静默懒言。

(二)语言

1.谵语

神志不清,语无伦次,语意数变,声音高亢。多为热扰心神之实证。

2.郑声

神志不清,声音细微,语多重复,时断时续。为心气大伤,精神散乱之虚证。

3.独语

喃喃自语,喋喋不休,逢人则止。属心气不足之虚证,或痰气郁结清窍阻蔽所致。

4.狂言

精神错乱,语无伦次,不避亲疏。多为痰火扰心。

5.言謇

舌强语謇,言语不清。多为中风。

(三)呼吸

1.呼吸

呼吸主要与肺肾病变有关。呼吸声高气粗而促,多为实证和热证;呼吸声低气微而慢,多为虚证和寒证。呼吸急促而气息微弱,为元气大伤的危重证候。

2.气喘

呼吸急促,甚则鼻翼翕动,张口抬肩,难以平卧,多为肺有实邪或肺肾两虚所致。

3.哮

呼吸时喉中有哮鸣音。哮证有冷热之别,多时发时止,反复难愈,多为缩痰内状,或外邪所诱发。

4.上气

气促咳嗽,气逆呕呃。多为痰饮内停,或阴虚火旺,气道壅塞而致。

5.太息

时发长吁短叹,以呼气为主。多为情志抑郁,肝不疏泄。

(四)咳嗽

有声无痰为咳,有痰无声为嗽,有痰有声为咳嗽。暴咳声哑为肺实;咳声低弱而少气,或久咳暗哑,多为虚证。

(五)呕吐

胃气上逆,有声有物自口而出为呕吐,有声无物为干呕,有物无声为吐。虚证或寒证,呕吐来势徐缓,呕声低微无力;实证或热证,呕吐来势较猛,呕声响亮有力。

(六)呃逆

气逆于上,自咽喉出,其声呃呃,不能自主,俗称"打呃"。虚寒者,呃声低沉而长,气弱无力;实热者,呃声频发,高亢而短,响而有力。

二、嗅气味

(一)口气

酸馊者是胃有宿食;臭秽者,是脾胃有热,或消化不良;腐臭者,可为牙疳或内痈。

(二)汗气

汗有腥膻味为湿热蕴蒸;腋下汗臭者,多为狐臭。

(三)痰涕气味

咳唾浊痰脓血,味腥臭者为肺脓肿;鼻流浊涕,黄稠有腥臭为肺热鼻渊。

(四)二便气味

大便酸臭为肠有积热;大便溏薄味腥为肠寒;失气奇臭为宿食积滞;小便臭秽黄赤为湿热;小便清长色白为虚寒。

(五)经带气味

白带气味臭秽,多为湿热;带下清稀腥臊,多为虚寒。

(尹　霞)

第三节 问 诊

问诊包括询问一般情况、主诉、既往史、个人生活史、家族史,并围绕主诉重点询问现在证候等。

一、问寒热

(一)恶寒发热
恶寒与发热同时出现,多为外感病初期,是表证的特征。

(二)但寒不热
多为里寒证。新病畏寒为寒邪直中;久病畏寒为阳气虚衰。

(三)但热不寒
高热不退,为壮热,多为里热炽盛;按时发热,或按时热盛为潮热(日晡潮热者,为阳明腑实证;午后潮热,入夜加重,或骨蒸痨热者,为阴虚)。

(四)寒热往来
恶寒与发热交替而发,为正邪交争于半表半里,见于少阳病和疟疾。

二、问汗

主要诊察是否汗出,汗出部位、时间、性质、多少等。

(一)表证辨汗
表实无汗,多为外感风寒;表证有汗,为表虚证或表热证。

(二)里证辨汗
汗出不已,动则加重者为自汗,多因阳气虚损,卫阳不固;睡时汗出,醒则汗止为盗汗,为阴虚内热;身大热大汗出,为里热炽盛,迫津外泄;汗热味咸,脉细数无力,为亡阴证;汗凉味淡,脉微欲绝者,为亡阳证。

(三)局部辨汗
头汗可因阳热或湿热;半身汗出者,多无汗部位为病侧,可因痰湿或风湿阻滞,或中风偏枯;手足心汗出甚者,多因脾胃湿热,或阴经郁热而致。

三、问疼痛

(一)疼痛的性质
新病疼痛,痛势剧烈,持续不解而拒按者为实证;久病疼痛,痛势较轻,时痛时止而喜按者为虚证。

(二)疼痛的部位
头痛,痛连项背,病在太阳经;痛在前额或连及眉棱骨,病在阳明经;痛在两颞或太阳穴附近,为少阳经病;头痛而重,腹满自汗,为太阴经病;头痛连及脑齿,指甲微青,为少阴经病;痛在巅顶,牵引头额、额角,气逆上冲,甚则作呕,为厥阴经病。胸痛多为心肺之病,常见于热邪壅肺,痰浊阻肺,气滞血瘀,肺阴不足及肺结核、肺脓肿、胸痹等证。胁痛,多与肝胆病关系密切,可见于肝郁气滞、肝胆湿热、肝胆火盛、瘀血阻络及水饮内停等病证。脘腹痛,其病多在脾胃。可因寒凝、热结、气滞、血瘀、食积、虫积、气虚、血虚、阳虚所致。喜暖为寒,喜凉为热,拒按为实,喜按为虚。腰痛,或为寒湿痹证,或为湿热阻络,或为瘀血阻络,或为肾虚所致。四肢痛,多见于痹证。疼痛游走者,为行痹;剧痛喜暖者,为寒痹;重着而痛者,为湿痹;红肿疼痛者,为热痹。足跟或胫膝酸痛为气血亏虚,经气不利常见。

四、问饮食口味

主要问食欲好坏、食量多少、口渴饮水、口味偏嗜、冷热喜恶、呕吐与否等情况,以判断胃气有无及脏腑虚实寒热。

五、问睡眠

主要有失眠与嗜睡。不易入睡,或睡而易醒不能再睡,或睡而不酣,易于惊醒,甚至彻夜不眠者为失眠,为阳不入阴,神不守舍所致。时时欲睡,眠而不醒,精神不振,头沉困倦者为嗜睡,多见于痰湿内盛、困阻清阳、阳虚阴盛或气血不足。

六、问二便

主要了解二便的次数、便量、性状、颜色、气味,以及便时有无疼痛、出血等。

七、问小儿及妇女

(一)问小儿

主要应了解出生前后的情况,以及预防接种和传染病史与传染病接触史,小儿常见致病因素有易感外邪、易伤饮食、易受惊吓等。

(二)问妇女

应了解月经的初潮、月经周期、行经天数、经量、经色、经质、末次月经,或痛经、带下、妊娠、产育,以及有无经闭或绝经年龄等情况。

（尹 霞）

第四节 切 诊

一、脉诊的部位和方法

脉诊的常用部位是手腕部的寸口脉,并分为寸、关、尺三部。通常以腕后高骨为标记,其内侧为关,关前(腕侧)为寸,关后(肘侧)为尺。其临床意义大致为左手寸候心、关候肝胆,右手寸候肺、关候脾胃,两手尺候肾。

以中指定关位,示指切寸位,环指(无名指)切尺位。诊脉时用轻力切在皮肤上称为浮取或轻取;用力不轻不重称中取;用重力切按筋骨间称为沉取或重取。诊脉时,医师的呼吸要自然均匀,以医师正常的一呼一吸的时间去计算患者的脉搏数。切脉的时间必须在 50 秒以上。

二、正常脉象

正常脉象:三部有脉,沉取不绝,一息四至(每分钟 70～80 次),不浮不沉,不大不小,从容和缓,流畅有力。临床所见斜飞脉、反关脉均为脉道位置的变异,不属于病脉。

三、常见病脉及主病

(一)浮脉

1.脉象

轻取即得,重按反减;举之有余,按之稍弱而不空。

2.主病

主表证,为卫阳与邪气交争,脉气鼓动于外而致。也见于虚证,多因精血亏损,阴不敛阳或气虚不能内守,脉气浮散于外而致。内伤里虚见浮脉,为虚象严重。

(二)洪脉

1.脉象

脉形宽大,状如波涛,来盛去衰。

2.主病

气分热盛,证属实证,乃邪热炽盛,正气抗邪有力,气盛血涌,脉道扩张而致。

(三)大脉

1.脉象

脉体阔大,但无汹涌之势。

2.主病

邪盛病进,又主正虚。根据脉之有力与无力,辨别邪正的盛衰。

(四)沉脉

1.脉象

轻取不应,重按始得。

2.主病

里证:里实证可见于气滞血瘀、积聚等,为邪气内郁,气血困阻,阳气被遏,不能浮应于外而致,多脉沉而有力,按之不衰。里虚证:为气血不足,阳气衰微,不能运行营气于脉外所致,多脉沉无力。

(五)弱脉

1.脉象

轻取不应,重按应指细软无力。

2.主病

气血不足,元气耗损。阳气衰微,鼓动无力而脉沉。阴血亏虚,脉道空豁而脉细无力。

(六)迟脉

1.脉象

脉来缓慢,一息脉动不足四至。

2.主病

寒证:脉迟无力,为阳气衰微的里虚寒证;脉迟有力,为里实寒证。

（七）缓脉

1.脉象

一息四至，应指徐缓。

2.主病

湿证、脾虚，亦可见正常人。

（八）结脉

1.脉象

脉来缓中时止，止无定数。

2.主病

主阴盛气结，寒痰瘀血，气血虚衰。实证者脉实有力，迟中有止，为实邪郁遏，心阳被抑，脉气阻滞而致。虚证者脉虚无力，迟中有止，为气虚血衰，脉气不相顺接所致。

（九）数脉

1.脉象

脉来急促，一息五至以上（每分钟90次以上）。

2.主病

热证：若数而有力，多因邪热鼓动，气盛血涌，血行加速而致。数而无力，多因精血亏虚，虚阳外越，致血行加速，脉搏加快。

（十）促脉

1.脉象

往来急促，数而时止，止无定数。

2.主病

实证多为阳盛热实或邪实阻滞，见脉促有力。前者因阳热亢盛，迫动血行而脉数，热灼阴津，津血衰少，致急行血气不相接续，故脉有歇止。后者由气滞、血瘀、痰饮、食积等有形之邪阻闭气机，脉气不相接续而致；虚证多为脏气衰败，可见脉促无力。多因阴液亏耗，真元衰惫，气血不相接续而致。

（十一）虚脉

1.脉象

举之无力，按之空虚，应指软弱。

2.主病

虚证，多见于气血两虚。因气虚则血行无力，血少则脉道空虚而致。

（十二）细脉

1.脉象

脉细如线，应指明显，按之不绝。

2.主病

主气血两虚，诸虚劳损；又主伤寒、痛甚及湿证。虚证因营血亏虚，脉道不充，血运无力而致。实证因暴受寒冷或疼痛，则脉道拘急收缩，细而弦紧。湿邪阻遏脉道，则见脉象细缓。

（十三）代脉

1.脉象

脉来迟缓力弱，时发歇止，止有定数。

2.主病

虚证多脉代而无力,良久不能自还,为脏气衰微,脉气不复所致。实证多脉代而有力,多为痹证、痛证、七情内伤、跌打损伤等邪气阻遏脉道,血行涩滞而致。

(十四)实脉

1.脉象

脉来坚实,三部有力,来去俱盛。

2.主病

实证:乃邪气亢盛,正气不衰,正邪剧烈交争,气血涌盛,脉道坚满而致。若虚证见实脉则为真气外越之险候。

(十五)滑脉

1.脉象

往来流利,应指圆滑,如盘走珠。

2.主病

痰饮、食积、实热。为邪正交争,气血涌盛,脉行通畅所致。脉滑和缓者,可见于青壮年的常脉和妇人的孕脉。

(十六)弦脉

1.脉象

形直体长,如按琴弦。

2.主病

肝胆病、诸痛、痰饮、疟疾。弦为肝脉,以上诸因致使肝失疏泄,气机失常,经脉拘急而致;老年人脉象多弦硬,为精血亏虚,脉失濡养而致。此外,春令平脉亦见弦象。

(十七)紧脉

1.脉象

脉来绷紧有力,屈曲不平,左右弹指,如牵绳转索。

2.主病

寒证、痛证、宿食。乃邪气内扰,气机阻滞,脉道拘急紧张而致。

(十八)濡脉

1.脉象

浮而细软。

2.主病

主诸虚,又主湿。

(十九)涩脉

1.脉象

脉细行迟,往来艰涩不畅,如轻刀刮竹。

2.主病

气滞血瘀,伤精血少,痰食内停。

四、按诊

按诊是医师用手直接触摸或按压患者某些部位,以了解局部冷热、润燥、软硬、压痛、肿块或其他异常变化,从而推断疾病部位、性质和病情轻重等情况的一种诊病方法。

(一)按胸胁

主要了解心、肺、肝的病变。

(二)按虚里

虚里位于左乳下心尖冲动处,反映宗气的盛衰。

(三)按脘腹

主要检查有无压痛及包块。腹部疼痛,按之痛减,局部柔软者为虚证;按之痛剧,局部坚硬者为实证。

(四)按肌肤

主要了解寒热、润燥、肿胀等内容。肌肤灼热为热证,清冷为寒证。

(五)按手足

诊手足的冷暖,可判断阳气的盛衰。

(六)按俞穴

通过按压某些特定俞穴以判断脏腑的病变。

（尹　霞）

第三章 中医治则与治法

第一节 治疗原则

治则就是治疗疾病的法则，或者叫作原则，它是临床治疗疾病时具体治疗方法的原则，它与具体治疗方法是不同的，例如"虚则补之，实则泻之""寒者热之，热者寒之"等，都是指的治则。其中虚证中的血虚补血，气虚补气、阴虚滋阴、阳虚壮阳等治疗方法，就是在"虚则补之"这一治疗原则下的具体治疗方法。又如前述脏腑各证候中的治疗方法、卫气营血辨证中的"在卫汗之可也；到气才可清气；入营犹可透热转气；入血就恐耗血动血，直须凉血散血"，以及六经辨证的太阳宜汗，阳明宜清，少阳宜和，三阴宜扶正等，都属于治疗原则。由此说明，治则是长期临床实践总结出来的治疗规律，它直接指导临床具体立法处方。

一、治病求本

本，指疾病的本质。治病求本，就是透过疾病的现象，找出疾病的本质，针对疾病的本质进行治疗。所谓现象，就是疾病反映出来的各种症状。治疗时，将四诊所搜集的各种症状，进行综合分析，从这些现象中，找出它的本质，即根本原因，从而确立相应治疗方法。治病求本，是治疗的原则，也是解决疾病根本矛盾的方法，应用时要结合具体情况，也可以标本同治，即在治本的原则下，适当用一些对症药来增强效果。具体包括正治与反治、治标与治本两种情况。

（一）正治与反治

疾病的变化是很复杂的，在一般情况下，病的本质和反映出来的现象是一致的。例如里寒证，表现为身寒、手足不温、喜热恶寒等寒性症状；里热证，表现为身热大汗，口渴喜冷饮等热性症状。但在某些情况下，也常能出现疾病的本质与现象不一致的情况。所谓正治、反治，是指所用药物性质的寒热、补泻，与疾病本质和现象之间的逆、从关系而言的。

1.正治

正治即指药物的寒、热、补、泻性能，逆其病证而治的一种方法。因为这种治法是以寒（药）治热（证），以热（药）治寒（证），称为正治。又因为药物性能与病证相逆，所以正治又叫逆治。《黄帝内经》中有"逆者正治"。正治法是常用治法，"虚则补之，实则泻之"及"寒者热之，热者寒之"等都属于正治。

2.反治

反治是指药物性能与疾病所表现的现象相一致的治疗方法,但它与疾病的本质仍然是相逆的,所以反治主要适用于疾病本质与现象不一致的病证,包括寒热真假,虚实真假等证候的治法。因为这种治法,是顺从病证的现象而治,故称"反治法",或称"从治法"。《黄帝内经》中有"从者反治"。反治法的具体应用,分为"热因热用""寒因寒用""塞因塞用""通因通用"四种情况。

(1)热因热用:即以热治热,适用于内真寒外假热之证。例如《伤寒论》第 317 条曰:"少阴病,下利清谷,里寒外热,手足厥逆,脉微欲绝,身反不恶寒,其人面色赤……通脉四逆汤主之。"少阴病阴寒内盛,阳气衰竭于里,故里见下利清谷,外见手足厥逆。阳虚脉气衰微,故脉微欲绝,这是里真寒。但阴盛于内,格阳于外,致使虚阳外浮,故见身反不恶寒,面色赤等内真寒外假热(戴阳证)的本质与现象不一致的症状。治以通脉四逆汤(附子、干姜、炙甘草),温其少阴真寒,但方中附子、干姜大辛大热,对其假象来说,则是以热治热的反治法。

(2)寒因寒用:即以寒治寒,适用于内真热外假寒之证。例如《伤寒论》第 350 条曰:"伤寒脉滑而厥者,里有热,白虎汤主之。"邪热郁结在内,里有热,故见脉滑。内热郁闭,格阴于外,故反见四肢厥逆等本质与现象不一致的内真热外假寒,即所谓"热厥"证。治用清热生津的白虎汤,清其气分之热,但方中石膏、知母对假寒象来说,则是以寒治寒的反治法。

(3)塞因塞用:即用滋腻补塞的药物,治疗闭塞壅滞的病证。主要适用于因虚而出现的壅滞,瘀结等假实症状的病证。例如,因脾虚不运的腹胀,用补中益气汤或参苓白术散等方健脾益气,脾气健运,则腹胀自消。又如气虚血枯引起的闭经,用八珍汤等补益气血的方法,气血旺盛,则月经自然按时而下。上述腹胀、闭经都是闭塞不通的病证,治用滋腻补塞的药物,即塞因塞用。

(4)通因通用:即用通利的方法,治疗通泄的病证。适用于邪实结聚而出现通利症状的病证。例如,因瘀血所致的崩漏,用活血化瘀(可用四物汤合失笑散)的方法;因食积所致的腹泻,用消积导滞通下(可用枳实导滞丸)的方法;因湿热积滞所致的痢疾,用行气导滞、泄热通便的方法等。

从上述反治法来看,反治法之所以不同于正治法,仅是指药物性能与疾病现象之间的顺从关系而言的,对于疾病的本质来说,必须是相逆,所以它与治病求本的原则仍然是相一致的。

此外,还有所谓"反佐法",适用于大寒大热,用正治法服药抗拒,药物下咽即吐的病证。具体应用有两种情况:一是在方剂组成中,使用反佐的药物,即在温热方剂中少佐苦寒药,或苦寒方剂中少佐温热药;二是服药方法上,即热证用寒药热服,或寒证用热药冷服的方法。

(二)治标与治本

标和本是一组相对的概念,主要是用以说明病变过程中各种矛盾的主次关系。一般来说,在邪正双方来说,则正气为本,邪气是标;在病因与症状关系上,病因是本,症状是标;在疾病的部位上,内脏是本,体表是标;在先后疾病上,则旧病是本,新病是标,原发病是本,继发病是标。标本主要是用以说明疾病矛盾双方的主次关系,从而确定治疗的先后缓急。

疾病中存在着的矛盾关系,随着疾病的发展而变化,有时非主要矛盾上升为主要矛盾,或者旧的矛盾未解决,又出现了新的矛盾,因而治疗时就有"急则治标""缓则治本""标本同治"等原则。

1.急则治其标

急则治标是在标病紧急,原来非主要矛盾上升为主要矛盾时所采用的一种应急的治疗法则。此时,如不先治其标,可能危及患者生命或影响本病的治疗。急则治其标仅是权宜救急之法,一待危象消除,病势缓解,仍应治本,以拔除根。

2.缓则治其本

缓,指病势不急而言。在一般情况下,病势缓而不急的,皆须治疗疾病的本病,本拔则标除。例如:肺结核患者的阴虚肺燥证,出现低烧、咳嗽等症状,治疗时不应把退热、止咳治标作为重点,而应着重于滋阴润肺以治其本。解决了阴虚肺燥,提高机体抗病能力,发热、咳嗽等症状自然会消失。所以缓则治其本,是治疗疾病的常法,这与上述治病求本的原则是一致的。

3.标本同治

标本同治适用于标病和本病均不太急,可以标本兼顾;或标本均急,二者均不可缓;或治本防标,治标防本,必须标本兼治的情况下所采用的法则。如气虚患者又患感冒,先病气虚为本,后病感冒为标。此时始治本益气,则使表邪滞留,表证不解,拖延病程,甚则引起他变;如只解表治标,则汗出更伤阳气,引起气虚愈甚,所以只有用益气解表的方法,标本同治。

总之,在辨证论治中,分清疾病的标本缓急,是抓住主要矛盾,解决主要矛盾的一个重要原则。如果标本不明,治无主次,势必影响疗效,延误病情。

二、扶正祛邪

疾病是正气与邪气斗争的表现,因此,治疗作用,就在于改变正、邪力量的对比,或者是扶助正气,或者是祛除邪气,从而使疾病向痊愈方面转化。所以在治疗法则上,不外乎"扶正"和"祛邪"两个原则。

"扶正"就是用滋补强壮的药物及营养、锻炼等方法来扶助正气,增强体质,提高机体的抗病能力,达到战胜疾病,恢复健康的目的。所以"扶正"适用于正气虚损不足为主要矛盾的病证,例如益气、养血、滋阴、壮阳等就是扶正的具体治疗方法。

"祛邪"就是使用祛除邪气的药物,或其他治疗方法,以祛除病邪,达到邪去正复,恢复健康的目的。所以"祛邪"适用于以邪盛为主要矛盾的病证,例如发汗、攻下、消导、清热等都是祛邪的具体治疗方法。

扶正和祛邪,是相互联系着的两个方面,扶正,正是为了祛邪,而祛邪也正是为了恢复正气。另一方面,扶正又往往能留邪,祛邪又易损伤正气。因此,临床运用扶正祛邪的原则时,就必须根据具体情况,权衡正邪的盛衰,或扶正以祛邪,或祛邪以复正,或扶正与祛邪同用(即攻补兼施),正确处理好扶正与祛邪的关系。

(一)扶正以祛邪

在正邪斗争过程中,如正气已虚不耐攻伐时,就应以扶正为主。通过扶助正气来战胜邪气,扶正以祛邪。此时如不考虑正气,妄用攻伐,就会导致正气愈伤的不良后果。例如脾虚运化不健的患者,常因饮食不能运化而引起脘腹胀满,若单用攻积、消导等祛邪的方法,就会更伤脾气。此时必须采用益气健脾扶正的方法,扶助脾气,加强运化功能,就能消除腹胀。

(二)祛邪以复正

在病变过程中,如果邪气亢盛,正气虽伤而未衰,这时如先扶正,妄用滋补,则反会助长邪气,导致邪气滞留难去。故应以祛邪为主,邪去则正气自然恢复。例如伤寒阳明经证或腑证,邪热内结,前者用白虎汤清阳明气分之热,后者用大承气攻下里实,邪热既去,则正气自复。

(三)攻补兼施

邪实正虚之证,如果出现了攻邪则更伤正气,扶正又留邪气,攻补都不能单独施治的情况下,就必须采用祛邪与扶正兼顾,攻补兼施的原则。如虚人感冒所用的益气解表法,养阴解表法等,都是正邪兼顾,攻补兼施的原则。攻补兼施在应用时,可根据正邪消长的具体情况,或以扶正为主,兼顾祛邪,或以祛邪为主,兼予扶正;也可先扶正后祛邪,或先祛邪后扶正,可根据病情,灵活运用。

三、调整阴阳

"阴阳离决,精气乃绝",说明了疾病的发生和发展,是阴阳相互关系失去了协调所致。因此,疾病的发生,就是阴阳的相对平衡遭到破坏的结果。所以调整阴阳,也是临床治疗的根本法则之一。阴阳的失调,就表现为阴阳的偏胜偏衰。由于阴阳的相互依存,相互制约和相互消长的关系,所以阴阳偏胜或偏衰所反映出来的病理变化,各不相同,其治疗法则,也相应而异。

(一)阴偏胜或阳偏胜

阴偏胜或阳偏胜即"阳盛则热,阴盛则寒"。如阴或阳的过盛,未损及其相对的一方,或已损及相对的一方,但并不严重,当其过盛消除后,其对方的偏衰能自然恢复的情况下,治疗的原则,只要直折其过盛,亦即所谓"损其有余"。如阴或阳偏盛,已损及其相对的一方,出现其对立面的偏衰,治疗必须照顾时,就应在"损其有余"的原则下,配合扶阳或益阴的方法,来阴阳兼顾。

(二)阴偏衰或阳偏衰

阴偏衰或阳偏衰即"阴虚则热,阳虚则寒"。阴虚则热,因其为虚热,病本在阴虚,故治法应当是"阳病治阴",滋阴以抑阳,亦即所谓"壮水之主,以制阳光"。阳虚则寒,因其为虚寒,病本在阳虚,故治法应当是"阴病治阳",补阳以制阴,亦即所谓"益火之源,以消阴翳"。

(三)阴阳两虚

由于阴阳是相互为根,相互依存的,所以在某些病变中,阴虚及阳,阳虚及阴,可以出现阴阳两虚的证候。治疗的原则,应当是阴阳两补。

(四)阴中求阳,阳中求阴

正因为阴阳是互根用的,所以在阴虚补阴,阳虚补阳的原则中,还包括"阴中求阳,阳中求阴"的原则。阳中求阴,即在大量补阴药中,适当配合一些补阳药;阴中求阳,即在大量补阳药中,配合适当的补阴药,从而使得"阳得阴助而生化无穷,阴得阳升而泉源不竭"。

四、因时、因地、因人制宜

疾病的发生和发展,与气候变化、地理环境及人体体质有密切关系。因而治疗时,就必须与这几方面结合起来考虑,这就是因时、因地、因人制宜。

(一)因时制宜

春温、夏热、秋凉、冬寒四时气候变化,与人体生理、病理变化都有密切关系。例如人体夏季多汗,冬季少汗而尿多,这就是人体对气候变化作出的生理性调节。又如春季多温病,夏秋季多中暑、痢疾、疟疾等病。而反常气候的变化,则更是诱发疾病的重要条件。根据不同季节气候变化的特点,来考虑用药的原则,就是"因时制宜"。

季节气候变化不同,人体病变的特点也有所不同,因而治疗用药,也应有所区别。例如春夏气候温热,阳气升发,人体腠理开泄,疏松多汗,阳气容易外泄;秋冬气候寒冷,阴气隆盛,人体腠理致密少汗,阳气内藏。如果同样发生感冒,夏季就不宜过用辛温,如麻黄、桂枝之类,以免助阳伤阴;冬季就不宜过用寒凉,如黄连、黄芩之类,以防助阴伤阳。又如夏秋季节,气候温热,患病每多夹湿浊,治疗时就应适当加入一些芳香化浊、甘淡渗湿的药物,如藿香、苍术、蔻仁、茯苓等。

(二)因地制宜

根据不同地区地理环境的特点,来考虑治疗用药,就是"因地制宜"。不同地区,由于地理环境、生活习惯不同,人体的生理活动和病变特点也不尽相同,因而治疗用药,也有所区别。例如同样是风寒感冒,西北地区温热药宜偏重,东南地区温热药宜偏轻,这是因为西北地区地势高而气候较寒,人体腠理开少而闭多,东南地区,地势低平而气候温热,人体腠理开多而闭少的缘故。一般对麻黄、细辛等温药的用量,北方常重于南方,也是这个道理。又如南方地区气候温热而潮湿,故多用清热化湿之品;北方地区气候寒凉而干燥,温热药用量就可稍重,也说明了地区不同,用药也有所区别。

(三)因人制宜

治疗疾病,根据患者年龄、性别、生活习惯及体质强弱等不同特点,来考虑用药,就是"因人制宜"。例如儿童用药量就比成人轻;又如在同一条件下,不同体质的人患同样的病证,用药量也有差别。一般体质强壮则耐药力强,体质弱则耐药力弱,所以强壮人的用药量常稍重于体弱的人。再如阳热体质的患者,应慎用温热药,以防助阳伤阴;阳虚体质的患者,应慎用苦寒药,以防助阴伤阳。此外,妇女有经、带、胎、产的生理特点,在治疗时亦应考虑。

总的来说,因人制宜,是说治疗时,不能只孤立的看病证,还要看到人的整体和不同人的特性;因时、因地制宜,是说治疗时不仅要看到人,还要看到人与自然不可分割的关系。只有全面地看问题,把人的整体与自然环境结合起来考虑治疗用药,才能取得好的效果。

(李 帅)

第二节 治 疗 方 法

治法是治疗疾病的基本方法,是中医理、法、方、药的重要环节,是诊断、辨证明确后指导处方用药的纲领和原则,是联结基础理论和临床的纽带。常用的治病八法如下。

八法,即汗、吐、下、和、温、清、消、补八种治疗方法的简称。其理论源于《黄帝内经》,经历代医家的补充完善和发展,逐渐形成体系。清代程钟龄根据历代医家的治法研究结果,结合自己的临床实践,明确提出八法一词。程氏在《医学心悟》中说:"论病之源,从内伤、外感四字括之;论病之情,则以寒热虚实表里阴阳八字统之;而治病之方,则又以汗、和、下、消、吐、清、温、补八法尽之。"其内容的高度概括性和临床实用性,有效地指导着临床实践。

一、汗法

汗法又称解表法,它是通过宣发肺气、开泄腠理、调和营卫等作用,通过汗出,使在肌表的外感六淫之邪随汗而解的一种治法。《素问·阴阳应象大论》说:"其在皮者,汗而发之。"就是汗法的理论依据之一。

(一)汗法的作用

汗法不是以人汗出为目的,主要是汗出标志着腠理开、营卫和、肺气畅、血脉通,从而能祛邪外出。汗法不仅能发汗,凡欲祛邪外出、透邪于表、畅通气血、调和营卫,皆可酌情用之。临床上常用于解表、透疹、祛湿、消肿。

1.解表

通过发散，以祛除表邪，解除恶寒发热、鼻塞流涕、头项强痛、肢体酸痛、脉浮等表证。由于表证有表寒、表热之分，因而汗法又有辛温、辛凉之别。辛温用于表寒，以麻黄汤、桂枝汤、荆防败毒散为代表方；辛凉用于表热证，以桑菊饮、银翘散等为代表方。

2.透疹

通过发散，以透发疹毒。如麻疹初起、疹未透发，或难出而透发不畅，均可用汗法透之，使疹毒随汗而透之于外，以缓解病势。透疹之汗法，一般多用辛凉，少用辛温，且宜选用具有解表作用的药物组成。另外，麻疹虽为热毒，宜于辛凉清解，但在初起阶段，应避免过早使用苦寒沉降之品，以免疹毒冰伏，不能透达而致变证百出。

3.祛湿

通过发散，以祛风除湿。放外感风寒而兼有湿邪，以及风湿痹证，均可酌用汗法。素有脾虚蕴湿，又感风寒湿邪，内外相合，风湿相搏，发为身体烦痛，并见恶寒发热、脉浮紧等表证，法当发汗以祛风湿，兼以燥湿健脾；如有湿郁化热之象，证见一身尽疼，发热，日晡加剧者，则当宣肺祛风，渗湿除痹。

4.消肿

通过发散，既可逐水外出而消肿，更能宣肺利水以消肿。故汗法可用于水肿实证而兼有表证者。对于风水恶风、脉浮、一身悉肿、口渴、不断汗出而表有热者，为风水夹热，法当发汗退肿，兼以清热，宜越婢汤或越婢加术汤，如与五皮饮合方，疗效更高。对于身面水肿，恶寒无汗，脉沉小者，则属阴虚而兼表证，法当发汗退肿，兼以温阳，宜以麻黄附子甘草汤加减。

（二）汗法的注意事项

汗法终属祛邪之法，用之不当，不但不能祛病，有时还会致害，因此，使用时必须注意患者体质与适应证，严格掌握用药剂量、时机及用药时间。

1.发汗不可太过

运用汗法治疗热病，要求达到汗出热退，脉静身凉，以周身微汗为度，不可过汗和久用。发汗过多，甚则大汗淋漓则耗散津液，可致伤阴或亡阳。张仲景在《伤寒论》中说："温服令一时许，遍身絷絷微似有汗者益佳，不可令如水流漓，病必不除。"可见汗法应中病即止，不必尽剂，同时对助汗之理也甚重视。凡方中要求用桂枝发汗者，要求啜热粥或温服以助药力；若与麻黄、葛根同用者，则一般不需要温服或啜热粥。即药轻则需助，药重则不助，其意仍在使发汗适度。

2.注意用药缓峻

使用汗法，必须根据病情的轻重与正气的强弱而定用药之剂量及缓峻，一般说来，表虚用桂枝汤调和营卫，属于轻汗法；表实用麻黄汤发泄郁阳，则属于峻汗法。此外，尚有麻桂各半汤之小汗法等。使用汗法，还应根据时令及体质而定峻缓轻重。暑天炎热，汗之宜轻，宜配用香薷饮之类；冬令严寒，汗之宜重，酌选麻黄汤之类；体质弱者，汗之宜缓，用药宜轻；体壮实，汗之可峻，用药宜重。

3.注意兼夹病证

由于表证多有兼夹证候，因而在汗法时又当配以其他治法。兼气滞者当理气以解表，用香苏散；兼痰饮者，当化饮解表，以小青龙汤；对于虚人外感，务必照顾正气，采用扶正解表；兼气虚者，益气解表，以参苏散，人参败毒散；兼阳虚者，当助阳解表，如麻黄附子细辛汤；兼血虚者，当养血解表,以葱白七味饮;兼阳虚者,当滋阴解表,以加减葳蕤汤。

4.注意禁忌证,不可妄汗

《伤寒论》中论述不可汗的条文很多,一言以蔽之,就是汗家、淋家、疮家、衄家、亡血家、咽喉干燥、尺中脉微、尺中脉迟及病在里者,均不可发汗。究其原因,或是津亏,或是血虚,或是阳弱,或兼热毒,或兼湿热,或种种原因兼而有之,尽管有表证,仍不可随便使用辛温发汗,必须酌情兼用扶正或清热等法。此外,对于非外感风热导致的头痛,亦不可妄汗。

二、吐法

吐法是通过涌吐,使停留在咽喉、胸膈、胃脘等部位的痰涎、宿食或毒物从口中吐出的一种治法。《素问·至真要大论》说:"其高者,因而越之。"就是吐法的理论依据之一。

凡是痰涎窒塞在咽喉,或顽痰蓄积在胸膈,或宿食停滞在胃脘,或误食毒物停留在胃中而未下等,都可及时使用吐法使之涌吐而出。由于吐法能引邪上越,宣壅塞而导正气,所以在吐出有形实邪的同时,往往汗出,使在肌表的外感病邪随之而解,正如程钟龄在《医学心悟》中说:"吐法之中,汗法存焉。"

(一)吐法分类

吐法大体上可分为峻吐法、缓吐法、外探法3种。

1.峻吐法

峻吐法用于体壮邪实,痰食留在胸膈、咽喉之间的病证。如证胸中痞硬,心中烦躁或懊侬,气上冲咽喉不得息,寸脉浮,按之紧者,是痰涎壅于胸中,或宿食停于上脘之证,宜涌吐痰食。如痰涎壅塞胸中导致的癫痫,以及误食毒物,尚在胃脘者,宜涌吐风痰。如中风痰闭,内窍被阻,人事不省,不能言语,或喉闭紧急,宜斩关开闭。

峻吐法属于用于实证的吐法,如属中风脱证者当禁之。

2.缓吐法

缓吐法用于虚证催吐,虚证本无吐法但痰涎壅塞,非吐难以祛邪,只有用缓和的吐法,祛邪扶正兼顾以吐之。

3.探吐法

以鹅翎、压舌板或手指探喉以催吐,或助吐势,称为探吐法,它属于中医外治法的范畴。多用于开通肺气而通癃闭,或助催吐方药以达到迅速致吐的目的。对于误食毒物的患者,探吐法尤为首选。

(二)注意事项

吐法是祛邪外出的一种治法,易损胃气,所以多用于实邪壅塞,病情急剧的患者。若病情虽急,却有体虚气弱,尤其是孕产妇,尤当慎用。如果情势危急,非吐法不可以祛邪者,可酌情选用缓吐法或探吐法。吐法是一种祛邪之法,不可过用滥用,中病即止,以防伤正;催吐之后,要注意调理胃气,糜粥以自养,不可恣食油腻、煎炸、生冷等不易消化之物,以免更伤胃气。

三、下法

下法是通过荡涤胃肠,泻出肠中积滞或积水、衄血,使停留于胃肠的宿食、燥屎、冷积、瘀血、结痰、停水等从下窍而出,而达到祛邪除病邪的一种治疗方法。《素问·至真要大论》中有"其下者,引而竭之""中满者,泻之于内",就是下法的理论依据之一。

（一）下法分类

凡邪在胃肠而致大便不通,燥屎内结,或热结旁流,以及停痰留饮,瘀血积水等邪正俱实之证,均可使用下法。由于病情有寒热,正气有虚实,病邪有兼夹,所以,下法又有寒下、温下、润下、逐水、攻补兼施之别。

1.寒下

里热实证,大便燥结,腹满疼痛,高热烦渴;或积滞日久化热,腹满胀痛;或肠痈为患,腑气不通;或湿热下痢,里急后重特别严重;或血热妄行,吐血衄血或风火眼痛、牙龈红肿焮痛,均宜寒下之。

2.温下

脾胃虚寒,脐下硬结,大便不通,腹痛隐隐,四肢逆冷,脉沉迟;或阴寒内结,腹胀水肿,便秘不畅,皆可用温下法。

3.润下

热盛伤津,或便后津亏,或年老津涸,或产后血虚而便秘,或长期便结而无明显兼证者,均可使用润下法。

4.逐水

水饮停聚体内,或胸胁有水气,或腹肿胀满,或水饮内停,腑气不通,凡脉证俱实者,皆可逐水。

5.攻补兼施

适用于里实正虚而大便秘结者。此时不攻则不能祛实,攻实则正气更虚;不补则无以救其虚,补虚则里实愈壅,唯有用攻补兼施之剂,使攻不伤正,补不助邪,才为两全之策。

（二）注意事项

1.严格把握泻下时机

使用下法,意在祛邪,既不宜迟,也不宜过早,总以及时为要。如伤寒表证未罢,病在阳也,下之则会转为结胸;或邪虽入里,而散漫于三阴经络之间,尚未结实,若攻下之,可成痞气。但临床若"下不厌迟""结粪方下",致邪已入里成实,医者仍失时不下,从而使津液枯竭,攻补两难,势难挽回。故吴又可又在《温疫论》中强调:"大凡客邪,贵乎早逐,乘人气血未乱,肌肉未消,津液未耗,患者不至危殆,投剂不至掣肘,愈后易于平复……勿拘于下不厌迟之说。"他又说:"承气本为逐邪,而非专为结粪而设也。如必俟其粪结,血液为热所搏,变证迭起,是犹酿痈贻害,医之过也。"

2.严格注意用药峻缓

使用下法,当度邪之轻重,察病之缓急,以此确定峻下、缓下。如泻实热多用承气汤,但因热邪之微甚而有所选择。大承气汤用于痞、满、燥、实俱全;小承气汤用于痞、满、燥而实轻者;调胃承气汤则用于燥、实而痞、满轻者,所用泻之剂量也与峻缓有关。一般量多剂大常峻猛,量少剂小则和缓。

此外,泻下之峻缓尚与剂型有关,攻下之力,汤剂胜于丸散,如需峻下,反用丸剂,亦可误事;如欲缓下,则宜丸剂,如麻仁丸之用于脾约证等,若用汤剂,则津血更伤。

3.必须分清病证虚实

实证当下,已如前述。虚人虚证慎下禁下,古人早有明示。如患者阳气素微者不可下,下之则呃;患者平素胃弱,亦不可下,下则变证百出。对于虚弱之人患病,非下不可时,则当酌选轻下之法,或选润导之法,或选和下之法。也可采取先补后攻,可暂攻而随后补。此皆辨虚人之下,下之得法之需也。

四、和法

和法是通过和解或调和的作用,以祛除病邪为目的的一种攻邪方法,主要适用于半表半里证。

和法是中医学中一种比较特殊的治疗方法,它不同于汗、吐、下三法的专事攻邪,又不同于补法的专事扶正。《伤寒明理论》说:"伤寒邪在表者,必渍形以为汗;邪气在里者,必荡涤以为利。其为不内不外,半表半里,既非发汗之所宜,又非吐下之所对,是当和解则可以矣。"可见和法专治病邪在半表半里之证。如邪在少阳,当和解少阳;邪伏膜原,当和解以透达膜原之邪;肝脾不和,当调和肝脾;肠寒胃热,当以半夏泻心汤类调和肠胃;气血失调,当调和气血;营卫不和,当调和营卫。

(一)功效

祛除寒热、调其偏性、扶其不足,使病邪去而人体安是和法的主要功效,其中最常用的有和解少阳、透达膜原、调和肝脾(胃)、调和胆胃、调和肠胃等。

1.和解少阳

外感之邪,伏于半表半里之间,邪正相争,证见往来寒热,胸胁苦闷,心烦喜呕,口苦咽干,苔薄脉弦等,法当和解少阳,以扶正祛邪,清里达表的小柴胡汤为代表方。

2.透达膜原

膜原外通肌腠、内近肠胃,为三焦之门户,居一身半表半里之处,痰湿之邪阻于膜原,证见胸膈痞满,心烦懊憹,头眩口腻,咳痰不爽,间日发疟,舌苔白如积粉,扪之粗糙,脉弦而滑。治当宣湿化痰、透达膜原。

3.调和肝脾(胃)

情志抑郁、肝脾失调,证见两胁作痛,寒热往来。头痛目眩,口燥咽干,神疲食少,月经不调,乳房作胀,脉弦而细者,宜疏肝解郁、健脾和营;传经热邪,阳气内郁,而致手足厥逆,或脘腹疼痛,或泻痢下重者,宜疏肝理脾、和解表里;如胁肋痛甚者,当首选柴胡疏肝散;若因肝木乘脾,证见肠鸣腹痛,痛则泄泻,脉弦而缓者,宜泻肝补脾。

4.调和胆胃

胆气犯胃,胃失和降,证见胸胁胀满,恶心呕吐,心下痞满,时或发热,心烦少寐,或寒热如疟,寒轻热重,口苦吐酸。舌红苔白,脉弦而数者。法当调和胆胃。

5.调和肠胃

邪在胃肠,寒热失调。腹痛欲呕,心下痞硬者,治宜寒温并用,调和肠胃;胃气不调,心下痞硬,但满不痛,或干呕,或呕吐,肠鸣下利者,宜和胃降逆,开结除痞;伤寒胸中有热,胃中有寒,升降失常,腹中痛,欲呕吐者,宜平调寒热、和胃降逆。

(二)注意事项

和解剂方药虽然比较平和,且常与扶正之品相配,但终是祛邪之剂,因此,临床应用也应该有所禁忌。

1.辨清偏表偏里

邪入少阳,病在半表半里,固当用小柴胡汤和解之,但有偏表偏里,偏寒偏热之不同,又当适当增损,变通用之。一般而论,寒邪外袭,在表为寒,在里为热,在半表半里,则为寒热交界之所,故偏于表者则寒多,偏于里者则热多,用药须与之相称。

2.兼顾偏虚偏实

邪不盛而正渐虚者,固宜用和法解之,但有偏于邪盛和偏于正虚之不同,治宜适当变通用之。如小柴胡用人参,所以补正气,使正气旺,则邪无所容,自然得汗而解;亦有表邪失汗,腠理致密,邪无出路,由此而传入少阳,热气渐盛,此非正气之虚,故有不用人参而和解自愈者,是病有虚实不同,则法有所变通。仲景有小柴胡汤之加减法,对出现渴的,去半夏,加人参、瓜蒌根;若不渴而外有微热者,去人参,加桂枝,即是以渴与不渴辨是否伤津,从而增减药物,变通用法。

3.不可滥用和法

由于和法适应证广,用之得当,疗效甚佳,且药性和平,用之平稳,常为医者所采用,但又不可滥用。如邪已入里,燥渴、谵语诸证丛集,而仅以柴胡汤主之,则病不解;温病在表,病未入少阳,误用柴胡汤,则变证迭生。

此外,内伤劳倦、气虚血虚、痈肿瘀血诸证,皆可出现寒热往来、似疟非疟,均非柴胡汤所能去之。但柴胡汤也并非不可用于内伤杂病,若能适当化裁,斟酌用之,也常能收到良效。如此审证加减,则不属于滥用之列。

五、温法

温法是通过温中、祛寒、回阳、通络等作用,使寒邪祛、阳气复、经络通、血脉和,适用于脏腑经络因寒邪为病的一种治法。《素问·阴阳应象大论》所说的"寒者热之""治寒以热"就是温法的理论依据。《医学心悟》中也有:"温者,温其中也。脏受寒侵,必用温剂(法)。"

(一)温法分类

寒病的成因有外感、内伤的不同,或由寒邪直中于里,或因治不如法而误伤人体阳气,或人阳气素弱,以致寒从中生。寒病部位有在脏、在腑、在经、在络的不同,因此,温法又有温中祛寒、温经散寒、回阳救逆的不同。

1.温中祛寒

由于寒邪直中脏腑,或阳虚内寒,症见身寒肢冷,脘腹冷痛,呕吐泄泻,舌淡苔润,脉沉迟而弱,此时当温中散寒。若见腰痛水肿,夜尿频繁,则属脾肾虚寒,阳不化水,水湿泛滥,当温肾祛寒,温阳利水。

2.温经散寒

由于寒邪凝滞于经络,血脉不畅,症见四肢冷痛,肤色紫黯,面青舌瘀,脉细而涩等,法当温经散寒,养血通脉;如寒湿浸淫,四肢拘急,发为痛痹,亦当温散。

3.回阳救逆

阳虚内寒可进而导致阳气虚衰,症见四肢厥逆,畏寒蜷卧,下利清谷,冷汗淋漓,气短难续,口鼻气冷,面色青灰,苔黑而润,脉微欲绝等。急当回阳救逆,并辅以益气固脱。

(二)注意事项

由于寒证有其共性,亦有其个性,故而在治疗时当区别病位、病性及病之新久,或以温补,或以温下,或以温渗,以切中病机,利于病体之康复。

1.温补法

寒常兼虚,虚寒相因而生,此时,若纯用滋补之法常不能运化,若加入温药,更好地发挥作用。

十全大补汤中加入肉桂即含温补之意。

2.温下法

若沉寒痼疾日久，单纯下法不能奏效时，加入温药，可促进药物下行。《伤寒绪论》说："近世但知寒下一途，绝不知有温下等法，盖暴感之热邪可以寒下，若久积之寒结亦可寒下乎?"三物备急丸中之用巴豆，即温下之意。

3.温渗法

当虚寒性水肿，单纯渗利无效时，可加入温性药，如五苓散、猪苓汤内加入附子、黄芪等药以助药力，即温渗之意。

六、清法

清法是通过清热泻火，以清除火热之邪，适用于里热证的一种治法。《素问·至真要大论》所说的"热者寒之""温者清之""治热以寒"是清法的理论依据。

(一)清法分类

由于里热证有热在气分、营分、血分，热甚成毒，热在某一脏腑之分。因而清法有清气分热、清营分热、气血两清、清热解毒、清脏腑热等的不同。清法应用范围很广，在温热病治疗中尤为常用。火邪最易伤津耗液，大热又能耗气，故而清法中常和生津、益气之品为伍。若温病后期，热灼阴伤，或久病阴虚而热伏于里，又当清法与滋阴并用；若苦寒直折，热必不除。常用清法有以下几种。

1.清热生津

温病而见高热烦躁，汗出蒸蒸，渴喜冷饮，舌红苔黄，脉洪大等证，是热在气分，法当清热生津，常用白虎汤之类；若正气虚弱，或汗出伤津，则用白虎加人参汤；温病后期，余热未尽，津液已伤，胃气未复，当用竹叶石膏汤，以清热生津，益气和胃。

2.清热凉血

温病热入营血，证见高热烦躁，神昏谵语，全身发斑，舌绛少苔，脉细数；或因血热妄行，引起咯血、衄血及皮下出血等，宜清热凉血；营分热甚者用清营汤；血分热甚用犀角地黄汤。

3.清热养阴

温病后期，阴亏津伤，夜热早凉，热退无汗；或阴虚，午后潮热，盗汗咯血，宜清热养阴。若温病后期、阴虚发热，当以青蒿鳖甲煎养阴清热；虚劳骨蒸发热，当用秦艽鳖甲煎。

4.清热解暑

暑热证，发热汗出，心烦口渴，气短神疲，倦怠乏力，舌红脉虚；或小儿疰夏，久热不退，治宜清热解暑。

5.清热解毒

丹毒、疔疮、肿痈、喉痹、痄腮、各种温疫、内痈等热毒之证，治疗时均应清热解毒。

6.清热除湿

古人形容湿与热结如油之入面，难于清利。由于湿热所结部位之不同，治疗亦有所不同。如肝胆湿热之龙胆泻肝汤；湿热黄疸用茵陈蒿汤；湿热下痢用香连丸或白头翁汤；湿热痹证用桑枝汤等。

7.清泻脏腑热

脏腑诸热，均当清泻。心火炽盛，烦躁失眠，口舌生疮，小便短赤，大便秘结，舌红苔黄脉数者,用大黄泻心汤;心火移热于小肠,兼见尿赤涩痛者,用导赤散;肝胆火旺,面红目赤,头痛失眠,烦躁易怒者,用龙胆泻肝汤;胃火炽盛,口舌生疮,用清胃散;肺热咳嗽,用泻白散;肾阴虚、阴虚火旺者,用知柏地黄丸。

(二)注意事项

清法临床应用时多无明显的禁忌证,主要在于辨明寒热真假及虚实。

1.辨明寒热真假

使用清法,必须针对实热证而用,临床必须辨明真寒假热之象,勿为假象所迷惑。若寒证误用清法,会造成严重后果。

2.辨明虚火实火

使用清法,必须辨明外感与内伤,虚火与实火一般而言,外感多实,内伤多虚。外感之火,当散而清之;湿热之火,当渗而泻之;燥热之火当清润等,必须辨明。

3.因人而异

体虚者不可过用寒凉;体壮者,可用重剂。

4.中病即止

患实热证之患者,应用清法,中病即止,不可过服,否则治热未已,寒证已生,变生他证。

5.审明证型,适可而止

药轻病重,难以取效;药重病轻,易生变证。大热之证而用轻剂则热不除;微热证而用重剂清之,则寒证生,故而当辨明。

七、消法

消法是通过消食导滞和软坚散结作用,对气、血、痰、食、水、虫等积聚而形成的有形之结,使之渐缓消散的一种治法。《素问·至真要大论》所说的"坚者削之""结者散之"是消法的理论依据之一。

(一)消法分类

由于消法的病证较多,病因也各不相同,故而消法又分为消积导滞、消痞化癥、消痰、利水、活血化瘀等。现代也有专家认为,活血化瘀法也应该属于消法的范畴。

1.消积导滞

用消食化滞的方药以消积导滞。适用于饮食不节,食滞肠胃,食欲缺乏厌食,上腹胀满,嗳腐吞酸,舌苔厚腻等证,保和丸为常用方剂。若病情较重,腹痛泄泻,泻下不畅,可清热利湿。

2.消痞化癥

气积宜行气,用良附丸,兼火郁用越鞠丸;肝郁气滞用柴胡疏肝散;兼血瘀者用丹参饮子;血积宜活血;寒凝血瘀之痛经用温经汤;热入营血而有瘀滞,用清营汤加味;瘀血、蓄血、痞块用血府逐瘀汤、桃核承气汤、大黄䗪虫丸等。

3.消痰

风寒犯肺,痰湿停滞,宜祛风化痰;痰热壅肺,宜清肺化痰;痰湿内滞,肺气上逆,则祛痰平喘。

4.利水

阳水宜清利;阴水宜温散;水肿者宜淡渗利水,湿热宜清而散之等。

5.活血化瘀

活血化瘀是指用具有消散作用的、或能攻逐体内瘀血的药物,治疗瘀血病证的方法。本法有通畅血脉、消散瘀滞、调经止痛的作用。

消法与下法虽是治疗蓄积有邪之方法,但在具体应用时却有所不同。下法所治病证,大抵病热急迫,形证俱实,邪在脏腑之间,必须速除,并可从下窍而出。消法所治,主要是病在脏腑、经络、肌肉之间,病邪坚固而来势较缓,且多虚实夹杂,尤其是气血积滞而成之癥瘕痞块,不能迅速消除,必须渐缓消散。

(二)注意要点

1.注意病位

由于病邪郁积部位有在脏、在腑、在经络、在气血的不同,消法亦当按其所在部位而论治,用药应使其达病所,收效快而不伤正。

2.注意虚实

消法虽不及下法剧烈,但总属祛邪之法,治疗时务必分清虚实,以免贻误病情。如脾虚所致水肿,皆由脾虚不能运水所致,不补土而一味消之,脾土愈虚而水肿愈重,水肿难愈。

八、补法

通过补养人体气血阴阳,适用于人体某一脏腑或几个脏腑,或气、血、阴、阳的部分或全部虚弱的一种治疗方法。《素问·三部九候论》:"虚则补之。"《素问·至真要大论》:"损者益之。"《素问·阴阳应象大论》:"形不足者温之以气,精不足者补之以味。"都是补法的理论依据。

(一)补法分类

补法的目的,在于通过药物的补益作用,使人体脏腑、气血之间的失调重归于平衡,同时,在正气虚弱,不能祛邪时,也可借助补法扶助正气,或配合其他治法,达到扶正祛邪的目的。常用补法有补气、补血、滋阴、温阳。

1.补气

气虚为虚证中常见的证候,但有五脏偏重之不同,故补气亦有补心气、补脾气、补肺气、补肾气等不同。因少火生气,故在补气时,酌加补阳药则收效更佳。

2.补血

临床常见血虚证的临床表现是头晕目眩,心悸怔忡,月经量少、色淡,面唇指甲色淡失荣,舌淡脉细等,当用补血之法。由于气为血帅,阳生阴长,故补血时勿忘补气。

3.滋阴

阴虚为虚证中的常见证候,表现复杂,故补阴时要分清部位,方能药证相对,收效显著。若不分清阴虚之所在,没有针对性,临床疗效不会很好。

4.温阳

阳虚表现为畏寒肢冷,冷汗虚喘,腰膝酸软,腹泻水肿,舌胖而淡,脉沉而迟。常用右归丸治肾阳虚,理中丸治脾阳虚,甘草桂枝汤治心阳虚。

(二)注意要点

1.补益时兼顾气血

气血都是人体重要的生命物质,气为血之帅,血为气之母,气虚可致血虚,血虚可导致气虚。故补气当兼顾补血,如补中益气汤之用当归;当归补血汤用黄芪等都是此意。

2.注意调补阴阳

阴阳相互依存,一方虚损常可以导致对方的失衡。肾阴虚会损及肾阳,肾阳虚也会累及肾阴,因此,在治疗时,诚如《景岳全书》所说:"善补阳者,必于阴中求阳,则阳得阴助而生化无穷;善补阴者,必于阳中求阴,则阴得阳生而源泉不竭。"

3.分补五脏

每一脏各有其生理功能,其虚损亦各其特点。如脾为后天之本,肾为先天之本,补脾补肾,根据情况各得所宜。

4.注意补之缓急

补法有缓有急,应量证使用。若阳气暴衰,其气骤脱,血崩气脱,津枯液涸,法当峻补;若邪气未消,宜用缓补之法,不可求速效。如若求补,亦当以平补为主,只宜缓图,不可速求。

5.不可乱用补法

虚证用补无可非议,但大凡补阳药易伤阴,补阴药易碍胃,故临床应用补法时,必须辨明证型,因病施补;若无虚之证,妄加以补,不仅无益,而且有害。此外,若迎合患者心理,一味乱补,为害尤甚。

总之,八法各有特点,在理解八法时,要在掌握各法的基础上,进一步灵活运用,所谓"运用之妙,存乎一心",又要反对孤立地、片面地对待每一种治法。正如《医学心悟》所说:"一法之中,八法备焉;八法之中,百法备焉。病变虽多,而法归于一。"诚能精思熟虑,自然会融会贯通,临床上收到满意效果。

（李霞杰）

第四章 神经内科病证

第一节 头 痛

头痛是指由于外感或内伤而引起,导致脉络不畅或失养,清窍不利,以患者自觉头部疼痛为特征的一种常见病证。本病可单独出现,也可见于多种急、慢性疾病过程中,有时亦是某些相关疾病加重或恶化的先兆。若头痛属某一疾病过程中所出现的兼症,则不属本节讨论范围。

头痛之记载源于《黄帝内经》,在《素问·风论》中称为"脑风""首风",提出外感内伤均可导致本病发生,如《素问·风论》曰:"新沐中风,则为首风";《素问·五藏生成》云:"是以头痛癫疾,下虚上实。"并指出六经病变皆可导致头痛。

汉代张仲景在《伤寒论》中指出了太阳病、阳明病、少阳病、厥阴病头痛的见证,创立了不同头痛的治疗方药。李东垣在《东垣十书》中将头痛分为外感与内伤两类,根据病因和症状不同,指出头痛有湿热头痛、偏头痛、真头痛、气虚头痛、血虚头痛、厥逆头痛等,还在《黄帝内经》和《伤寒论》的基础上,补充了太阴头痛和少阴头痛,为头痛分经用药奠定了基础。

《丹溪心法·头痛》中又提出了痰厥头痛和气滞头痛,并指出头痛"如不愈各加引经药,太阳川芎,阳明白芷,少阳柴胡,太阴细辛,厥阴吴茱萸",至今对临床仍有指导意义。

部分医著中还有"头风"的记载,实际上仍属于头痛。如《证治准绳·头痛》说:"医书多分头痛、头风为二门,然一病也,但有新久去留之分耳。浅而近者名头痛,其痛猝然而至,易于解散速安也;深而远者为头风,其痛作止不常,愈后遇触复发也。皆当验其邪所从来而治之。"

清代医家王清任在《医林改错·头痛》中论述血府逐瘀汤证时说:"头痛无表证,无里证,无气虚、痰饮等证,忽犯忽好,百方不效,用此方一剂而愈。"提出了瘀血导致头痛的学说。至此,对头痛的辨证施治理论已基本完备。

头痛见于西医学之内、外、精神、神经、五官等各科疾病中。本节主要讨论内科范畴的头痛,如血管性头痛、紧张性头痛、三叉神经痛、外伤后头痛、神经官能症等,其他各科头痛也可参考本节内容辨证论治。

一、病因病机

头痛的发生是因外感或内伤导致邪扰清窍,或脉络失养而为病。外感者以风邪为主,内伤者与肝、脾、肾关系密切。

（一）感受外邪

多由起居不慎，感受风寒湿热之邪，邪壅经络，气血受阻而发为头痛。因风为百病之长，"伤于风者，上先受之""巅高之上，惟风可到"，故六淫之中以风邪为主要病因。

若夹寒邪，寒凝血滞，脉络不畅，不通则痛；若夹热邪，风热上炎，侵扰清窍而为头痛；若夹湿邪，风伤于巅，湿困清阳，蒙蔽清空而为头痛。若感湿较重，湿邪困脾，尚可致痰湿内生，清窍蒙蔽，形成外感与内伤并存。

（二）情志内伤

情志不遂，忧郁恼怒，肝失疏泄，郁而化火，上扰清窍，可发为头痛；若火郁日久，火盛伤阴，肝失濡养，肾精被伐，肝肾精血不能上承，也可引发头痛。

（三）先天不足或房事不节

先天禀赋不足，或纵欲过度，可使肾精亏虚。肾主骨生髓，脑为髓海，肾精亏损日久，可致髓海空虚而为头痛。少数肾虚头痛与阴损及阳、清阳不升有关。

（四）饮食劳倦或久病体虚

饮食不节或劳倦过度可使中焦脾胃受伤，脾为气血生化之源，脾虚气血生化乏源，气血不能上荣脑髓脉络，则发为头痛。

久病、产后、失血等也可形成营血亏损，脑髓失充，脉络失荣而头痛。若脾失健运，痰湿内生，痰浊闭阻清窍，清阳不升，又可形成痰浊头痛。

（五）头部外伤或久病入络

跌仆闪挫，头部外伤，或久痛不解，均可导致气滞血瘀，脑络痹阻，不通则痛；久病瘀血不去，新血不生，常在瘀血之中夹有血虚，形成虚实错杂之证。

总之，头痛的病位虽在头，但病变涉及脾、肝、肾等脏腑，风、火、痰、瘀、虚为致病之主要因素，脉络阻闭、清窍失养为其主要病机。

二、诊断

（一）诊断要点

1.病史

常有感受外邪、情志不遂、劳倦过度、头部外伤等诱因，或有反复发作病史。疼痛持续时间、发作频率、疼痛轻重等常与病程有关。病程长者多发作频繁、持续时间长、疼痛重；病程短者多偶尔发作、持续时间短、疼痛轻。

2.临床特征

突然发病或反复发作，以前额、额颞、巅顶、顶枕部或全头部疼痛为主症，多表现为跳痛、胀痛、昏痛、刺痛、隐痛等。有突然而作，痛无休止者；也有反复发作，时痛时止者；头痛发作可持续数分钟、数小时、数天或数周不等。

（二）辅助检查

外感头痛可伴有血常规异常，内伤头痛常有血压改变，必要时作脑脊液、脑电图检查，有条件者可作经颅多普勒、颅脑 CT 和 MRI 等检查，以排除器质性疾病。

（三）类证鉴别

本病应与下列头痛症状突出的疾病鉴别。

1.真头痛

真头痛表现为突然剧烈头痛,或持续痛而阵发加重,甚至呈喷射状呕吐不已,以致肢厥、抽搐,是临床急重症之一。

2.眩晕

眩晕与头痛可单独出现。也可同时出现。眩晕以头晕眼花,站立不稳,甚则天旋地转为主要特征,多为虚证,以内伤为主要病因;头痛以头部疼痛为主,多为实证,其病因有外感和内伤之分。

三、辨证要点

(一)辨疼痛轻重

一般来说,以外感者疼痛较重,内伤者疼痛较轻;寒厥头痛、偏头痛较重,气虚、血虚、肝肾阴虚头痛较轻;气虚头痛早晨加重;血虚头痛午后加重。

(二)辨疼痛性质

痰湿头痛多重坠或胀;肝火头痛多跳痛;寒厥头痛刺痛伴有寒冷感;阳亢者头痛而胀;气血、肝肾阴虚者隐痛绵绵或空痛。

(三)辨部位

前额为阳明头痛,后部为太阳头痛,两侧为少阳头痛,巅顶为厥阴头痛。一般气血亏虚、肝肾阴虚以全头作痛为多;阳亢者痛在枕部,多连颈肌;寒厥者痛在巅顶;肝火者痛在两颞。

(四)辨影响因素

气虚头痛与过劳有关;肝火头痛因情志波动而加重;寒湿头痛常随天气变化而变化;肝阳上亢头痛常因饮酒或暴食而加重;肝肾阴虚者每随失眠加重而加重;偏头痛者常遇风寒则痛发。

(五)辨外感内伤

外感头痛起病急,一般疼痛较重,多表现为跳痛、灼痛、重痛、掣痛、胀痛,痛无休止,多有感邪病史,属实证;内伤头痛起病缓,一般疼痛较轻,多表现为隐痛、昏痛、空痛,痛势悠悠,时作时止,遇劳或情志刺激加重,属虚证或虚实错杂证。

四、中药治疗

本病的发生是因脉络痹阻或清窍失养而成,因此治疗时须以缓急止痛为基本原则。外感者宜祛邪活络,内伤者宜调理脏腑气血阴阳;实证者攻邪为主,虚证者补虚为要。

(一)外感头痛

1.风寒头痛

证候:起病较急,头痛剧烈,连及项背,恶风畏寒,遇风尤剧,口淡不渴;舌淡苔薄白,脉多浮紧。

证候分析:本证以风寒侵袭,脉络痹阻为主要病机。寒性收引凝滞,风寒袭表,脉络痹阻较甚,故头痛剧烈;风寒首犯太阳,太阳主一身之表,故见恶风畏寒、脉浮紧等表证;太阳经脉布于项背,故痛连项背;口淡不渴、脉浮紧均为风寒外袭之征。本证以头痛剧烈,连及项背,遇风尤剧,脉浮紧为辨证要点。

治法:疏风散寒。

方药:川芎茶调散加减。若风寒表证明显,重用川芎,加苏叶、生姜,减薄荷;鼻塞者加苍耳子、辛夷;素体阳虚,恶寒较重者,加制川乌、麻黄、桂枝。

若巅顶头痛，干呕，吐涎沫，甚则四肢厥冷，苔白，脉弦，为寒犯厥阴，治当温散厥阴寒邪，宜用吴茱萸汤加半夏、藁本、川芎。

若头痛，背冷、脉沉细或弦紧，为寒邪客于少阴，治当温散少阴寒邪，宜用麻黄附子细辛汤加白芷、川芎。

2.风热头痛

证候：头胀痛，甚则头痛如裂，发热或恶风，口渴喜饮，面红目赤，便秘溲黄；舌红苔黄，脉浮数。

证候分析：本证以风热上扰清窍，脑络失和为主要病机。风热上扰，故见头胀痛，甚则头痛如裂；风热袭表，故见发热或恶风，口渴喜饮；热伤津液，故见便秘溲黄；面红目赤、舌红苔黄、脉浮数均为风热袭表之象。本证以头胀痛，甚则头痛如裂，发热或恶风，舌红苔黄，脉浮数为辨证要点。

治法：疏风清热。

方药：芎芷石膏汤加减。热盛者去藁本，改用黄芩、薄荷、蔓荆子、山栀子辛凉清热；若热盛伤津，症见舌红少津，加知母、麦冬、石斛、天花粉清热生津；若大便秘结，口舌生疮，腑气不通者，合用黄连上清丸，以苦寒通腑泄热。

3.风湿头痛

证候：头痛如裹，肢体困重，胸闷纳呆，腹胀，或大便稀溏；苔白腻，脉濡滑。

证候分析：本证以风湿上蒙清窍，阻遏清阳为主要病机。湿性黏滞，易阻遏阳气，而头又为诸阳之会，故风湿最易致清阳不升而出现头痛如裹，肢体困重；湿邪最易困阻脾胃，故见胸闷纳呆，腹胀，便溏；苔白腻，脉濡滑均为湿象。本证以头痛如裹，肢体困重，苔白腻，脉濡滑为辨证要点。

治法：祛风胜湿。

方药：羌活胜湿汤加减。若症见胸闷纳呆、便溏，证属湿浊中阻，加苍术、厚朴、陈皮等燥湿宽中；若恶心呕吐者，加生姜、半夏、藿香等化浊降逆止呕；若身热汗出不畅，胸闷口渴，为暑湿所致，宜用黄连香薷饮加藿香、佩兰等清暑化湿。

（二）内伤头痛

1.肝阳头痛

证候：头胀痛，眩晕，心烦易怒，或兼胁痛，夜寐不宁，口干口苦；舌红苔薄黄，脉沉弦有力。

证候分析：本证的病机主要是肝阳上亢，风阳上扰。虚阳亢于上，气血并走于头面，故见头胀痛；阳亢生风，故见眩晕；阳热有余，故见心烦易怒，夜寐不宁，口干口苦；舌红苔薄黄、脉沉弦有力均属肝阳上亢之征。本证以头胀痛，眩晕，舌红苔薄黄，脉沉弦有力为辨证要点。

治法：平肝潜阳。

方药：天麻钩藤饮加减。眩晕重者加生龙牡以加强重镇潜阳之力；若头痛朝轻暮重，或遇劳加剧，脉弦细，舌红苔薄少津，属肝肾阴虚，酌加生地、何首乌、女贞子、枸杞子、旱莲草滋养肝肾；失眠重者，加枣仁、柏子仁，配合琥珀粉冲服。

2.痰浊头痛

证候：头痛昏蒙，胸脘痞闷，呕恶痰涎；苔白腻，脉沉弦或沉滑。

证候分析：本证的病机主要是痰浊中阻，上蒙清窍。痰为阴邪，易阻滞气机，并可随气升降，若痰浊内盛，既可阻滞清阳上升，又可占据阳位而上蒙清窍，故可引起头痛昏蒙；痰湿中阻脾胃，脾失健运，升降失和，故见胸脘痞闷，呕恶痰涎；苔白腻、脉滑均为痰浊内盛之征。本证以头痛昏蒙，胸脘痞闷，呕恶，苔白腻为辨证要点。

治法:健脾化痰,降逆止痛。

方药:半夏白术天麻汤加减。若痰郁化热显著,症见舌苔黄腻、口干苦,加竹茹、枳实、黄芩清热燥湿化痰;胸脘痞闷重,加厚朴、枳壳、瓜蒌;呕恶痰涎,加生姜、砂仁。

3.瘀血头痛

证候:头痛如刺,固定不移,经久不愈,或头部有外伤史;舌紫或有瘀斑、瘀点,苔薄白,脉沉细或细涩。

证候分析:本证的病机主要是瘀血阻窍,络脉不通,不通则痛。瘀血为有形之邪,阻滞经络较甚,故见头痛固定,痛如锥刺;瘀血化解较难,故多病势缠绵,经久不愈;舌紫脉涩均为瘀血之征。本证以头痛如刺,固定不移,舌紫或有瘀斑、瘀点,苔薄白,脉沉细或细涩为辨证要点。

治法:活血化瘀通窍。

方药:通窍活血汤加减。头痛日久酌加全蝎、蜈蚣等虫类药搜逐风邪、活络止痛;病久多伴气血两虚,可加四君子汤健脾益气,另加当归养血活血,以助活络化瘀之力;若因受风寒而头痛加重,可加细辛、桂枝,待痛缓再予调理。

4.血虚头痛

证候:头痛而晕,心悸不宁,失眠多梦,面色萎黄;舌淡苔薄白,脉沉细而弱。

证候分析:本证的病机主要是营血不足,脑络失养。"血主濡之",血对各脏腑组织具有营养作用,血虚头目失养则头痛而晕;心失所养则心悸失眠多梦;肌肤失养则面色萎黄;舌淡苔薄白、脉沉细而弱也是血虚之征。本证以头痛眩晕,心悸失眠多梦,舌淡苔薄白,脉沉细而弱为辨证要点。

治法:养血疏风止痛。

方药:加味四物汤加减。方以四物汤加菊花、蔓荆子组成,具有养血疏风之功,临证可酌加阿胶、龟板胶、鸡子黄等血肉有情之品;若心悸失眠,加龙眼肉、枣仁、远志、茯神;兼气虚者,加党参、黄芪,或以八珍汤加减;本证常有食少纳呆等脾虚见症,可酌加山楂、麦芽、神曲等助运化,以促气血化生。

5.气虚头痛

证候:头痛绵绵,遇劳则重,神疲乏力、面色㿠白、自汗、气短、畏风、食欲不振;舌淡苔薄,脉细无力。

证候分析:本证病机主要是气虚清阳不升,清窍失养。头为诸阳之会,清阳不升,头目失养,故头痛绵绵,面色㿠白;劳则气耗,故遇劳则重;气虚运化无力,故食欲不振;气虚鼓动无力,故神疲乏力,气短;气虚卫外不固,故自汗,畏风;舌淡苔薄、脉细无力亦气虚之象。本证以头痛绵绵,遇劳加重,神疲乏力,舌淡苔薄,脉细无力为辨证要点。

治法:益气升清。

方药:顺气和中汤加减。以补中益气汤加细辛、蔓荆子、川芎组成,有益气升清止痛之功,为气虚头痛的有效方剂。自汗、气短、畏风者加五味子、煅牡蛎,或配合玉屏风散常服;若心悸失眠,属气血两虚,可加龙眼肉、枣仁、茯神,待痛减以归脾丸善后。

6.肾虚头痛

证候:头空痛,眩晕,耳鸣少寐,腰痛酸软,遗精,带下,神疲乏力;舌红少苔,脉沉细无力。

证候分析:本证的病机主要是肾精亏虚,髓海不足,脑失所养。脑为髓海,肾主骨生髓,肾虚髓海空虚,故头空痛,眩晕;肾虚腰府失养,故腰痛酸软,耳鸣少寐;肾气亏虚,精关、带脉不固,故遗精、带下；舌红少苔、脉沉细无力均为肾虚之象。本证以头空痛,眩晕,耳鸣少寐,舌红少苔,脉沉细无力为辨证要点。

治法:补肾养阴。

方药:大补元煎加减。眩晕重者加菊花、枸杞子、钩藤；遗精或带下者加芡实、煅牡蛎、益智仁；耳鸣重者加磁石、生龙骨、珍珠母；待病情好转,可常服杞菊地黄丸或六味地黄丸补肾阴、潜肝阳以巩固疗效。

若肾虚头痛属肾阳不足者,多伴畏寒肢冷,小便清长,舌淡胖,脉沉细,可用右归丸加减以温补肾阳、填精补髓。若兼见外感寒邪者,可予麻黄附子细辛汤。

上述各证的治疗应根据头痛部位而选用不同的引经药,如太阳头痛选羌活、防风；少阳头痛选用川芎、柴胡；阳明头痛选白芷、葛根；太阴头痛选用苍术；少阴头痛选用细辛；厥阴头痛选用吴茱萸、藁本等。

此外,临床可见头痛如雷鸣,头面起核或憎寒壮热,名曰"雷头风",多为湿热夹痰所致,宜用清震汤加味以清宣升散、除湿化痰。

另外还有偏头风,其病暴发,痛势甚剧,或左或右,或连及眼、齿,痛止如常人,又称偏头痛,此多为肝经风火所致,治宜平肝息风为主,可予天麻钩藤饮或羚角钩藤汤。

五、其他疗法

(1)风热头痛用银翘解毒片(丸)、羚翘解毒片、桑菊感冒冲剂、维C银翘片等。

(2)风湿头痛用藿香正气丸(水、液、软胶囊)等。

(3)气虚头痛用补中益气丸等。

(4)肾虚头痛用六味地黄丸、肾气丸、左归丸、右归丸等。

(5)血虚头痛用归脾丸等。

六、预防与调护

(1)头痛在急性发作期应适当休息,保证睡眠,不宜食用烧烤辛辣等厚味生热助火食物,同时限制烟酒。

(2)若患者精神紧张,情绪不稳,宜疏导劝慰以稳定情绪。

(3)在头痛缓解后应注意情志、饮食及寒温等的调护,以防复发。

(4)可根据中医辨证运用食疗、气功等辅助治疗。

（李　帅）

第二节　多　寐

多寐是指不分昼夜,时时欲睡,呼之能醒,醒后复睡的病证。西医的发作性睡病、神经官能症、精神病的某些患者,其症状与多寐类似者,可参考本证辨证论治。

一、诊断要点

(一)诊断

(1)不论白天黑夜,不分场合地点,随时可以入睡,但呼之能醒,但未多时入睡。

(2)某些热性或慢性疾病过程中出现嗜睡,每为病程严重的预兆,不属本证范围。

(3)应与昏迷、厥证等相鉴别。昏迷是神志不清,意识丧失;厥证是呼之不应,四肢厥冷等。

(二)辨证分析

多寐主要是由于脾虚湿胜、阳衰、瘀血阻窍所致,其病理主要是由于阴盛阳虚。因阳主动,阴主静,阴盛故多寐。临床辨证主要是区分虚实,脾虚、阳衰为虚证,湿胜、瘀阻者为实证。以健脾、温肾、祛湿、化瘀为主要治法。

二、辨证论治

(一)湿胜

1.证见

多发于雨湿之季,或丰肥之人。胸闷纳少,身重嗜睡,苔白腻,脉濡缓。

2.治法

燥湿健脾。

3.方药

(1)主方:平胃散(陈师文等《太平惠民和剂局方》)加味。

处方:苍术 15 g,厚朴 12 g,陈皮 6 g,藿香 12 g,薏苡仁 18 g,法半夏 12 g,布渣叶 12 g,甘草 6 g。水煎服。

(2)单方验方:藿香佩兰合剂(任达然验方)。

处方:藿香、佩兰、苍术、川朴各 10 g,陈皮 6 g,法半夏、茯苓、石菖蒲各 10 g。水煎服。

(二)脾虚型

1.证见

精神倦怠,嗜睡,饭后尤甚,肢怠乏力,面色萎黄,纳少便溏。舌淡胖苔薄白,脉虚弱。

2.治法

健脾益气。

3.方药

(1)主方:六君子汤(虞抟《医学正传》)加减。

处方:党参 15 g,白术 12 g,茯苓 12 g,法半夏 12 g,陈皮 6 g,黄芪 15 g,神曲 10 g,麦芽 20 g,甘草 6 g。水煎服。

(2)中成药:补中益气丸,每次 9 g,每天 3 次。

(3)单方验方:黄芪升蒲汤(刘国普验方)。

处方:黄芪 30 g,升麻 9 g,茯苓 15 g,白术 12 g,石菖蒲 12 g。水煎服。

(三)阳虚型

1.证见

精神疲惫,整日嗜睡懒言,畏寒肢冷,健忘。舌淡苔薄,脉沉细无力。

2.治法

益气温阳。

3.方药

(1)主方:附子理中丸(陈师文等《太平惠民和剂局方》)加减。

处方:熟附子 12 g,干姜 10 g,党参 20 g,黄芪 18 g,巴戟天 12 g,升麻 6 g,淫羊藿 15 g,炙甘草 6 g。水煎服。

(2)中成药:附桂八味丸,每次 9 g,每天 3 次。

(3)单方验方:①附子细辛汤(何春水等《精选千家妙方》)。处方:熟附子 15 g(先煎 1 小时),细辛、苍术、厚朴、陈皮各 10 g,麻黄 6 g。加水煎沸 15 分钟,滤出药液,再加水煎 20 分钟,去渣,两煎药液兑匀,分服,每天 1 剂。②嗜睡方(陈耀庭验方)。处方:红参 6 g(另煎),干姜、补骨脂各 10 g,附子 9 g,桂枝 8 g,吴茱萸 6 g,焦白术、炙甘草各 12 g。水煎服。

(四)瘀阻型

1.证见

头昏头痛,神倦嗜睡,病情较久,或有头部外伤病史。舌质紫暗或有瘀斑,脉涩。

2.治法

活血通络。

3.方药

(1)主方:通窍活血汤(王清任《医林改错》)加减。

处方:赤芍 15 g,川芎 10 g,桃仁 12 g,红花 10 g,白芷 10 g,丹参 20 g,生姜 10 g,葱白 3 条,大枣 5 枚。水煎服。

兼有气滞者,选加青皮 10 g,陈皮 6 g,枳壳 12 g,香附 10 g。兼有阴虚者,可选加生地黄 15 g,牡丹皮 10 g,麦冬 12 g。兼有气虚者,可选加黄芪 18 g,党参 15 g。兼有阳虚者,选加肉桂 6 g,熟附子 10 g。兼有痰浊者,选加法半夏 12 g,陈皮 6 g,白芥子 12 g。兼有热象者,可加黄芩、山栀各 12 g。

(2)中成药:①盐酸川芎嗪片,每次 2 片,每天 3 次。②复方丹参片,每次 3 片,每天 3 次。

(3)单方验方:当归五灵脂合剂(隋殿军《当代中国名医秘验方精粹》)。

处方:当归、五灵脂、茺蔚子各 12 g,黄芪 20 g,蒲黄、赤芍、延胡索、没药各 10 g,干姜 8 g,小茴香、升麻、甘草各 6 g。水煎服。

(李　帅)

第三节　不　寐

不寐是以经常不能获得正常睡眠为特征的一类病证,主要表现为睡眠时间、深度的不足,轻者入睡困难,或寐而不酣,时寐时醒,或醒后不能再寐,重则彻夜不寐,常影响人们的正常工作、生活、学习和健康。

不寐在《黄帝内经》称为"不得卧""目不瞑"。认为是邪气客于脏腑,卫气行于阳,不能入阴所得。《素问·逆调论》记载有"胃不和则卧不安"。后世医家引申为凡脾胃不和,痰湿、食滞内扰,以致寐寝不安者均属于此。

汉代张仲景《伤寒论》及《金匮要略》中将其病因分为外感和内伤两类，提出"虚劳虚烦不得眠"的论述，至今临床仍有应用价值。《景岳全书·不寐》中将不寐病机概括为有邪、无邪两种类型。"不寐证虽病有不一，然惟知邪正二字则尽之矣。盖寐本乎阴，神其主也，神安则寐，神不安则不寐。其所以不安者，一由邪气之扰，一由营气不足耳。有邪者多实证，无邪者皆虚证。"

明·李中梓结合自己的临床经验对不寐证的病因及治疗提出了卓有见识的论述："不寐之故，大约有五：一曰气虚，六君子汤加酸枣仁、黄芪；一曰阴虚，血少心烦，酸枣仁一两，生地黄五钱，米二合，煮粥食之；一曰痰滞，温胆汤加南星、酸枣仁、雄黄末；一曰水停，轻者六君子汤加菖蒲、远志、苍术，重者控涎丹；一曰胃不和，橘红、甘草、石斛、茯苓、半夏、神曲、山楂之类。大端虽五，虚实寒热，互有不齐，神而明之，存乎其人耳。"

明·戴元礼《证治要诀·虚损门》又提出"年高人阳衰不寐"之论。清代《冯氏锦囊·卷十二》。亦提出"壮年人肾阴强盛，则睡沉熟而长，老年人阴气衰弱，则睡轻微易知。"说明不寐的病因与肾阴盛衰及阳虚有关。

西医学的神经官能症、更年期综合征、慢性消化不良、贫血、动脉粥样硬化症等以不寐为主要临床表现时，可参考本节内容辨证论治。

一、病因病机

人之寤寐，由心神控制，而营卫阴阳的正常运作是保证心神调节寤寐的基础。每因饮食不节，情志失常，劳倦、思虑过度及病后、年迈体虚等因素，导致心神不安，神不守舍，不能由动转静而致不寐病证。

(一)病因

1.饮食不节

暴饮暴食，宿食停滞，脾胃受损，酿生痰热，壅遏于中，痰热上扰，胃气失和，而不得安寐。《张氏医通·不得卧》阐述其原因："脉滑数有力不得卧者，中有宿滞痰火，此为胃不和则卧不安也。"此外，浓茶、咖啡、酒之类饮料也是造成不寐的因素。

2.情志失常

喜怒哀乐等情志过极均可导致脏腑功能的失调，而发生不寐病证。或由情志不遂，暴怒伤肝，肝气郁结，肝郁化火，邪火扰动心神，神不安而不寐；或由五志过极，心火内炽，扰动心神而不寐；或由喜笑无度，心神激动，神魂不安而不寐；或由暴受惊恐，导致心虚胆怯，神魂不安，夜不能寐，如《沈氏尊生书·不寐》云："心胆俱怯，触事易惊，梦多不祥，虚烦不眠。"

3.劳逸失调

劳倦太过则伤脾，过逸少动亦致脾虚气弱，运化不健，气血生化乏源，不能上奉于心，以致心神失养而失眠。或因思虑过度，伤及心脾，心伤则阴血暗耗，神不守舍；脾伤则食少，纳呆，生化之源不足，营血亏虚，不能上奉于心，而致心神不安。如《类证治裁·不寐》说："思虑伤脾，脾血亏损，经年不寐"。《景岳全书·不寐》云："劳倦、思虑太过者，必致血液耗亡，神魂无主，所以不眠。"可见，心脾不足造成血虚，会导致不寐。

4.病后体虚

久病血虚，年迈血少，引起心血不足，心失所养，心神不安而不寐，正如《景岳全书·不寐》中说："无邪而不寐者，必营气不足也，营主血，血虚则无以养心，心虚则神不守舍。"亦可因年迈体虚，阴阳亏虚而致不寐。若素体阴虚，兼因房劳过度，肾阴耗伤，阴衰于下，不能上奉于心，水火不济，心火独亢，火盛神动，心肾失交而神志不宁。如《景岳全书·不寐》所说："真阴精血不足，阴阳不交，而神有不安其室耳。"

（二）病机

不寐的病因虽多，但其病理变化，总属阳盛阴衰，阴阳失交。一为阴虚不能纳阳，一为阳盛不得入于阴。其病位主要在心，与肝、脾、肾密切相关。

因心主神明，神安则寐，神不安则不寐。而阴阳气血之来源，由水谷之精微所化，上奉于心，则心神得养；受藏于肝，则肝体柔和；统摄于脾，则生化不息；调节有度，化而为精，内藏于肾，肾精上承于心，心气下交于肾，则神志安宁。

若肝郁化火，或痰热内扰，神不安宅者以实证为主。心脾两虚，气血不足，或由心胆气虚，或由心肾不交，水火不济，心神失养，神不安宁，多属虚证，但久病可表现为虚实兼夹，或为瘀血所致。

不寐的预后，一般较好，但因病情不一，预后亦各异。病程短，病情单纯者，治疗收效较快；病程较长，病情复杂者，治疗难以速效。且病因不除或治疗不当，易产生情志病变，使病情更加复杂，治疗难度增加。

二、诊查要点

（一）诊断依据

(1)轻者入寐困难或寐而易醒，醒后不寐，连续3周以上，重者彻夜难眠。

(2)常伴有头痛、头昏、心悸、健忘、神疲乏力、心神不宁、多梦等症。

(3)本病证常有饮食不节，情志失常，劳倦、思虑过度，病后，体虚等病史。

（二）病证鉴别

不寐应与一时性失眠、生理性少寐、它病痛苦引起的失眠相区别。不寐是指单纯以失眠为主症，表现为持续的、严重的睡眠困难。若因一时性情志影响或生活环境改变引起的暂时性失眠不属病态。至于老年人少寐早醒，亦多属生理状态。若因其他疾病痛苦引起失眠者，则应以祛除有关病因为主。

（三）相关检查

临床可检测多导睡眠图：①测定其平均睡眠潜伏期时间延长（长于50分钟）；②测定实际睡眠时间减少；③测定觉醒时间增多（每夜超过30分钟）。

三、辨证论治

（一）辨证要点

本病辨证首分虚实。虚证，多属阴血不足，心失所养，临床特点为体质瘦弱，面色无华，神疲懒言，心悸健忘。实证为邪热扰心，临床特点为心烦易怒，口苦咽干，便秘溲赤。次辨病位，病位主要在心。由于心神的失养或不安，神不守舍而不寐，且与肝、胆、脾、胃、肾相关。如急躁易怒而不寐，多为肝火内扰；脘闷苔腻而不寐，多为胃腑宿食，痰热内盛；心烦心悸，头晕健忘而不寐，多为阴虚火旺，心肾不交；面色少华，肢倦神疲而不寐，多属脾虚不运，心神失养；心烦不寐，触事易惊，多属心胆气虚等。

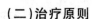

（二）治疗原则

治疗当以补虚泻实，调整脏腑阴阳为原则。实证泻其有余，如疏肝泻火，清化痰热，消导和中；虚证补其不足，如益气养血，健脾补肝益肾。在此基础上安神定志，如养血安神，镇惊安神，清心安神。

（三）证治分类

1.肝火扰心证

不寐多梦，甚则彻夜不眠，急躁易怒，伴头晕头胀，目赤耳鸣，口干而苦，不思饮食，便秘溲赤，舌红苔黄，脉弦而数。

证机概要：肝郁化火，上扰心神。

治法：疏肝泻火，镇心安神。

代表方：龙胆泻肝汤加减。本方有泻肝胆实火，清下焦湿热之功效，适用于肝郁化火上炎所致的不寐多梦，头晕头胀，目赤耳鸣，口干便秘之症。

常用药：龙胆草、黄芩、栀子清肝泻火；泽泻、车前子清利湿热；当归、生地滋阴养血；柴胡疏畅肝胆之气；甘草和中；生龙骨、生牡蛎、灵磁石镇心安神。

胸闷胁胀，善太息者，加香附、郁金、佛手、绿萼梅以疏肝解郁；若头晕目眩，头痛欲裂，不寐躁怒，大便秘结者，可用当归龙荟丸。

2.痰热扰心证

心烦不寐，胸闷脘痞，泛恶嗳气，伴口苦，头重，目眩，舌偏红，苔黄腻，脉滑数。

证机概要：湿食生痰，郁痰生热，扰动心神。

治法：清化痰热，和中安神。

代表方：黄连温胆汤加减。本方清心降火，化痰安中，适用于痰热扰心，见虚烦不宁，不寐多梦等症状者。

常用药：半夏、陈皮、茯苓、枳实健脾化痰，理气和胃；黄连、竹茹清心降火化痰；龙齿、珍珠母、磁石镇惊安神。

不寐伴胸闷嗳气，脘腹胀满，大便不爽，苔腻脉滑，加用半夏秫米汤和胃健脾，交通阴阳，和胃降气；若饮食停滞，胃中不和，嗳腐吞酸，脘腹胀痛，再加神曲、焦山楂、莱菔子以消导和中。

3.心脾两虚证

不易入睡，多梦易醒，心悸健忘，神疲食少，伴头晕目眩，四肢倦怠，腹胀便溏，面色少华，舌淡苔薄，脉细无力。

证机概要：脾虚血亏，心神失养，神不安舍。

治法：补益心脾，养血安神。

代表方：归脾汤加减。本方益气补血，健脾养心，适用于不寐健忘，心悸怔忡，面黄食少等心脾两虚证。

常用药：人参、白术、甘草益气健脾；当归、黄芪补气生血；远志、酸枣仁、茯神、龙眼肉补心益脾安神；木香行气舒脾。

心血不足较甚者，加熟地、芍药、阿胶以养心血；不寐较重者，加五味子、夜交藤、合欢皮、柏子仁养心安神，或加生龙骨、生牡蛎、琥珀末以镇静安神；兼见脘闷纳呆，苔腻，重用白术，加苍术、半夏、陈皮、茯苓、厚朴以健脾燥湿，理气化痰。若产后虚烦不寐，或老人夜寐早醒而无虚烦者，多属气血不足,亦可用本方。

4.心肾不交证

心烦不寐,入睡困难,心悸多梦,伴头晕耳鸣,腰膝酸软,潮热盗汗,五心烦热,咽干少津,男子遗精,女子月经不调,舌红少苔,脉细数。

证机概要:肾水亏虚,不能上济于心,心火炽盛,不能下交于肾。

治法:滋阴降火,交通心肾。

代表方:六味地黄丸合交泰丸加减。前方以滋补肾阴为主,用于头晕耳鸣,腰膝酸软,潮热盗汗等肾阴不足证;后方以清心降火,引火归原,用于心烦不寐,梦遗失精等心火偏亢证。

常用药:熟地黄、山萸肉、山药滋补肝肾,填精益髓;泽泻、茯苓、牡丹皮健脾渗湿,清泄相火;黄连清心降火;肉桂引火归原。

心阴不足为主者,可用天王补心丹以滋阴养血,补心安神;心烦不寐,彻夜不眠者,加朱砂、磁石、龙骨、龙齿重镇安神。

5.心胆气虚证

虚烦不寐,触事易惊,终日惕惕,胆怯心悸,伴气短自汗,倦怠乏力,舌淡,脉弦细。

证机概要:心胆虚怯,心神失养,神魂不安。

治法:益气镇惊,安神定志。

代表方:安神定志丸合酸枣仁汤加减。前方重于镇惊安神,用于心烦不寐,气短自汗,倦怠乏力之症;后方偏于养血清热除烦,用于虚烦不寐,终日惕惕,触事易惊之症。

常用药:人参、茯苓、甘草益心胆之气;茯神、远志、龙齿、石菖蒲化痰宁心,镇惊安神;川芎、酸枣仁调血养心;知母清热除烦。

心肝血虚,惊悸汗出者,重用人参,加白芍、当归、黄芪以补养肝血;肝不疏土,胸闷,善太息,纳呆腹胀者,加柴胡、陈皮、山药、白术以疏肝健脾;心悸甚,惊惕不安者,加生龙骨、生牡蛎、朱砂以重镇安神。

四、预防调护

不寐属心神病变,重视精神调摄和讲究睡眠卫生具有实际的预防意义。《黄帝内经》云:"恬淡虚无,真气从之,精神内守,病安从来。"积极进行心理情志调整,克服过度的紧张、兴奋、焦虑、抑郁、惊恐、愤怒等不良情绪,做到喜怒有节,保持精神舒畅,尽量以放松的、顺其自然的心态对待睡眠,反而能较好地入睡。

睡眠卫生方面,首先帮助患者建立有规律的作息制度,从事适当的体力活动或体育锻炼,增强体质,持之以恒,促进身心健康。其次养成良好的睡眠习惯。晚餐要清淡,不宜过饱,更忌浓茶、咖啡及吸烟。睡前避免从事紧张和兴奋的活动,养成定时就寝的习惯。另外,要注意睡眠环境的安宁,床铺要舒适,卧室光线要柔和,并努力减少噪声,去除各种可能影响睡眠的外在因素。

(李 帅)

第四节　眩　晕

一、概述

眩晕是目眩与头晕的总称。目眩即眼花或眼前发黑,视物模糊;头晕即感觉自身或外界景物旋转,站立不稳。两者常同时并见,故统称为眩晕。《医学心悟》:"眩,谓眼黑;晕者,头旋也,故称头旋眼花是也。"本病轻者闭目即止,重者如坐舟船,旋转不定,不能站立,或伴恶心、呕吐、汗出等;严重者可突然昏倒。眩晕多属肝的病变,可由风、火、痰、虚等多种原因引起。本病又可称为"头眩""头风眩""旋运"等。现代医学中的内耳性眩晕、脑动脉硬化、高血压、贫血等,以眩晕为主症时,可参照本篇进行辨证治疗。

二、病因病机

(一)肝阳上亢

肝为风木之脏,体阴而用阳,其性刚劲,主动主升,阳盛体质之人,阴阳平衡失其常度,阴亏于下,阳亢于上,则见眩晕;或忧郁、恼怒太过,肝失条达,肝气郁结,气郁化火伤阴,肝阴耗伤,风阳易动,上扰头目,发为眩晕;或肾阴素亏不能养肝,水不涵木,木少滋荣,阴不维阳,肝阳上亢,肝风内动,发为眩晕。

(二)肾精不足

肾为先天之本,藏精生髓,聚髓为脑,若先天不足,肾阴不充,或年老肾亏,或久病伤肾,或房劳过度,肾失封藏,导致肾精亏耗,不能生髓充脑,脑失所养,而生眩晕。

(三)气血亏虚

脾胃为后天之本,气血生化之源,如忧思劳倦或饮食失节,损伤脾胃;或先天禀赋不足,或年老阳气虚衰,而致脾胃虚弱,不能运化水谷,而生气血;或久病不愈,耗伤气血;或失血之后,气随血耗,气虚则清阳不振,清气不升;血虚则肝失所养,而虚风内动,皆能发生眩晕。

(四)痰浊中阻

饮食不节、肥甘厚味太过,损伤脾胃,或忧思、劳倦伤脾,以致脾阳不振,健运失职,水湿内停,积聚成痰;或肺气不足,宣降失司,水津不得通调输布,津液留聚而生痰;或肾虚不能化气行水,水泛而为痰;或肝气郁结,气郁湿滞而生痰。痰阻经络,清阳不升,清空之窍失其所养,所以头目眩晕。若痰浊中阻更兼内生之风、火作祟,则痰夹风、火,眩晕更甚;若痰湿中阻,更兼内寒,则有眩晕昏仆之虑。

(五)瘀血内阻

跌仆坠损,头脑外伤,瘀血停留,阻滞经脉,而致气血不能荣于头目;或瘀停胸中,迷闭心窍,心神飘摇不定;或妇人产时感寒,恶露不下,血瘀气逆,并走于上,迫乱心神,干扰清空,皆可发为眩晕。

总之,眩晕一证,以内伤为主,尤以肝阳上亢、气血虚损及痰浊中阻为常见。前人所谓"诸风掉眩,皆属于肝""无痰不作眩""无虚不作眩"等,均是临床实践经验的总结。眩晕多系本虚标实,实指风、火、痰、瘀,虚则指气血阴阳之虚;其病变脏腑以肝、脾、肾为重点,罢三者之中,又以肝为主。

三、诊断与鉴别诊断

(一)诊断

眩晕的诊断,主要依据目眩、头晕等临床表现,患者眼花或眼前发黑,视外界景物旋转动摇不定,或自觉头身动摇,如坐舟车,同时或兼见耳鸣、耳聋、恶心、呕吐、汗出、怠懈、肢体震颤等症状。

(二)鉴别诊断

1.厥证

厥证以突然昏倒,不省人事,或伴有四肢逆冷,发作后一般常在短时内逐渐苏醒,醒后无偏瘫、失语、口眼㖞斜等后遗症。但特别严重的,也可以一蹶不复而死亡为特点。眩晕发作严重者,有欲仆或晕旋扑倒的现象与厥证相似,但一般无昏迷及不省人事的表现。

2.中风

中风以猝然昏仆,不省人事,伴有口眼㖞斜,偏瘫,失语;或不经昏仆而仅以㖞僻不遂为特征。本证昏仆与眩晕之甚者似,但其昏仆则必昏迷不省人事,且伴㖞僻不遂,则与眩晕迥然不同。

3.痫证

痫证以突然仆倒,昏不知人,口吐涎沫,两目上视,四肢抽搐,或口中如作猪羊叫声,移时苏醒,醒后一如常人为特点。本证昏仆与眩晕之甚者似,且其发作前常有眩晕、乏力、胸闷等先兆,痫证发作日久之人,常有神疲乏力,眩晕时作等症状出现,故亦应与眩晕进行鉴别。鉴别要点在于痫证之昏仆,亦必昏迷不省人事,更伴口吐涎沫,两目上视,四肢抽搐,或口中如作猪羊叫声等表现。

四、辨证分析

眩晕虽病在清窍,但与肝、脾、肾三脏功能失常有密切关系。故辨证首先分清脏腑虚实。又因病因之不同,当分清风、火、痰、瘀、虚之变。

(一)肝阳上亢

1.症状

眩晕、耳鸣、头胀痛、易怒、失眠多梦、脉弦。或兼面红、目赤、口苦、便秘尿赤,舌红苔黄,脉弦数;或兼腰膝酸软、健忘、遗精、舌红少苔、脉弦细数;甚或眩晕欲仆、泛泛欲呕、头痛如掣、肢麻震颤、语言不利、步履不正。

2.病机分析

肝阳上亢,上冒巅顶,故眩晕、耳鸣、头痛且胀,脉见弦象;肝阳升发太过,故易怒;阳扰心神,故失眠多梦;若肝火偏盛,循经上炎,则兼见面红、目赤、口苦,脉弦且数;火热灼津,故便秘尿赤,舌红苔黄;若属肝肾阴亏,水不涵木,肝阳上亢者,则兼见腰膝酸软、健忘、遗精、舌红少苔,脉弦细数。若肝阳亢极化风,则可出现眩晕欲仆、泛泛欲呕、头痛如掣、肢麻震颤、语言不利、步履不正等风动之象。此乃中风之先兆,宜加防范。

(二)气血亏虚

1.症状

眩晕,动则加剧;劳累即发,神疲懒言,气短声低,面白少华、萎黄、面有垢色,心悸失眠,纳减体倦,舌色淡、质胖嫩、边有齿印,苔少或厚,脉细或虚大;或兼食后腹胀,大便溏薄;或兼畏寒肢冷,唇甲淡白;或兼诸失血证。

2.病机分析

气血不足,脑失所养,故头晕目眩,活动劳累后眩晕加剧,或劳累即发;气血不足,故神疲懒言,面白少华或萎黄;脾肺气虚,故气短声低;营血不足,心神失养,故心悸失眠;气虚脾失健运,故纳减体倦,舌色淡、质胖嫩、边有齿印,苔少或厚,脉细或虚大,均是气虚血少之象。若偏于脾虚气陷,则兼见食后腹胀,大便稀溏。若脾阳虚衰,气血生化不足,则兼见畏寒肢冷,唇甲淡白。

(三)肾精不足

1.症状

眩晕,精神萎靡,腰膝酸软,或遗精,滑泄,耳鸣,发落,齿摇,舌瘦嫩或嫩红,少苔或无苔,脉弦细或弱或细数。或兼见头痛颧红,咽干,形瘦,五心烦热,舌嫩红,苔少或光剥,脉细数,或兼见面色㿠白或黧黑,形寒肢冷,舌淡嫩、苔白或根部有浊苔,脉弱尺甚。

2.病机分析

肾精不足,无以生髓,脑髓失充,故眩晕,精神萎靡;肾主骨,腰为肾之府,齿为骨之余,精虚骨骼失养,故腰膝酸软,牙齿动摇;肾虚封藏固摄失职,故遗精滑泄;肾开窍于耳,肾精虚少,故时时耳鸣;肾其华在发,肾精亏虚,故发易脱落;肾精不足,阴不维阳,虚热内生,故颧红,咽干,形瘦,五心烦热,舌嫩红、苔少或光剥,脉细数。精虚无以化气,肾气不足,日久真阳亦衰,故面色㿠白或黧黑,形寒肢冷,舌淡嫩,苔白或根部有浊苔,脉弱尺甚。

(四)痰浊内蕴

1.症状

眩晕,倦怠或头重如蒙,胸闷或时吐痰涎,少食多寐,舌胖、苔浊腻或白厚而润,脉滑或弦滑,或兼结代,或兼见心下逆满,心悸怔忡;或兼头目胀痛,心烦而悸,口苦尿赤,舌苔黄腻,脉弦滑而数;或兼头痛耳鸣,面赤易怒,胁痛,脉弦滑。

2.病机分析

痰浊中阻,上蒙清窍,故眩晕;痰为湿聚,湿性重浊,阻遏清阳,故倦怠头重如蒙;痰浊中阻,气机不利,故胸闷;胃气上逆,故时吐痰涎;脾阳为痰浊阻遏,故少食多寐;舌胖、苔浊腻或白厚而润,脉滑或兼结代,均为痰浊内蕴之征。若为阳虚不化水,寒饮内停,上逆凌心,则兼见心下逆满,心悸怔忡;若痰浊久郁化火,痰火上扰则头目胀痛,口苦;痰火扰心,故心烦而悸;痰火劫津,故尿赤;苔黄腻,脉弦滑而数,均为痰火内蕴之象。若痰浊夹肝阳上扰,则兼头痛耳鸣,面赤易怒,胁痛,脉弦滑。

(五)瘀血阻络

1.症状

眩晕,头痛,或兼见健忘,失眠,心悸,精神不振,面或唇色紫暗,舌有紫斑或瘀点,脉弦涩或细涩。

2.病机分析

瘀血阻络,气血不得正常流布,脑失所养,故眩晕;时作头痛,面唇紫暗,舌有紫斑瘀点,脉弦涩或细涩,均为瘀血内阻之征;瘀血不去,新血不生,心神失养,故可兼见健忘、失眠、心悸、精神不振。

五、治疗

(一)治疗原则

眩晕之治法,以滋养肝肾、益气补血、健脾和胃为主。若肝阳上亢,化火生风者,则清之、镇之、潜之、降之;痰浊上逆则荡涤之;兼外感则表散之;兼气郁则疏理之。均为急则治标之法。且眩晕多属本虚;标实之证,故常须标本兼顾。

(二)治法方药

1.肝阳上亢

治法:平肝潜阳,清火息风。

方药:天麻钩藤饮加减。本方以天麻、钩藤平肝风治风晕为主药,配以石决明潜阳,牛膝、益母草下行,使偏亢之阳气复为平衡;加黄芩、山栀以清肝火,使肝风肝火平息;再加杜仲、桑寄生养肝肾;夜交藤、茯神以养心神、固根本。

若肝火偏盛,可加龙胆草、牡丹皮以清肝泄热;或改用龙胆泻肝汤加石决明、钩藤等以清泻肝火;若兼腑热便秘者,可加大黄、芒硝以通腑泄热。若肝阳亢极化风,宜加羚羊角(或羚羊角骨)、牡蛎、代赭石之属以镇肝熄风,或用羚羊角汤加减(羚羊角、钩藤、石决明、龟甲、夏枯草、生地黄、黄芩、牛膝、白芍、牡丹皮)以防中风变证的出现。若肝阳亢而偏阴虚者,加滋养肝肾之药,如牡蛎、龟甲、鳖甲、首乌、生地、淡菜之属。若肝肾阴亏严重者,应参考肾精不足证结合上述化裁治之。

2.气血亏虚

治法:补益气血,健运脾胃。

方药:归脾汤加减。方中黄芪、党参益气生血;白术、茯苓、炙甘草健脾益气;当归、龙眼肉养血补血;远志、酸枣仁养血安神;木香行气,使补而不滞。

若脾失健运,大便溏薄者,加炒山药、莲子肉、炒薏苡仁,以健脾止泻;若气虚兼寒,症见形寒肢冷,腹中隐痛者,加肉桂、干姜以温散寒邪;若血虚者,可加熟地、阿胶、何首乌以补血养血。

若中气不足,清阳不升,时时眩晕,懒于动作,面白少神,大便溏薄,宜补中益气,升清降浊,用补中益气汤加减。

若眩晕由失血引起者,应查清失血原因而治之。如属气不摄血者,可用四君子汤加黄芪、阿胶、白及、田三七之属;若暴失血而突然晕倒者,可急用针灸法促其复苏,内服方可用六味回阳饮;重用人参,以取血脱益气之意。

3.肾精不足

治法:补益肾精,充养脑髓。

方药:河车大造丸加减。本方以党参、茯苓、熟地、天冬、麦冬大补气血而益真元;紫河车、龟甲、杜仲、牛膝以补肾益精血;黄柏以清妄动之相火。可选加菟丝子、山萸肉、鹿角胶、女贞子、莲子等以增强填精补髓之力。

若眩晕较甚者,可选加龙骨、牡蛎、鳖甲、磁石、珍珠母之类,以潜浮阳。若遗精频频者,可选加莲须、芡实、桑螵蛸、沙苑子、覆盆子等以固肾涩精。

偏于阴虚者,宜补肾滋阴清热,可用左归丸加知母、黄柏、丹参。方中熟地、山萸肉、菟丝子、牛膝、龟甲补益肾阴;鹿角胶填精补髓;加丹参、知母、黄柏以清内生之虚热;偏于阳虚者,宜补肾助阳,可用右归丸。方中熟地、山萸肉、菟丝子、杜仲为补肾主药;山药、枸杞、当归补肝脾以助肾附子、肉桂、鹿角胶益火助阳。可酌加巴戟天、淫羊藿、仙茅、肉苁蓉等以增强温补肾阳之力。在病情改善后,可根据辨证选用六味丸或八味丸(金匮肾气丸),较长时间服用,以固其根本。

4.痰浊内蕴

治法:燥湿祛痰,健脾和胃。

方药:半夏白术天麻汤加减。本方半夏燥湿化痰,白术健脾祛湿,天麻息风止头眩为主药;其余茯苓、甘草、生姜、大枣俱是健脾和胃之药,再加橘红以理气化痰,使脾胃健运,痰湿不留,眩晕乃止。

若眩晕较甚,呕吐频作者,可加代赭石、旋覆花、胆南星之类以除痰降逆,或改用旋覆代赭汤;若舌苔厚腻水湿盛重者,可合五苓散;若脘闷不食,加白蔻仁、砂仁化湿醒胃;若兼耳鸣重听,加青葱、石菖蒲通阳开窍;若脾虚生痰者可用六君子汤加黄芪、竹茹、胆星、白芥子之属;若为寒饮内停者,可用苓桂术甘汤加干姜、附子、白芥子之属以温阳化寒饮,或用黑锡丹。

若为痰郁化火,宜用温胆汤加黄连、黄芩、天竺黄等以化痰泄热或合滚痰丸以降火逐痰。若动怒郁勃,痰、火、风交织者,用二陈汤下当归龙荟丸,并可随证酌加天麻、钩藤、石决明等息风之药。若兼肝阳上扰者,可参用上述肝阳上亢之法治之。

5.瘀血阻络

治法:去瘀生新,行血通经。

方药:血府逐瘀汤加减。方中当归、生地、桃仁、红花、赤芍、川芎等为活血消瘀主药;枳壳、柴胡、桔梗、牛膝以行气通络,疏理气机。

若兼气虚,身倦乏力,少气自汗,宜加黄芪,且应重用(60 g以上),以行气行血。若兼寒凝,畏寒肢冷,可加附子、桂枝以温经活血。若兼骨蒸劳热,肌肤甲错,可加牡丹皮、黄柏、知母。重用干地黄,去柴胡、枳壳、桔梗,以清热养阴,祛瘀生新。

若为产后血瘀血晕,可用清魂散,加当归、延胡索、血竭、没药、童便,本方以人参、甘草益气活血;泽兰、川芎活血祛瘀;荆芥理血祛风;合当归、延胡索、血竭、没药、童便等活血祛瘀药,全方具有益气活血,祛瘀止晕的作用。

(李　帅)

第五节　神　昏

神昏是以神志丧失且不易逆转为特征的一种病证,又称昏迷、昏不知人、昏谵、昏愦等。

神昏有程度不同,现代医学分为轻、中、重三度。中医学虽未明确分度标准,但从所用术语含义来看,大致有轻重之别。轻者称神志朦胧,时清时昧,重者昏谵、神昏、昏不识人、不知与人言等,最重者常称昏愦,或其状如尸、尸厥等。

神昏只是一个症,不作为病证名称理解,是很多疾病发展到危重阶段时所出现的一个共同病理反映。

现代医学中的昏迷,是由于大脑皮质和皮下网状结构发生高度抑制,脑功能严重障碍的一种病理状态。由急性传染性疾病、感染性疾病、内分泌及代谢障碍性疾病、电解质平衡紊乱、中毒、物理性损害等引起的昏迷,可参照中医神昏辨证论治。

一、病因病机

(一)阳明腑实

感受寒邪,或温热、湿热之邪,入里化热,热与糟粕相合,结于胃肠,浊气上熏于心,扰于神明而神昏谵语。《伤寒论》中的神昏谵语,皆因阳明腑实所致。正如陆九芝所说:"胃热之甚,神为之昏,从来神昏之病;皆属胃家"。温病中因阳明腑实而致昏迷的记载亦颇多。如《温病条辨·中焦篇》第六条:"阳明温病,面目俱赤,肢厥,甚则通体皆厥,不瘛疭,但神昏,不大便七八日以外,小便赤,脉沉伏,或并脉亦厥,胸腹坚满,甚则拒按,喜凉饮者,大承气汤主之"。《温热病篇》第六条:"湿热证,发痉,神昏笑妄,脉洪数有力,开泄不效者,湿热蕴结胸膈,宜仿凉膈散,若大便数天不通者,热邪闭结胃肠,宜仿承气急下之例"。阳明腑实是热性病发生昏迷的重要因素,因而通下法在救治昏迷患者中占有重要位置。

(二)热闭心包

热闭心包而产生昏迷的理论,是温病学首创,是温病学的一大贡献。除伤寒阳明腑实所造成的神昏之外,又提出了热闭心包的理论,为救治神昏开辟了新的途径。热闭心包有两个传变途径,一是逆传,由卫分证不经气分,而直陷心营,阻闭心包,使神明失守而昏迷。这种逆传,往往是由于所感受有温热之邪毒力太盛,或素体阴虚,外邪易于内陷,或误治引起内陷,这就是叶天士所说的"逆传心包"。另一个传变途径是顺传,由卫分经气分,再传入心营而出现神昏,这种昏迷虽较逆传者出现较晚,但是由于邪热不解,对阴液的耗伤较重。

(三)湿热酿痰蒙蔽心包

感受湿热之邪,湿热交蒸酿痰,痰浊蒙蔽心包,心明失守而神昏。这是叶天士所说的"湿与温合,蒸郁而蒙蔽于上,清窍为之壅塞,浊邪害清也"。

湿为阴邪,热为阳邪,湿遏则热伏,热蒸则湿横,湿热郁蒸,最易闭窍动风,所以薛生白在《湿热病篇》中说"是证最易耳聋干呕,发痉发厥",《湿热病篇》全篇中有许多条都记载了昏厥的症状。《温病条辨·上焦篇》第四十四条亦有:"湿温邪入心包,神昏肢厥"的记载。至于吸收秽浊之气而昏迷者,亦有称为发痧者,其实质也是湿热秽浊之邪,如《温病条辨·中焦篇》第五十六条:"吸受秽湿,三焦分布,热蒸头胀,身痛呕逆,小便不通,神志昏迷,舌白不渴……"《湿温病篇·十四条》"温热证,初起即胸闷不知人,瞀乱大叫痛,湿热阻闭中上二焦……"皆是由湿热秽浊之气而致昏迷者。

(四)瘀热交阻

由于湿热之邪入营血,煎熬阴液,则血行凝涩而成瘀血。热瘀交阻于心窍而神昏。或素有瘀血在胸膈,加之热邪内陷,交阻于心窍,亦可发生神昏,正如叶天士所说"再有热传营血,其人素有瘀伤宿血在胸膈中,挟热而搏,其舌必紫而暗,扪之湿,当加入散血之品,如琥珀、丹参、桃仁、牡丹皮等。不尔,瘀血与热为伍,阻遏正气,遂变如狂发狂之证"。何秀山亦说:"热陷包络神昏,非痰迷心窍,即瘀阻包心窍"(《重订通俗伤寒论》犀地清络饮,何秀山按)。

"热入血室"及"下焦蓄血"所产生的昏迷谵狂,其机制与瘀血交阻相似,只是交阻的部位不同而已。热入血室在胞宫,下焦蓄血者在膀胱(部位尚有争议),热入血室者,乃妇人于外感热病过程中,经水适来适断,热邪乘虚陷入血室,与血搏结,瘀热冲心,扰于神明,遂发昏狂,正如薛生白于《湿热病篇》第三十二条所说:"湿热证,经水适来,壮热口渴,谵语神昏,胸腹痛,或舌无苔,脉滑数,邪陷营分,宜大剂犀角、紫草、茜草、贯众、连翘、鲜菖蒲、金银花露等味。"

伤寒下焦蓄血者,是因为太阳表证不解,热邪随经入腑,与血搏结而不行,瘀热冲心,扰乱神明,其人发狂。如《伤寒论》所说:"太阳病六七日,表证仍在,反不结胸,其人发狂者,以热在下焦,少腹当鞭满,小便自利者,下血乃愈,抵当汤主之"。

瘀热交阻的部位,虽然有在心、在胸膈、在下焦、在胞宫之异,但因心主血脉,血分之瘀热,皆可扰于心神而发昏谵或如狂发狂,其病机有共同之处。

(五)气钝血滞

外邪入里化热,病久不解,必伤于阴,络脉凝瘀,阴阳两困,气钝血滞,灵机不运,神志昏迷、呆顿。这种昏迷,薛生白在《湿热病篇》第三十四条中阐述得很清楚。他说:"湿热证,七八日,口不渴,声不出,与饮食也不欲,默默不语,神志昏迷,进辛开凉泄、芳香逐秽,俱不效,此邪入厥阴,主客浑受,宜仿吴又可三甲散,醉地鳖虫、醋炒鳖甲、土炒穿山甲、生僵蚕、柴胡、桃仁泥等味"。薛生白在本条自注中,对气钝血滞的昏迷又做了进一步的解释,他说:"暑热先伤阳分,然病久不解,必及于阴,阴阳两困,气钝血滞而暑湿不得外泄,遂深入厥阴,络脉凝瘀,使一阳不能萌动,生气有降无升,心主阻遏,灵气不通,所以神不清而昏迷默默也。破滞破瘀,斯络脉通而邪得解矣。"这种昏迷,在热病后期的后遗症多见,表现昏迷或呆痴、失语等。

(六)心火暴盛

素体肝肾阴虚,加之五志过极,或嗜酒过度,或劳逸失宜,致肝阳暴涨,阳升风动,心火偏亢,神明被扰,瞀乱而致昏迷。这一病机是由刘河间所倡导,他在《素问玄机原病式·火类》中说:"由于将息失宜,而心火暴甚,肾水虚衰,不能制之,则阴虚阳实,而热气拂郁,心神昏冒,筋骨不用,而卒倒无知也,多因喜怒思悲恐之五志有所过极而卒中者,由五志过极,皆为热甚故也。"

(七)正虚邪实

正气不足,邪气乘之,神无所倚而致昏迷,《灵枢·九宫八风篇》中说:"其有三虚而偏中于邪风,则为击仆偏枯矣,"击仆即猝然昏仆,如物击之速。《金匮要略·中风历节篇》说:"络脉空虚,贼邪不泻……入于腑,即不识人,邪入于脏,舌即难言,口吐涎"不识人,即昏迷之谓。《东垣十书·中风辨》说:"有中风者,卒然昏愦,不省人事,痰涎壅盛,语言謇涩等证,此非外来风邪,乃本气自病也。"东垣之论,以气虚为主。

(八)痰蔽清窍

脾失健运,聚湿生痰,痰郁化热,蒙蔽清窍,猝然昏仆。

对中风昏仆,朱丹溪以痰立论,他在《丹溪心法·中风篇》说:"中风大率主血虚有痰,治痰为先,次养血行血"。

(九)肝阳暴涨,上扰清窍

暴怒伤肝,肝阳暴涨,气血并走于上,或夹痰火,上扰清窍,心神昏冒而猝倒不知。《素问·生气通天论》曰:"阳气者,大怒则形气绝,而血菀于上,使人薄厥"。《素问·调经论》曰:"血之与气,并走于上,则为大厥,厥则暴死,气复返则生,不返则死"。张山雷根据上述经文加以阐发,著《中风斠诠》,强调镇肝潜阳,摄纳肝肾,故以"镇摄潜阳为先务,缓则培其本"。

二、诊断要点

(一)临床表现

临床神志不清,不省人事,且持续不能苏醒为特征。病者的随意运动丧失,对周围事物如声音、光等的刺激全无反应。

(二)鉴别诊断

1.与癫痫鉴别

癫痫,猝然仆倒,昏不知人,伴牙关紧闭、四肢抽搐、僵直,发作片刻又自行停止,复如常人,并有反复发作,每次发作症状相似的特点。而昏迷,可伴抽搐,亦可无抽搐僵直,一旦昏迷后,非经治疗则不易逆转,且无反复发作史。

2.与厥证鉴别

厥证,发作呈突然昏仆,常伴四肢厥冷,少有抽搐,短时间即可复苏,醒后无偏瘫、失语、口眼㖞斜等后遗症。且每次发作都有明显诱因,如食厥之因于食,酒厥之因于酒,暑厥之因于暑,气厥之因于气等。昏迷除外伤外,都是在原发病恶化的基础上发生的,神志复苏以后,原发病仍然存在。

3.与脏躁鉴别

脏躁往往在精神刺激下突然发病,多发于青壮年妇女,可表现为抽搐、失语、瘫痪、暴喘等多种状态,发作时神志不丧失,可反复发作,发作后常有情感反应,如哭笑不能抑制,或忧郁寡欢等,每次发作大致相似,与昏迷可资鉴别。

三、辨证论治

(一)闭证

1.热陷心包

主证:昏愦不语,灼热肢厥,或伴抽搐、斑疹、出血、便干溲赤、面赤目赤,可因邪气大盛、正气不支而身热骤降、四肢厥冷、大汗淋漓、面色苍白。舌干绛而塞,脉细数而疾,或细数微弱。

治法:清心开窍,泄热护阴。

方药:清营汤加减。

水牛角 30~50 g(先煎),生地黄、玄参、麦冬、丹参、连翘各 15 g,竹叶心 6 g,黄连 10 g,甘草 6 g。水煎服。

加减:抽搐者加羚羊角 5 g(先煎),钩藤 20 g,地龙 15 g。

2.阳明热盛

主证:身热大汗,烦渴引饮,躁扰不安,渐至谵语神昏,四肢厥冷,面赤目赤。若成阳明腑实证,则大便鞭结,腹部坚满。舌红苔黄,脉洪大。甚则舌苔黄燥或干黑起芒刺,脉沉实或沉小而躁疾。

治法:清气泄热。

方药:大承气汤。

大黄 15 g,芒硝、枳实各 12 g,厚朴 10 g,水煎服。

加减:口渴引饮者,加石膏 30 g、知母 15 g。

3.湿热酿痰,蒙蔽心窍

主证:神志朦胧或时清时昧,重者亦可昏愦不语,少有狂躁,身热不扬,午后热甚,胸脘满闷。舌红苔黄腻,脉濡滑或滑数。

治法:宣扬气机,化浊开窍。

方药:菖蒲郁金汤加减。

石菖蒲、郁金各 15 g,栀子、连翘、牛蒡子、牡丹皮、菊花各 12 g,竹沥适量(冲服),姜汁适量(冲服),玉枢丹 1 粒(研冲)。水煎服。

4.瘀热交阻

主证:昏谵或狂,胸膈窒塞疼痛拒按,身热夜甚,唇甲发绀。下焦蓄血者,少腹硬满急结,大便鞕,其人如狂。热入血室者,经水适来适断,谵语如狂,寒热如疟。舌绛紫而润或舌蹇短缩,脉沉伏细数。

治法:清热化瘀,通络开窍。

方药:犀地清络饮。

犀角汁 20 mL(冲),粉丹皮 6 g,青连翘 4.5 g(带心),淡竹沥 60 mL(和匀),鲜生地 24 g,生赤芍 4.5 g,桃仁 9 粒(去皮),生姜汁 2 滴(同冲),鲜茅根 30 g,灯芯草 1.5 g,鲜石菖蒲汁 10 mL(冲服)。

5.气钝血滞

主证:大病之后,神情呆痴,昏迷默默,口不渴,声不出,与饮食亦不欲,语言謇涩,肢体酸痛拘急,胁下锥刺,肌肉消灼。舌黯,脉沉涩。

治法:破滞化瘀,通经活络。

方药:通经逐瘀汤。

刺猬皮 9 g,薄荷 9 g,地龙 9 g,皂角刺 6 g,赤芍 6 g,桃仁 6 g,连翘 9 g,金银花 9 g。

加减:血热,加山栀、生地;风冷,加麻黄、桂枝;虚热,加银柴胡、地骨皮;喘咳,加杏仁、苏梗。

6.五志过极,心火暴盛

主证:素有头晕目眩,卒然神志昏迷,不省人事,肢体僵直抽搐,牙关紧闭,两手握固,气粗口臭,喉中痰鸣,大便秘结。舌红苔黄腻,脉弦滑而数。

治法:凉肝熄风,清心开窍。

方药:镇肝熄风汤。

怀牛膝 30 g,生赭石 30 g,川楝子 6 g,生龙骨 15 g,生牡蛎 15 g,生龟板 15 g,玄参、天冬各 15 g,生麦芽、茵陈各 6 g,甘草 4.5 g。

7.痰浊阻闭

主证:神志昏朦,痰声辘辘,胸腹痞塞,四肢欠温,面白唇暗。舌淡苔白腻,脉沉缓滑。

治法:辛温开窍,豁痰熄风。

方药:涤痰汤送服苏合香丸。

半夏、胆星、橘红、枳实、茯苓、人参、菖蒲、竹茹、甘草、生姜、大枣。

(二)脱证

1.亡阴

主证:神昏舌强,身热汗出,头汗如洗,四肢厥冷,喘促难续,心中憺憺,面红如妆,唇红而艳。舌绛干,萎短,脉虚数或细促。

治法:救阴敛阳。

方药:生脉散加味。

人参 12 g(另炖),麦冬 20 g,五味子、山萸肉各 15 g,黄精、龙骨、牡蛎各 30 g。水煎服。

2.阳脱

主证:神志昏迷,目合口开,鼻鼾息微,手撒肢厥,大汗淋漓,面色苍白,二便自遗,唇舌淡润,

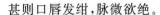

甚则口唇发绀,脉微欲绝。

治法:回阳救逆。

方药:参附汤。

加减:人参 15 g,制附子 12 g。水煎服。

四、预后预防

(一)预后

(1)昏迷患者,可以红灵丹、通关散等搐鼻取嚏,有嚏者生,无嚏者死,为肺气已绝。

(2)正衰昏迷,寸口脉已无,趺阳脉尚存者,为胃气未败,尚可生;若趺阳脉已无,为胃气已绝,胃气绝者死。

(3)厥而身温汗出,入腑者吉;身冷唇青,入脏者凶,指甲青紫者死。或醒或未醒,或初病或久病;忽吐出紫红色者死。

(4)口干、手撒、目合、鼻鼾、遗溺,为五脏绝,若已见一二症,惟大剂参、附,兼灸气海、丹田,间有活者。

(5)若高热患者,突然出现体温骤降,冷汗淋漓,四肢厥冷,脉微欲绝者,为邪气太盛,正气不支而亡阳,先急予参、附回阳。待阳复后可复热,当转而清热解毒。不可固守原方,继续扶阳。

(二)预防调护

(1)本病预防主要是及时治疗各种可引起神昏的病证,防止其恶化。

(2)神昏不能进食者,可用鼻饲,给予足够的营养,并输液吸氧等。

(3)神昏患者应定期翻身按摩,及时作五官及二便的清洁护理等。

(李霞杰)

第六节　癫　狂

一、定义

癫病以精神抑郁,表情淡漠,沉默痴呆,语无伦次,静而少动为特征;狂病以精神亢奋,狂躁刚暴,喧扰不宁,毁物打骂,动而多怒为特征。癫病与狂病都是精神失常的疾病,两者在临床上可以互相转化,故常并称。

二、历史沿革

癫之病名最早见于马王堆汉墓出土的《足臂十一脉灸经》"数瘨疾"。癫狂病名出自《黄帝内经》。该书对于本病的症状、病因病机及治疗均有较详细的记载。

在症状描述方面,如《灵枢·癫狂》篇说:"癫疾始生,先不乐,头重痛,视举,目赤,甚作极,已而烦心""狂始发,少卧,不饥,自高贤也,自辨智也,自尊贵也,善骂詈,日夜不休。"

在病因病机方面,《素问·至真要大论篇》说:"诸躁狂越,皆属于火。"《素问·脉要精微论篇》说:"衣被不敛,言语善恶,不避亲疏者,此神明之乱也。"《素问·脉解篇》又说:"阳尽在上,而阴气从下,下虚上实,故狂癫疾也。"指出了火邪扰心和阴阳失调可以发病。《灵枢·癫狂》篇又有"得之忧饥""得之大恐""得之有所大喜"等记载。明确指出情志因素亦可以导致癫狂的发生。《素问·奇病论篇》说:"人生而有病癫疾者,此得之在母腹中时。"指出本病具有遗传性。

在治疗方面,《素问·病能论篇》说:"帝曰:有病怒狂者,其病安生?岐伯曰:生于阳也。帝曰:治之奈何?岐伯曰:夺其实即已,夫食入于阴,长气于阳,故夺其食则已,使之服以生铁落为饮,夫生铁落者,下气疾也。"至《难经》则明确提出癫与狂的鉴别要点,如《二十难》记有"重阳者狂,重阴者癫",而《五十九难》对癫狂二证则从症状表现上加以区别,其曰:"狂癫之病何以别之?然:狂疾之始发,少卧而不饥,自高贤也,自辩智也,自倨贵也,妄笑好歌乐,妄行不休是也。癫疾始发,意不乐,僵仆直视,其脉三部阴阳俱盛是也。"对两者的鉴别可谓要言不烦。

汉代张仲景《金匮要略·五脏风寒积聚病脉证治》说:"邪哭(作'入'解)使魂魄不安者,血气少也,血气少者属于心,心气虚者,其人则畏;合目欲眠,梦远行而精神离散,魂魄妄行。阴气衰者为癫,阳气衰者为狂。"对本病的病因做进一步的探讨,提出因心虚而血气少,邪乘于阴则为癫,邪乘于阳则为狂。

唐宋以后,对癫狂的证候描述更加确切,唐代孙思邈《备急千金要方·风癫》曰:"示表癫邪之端,而见其病,或有默默而不声,或复多言而漫说,或歌或哭,或吟或笑,或眠坐沟渠,瞰于粪秽,或裸形露体,或昼夜游走,或嗔骂无度,或是魍蛊精灵,手乱目急。"对癫狂采用针药并用的治疗方式。

金元时期对癫狂的病因学说有了较大的发展。如金代刘完素《素问玄机原病式·五运主病》说:"经注曰多喜为癫,多怒为狂,然喜为心志,故心热甚则多喜而为狂,况五志所发,皆为热,故狂者五志间发。"元代朱丹溪《丹溪心法·癫狂篇》云:"癫属阴,狂属阳……大率多因痰结于心胸间。"提出了癫狂的发病与"痰"有关的理论,并提出"痰迷心窍"之说,对于指导临床实践具有重要意义,也为后世许多医家所遵循。此时不仅对病因病机的认识更臻完善,而且从实践中也积累了一些治疗本病的经验。如治癫用养心血、镇心神、开痰结,治狂用大吐下之法。此外,《丹溪心法》还记有精神治疗的方法。

及至明清两代,不少医家对本病证治理法的研究多有心得体会。如明代楼英《医学纲目》卷二十五记有:"狂之为病少卧,少卧则卫独行,阳不行阴,故阳盛阴虚,令昏其神。得睡则卫得入于阴,而阴得卫镇,不虚,阳无卫助,不盛,故阴阳均平而愈矣。"对《黄帝内经》狂病,由阴阳失调而成的理论有所发挥。再如李梴、张景岳等对癫狂二证的区别,分辨甚详。明代李梴《医学入门·癫狂》说:"癫者异常也,平日能言,癫则沉默;平日不言,癫则呻吟,甚则僵卧直视,心常不乐""狂者凶狂也,轻则自高自是,好歌好舞,甚则弃衣而走,逾垣上屋,又甚则披头大叫,不避水火,且好杀人。"明代张介宾《景岳全书·癫狂痴呆》说:"狂病常醒,多怒而暴;癫病常昏,多倦而静。由此观之,则其阴阳寒热,自有冰炭之异。"明代王肯堂《证治准绳》中云:"癫者,俗谓之失心风。多因抑郁不遂……精神恍惚,言语错乱,喜怒不常。"这一时期的医家肯定了癫狂痰迷心窍的病机,治疗多主张治癫宜解郁化痰、宁心安神为主;治狂则先夺其食,或降其火,或下其痰,药用重剂,不可畏首畏尾。明代戴思恭《证治要诀·癫狂》提出:"癫狂由七情所郁,遂生痰涎,迷塞心窍。"明代虞抟《医学正传》以牛黄清心丸治癫狂,取其豁痰清心之意。至王清任又提出了血瘀可病癫狂的论点,并认识到本病与脑有着密切的关系。如王清任《医林改错》癫狂梦醒汤谓:"癫狂一证……乃气血凝滞脑气,与脏腑气不接,如同做梦一样。"清代何梦瑶《医碥·狂癫痫》剖析狂病病机为火气乘心,劫伤心血,神不守舍,痰涎入踞。清代张璐《张氏医通·神志门》集狂病治法之大成:"上焦实者,从高抑之,生铁落饮;阳明实则脉伏,大承气汤去厚朴加当归、铁落饮,以大利为度;在上者,因而越之,来苏膏,或戴人三圣散涌吐,其病立安,后用洗心散、凉膈散调之;形证脉气俱实,当涌吐兼利,胜金丹一服神效……《经》云:喜乐无极则伤魂,魄伤则狂,狂者意不存,当以恐胜之,以凉药补魄之阴,清神汤。"

综上所述,历代医家则对癫狂的病因、病机、临床症状及治疗进行了较多的论述,对后世有较大的影响。

三、范围

癫病与狂病都是精神失常的疾病,其表现类似于西医学的某些精神病,精神分裂症的精神抑郁型、心境障碍中躁狂抑郁症的抑郁型、抑郁发作大致相当于癫病。精神分裂症的紧张性兴奋型及青春型、心境障碍中躁狂抑郁症的躁狂型、躁狂发作、急性反应性精神病的反应兴奋状态大致相当于狂病。凡此诸病出现症状、舌苔、脉象等临床表现与本篇所述相同者,均可参考本篇进行辨证论治。

四、病因病机

癫狂发生的原因,总与七情内伤密切相关,或以思虑不遂,或以悲喜交加,或以恼怒惊恐,皆能损伤心、脾、肝、胆,导致脏腑功能失调和阴阳失于平秘,进而产生气滞、痰结、火郁、血瘀等,蒙蔽心窍而引起神志失常。狂病属阳,癫病属阴,病因病机有所不同。如清代叶天士《临证指南医案》龚商年按:"狂由大惊大恐,病在肝胆胃经,三阳并而上升,故火炽则痰涌,心窍为之闭塞。癫由积忧积郁,病在心脾包络,三阴蔽而不宣,故气郁则痰迷,神志为之混淆。"

癫狂发生的存在原发病因、继发病因和诱发因素。原发病因有禀赋不足,情志内伤和饮食不节;继发病因有气滞、痰结、火郁、血瘀等;诱发因素有情志失节,人事怫意,突遭变乱及剧烈的情志刺激。癫病起病多缓慢,渐进发展,癫病病位在肝、脾、心、脑,病之初起多表现为实证,后转换为虚实夹杂,病程日久,损伤心、脾、脑、肾,转为虚证。狂病急性发病,狂病病位在肝、胆、胃、心、脑,病之初起为阳证、热证、实证,渐向虚实夹杂转化,终至邪去正伤,渐向癫病过渡。

兹从气、痰、火、瘀四个方面对本病的病因病机列述如下。

(一)气机阻滞

《素问·举痛论篇》有"百病皆生于气"之说,平素易怒者,由于郁怒伤肝,肝失疏泄,则气机失调,气郁日久,则进一步形成气滞血瘀,或痰气互结,或气郁化火,阻闭心窍而发为癫狂。正如《证治要诀·癫狂》所说"癫狂由七情所郁,遂生痰涎,迷塞心窍"。

(二)痰浊蕴结

自从金元时期朱丹溪提出癫狂与"痰"有关的论点以后,不少医家均宗其说。如明代张景岳《景岳全书·癫狂痴呆》说:"癫病多由痰气,凡气有所逆,痰有所滞,皆能壅闭经络,格塞心窍。"近代张锡纯《医学衷中参西录·医方》明确指出:"癫狂之证,乃痰火上泛,瘀塞其心与脑相连窍络,以致心脑不通,神明皆乱"。由于长期的忧思郁怒造成气机不畅,肝郁犯脾,脾失健运,痰涎内生,以致气血痰结。或因脾气虚弱,升降失常,清浊不分,浊阴蕴结成痰,则为气虚痰结。无论气郁痰结或气虚痰结,总由"痰迷心窍"而病癫病。若因五志之火不得宣泄,炼液成痰,或肝火乘胃,津液被熬,结为痰火;或痰结日久,郁而化火,以致痰火上扰,心窍被蒙,神志遂乱,也可发为狂病。

（三）火郁扰神

《黄帝内经》早就指出狂病与火有关。如《素问·至真要大论篇》指出："诸躁狂越,皆属于火。"《素问·阳明脉解篇》又说："帝曰:病甚则弃衣而走,登高而歌,或至不食数天,逾垣上屋,所上之处,皆非其素所能也,病反能者何也？岐伯曰:四肢者,诸阳之本也,阳盛则四肢实,实则能登高也""帝曰:其妄言骂詈不避亲疏而歌者何也？岐伯曰:阳盛则使人妄言骂詈,不避亲疏而不欲食,不欲食故妄走也。"因阳明热盛,上扰心窍,以致心神昏乱而发为狂病。《景岳全书·癫狂痴呆》亦说："凡狂病多因于火,此或以谋为失志,或以思虑郁结,屈无所伸,怒无所泄,以致肝胆气逆,木火合邪,是诚东方实证也,此其邪盛于心,则为神魂不守,邪乘于胃,则为暴横刚强。"

综上所述,胃、肝、胆三经实火上升扰动心神,皆可发为狂病。

（四）瘀血内阻

由于血瘀使脑气与脏腑之气不相连接而发狂。如清代王清任《医林改错》说："癫狂一证,哭笑不休,詈骂歌唱,不避亲疏,许多恶态,乃气血凝滞,脑气与脏腑气不接,如同做梦一样。"并自创癫狂梦醒汤治疗本病。另外,王清任还创立脑髓说,其曰:"灵机记性在脑者,因饮食生气血,长肌肉,精汁之清者,化而为髓""小儿无记性者,脑髓未满,高年无记性者,脑髓渐空。"联系本病的发生,如头脑发生血瘀气滞,使脏腑化生的气血不能正常的充养元神之府,或因血瘀阻滞脉络,气血不能上荣脑髓,则可造成灵机混乱,神志失常发为癫狂。

综上所述,气、痰、火、瘀均可造成阴阳的偏盛偏衰,而历代医家多以阴阳失调作为本病的主要病机。如《素问·生气通天论篇》说："阴不胜其阳,则脉流薄疾,并乃狂。"又《素问·宣明五气论篇》说："邪入于阳则狂,邪入于阴则痹,搏阳则为癫疾。"《难经·二十难》说："重阳者狂,重阴者癫。"所谓重阴重阳者,医家论述颇不一致。有说阳邪并于阳者为重阳,阴邪并于阴者为重阴;有说三部阴阳脉皆洪盛而牢为重阳,三部阴阳脉皆沉伏而细为重阴;还有认为气并于阳而阳盛气实者为重阳,血并于阴而阴盛血实者为重阴。概言之,两种属阳的因素重叠相加称为重阳,如平素好动、性情暴躁,又受痰火阳邪,此为重阳而病狂;两种属阴的因素重叠相加,称为重阴,如平素好静、情志抑郁,又受痰郁阴邪,此为重阴而病癫。此后在《诸病源候论》《普济方》及明清许多医家的著述中,也都说明机体阴阳失调,不能互相维系,以致阴虚于下,阳亢于上,心神被扰,神明逆乱而发癫狂。

此外,张仲景《伤寒论》尚有蓄血发狂的记载,应属血瘀一类;由于思虑太过,劳伤心脾,气血两虚,心失所养亦可致病。《医学正传·癫狂痫证》说："癫为心血不足。"癫狂病的发生还与先天禀赋有关,若禀赋充足,体质强壮,阴平阳秘,虽受七情刺激也只是短暂的情志失畅;反之禀赋素虚,肾气不足,复因惊骇悲恐,意志不遂等七情内伤,则每可引起阴阳失调而发病。禀赋不足而发病者往往具有家族遗传性,其家族可有类似的病史。

五、诊断与鉴别诊断

（一）诊断

1.发病特点

本病发生与内伤七情密切相关,性格暴躁、抑郁、孤僻、易于发怒、胆怯疑虑等,是发病的常见因素;头颅外伤、中毒病史对确定诊断也有帮助。但其主要诊断依据是灵机、情志、行为三方面的失常。所谓灵机即记性、思考、谋虑、决断等方面的功能表现。

2.临床表现

本病的临床症状大致可分为 4 类,兹分述于后。

(1)躁狂症状:如弃衣而走,登高而歌,数天不食而能逾垣上屋,所上之处,皆非其力所能,妄言骂詈,不避亲疏,妄想丛生,毁物伤人,甚至自杀等,其证属实热,为阳气有余的症状。

(2)抑郁症状:如精神恍惚,表情淡漠,沉默痴呆,喃喃自语或语无伦次,秽洁不知,颠倒错乱,或歌或笑,悲喜无常,其证多偏于虚。为阴气有余的症状,或为痰气交阻。

(3)幻觉症状:幻觉是患者对客观上不存在的事物,却感到和真实的一样,可有幻视、幻听、幻嗅、幻触等症。如早在《灵枢·癫狂》就对幻觉症状有明确的记载:"目妄见,耳妄闻……善见鬼神。"再如明代李梴《医学入门·癫狂》记有:"视听言动俱妄者,谓之邪祟,甚则能言平生未见闻事及五色神鬼。"此处所谓邪祟,即为幻觉症状。

(4)妄想症状:妄想是与客观实际不符合的病态信念,其判断推理缺乏令人信服的根据,但患者坚信其正确而不能被说服。正如《灵枢·癫狂》所说:"自高贤也,自辨智也,自尊贵也。"《中藏经·癫狂》也说:"有自委曲者,有自高贤者。"此外,还可有疑病、自罪、被害、嫉妒等妄想症状。

这些临床症状不是中毒、热病所致,头颅 CT 及其他辅助检查没有阳性发现。

总之,癫病多见抑郁症状,呆滞好静,其脉多沉浮细弦;狂病多见躁狂症状,多怒好动,其脉多洪盛滑数,这是两者的区别。至于幻觉症状和妄想症状则既可见于癫病,也可见于狂病。

(二)鉴别诊断

1.痫病

痫病是以突然仆倒,昏不知人,四肢抽搐为特征的发作性疾病,与本病不难区分。但自秦汉至金元时期,往往癫、狂、痫同时并称,常常混而不清,尤其是癫病与痫病始终未能明确分清,及至明代王肯堂才明确提出癫狂与痫病的不同。如《证治准绳·癫狂痫总论》说:"癫者或狂或愚,或歌或笑,或悲或泣,如醉如痴,言语有头无尾,秽洁不知,积年累月不愈";"狂者病之发时猖狂刚暴,如伤寒阳明大实发狂,骂詈不避亲疏,甚则登高而歌,弃衣而走,逾垣上屋,非力所能,或与人语所未尝见之事";"痫病发则昏不知人,眩仆倒地,不省高下,甚而瘛疭抽掣,目上视,或口眼㖞斜,或口作六畜之声。"至此已将癫狂与痫病截然分开,为后世辨证治疗指出了正确方向。

2.谵语、郑声

谵语是因阳明实热或温邪入于营血,热邪扰乱神明,而出现神志不清、胡言乱语的重症。郑声是指疾病晚期心气内损,精神散乱而出现神志不清,不能自主,语言重复,语声低怯,断续重复而语不成句的垂危征象。狂病与谵语、郑声在症状表现上是不同的,如《东垣十书·此事难知集·狂言谵语郑声辨》记有"狂言声大开自与人语,语所未尝见事,即为狂言也。谵语者,合目自语,言所日用常见常行之事,即为谵语也。郑声者,声音无力,不相接续,造字出于喉中,即郑声也"。

3.脏躁

脏躁好发于妇人,其症为悲伤欲哭,数欠伸,像如神灵所作,但可自制,一般不会自伤及伤害他人,与癫狂完全丧失自知力的神志失常不同。

六、辨证

(一)辨证要点

1.癫病审查轻重

精神抑郁,表情淡漠,寡言呆滞是癫病的一般症状,初发病时常兼喜怒无常,喃喃自语,语无伦次,舌苔白腻,此为痰结不深,证情尚轻。若病程迁延日久,则见呆若木鸡,目瞪如愚,灵机混乱,舌苔渐变为白厚而腻,乃痰结日深,病情转重。久则正气日耗,脉由弦滑变为滑缓,终至沉细无力。倘使病情演变为气血两虚,而症见神思恍惚,思维贫乏,意志减退者,则病深难复。

2.狂病明辨虚实

狂病应区分痰火、阴虚的主次先后,狂病初起是以狂暴无知,情感高涨为主要表现,概由痰火实邪扰乱神明而成。病久则火灼阴液,渐变为阴虚火旺之证,可见情绪焦躁,多言不眠,形瘦面赤舌红等症状。这一时期,分辨其主次先后,对于确定治法处方是很重要的。一般说,亢奋症状突出,舌苔黄腻,脉弦滑数者,是痰火为主,而焦虑、烦躁、失眠、精神疲惫,舌质红少苔或无苔,脉细数者,是阴虚为主。至于痰火、阴虚证候出现的先后,则需对上述证候,舌苔、脉象的变化作动态的观察。

(二)证候

1.癫病

(1)痰气郁结:精神抑郁,表情淡漠,寡言呆滞,或多疑虑,语无伦次,或喃喃自语,喜怒无常,甚则痛不欲生,不思饮食。舌苔白腻,脉弦滑。

病机分析:因思虑太过,所愿不遂,使肝气被郁,脾失健运而生痰浊。痰浊阻蔽神明,故出现抑郁、呆滞、语无伦次等症;痰扰心神,故见喜怒无常,痛不欲生,又因痰浊中阻,故不思饮食。苔腻、脉滑皆为气郁痰结之征。

(2)气虚痰结:情感淡漠,不动不语,甚则呆若木鸡,目瞪如愚,傻笑自语,生活被动,灵机混乱,甚至目妄见,耳妄闻,自责自罪,面色萎黄,便溏溲清。舌质淡,舌体胖,苔白腻,脉滑或脉弱。

病机分析:癫久正气亏虚,脾运力薄而痰浊益甚。痰结日深,心窍被蒙,故情感淡漠而呆若木鸡,甚至灵机混乱,出现幻觉症状;脾气日衰故见面色萎黄,便溏、溲清诸症。舌淡胖,苔白腻,脉滑或弱皆为气虚痰结之象。

(3)气血两虚:病程漫长,病势较缓,面色苍白,多有疲惫不堪之象,神思恍惚,心悸易惊,善悲欲哭,思维贫乏,意志减退,言语无序,魂梦颠倒。舌质淡,舌体胖大有齿痕,舌苔薄白,脉细弱无力。

病机分析:癫病日久,中气渐衰,气血生化乏源,故面色苍白,肢体困乏,疲惫不堪;因心血内亏,心失所养,可见神思恍惚,心悸易惊,意志减退诸症。舌胖,脉细是气血俱衰之征。

2.狂病

(1)痰火扰心:起病急,常先有性情急躁,头痛失眠,两目怒视,面红目赤,突然狂暴无知,情感高涨,言语杂乱,逾垣上屋,气力逾常,骂詈叫号,不避亲疏,或毁物伤人,或哭笑无常,登高而歌,弃衣而走,渴喜冷饮,便秘溲赤,不食不眠。舌质红绛,苔多黄腻,脉弦滑数。

病机分析:五志化火,鼓动阳明痰热,上扰清窍,故见性情急躁,头痛失眠;阳气独盛,扰乱心神,神明昏乱,症见狂暴无知,言语杂乱,骂詈不避亲疏;四肢为诸阳之本,阳盛则四肢实,实则登高、逾垣、上屋,而气力超乎寻常。舌绛苔黄腻,脉弦而滑数,皆属痰火壅盛,且有伤阴之势。以火属阳,阳主动,故起病急骤而狂暴不休。

(2)阴虚火旺:狂病日久,病势较缓,精神疲惫,时而躁狂,情绪焦虑、紧张,多言善惊,恐惧而不稳,烦躁不眠,形瘦面红,五心烦热。舌质红,少苔或无苔,脉细数。

病机分析:狂乱躁动日久,必致气阴两伤,如气不足则精神疲惫,仅有时躁狂而不能持久。由于阴伤而虚火旺盛,扰乱心神,故症见情绪焦虑,多言善惊,烦躁不眠,形瘦面红等。舌质红,脉细数,也为阴虚内热之象。

(3)气血凝滞:情绪躁扰不安,恼怒多言,甚则登高而歌,弃衣而走,或目妄见,耳妄闻,或呆滞少语,妄思离奇多端,常兼面色暗滞,胸胁满闷,头痛心悸,或妇人经期腹痛,经血紫黯有块。舌质紫黯有瘀斑,舌苔或薄白或薄黄,脉细弦,或弦数,或沉弦而迟。

病机分析:本证由血气凝滞使脑气与脏腑气不相接续而成,若瘀兼实热,苔黄,脉弦致,多表现为狂病;若瘀兼虚寒,苔白,脉沉弦而迟,多表现为癫病。但是无论属狂属癫,均以血瘀气滞为主因。

七、治疗

(一)治疗原则

1.解郁化痰,宁心安神

癫病多虚,为重阴之病,主于气与痰,治疗宜解郁化痰,宁心安神,补养气血为主要治则。

2.泻火逐痰,活血滋阴

狂病多实,为重阳之病,主于痰火、瘀血,治疗宜降其火,或下其痰,或化其瘀血,后期应予滋养心肝阴液,兼清虚火。

概言之,癫病与狂病总因七情内伤,使阴阳失调,或气并于阳,或血并于阴而发病,故治疗总则以调整阴阳,以平为期,如《素问·生气通天论篇》所说:"阴平阳秘,精神乃治。"

(二)治法方药

1.癫病

(1)痰气郁结。

治法:疏肝解郁,化痰开窍。

方药:逍遥散合涤痰汤加减。药用柴胡配白芍疏肝柔肝,可加香附、郁金以增理气解郁之力,其中茯苓、白术可以健脾化浊。涤痰汤为二陈汤增入胆南星、枳实、人参、石菖蒲、竹茹而成,胆南星、竹茹辅助二陈汤化痰,石菖蒲合郁金可以开窍,枳实配香附可以理气,人参可暂去之。

单用上方恐其效力不达,须配用十香返生丹,每服 1 丸,日服两次,是借芳香开窍之力,以奏涤痰散结之功;若癫病因痰结气郁而化热者,症见失眠易惊,烦躁不安而神志昏乱,舌苔转为黄腻,舌质渐红,治当清化痰热,清心开窍,可用温胆汤送服至宝丹。

(2)气虚痰结。

治法:益气健脾,涤痰宣窍。

方药:四君子汤合涤痰汤加减。药用人参、茯苓、白术、甘草四君益气健脾以扶正培本。再予半夏、胆南星、橘红、枳实、石菖蒲、竹茹涤除痰涎,可加远志、郁金,既可理气化痰,又能辅助石菖蒲宣开心窍。

若神思迷惘,表情呆钝,病情较重,是痰迷心窍较深,治宜温开,可用苏合香丸,每服 1 丸,日服两次,以豁痰宣窍。

（3）气血两虚。

治法：益气健脾，养血安神。

方药：养心汤加减。方中人参、黄芪、甘草补脾益气；当归、川芎养心血；茯苓、远志、柏子仁、酸枣仁、五味子宁心神；更有肉桂引药入心，以奏养心安神之功。

若兼见畏寒蜷缩，卧姿如弓，小便清长，下利清谷者，属肾阳不足，应加入温补肾阳之品，如补骨脂、巴戟天、肉苁蓉等。

2.狂病

（1）痰火扰心。

治法：泻火逐痰，镇心安神。

方药：泻心汤合礞石滚痰丸加减。方中大黄、黄连、黄芩苦寒直折心肝胃三经之火，知母滋阴降火而能维护阴液，佐以生铁落镇心安神。礞石滚痰丸方用青礞石、沉香、大黄、黄芩、朴硝，逐痰降火，待痰火渐退，礞石滚痰丸可改为包煎。

胸膈痰浊壅盛，而形体壮实，脉滑大有力者，可采用涌吐痰涎法，三圣散治之，方中瓜蒂、防风、藜芦三味，劫夺痰浊，吐后如形神俱乏，当以饮食调养。阳明热结，躁狂谵语，神志昏乱，面赤腹满，大便燥结，舌苔焦黄起刺或焦黑燥裂，舌质红绛，脉滑实而大者，宜先服大承气汤急下存阴，再投凉膈散加减清以泻实火；病情好转而痰火未尽，心烦失眠，哭笑无常者，可用温胆汤送服朱砂安神丸。

（2）阴虚火旺。

治则：滋阴降火，安神定志。

方药：选用二阴煎加减，送服定志丸。方中生地、麦门冬、玄参养阴清热；黄连、木通、竹叶、灯芯草泻热，清心安神；可加用白薇、地骨皮清虚热；茯神、炒酸枣仁、甘草养心安神。定志丸方用人参、茯神、石菖蒲、甘草，其方健脾养心，安神定志，可用汤药送服，也可布包入煎。

若阴虚火旺兼有痰热未清者，仍可用二阴煎适当加入全瓜蒌、胆南星、天竺黄等。

（3）气血凝滞。

治则：活血化瘀，理气解郁。

方药：选用癫狂梦醒汤加减，送服大黄䗪虫丸。方中重用桃仁合赤芍活血化瘀，还可加用丹参、红花、水蛭以助活血之力；柴胡、香附理气解郁；青陈皮、大腹皮、桑白皮、苏子行气降气；半夏和胃，甘草调中。

如蕴热者可用木通加黄芩以清之；兼寒者加干姜、附子助阳温经。大黄䗪虫丸方用大黄、黄芩、甘草、桃仁、杏仁、芍药、干生地、干漆、虻虫、水蛭、蛴螬、䗪虫。可祛瘀生新，攻逐蓄血，但需要服用较长时期。

（三）其他治法

1.单方验方

（1）黄芫花：取花蕾及叶，晒干研粉，成人每天服1.5～6 g，饭前一次服下，10～20天为1个疗程，主治狂病属痰火扰心者。一般服后有恶心、呕吐、腹泻等反应，故孕妇、体弱、素有胃肠病者忌用。

（2）巴豆霜：1～3 g，分2次间隔半小时服完，10次为1个疗程，一般服用2个疗程，第1个疗程隔天1次，第2个疗程隔两日1次。主治狂病，以痰火扰心为主者。

2.针灸

取穴以任督二脉、心及心包经为主，其配穴总以清心醒脑，豁痰宣窍为原则，其手法多采用三人或五人同时进针法,狂病多用泻法,大幅度捻转,进行强刺激,癫病可用平补平泻的手法。

(1)癫病主方:①中脘、神门、三阴交。②心俞、肝俞、脾俞、丰隆。两组可以交替使用。

(2)狂病主方:①人中、少商、隐白、大陵、丰隆。②风府、大椎、身柱。③鸠尾、上脘、中脘、丰隆。④人中、风府、劳宫、大陵。每次取穴一组,4组穴位可以轮换使用。狂病发作时,可独取两侧环跳穴,用四寸粗针,行强刺激,可起安神定志作用。

3.灌肠疗法

痰浊蒙窍的癫病:以生铁落、牡蛎、石菖蒲、郁金、胆南星、法半夏、礞石、黄连、竹叶、灯芯草、赤芍、桃仁、红花组方,先煎生铁落、礞石30分钟,去渣加其他药物煎30分钟,取汁灌肠。

4.饮食疗法

心脾不足者:黄芪莲子粥,取黄芪,文火煎10分钟,去渣,入莲子、粳米,煮粥。

心肾不交者:百合地黄粥。生地切丝,煮1~2分钟,去渣,入百合,粳米煮成粥,加蜂蜜适量。

八、转归及预后

癫病属痰气郁结而病程较短者,及时祛除壅塞胸膈之痰浊,复以理气解郁之法,较易治愈;若病久失治,则痰浊日盛而正气日虚,乃成气虚痰结之证;或痰郁化热,痰火渐盛,转变为狂病。

气虚痰结证如积极调治,使痰浊渐化,正气渐复,则可以向愈,但较痰气郁结证易于复发。若迁延失治或调养不当,正气愈虚而痰愈盛,痰愈盛则症愈重,终因灵机混乱,日久不复成废人。

气血两虚治以扶正固本,补养心脾之法,使气血渐复,尚可向愈,但即使病情好转,也多情感淡漠,灵机迟滞,工作效率不高,且复发机会较多。

狂病骤起先见痰火扰心之证,急投泻火逐痰之法,病情多可迅速缓解;若经治以后,火势渐衰而痰浊留恋,深思迷惘,其状如癫,乃已转变为癫病。如治不得法或不及时,致使真阴耗伤,则心神昏乱日重,其证转化为阴虚火旺,若此时给予正确的治疗,使内热渐清而阴液渐复,则病情可向愈发展。如治疗失当,则火愈旺而阴愈伤,阴愈亏则火愈亢,以致躁狂之症时隐时发,时轻时重。

另外,火邪耗气伤阴,导致气阴两衰,则迁延难愈。狂病日久出现气血凝滞,治疗得法,血瘀征象不断改善,则癫狂症状也可逐渐好转。若病久迁延不愈,可形成气血阴阳俱衰,灵机混乱,预后多不良。

九、预防与护理

癫狂之病多由内伤七情而引起,故应注意精神调摄。

在护理方面,首先应正确对待患者的各种病态表现,不应讥笑、讽刺,要关心患者。

(1)对于尚有一些适应环境能力的轻证患者,应注意调节情志活动,如以喜胜忧,以忧胜怒等。

(2)对其不合理的要求应耐心解释,对其合理的要求应尽量满足。

(3)对重证患者的打人、骂人、自伤、毁物等症状,要采取防护措施,注意安全,防止意外。

(4)对于拒食患者应找出原因,根据其特点进行劝导、督促、喂食或鼻饲,以保证营养。

(5)对有自杀、杀人企图或行为的患者,必须严密注意,专人照顾,并将危险品如刀、剪、绳、药品等严加收藏,注意投河、跳楼、触电等意外行为。

(李霞杰)

第七节 痫 病

痫病是指以短暂的感觉障碍,肢体抽搐,意识丧失,甚则仆倒,口吐涎沫,两目上视或口中怪叫,移时苏醒,醒后如常人为主要临床表现的一种反复发作性神志异常的病证。俗称"羊痫风""痫厥""胎病"。尤以青少年多发,男性多于女性。

痫病的有关论述首见于《黄帝内经》,如《灵枢·癫狂》记有:"癫疾始生,先不乐,头重痛,视举,目赤,甚作极,已而烦心"。此后历代医家对其病因、症状及治疗都有丰富的论述。

《难经·五十九难》云:"癫疾始发,意不乐,僵仆直视,其脉三部阴阳俱盛是也。"巢元方《诸病源候论》中将不同病因引起的痫病,分为风痫、惊痫、食痫、痰痫等,描述其发作特点为"痫病……醒后又复发,有连日发者,有一天三五发者"。陈无择《三因极一病证方论·癫痫方论》指出:"癫痫病皆由惊动,使脏气不平,郁而生涎,闭塞诸经,厥而乃成。或在母胎中受惊,或少小感风寒暑湿,或饮食不节,逆于脏气"。朱丹溪《丹溪心法·痫》:"无非痰涎壅塞,迷乱心窍。"《古今医鉴·五痫》指出:"夫痫者有五等,而类五畜,以应五脏,发则猝然倒仆,口眼相引,手足搐搦,背脊强直,口吐涎沫,声类畜叫,食顷乃苏"。以上论述指出了惊恐、饮食不节、母腹中受惊、偶感风寒、痰涎等是致痫的主要病因。

《证治准绳·痫》指出痫病与卒中、痉病等病证的不同:"痫病仆时口中作声,将醒时吐涎沫,醒后又复发,有连日发者,有一天三五发者。中风、中寒、中暑之类则仆时无声,醒时无涎沫,醒后不再复发。痉病虽亦时发时止,然身强直反张如弓,不如痫之身软,或如猪犬牛羊之鸣也。"

对于本病治疗,《扁鹊心书》记载:"痫,中脘灸五十壮"。《备急千金要方》:"痫之为病,目反、四肢不举,灸风府……又灸项上、鼻人中、下唇承浆,皆随年壮"。《临证指南医案·癫痫》:"痫之实者,用五痫丸以攻风,控涎丸以劫痰,龙荟丸以泻火;虚者,当补助气血,调摄阴阳,养营汤、河车丸之类主之。"王清任则认为痫病的发生与元气虚"不能上转入脑髓"和脑髓瘀血有关,并创龙马自来丹、黄芪赤风汤治之。

现代医学的癫痫病,出现痫病的临床表现时,可参考本节进行辨证论治。

一、病因病机

痫病之发生,多由先天因素,七情所伤,痰迷心窍,脑部外伤或其他疾病之后造成脏腑功能失调,气机逆乱,阴阳失衡,元神失控所致,而尤以痰邪作祟最为重要。心脑神机失用为本,风、痰、火、瘀致病为标,先天遗传与后天所伤是两大致病因素。

(一)先天因素

痫病始于幼年者,与先天因素密切相关。先天因素有两方面:一是如《素问·奇病论》中所说的"因未产前腹内受损……或七情所致伤胎气";二是父母禀赋不足,或父母本身患癫痫,导致胎儿精气不足,影响胎儿发育,出生后,小儿脏气不平,易生痰生风,导致痫病发作。

(二)七情失调

主要责之于惊恐。由于突受大惊大恐,"惊则气乱""恐则气下",造成气机逆乱,进而损伤肝肾,致使阴不敛阳而生热生风,痫病发作。小儿脏腑娇嫩,元气未充,神气怯弱,或素蕴风痰,更易因惊恐而发生本病。正如《三因极一病证方论·癫痫叙论》指出"癫痫病,皆由惊动,使脏气不平"。

(三)痰迷心窍

过食醇酒厚味,以致脾胃受损,精微不布,湿浊内聚成痰;或劳伤思虑,脏腑失调,气郁化火,火热炼液成痰,一遇诱因,痰浊或随气逆,或随风动,蒙蔽心窍,壅塞经络,从而发生痫证。即如《丹溪心法》指出的"无非痰涎壅塞,迷闷孔窍",故有"无痰不作痫"之说。

(四)脑部外伤

由于跌仆撞击,或出生时难产,均能导致颅脑受伤。外伤之后,气血瘀阻,血流不畅则神明遂失;筋脉失养,则血虚动风而发病。

此外,或因六淫之邪所干,或因饮食失调,或患他病之后,均可致脏腑受损,积痰内伏,一遇劳作过度,生活起居失于调摄,遂致气机逆乱而触动积痰,痰浊上扰,闭塞心窍,壅塞经络,发为痫病。

痫病病位主要责之心肝,而与五脏均有关联。本病的发生,主要是由于风、火、痰、瘀等病理因素导致心、肝、脾、肾脏气失调,引起一时性阴阳紊乱,气逆痰涌,火炎风动,蒙蔽清窍,心脑神机失用所致。其中,心脑神机失用为本,风、火、痰、瘀致病为标,病理因素又总以痰为主。

二、诊断要点

(一)症状

(1)任何年龄、性别均可发病,但多在儿童期、青春期或青年期发病,多因先天因素或有家族史,每因惊恐、劳累、情志过极、饮食不节、头部外伤等诱发。

(2)痫病大发作,突然昏倒,不省人事,两目上视,四肢抽搐,口吐涎沫,或有异常叫声,移时苏醒,醒后除疲乏无力外,一如常人。

(3)痫病小发作,突然呆木,瞬间意识丧失,面色苍白,动作中断,手中物件落地,或头突然向前下垂,两目上视,多在数秒至数分钟恢复,清醒后对上述症状全然无知等。

(4)局限性发作可见多种形式,如口、眼、手等局部抽搐,而无突然昏倒,或凝视,或无语言障碍,或无意识动作等,多在数秒至数分钟即止。

(5)发作前可有眩晕胸闷等先兆。

(二)检查

脑电图呈阳性反应,必要时做脑 CT、MRI 等相应检查,有助于诊断。

三、鉴别诊断

(一)中风

痫病重证应与中风相鉴别。痫病重证与中风均有突然仆倒,不省人事的主证,但痫证无半身不遂、口眼㖞斜等症,且醒后一如常人;而中风亦无痫证之口吐涎沫、两目上视或口中怪叫等症,醒后遗留偏瘫等后遗症状。

(二)厥证

两者均无后遗症,厥证除见突然仆倒,不省人事主证外,还有面色苍白,四肢厥冷,但无口吐涎沫,两目上视,四肢抽搐和口中怪叫之见症,临床上亦不难区别。

四、辨证

痫病主要辨别发病持续时间和间隔时间的长短,一般持续时间长则病重,时间短则病轻;间隔时间长则病轻,时间短则病重。确定病性属风、痰、热、瘀,辨证施治。

(一)发作期

1.阳痫

证候:病发前多有眩晕,头痛而胀,胸闷乏力,喜欠伸等先兆症状,或无明显症状,旋即仆倒,不省人事,面色潮红或紫红,牙关紧闭,两目上视,项背强直,四肢抽搐,口吐涎沫或喉中痰鸣,或发怪叫,移时苏醒,除感疲乏、头痛外,一如常人,舌质红,苔黄腻,脉弦数或弦滑。

分析:此为癫痫大发作。先天不足或肝火偏旺,郁久化热,火动生风,煎熬津液,结而为痰,痰火阻闭心窍,则发痫病典型症状;舌红、苔黄腻,脉弦滑或弦数,均为痰热壅盛之象。

2.阴痫

证候:发病则面色晦暗青灰而黄,手足清冷,双眼半开半合,昏聩偃卧,手足拘急,或抽搐时作,口吐涎沫,一般口不啼叫,或声音微小,或仅为呆木无知,不闻不见,不动不语,或动作中断,手中物件落地;或头突然向前倾下,又迅速抬起;或二目上吊数秒乃至数分钟即可恢复,病发后对上述症状全然无知,多一天频作十数次或数十次,醒后周身疲乏,或如常人,舌质淡,苔白腻,脉多沉细或沉迟。

分析:此为癫痫发作不典型者或癫痫小发作。饮食劳倦,脾胃受损,精微不布,湿浊内聚成痰;或久病不愈,气血亏虚,脏腑失调,痰湿内结,上蒙清窍,而致痫病诸证,痰湿尚未化热,故无热象;瘛疭频发,耗伤气血,故醒后周身疲乏;舌脉俱为痰湿之象。

(二)休止期

1.痰火扰神

证候:急躁易怒,心烦失眠,气高息粗,痰鸣辘辘,口苦咽干,便秘溲黄,病发后,病情加重,甚则彻夜难眠,目赤,舌红,苔黄腻,脉多沉弦滑而数。

分析:过食醇酒厚味,聚湿成痰,痰浊郁久化热或肝郁化火,炼液为痰,痰火上扰清窍心神,故见急躁易怒,心烦失眠,气高息粗,痰鸣辘辘,口苦,甚则彻夜难眠,目赤;痰热伤津则咽干,便秘溲黄;舌脉俱为痰热之象。

2.风痰闭阻

证候:发病前后多有眩晕、胸闷乏力等先兆症状,发作时猝然仆倒,昏不识人,喉中痰鸣,口吐白沫,手足抽搐,舌质红,苔白腻,脉多弦滑有力。

分析:痰浊上扰,清阳不展,则发作前常有眩晕、胸闷乏力等症;肝风内动,肝气不畅,则情志不舒;风痰上涌,则痰多;苔白腻,脉滑,均为肝风挟痰浊之象。

3.心脾两虚

证候:反复发痫不愈,神疲乏力,面色无华,身体消瘦,纳呆便溏,舌质淡,苔白腻,脉沉弱。

分析:反复发痫不愈,耗伤气血,不能濡养全身,上充于面,故神疲乏力,面色无华,身体消瘦;后天之本不运,则纳呆便溏;舌脉均为气血耗伤,痰浊留滞之象。

4.肝肾阴虚

证候:痫证频作,神思恍惚,面色晦暗,头晕目眩,两目干涩,耳轮焦枯不泽,健忘失眠,腰膝酸软,大便干燥,舌红苔薄黄,脉沉细而数。

分析:先天不足,或突受惊恐,造成气机逆乱,进而损伤肝肾,或痫证频发而耗伤肝肾,致使阴不敛阳,虚风内动,故痫证频作;肝肾精血不能上充,而脑为髓之海,肝开窍于目,肾开窍于耳,故神思恍惚,面色晦暗,头晕目眩,两目干涩,耳轮焦枯不泽,健忘失眠;肾虚则腰膝酸软;精血不足则阴液亏虚,肠道失濡,故见大便干燥;舌脉均为阴虚有热之象。

5.瘀阻清窍

证候:平素头晕头痛,常伴单侧肢体抽搐,或一侧面部抽动,颜面口角发绀,舌质暗红或有瘀斑,舌苔薄白,脉涩或弦。多继发于颅脑外伤、产伤、颅内感染性疾病或先天脑发育不全。

分析:瘀血阻窍或颅脑外伤等致平素头痛头晕,脑络闭塞,脑神失养,气血失调而肝风内动,痰随风动,常伴单侧肢体抽搐;风痰闭阻,心神被蒙,痰蒙清窍故而发病,舌苔脉象均为瘀血阻络之象。

五、治疗

本病治疗宜分标本虚实。频繁发作,以治标为主,着重清肝泻火,豁痰熄风,开窍定痫;平时则补虚以治其本,宜益气养血,健脾化痰,滋补肝肾,宁心安神。

(一)中药治疗

1.发作期

(1)阳痫。治法:开窍醒神,清热涤痰熄风。

处方:黄连解毒汤或以此方送服定痫丸。

方中以黄芩、黄连、黄柏、栀子苦寒直折,清泻上、中、下三焦之火。定痫丸源于《医学心悟》,有豁痰开窍,熄风止痉之功。方中贝母、胆南星苦凉性降,用以清化热痰,其中贝母甘润,使苦燥而不伤阴;半夏燥湿化痰;天麻熄风化痰。可加全蝎、僵蚕以助天麻熄风止痉之功;朱砂、琥珀镇静安神;石菖蒲、远志宁心开窍。

(2)阴痫。治法:开窍醒神,温化痰涎。

处方:五生饮加减。

方以生南星、生半夏、生白附子辛温燥湿祛痰;半夏降逆散结;川乌大辛大热,散寒除滞;黑豆补肾利湿。可加二陈汤以健脾除痰。

兼气虚者,加党参、黄芪、白术以补气;血虚者,加当归、丹参、夜交藤养血而不滋腻。

2.休止期

(1)痰火扰神。治法:清肝泻火,化痰开窍。

处方:当归龙荟丸加减。

方中以龙胆草、青黛、芦荟直入肝经而泻肝火;大黄、黄连、黄芩、黄柏、栀子苦寒而通泻上、中、下三焦之火,其中尤以大黄推陈致新,降逆而不留邪,涤痰散结;配木香、麝香辛香走窜,通窍而调气,使清热之力益彰,又恐苦寒之药太过,以当归和血养肝。诸药相合,使痰火得泻,气血宣通,阴阳调顺,神安志宁而病向愈。可加茯苓、姜半夏、橘红,健脾益气化痰,以助药力。

若大便秘结较重者,可加生大黄;若痰黏者可加竹沥水。

(2)风痰闭阻。治法:平肝息风,豁痰开窍。

处方:定痫丸。

方中天麻、全蝎、僵蚕平肝息风止痉;川贝母、胆南星、姜半夏、竹沥、石菖蒲涤痰开窍而降逆;琥珀、茯神、远志、辰砂镇心安神定痫;茯苓、陈皮健脾益气化痰;丹参活血化瘀通络。

若痰黏不利者,加瓜蒌;痰涎清稀者加干姜、细辛;若纳呆者可加白术、茯苓。

(3)心脾两虚。治法:补益气血,健脾宁心。

处方:六君子汤合温胆汤加减。

方中以四君子汤健脾益气;陈皮、半夏、竹茹化除留滞之痰;枳实行气散结;姜枣养胃而调诸药。可加远志、枣仁、夜交藤以宁心安神。

若食欲不振加神曲、山楂、莱菔子行气消食导滞。若体虚不盛,可酌加僵蚕、蜈蚣熄风化痰,通络止痉;便溏者加焦米仁、炒扁豆、炮姜等健脾止泻。

(4)肝肾阴虚。治法:滋养肝肾,平肝息风。

处方:大补元煎加减。

方中以人参、炙甘草、熟地黄、枸杞子、山药、当归、山茱萸、杜仲益气养血,滋养肝肾;可加鹿角胶、龟板胶养阴益髓;牡蛎、鳖甲滋阴潜阳。

若心中烦热者,可加竹叶、灯芯草;大便秘结甚者,可加火麻仁、肉苁蓉。

(5)瘀阻清窍。治法:活血祛瘀,洗风通络。

处方:通窍活血汤加减。

方中赤芍、川芎、桃仁、红花活血祛瘀;麝香、老葱,通阳开窍,活血通络;地龙、僵蚕、全蝎熄风定痫。

若兼痰热,可加竹沥、胆南星;兼肝火上扰,加菊花、石决明;兼阴虚,加麦冬、鳖甲;兼心肾亏虚,加党参、枸杞、熟地黄。

(二)针灸治疗

1.发作期

(1)基本处方:水沟、后溪、合谷、太冲、腰奇。

水沟属督脉,后溪通督脉,二穴合用,通督调神;合谷配太冲,合称"四关",可开关启闭;腰奇是治疗癫痫的经外奇穴。

(2)加减运用:主要有以下几种。

阳痫:加十宣或十二井穴(选3～5穴)点刺出血,以清热泻火、开关启闭。余穴针用泻法。

阴痫:加足三里、关元、三阴交以益气养血、温化痰饮,针用补法。余穴针用平补平泻法。

病在夜间发作:加照海以调阴跷。诸穴针用平补平泻法。

病在白昼发作:加申脉以调阳跷。诸穴针用平补平泻法。

2.休止期

(1)基本处方:百会、大椎、风池、腰奇。

百会、大椎同经相配,通督调神;风池位于头部,为脑之分野,足少阳经别贯心,经脉交会至百会,可疏调心脑神机;腰奇是治疗癫痫的经外奇穴。

(2)加减运用:主要有以下几类。

痰火扰神证:加行间、内关、合谷、丰隆以豁痰开窍、清热泻火,针用泻法。余穴针用平补平泻法。

风痰闭阻证:加本神、太冲、丰隆以平肝息风、豁痰开窍。诸穴针用泻法。

心脾两虚证:加心俞、脾俞以补益心脾、益气养血。诸穴针用补法。

肝肾阴虚证:加肝俞、肾俞、太溪以补益肝肾、潜阳安神,针用补法。余穴针用平补平泻法。

瘀阻清窍证:加太阳、膈俞以活血化瘀,太阳刺络出血。余穴针用泻法。

(3)其他:有以下两类疗法。

耳针疗法:取脑、神门、心、枕、脑点,每次选 2～3 穴,毫针强刺激,留针 30 分钟,间歇捻针,隔天 1 次。或埋揿针,3～4 天换 1 次。

穴位注射疗法:取足三里、内关、大椎、风池,每次选用 2～3 穴,用维生素 B₁ 注射液,每穴注射0.5 mL。

(李霞杰)

第八节　健　　忘

健忘是指以记忆力减退,遇事善忘为主要临床表现的一种病证,亦称"喜忘""善忘""多忘"等。

关于本病的记载,《素问·调经论》有载:"血并于下,气并于上,乱而喜忘。"《伤寒论·辨阳明病脉证并治》有载:"阳明证,其人善忘者,必有蓄血,所以然者,本有久瘀血"。自宋代《圣济总录》中称"健忘"后,本病名沿用至今。

历代医家认为本证病位在脑,与心脾肾虚损、气血阴精不足密切相关,亦有因气血逆乱、痰浊上扰所致。

宋·陈无择《三因极一病证方论·健忘证治》曰:"脾主意与思,意者记所往事,思则兼心之所为也……今脾受病,则意舍不清,心神不宁,使人健忘,尽心力思量不来者是也。"

元代《丹溪心法·健忘》认为:"健忘精神短少者多,亦有痰者。"

清·林佩琴《类证治裁·健忘》指出:"人之神宅于心,心之精依于肾,而脑为元神之府,精髓之海,实记性所凭也。"明确指出了记忆与脑的关系。

清·汪昂《医方集解·补养之剂》曰:"人之精与志,皆藏于肾,肾精不足则肾气衰,不能上通于心,故迷惑善忘也。"

清·陈士铎《辨证录·健忘门》亦指出:"人有气郁不舒,忽忽有所失,目前之事,竟不记忆,一如老人之健忘,此乃肝气之滞,非心肾之虚耗也"。

现代医学的神经衰弱、神经官能症、脑动脉硬化等疾病,出现健忘的临床表现时,可参考本节进行辨证论治。

一、病因病机

本病多由心脾不足,肾精虚衰所致。

盖心脾主血,肾主精髓,思虑过度,伤及心脾,则阴血损耗;房事不节,精亏髓减,则脑失所养,皆能令人健忘。高年神衰,亦多因此而健忘。

故本病证以心、脾、肾虚损为主,但肝郁气滞、瘀血阻络、痰浊上扰等实证亦可引起健忘。

二、诊断要点

脑力衰弱,记忆力减退,遇事易忘。现代医学的神经衰弱,脑动脉硬化及部分精神心理性疾病中出现此症状者,亦可作为本病的诊断依据。

三、辨证

健忘可见虚实两大类，虚证多见于思虑过度，劳伤心脾，阴血损耗，生化乏源，脑失濡养，或房劳，久病年迈，损伤气血阴精，肾精亏虚，导致健忘；实证则见于七情所伤，久病入络，致瘀血内停，痰浊上蒙。临床以本虚标实，虚多实少，虚实兼杂者多见。

（一）心脾不足

证候：健忘失眠，心悸气短，神倦纳呆，舌淡，脉细弱。

分析：思虑过度，耗心损脾。心气虚则心悸气短；脾气虚则神倦纳呆；心血不足，血不养神则健忘失眠；舌淡，脉细为心脾两虚之征。

（二）痰浊上扰

证候：善忘嗜卧，头重胸闷，口黏，呕恶，咳吐痰涎，苔腻，脉弦滑。

分析：喜食肥甘，损伤脾胃，脾失健运，痰浊内生，痰湿中阻，则胸闷，咳吐痰涎，呕恶；痰浊重着黏滞，故嗜卧，口黏；痰浊上扰，清阳闭阻，故善忘，苔腻，脉弦滑为内有痰浊之象。

（三）瘀血闭阻

证候：突发健忘，心悸胸闷，伴言语迟缓，神思欠敏，表现呆钝，面唇暗红，舌质紫黯，有瘀点，脉细涩或结代。

分析：肝郁气停，瘀血内滞，脉络被阻，气血不行，血滞心胸，心悸胸闷；神志受攻，则突发健忘，神思不敏；脉络血瘀，气血不达清窍，则表现迟钝；唇暗红，舌紫黯，有瘀点，脉细涩或结代均为瘀血闭阻之象。

（四）肾精亏耗

证候：遇事善忘，精神恍惚，形体疲惫，腰酸腿软，头晕耳鸣，遗精早泄，五心烦热，舌红，脉细数。

分析：年老精衰，或大病，纵欲致肾精暗耗，髓海空虚，则遇事善忘，精神恍惚；精衰则血少，上不达头，则头晕耳鸣；下不荣体，则形体疲惫；肾虚则腰酸腿软；精亏则遗精早泄，五心烦热，舌红，脉细数均为肾之阴精不足之象。

四、治疗

本病以本虚标实，虚多实少，虚实夹杂者多见。治疗当以补虚泻实，以补益为主。

（一）中药治疗

1.心脾不足

治法：补益心脾。

处方：归脾汤加减。

本方具有补益心脾作用，用于心脾不足引起的健忘。方中人参、炙黄芪、白术、生甘草补脾益气；当归身、龙眼肉养血和营；茯神、远志、酸枣仁养心安神；木香调气，使补而不滞。

2.痰浊上扰

治法：降逆化痰，开窍解郁。

处方：温胆汤加减。

方中半夏、苍术、竹茹、枳实化痰泄浊；白术、茯苓、甘草健脾益气；加菖蒲、郁金开窍解郁。

3.瘀血痹阻

治法：活血化瘀。

处方：血府逐瘀汤加减。

方中桃仁、红花、当归、生地黄、赤芍、牛膝、川芎化瘀养血活血；柴胡、枳壳、桔梗行气以助血行；甘草益气扶正。

4.肾精亏耗

治法：补肾益精。

处方：河车大造丸加减。

方中紫河车大补精血；熟地黄、杜仲、龟甲、牛膝益精补髓；天门冬、麦门冬滋补阴液；人参益气生津；黄柏清相火。加菖蒲开窍醒脑；酸枣仁、五味子养心安神。

(二)针灸治疗

1.基本处方

四神聪透百会、神门、三阴交。

四神聪透百会，穴在巅顶，百会属督脉，督脉入络脑，针用透刺法，补脑益髓，养神开窍；神门为心之原穴，三阴交为足三阴经交会穴，二穴相配，补心安神，以助记忆。

2.加减运用

(1)心脾不足证：加心俞、脾俞、足三里以补脾益心。诸穴针用补法。

(2)痰浊上扰证：加丰隆、阴陵泉以蠲饮化痰，针用平补平泻法。余穴针用补法。

(3)瘀血闭阻证：加合谷、血海以活血化瘀，针用平补平泻法。余穴针用补法。

(4)肾精亏耗证：加心俞、肾俞、太溪、悬钟以填精益髓。诸穴针用补法。

(三)其他针灸疗法

1.耳针疗法

取心、脾、肾、神门、交感、皮质下，每次取 2～3 穴，中等刺激，留针 20～30 分钟，隔天 1 次，10 次为 1 个疗程，或用王不留行籽贴压，每隔 3～4 天更换 1 次，每天按压数次。

2.头针疗法

取顶颞后斜线、顶中线、颞后线、额旁 1 线、额旁 2 线、额旁 3 线、枕上旁线，平刺进针后，快速捻转，120～200 次/分，留针 15～30 分钟，间歇运针 2～3 次，每天 1 次，10～15 次为 1 个疗程。

3.皮肤针疗法

取胸部夹脊穴，用梅花针由上至下叩刺，轻中等度刺激，每天或隔天 1 次，10 次为 1 个疗程。

五、转归预后

针刺和中药治疗本病有较好的疗效，如配合心理治疗则效果更佳。对老年人之健忘，疗效一般。本篇所述健忘，是指后天失养，脑力渐至衰弱者，先天不足，生性愚钝的健忘不属于此范围。

(李霞杰)

第九节　痴　呆

一、临床诊断

（1）记忆障碍,包括短期记忆障碍(如间隔5分钟后不能复述3个词或3件物品名称)和长期记忆障碍(如不能回忆本人的经历或一些常识)。

（2）认知损害,包括失语(如找词困难或命名困难)、失用(如观念运动性使用及运动性使用)、失认(如视觉和触觉性失认)、执行功能(如抽象思维、推理、判断损害等)一项或一项以上损害。

（3）上述两类认知功能障碍明显影响了职业和社交活动,或与个人以往相比明显减退。

（4）起病隐匿,发展缓慢,渐进加重,病程一般较长。但也有少数病例为突然起病,或波动样、阶梯样进展,常有中风、眩晕、脑外伤等病史。

神经生理学检查、日常活动能力量表、MRI或脑脊液检查等有助于痴呆的临床诊断。

二、病证鉴别

痴呆需与郁证、癫病相鉴别,见表4-1。

表 4-1　痴呆与郁证、癫病鉴别要点

	痴呆	郁证	癫病
病因病机	髓海渐空,元神失养;或邪扰清窍,神机失用	肝失疏泄、脾失健运、心失所养、脏腑阴阳气血失调	肝气郁结,肝失条达,气郁生痰;或心脾气结,进而生痰,痰气互结,蒙蔽神机
主症	记忆减退、时空混淆、计算不能等智能障碍为主	心境不佳、表情淡漠、少言寡语、思维迟缓等抑郁症状为主	沉默寡言、感情淡漠、语无伦次,或喃喃自语、静面少动等精神失常状为主
兼症	失语、失用、失认等认知损害或伴精神行为症状等	胸胁胀满,或伴疼痛,或易怒易哭等	肢体困乏,烦而不眠,秽洁不分,不思饮食等
舌苔脉象	舌淡苔白或腻;脉沉细或弦滑	舌质淡或红,苔白或黄;脉弦数或弦滑	舌淡或淡红;脉弦滑或沉细无力

三、病机转化

痴呆的病位在脑,与心肝脾肾功能失调密切相关。病理性质有虚实之分,以虚为本,实为标,临床上多见虚实夹杂之证。本虚为脾肾亏虚,气血不足,髓海不充,导致神明失养。正虚日久,气血亏乏,脏腑功能失调,气血运行不畅,或积湿为痰,或留滞为瘀,加重病情,出现虚中夹实证。标实为痰、瘀、火、毒内阻,上扰清窍。痰瘀日久可损及心脾肝肾气血阴精,致脑髓渐空,转化为虚或见虚实夹杂。若痰热瘀积,日久生毒,损伤脑络,可致病情恶化而成毒盛正衰之证。平台期多见虚证,一般病情稳定。波动期常见虚实夹杂,心肝火旺、痰瘀互阻,病情时轻时重。下滑期多因外感六淫、情志相激,或再发卒中等因素,而使认知损害加重。此时证候由虚转实,病情由波动而转为恶化。见图 4-1。

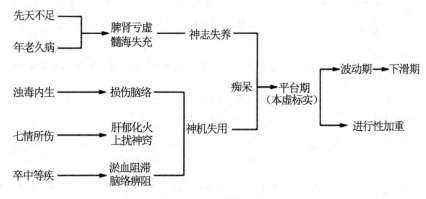

图 4-1 病机转化示意图

四、辨证论治

(一)治则治法

本病虚证当补肾健脾以养髓,重在培补先天之肾精和后天之脾气,尤以补肾生精为要,即所谓"补肾即补髓"。实证当化痰祛瘀以开窍,重在逐痰化浊,活血化瘀,解毒通络,以开窍醒神,尤以化痰开窍为重,即所谓"治痰即治呆"。

(二)分证论治

本病多数与衰老、先天禀赋不足、后天脾胃失养、情志所伤、浊邪留滞等有关,少数病例与中风、外感、创伤等有关。由阴精、气血亏损,髓海失充,元神失养,或痰、瘀、火、毒内阻,上扰清窍所致。平台期常见髓海不足、脾肾亏虚、气血不足证,波动期常见痰浊蒙窍、瘀阻脑络、心肝火旺证,下滑期主见毒损脑络证。髓海不足证常伴腰酸骨软,步行艰难,舌瘦色淡,脉沉细;脾肾亏虚证伴见腰膝酸软,肌肉萎缩,食少纳呆,气短懒言,口涎外溢或四肢不温,泄泻,舌淡体胖;气血不足证多伴见倦怠嗜卧,神疲乏力,面唇无华,爪甲苍白,纳呆食少,大便溏薄,舌淡胖有齿痕,脉细弱;痰浊蒙窍证多伴见脾虚或气虚痰盛之象,如面色㿠白或苍白无泽,气短乏力,舌胖脉细滑;瘀阻脑络证多伴见血瘀气滞,经脉挛急或不通之象,如头痛难愈,面色晦暗,舌紫瘀斑,脉细弦或涩等;心肝火旺证常伴见头晕头痛,心烦易怒,口苦目干,咽干,口燥,口臭,口疮,尿赤,便干等热毒内盛之象;毒损脑络证常伴见痰毒、热毒、瘀毒壅盛之象,表情呆滞,双目无神,不识事物,或兼面色晦暗,秽浊如蒙污垢,或兼面红微赤,口气臭秽,口中黏涎秽浊,溲赤便干或二便失禁,或见肢体麻木,手足颤动,舌强语謇,烦躁不安甚则狂躁,举动不经,言辞颠倒等。痴呆的分证论治详见表 4-2。

表 4-2 痴呆分证论治简表

证候	治法	推荐方	常用加减
髓海不足	滋补肝肾 生髓养脑	七福饮	肾精不足、心火亢旺可用六味地黄丸加丹参、莲子心菖蒲;痰热扰心,可用清心滚痰丸
脾肾亏虚	温补脾肾 养元安神	还少丹	舌苔黄腻,不思饮食,中焦有蕴热,宜温胆汤加味

续表

证候	治法	推荐方	常用加减
气血不足	益气健脾 养血安神	归脾汤	脾虚及肾,加熟地黄、山茱萸、肉苁蓉、巴战天、苗香
痰浊蒙窍	化痰开窍 养心安神	洗心汤	肝郁化火,心烦躁动,言语颠三倒四,歌笑不休,甚至反喜污秽,宜用转呆汤
瘀阻脑络	活血化瘀 通窍醒神	通窍活血汤	病久气血不足,加当归、生地黄、党参、黄芪;血瘀化热,肝胃火逆,头痛,呕恶,加钩藤、菊花、夏枯草、竹茹
心肝火旺	清心平肝 安神定志	天麻钩藤饮	口齿不清去玄参,加菖蒲、郁金;便秘加生大黄或玄参、生首乌、玄明粉;痰热盛加天竺黄、郁金、胆南星清热化痰
毒损脑络	清热解毒 通络达邪	黄连解毒汤	痰热日久结为浊毒,应用大剂清热解毒之品,同时加用安宫牛黄丸天竺黄、石菖蒲、郁金、胆南星;热结便秘,可加大黄、瓜蒌;热毒入营,神志错乱,可加生地黄、玄参、水牛角粉或羚羊角粉、生地黄、牡丹皮或全蝎、蜈蚣

(三)临证备要

遣方用药时注意鹿角胶、龟板胶、阿胶宜烊化冲服;羚羊角用量不宜过大,一般 1～5 g,内服煎汤,或1～3 g,单煎 2 小时以上,磨汁或研粉服,每次 0.3～0.6 g,临床多用羚羊角粉冲服。炒杏仁用量不超过10 g,半夏不宜超过 9 g;用附子通阳扶正时用量不宜超过 15 g;运用通腑泄热法时注意大黄用量,不宜过量,以通便为度,防止耗伤正气,生大黄宜后下,一般用量在 10～15 g;全蝎、蜈蚣均有毒,用量不宜过大,全蝎煎服 3～6 g,研末吞服 0.6～1 g,蜈蚣煎服 3～5 g,研末吞服 0.6～1 g;安宫牛黄丸常用量为每天 1 丸,温开水调匀后口服或鼻饲,如痰热较甚,可每12 小时鼻饲 1 丸,连续服用 3 天。

本病治疗以补虚为主,治疗应重在温补脾肾,尤需重视补肾生精,同时根据痰、瘀、火、毒轻重而分别兼以化痰、平肝、通络、解毒,以开窍益智为目的。治疗同时,重视精神调理、智能训练及生活护理。长期的临床实践证明,在疾病早期把中医辨证施治的个体化治疗与西药靶向治疗结合起来,不仅能改善痴呆患者的症状,而且能延缓病情发展。

(四)其他疗法

1.中成药治疗

(1)清开灵注射液:清热解毒,醒神开窍。适用于痴呆属毒损脑络者。

(2)复方丹参滴丸:活血化瘀、芳香开窍、理气止痛。适用于痴呆属瘀血阻窍者。

(3)安脑丸:清热解毒、豁痰开窍、镇痉熄风。适用于痴呆属痰热闭窍者。

(4)苏合香丸:芳香开窍,行气止痛。适用于痰浊蒙窍所致的痴呆。

2.针灸治疗

临床上比较常用的是针灸联合多种特色疗法,如针刺配合灸法,针刺联合穴位注射,针药并用,头针体针相配合,耳穴,电针,激光治疗及配合中西医药物治疗的中西医结合方案等,能改善患者的脑血流量,在患者的智能恢复和提高生活质量方面疗效显著。

(1)针灸并用:取水沟、百会、大椎、风池、外关透内关、太溪、悬钟。大椎、水沟、内关透外关行强刺激;太溪、悬钟、大椎用补法;风池行平补平泻手法。针刺结束后用艾条灸百会、大椎 3～5 分钟,以局部皮肤潮红为度。

（2）针刺联合穴位注射：针刺取百会、强间、脑户、水沟为主，配神门、通里、三阴交。神志欠清加脑干、脑点；烦躁加大陵；流涎加地仓；构音障碍或吞咽困难加上廉泉。穴位注射取穴分2组，交替进行，哑门、肝俞、肾俞；大椎、风池、足三里。于每次针刺后再行穴位注射，每穴注射乙酰谷酰胺1mL。隔天治疗1次，15次为1个疗程。

（3）针药并用：针刺取百会透四神聪、人中、风池、曲池、合谷、足三里、太溪、肾俞、脾俞，同时配合补阳还五汤以扩张脑血管，改善微循环，提高组织耐氧的能力，降低纤维蛋白原。

3.康复训练

痴呆患者在进行药物治疗的同时，要重视精神调理、智能训练及生活护理，使之逐渐恢复或掌握一定的生活和工作技能。

五、名医经验

（一）张伯礼

痴呆是脏腑功能衰退而导致的疾病，本病多因肾脏亏损所致，但亦有痰湿内阻、气虚血瘀、虚实相间之证。病位在脑，与肾、脾、心、肝等功能失调有关，病理性质为本虚标实，以五脏虚衰，气血亏损，髓海空虚，心神失养，清阳不升，脑窍失养为本；瘀血、痰浊内阻，浊阴不降，上蒙清窍为病之标。临床多虚实交错，病症错杂，虚瘀痰互见。此病的治疗既要强调肾虚为本，又要注重各个脏腑之间的联系，兼顾其他四脏之虚，调整各个脏腑之间的协同作用，多法联合应用。在补肾填精、补益气血的基础上，配合活血祛瘀、化痰开窍、通腑泄浊等诸法共用，辨证施治，随症加减，灵活运用。治疗大法为解郁散结、补虚益损，具体主要采用养心、补肾、健脾、活血化瘀、化痰开窍等治法，同时在用药上不可忽视血肉有情之品的应用。

（二）傅仁杰

痴呆病的发生，以肝肾精血亏损、气血衰少，髓海不足为本，以肝阳化风，心火亢盛，痰湿蒙窍，肝郁不遂为标，临床辨证分为虚实两大类，虚证以虚为主，实证多虚中夹实。虚证之髓海不足证治宜补肾、填精、益髓为主，佐以化瘀通络、开窍醒神之品，方用补肾益髓汤加减；虚证之肝肾亏损证治宜滋补肝肾，佐以熄风安神定智，方用定智汤加减。实证分肝阳上亢、心火亢盛、湿痰阻络、气郁血虚等证。肝阳上亢证治宜平肝熄风、育阴潜阳、醒神开窍，方用天麻钩藤汤、镇肝熄风汤加减；心火亢盛证治宜泻火清心为主，佐以化瘀通络、醒神开窍，方用黄连泻心汤加减；痰湿阻络证治宜标本兼顾，健脾化痰、醒神开窍，方用转呆汤合指迷汤加减；气郁血虚证，治宜理气和血、醒神开窍，方用逍遥散合甘麦大枣汤加减。

（李霞杰）

第十节　中　风

中风又称卒中，是在气血内虚的基础上，遇有劳倦内伤、忧思恼怒、嗜食厚味、烟酒等诱因，进而引起脏腑阴阳失调，气血逆乱，直冲犯脑，脑脉闭阻或血溢脉外所致。临床以突然昏仆、半身不遂、口舌㖞斜、言语謇涩或不语、偏身麻木为主症，并具有起病急、变化快如风邪善行数变的特点，好发于中老年人的一种常见病。

中风急性期标实证候突出,急则治其标,当以祛邪为主。常用醒神开窍、平肝息风、清化痰热、化痰通腑、活血通络等治疗方法。闭证当以祛邪开窍醒神法治疗;脱证则以扶正固脱为法;内闭外脱者,醒神开窍与扶正固脱可以兼用。恢复期与后遗症期多为虚实夹杂,治宜扶正祛邪,常用育阴息风、益气活血等法。

中风病所涉及内容与西医学脑血管病基本相似,脑血管病可以分为缺血性和出血性两大类,由于病变性质、部位和范围的不同,可以表现出不同的症状和体征。不论是缺血性还是出血性的,均可以参照本节进行辨证论治。

一、诊断标准

(一)中医诊断标准

1.疾病诊断

(1)主症:偏瘫、神志昏蒙、言语謇涩或不语、偏身感觉异常、口舌㖞斜。

(2)次症:头痛、眩晕、瞳神变化、饮水呛咳、目偏不瞬、共济失调。

(3)急性起病,发病前多有诱因,常有先兆症状。

(4)发病年龄多在40岁以上。

(5)具备两个主症以上,或一个主症两个次症,结合起病、诱因、先兆症状、年龄即可确诊;不具备上述条件,结合影像学检查结果也可确诊。

(6)根据中风病的病理特点,中风分为缺血性中风和出血性中风,前者主要指缺血性脑血管病;后者主要指出血性脑血管病。

2.分期标准

急性期:发病4周以内。

恢复期:发病4周以上。

后遗症期:发病1年以上。

(二)西医诊断标准

1.短暂性脑缺血发作

(1)为短暂的、可逆的、局部的脑血液循环障碍,可反复发作,少者1~2次,多至数十次。多与动脉粥样硬化有关,也可以是脑梗死的前驱症状。

(2)可表现为颈内动脉系统和/或椎-基底动脉系统的症状和体征。

(3)每次发作持续时间通常在数分钟至1小时,症状和体征应该在24小时以内完全消失。

2.蛛网膜下腔出血

其主要由动脉瘤、脑血管畸形或颅内异常血管网症等出血引起。

(1)发病急骤。

(2)常伴剧烈头痛、呕吐。

(3)一般意识清楚或有意识障碍,可伴有精神症状。

(4)多有脑膜刺激征,少数可伴有脑神经及轻偏瘫等局灶体征。

(5)腰穿脑脊液呈血性。

(6)CT扫描应作为首选检查。

(7)全脑血管造影检查可帮助明确病因。

3.脑出血

(1)常于体力活动或情绪激动时发病。

(2)发作时常有反复呕吐、头痛和血压升高。

(3)病情进展迅速,常出现意识障碍、偏瘫和其他神经系统局灶症状。

(4)多有高血压病史。

(5)CT 扫描应作为首选检查。

(6)腰穿脑脊液多含血和压力增高(其中 20％可不含血)。

4.动脉粥样硬化性血栓性脑梗死

(1)常于安静状态下发病。

(2)大多数发病时无明显头痛和呕吐。

(3)发病较缓慢,多逐渐进展,或呈阶段性进行,多与脑动脉粥样硬化有关,也可见于动脉炎、血液病等。

(4)一般发病后 1～2 天内意识清楚或轻度障碍。

(5)有颈内动脉系统和/或椎-基底动脉系统症状和体征。

(6)应做 CT 或 MRI 检查。

(7)腰穿脑脊液一般不应含血。

5.脑栓塞

(1)多为急骤发病。

(2)多数无前驱症状。

(3)一般意识清楚或有短暂性意识障碍。

(4)有颈动脉系统和/或椎-基底动脉系统症状和体征。

(5)腰穿脑脊液一般不含血,若有红细胞可考虑出血性脑梗死。

(6)栓子的来源可为心源性或非心源性,也可同时伴有其他脏器、皮肤、黏膜等栓塞症状。

6.腔隙性梗死

(1)发病多由高血压动脉硬化引起,呈急性或亚急性起病。

(2)多无意识障碍。

(3)应进行 CT 或 MRI 检查,以明确诊断。

(4)临床表现都不严重,较常见的为纯感觉性卒中、纯运动性轻偏瘫、共济失调性轻偏瘫、构音不全-手笨拙综合征或感觉运动性卒中等。

(5)腰穿脑脊液无红细胞。

7.无症状性脑梗死

为无任何脑及视网膜症状的血管疾病,仅为影像学所证实,可视具体情况决定是否作为临床诊断。

二、鉴别诊断

(一)口僻

口僻又称吊线风。口僻以口眼㖞斜、目不能闭、口角流涎为主要临床表现,起病突然,一年四季均可发生,以春秋两季为多见,发病年龄以青壮年为多,发病前多有明显的局部受凉、风吹等诱因。与中风的临床表现、起病原因、发病年龄等明显有别。中风也有以口眼㖞斜为主要表现者,

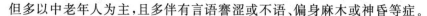

但多以中老年人为主,且多伴有言语謇涩或不语、偏身麻木或神昏等症。

(二)痫病

痫病患者虽起病急骤,突然昏仆倒地,但神昏多为时短暂,移时自行苏醒,醒后如常人。中风患者昏仆倒地,其神昏症状重,持续时间长,多难以自行苏醒,多遗留明显后遗症。痫病患者多伴有肢体抽搐、口吐白沫、四肢僵直、两手握拳、双目上视、小便失禁,一般无半身不遂、口舌㖞斜等症,发病者以儿童、青少年居多,且有多次相似发作的病史可寻。应当注意的是,少数中风先兆发作的患者,与部分痫病的发作相似。如年龄在 40 岁以上,首次发作者,应注意观察,并进行必要的检查,以资鉴别。

(三)厥病

厥病的突然昏仆、不省人事,需与中风相鉴别。但厥病神昏时间短暂,同时常伴四肢逆冷,一般延迟苏醒,醒后无半身不遂、口舌㖞斜等中风特有的症状。而中风多遗留明显后遗症。

(四)痉病

痉病以四肢抽搐、项背强直,甚至角弓反张为主症,病发中也可伴有神昏,应与中风阳闭相鉴别。痉病神昏多出现于抽搐之后,而中风者多病起即有神昏,而后出现抽搐。痉病者抽搐时间长,中风者抽搐时间短。痉病者无半身不遂、口舌㖞斜等中风后遗症。

(五)痿病

痿病有肢体瘫痪、活动无力,但多起病缓慢,以双下肢瘫或四肢瘫为多见,或有患肢肌肉萎缩,或见筋惕肉。中风的肢体瘫痪多起病急骤,且以瘫痪不遂为多见。痿病者起病时无神昏,中风者常有不同程度的神昏,据此多可鉴别。

三、证候诊断

(一)风痰火亢证

主症:半身不遂,口舌㖞斜,言语謇涩或不语,感觉减退或消失,发病突然。

次症:头晕目眩,心烦易怒,肢体强急,痰多而黏,舌红,苔黄腻,脉弦滑。

(二)风火上扰证

主症:半身不遂,口舌㖞斜,言语謇涩或不语,感觉减退或消失,病势突变,神志昏蒙。

次症:颈项强急,呼吸气粗,便干便秘,尿短赤,舌质红绛,舌苔黄腻而干,脉弦数。

(三)痰热腑实证

主症:半身不遂,口舌㖞斜,言语謇涩或不语,感觉减退或消失。

次症:头痛目眩,咳痰或痰多,腹胀便干便秘,舌质黯红,苔黄腻,脉弦滑或偏瘫侧弦滑而大。

(四)风痰瘀阻证

主症:半身不遂,口舌㖞斜,言语謇涩或不语,感觉减退或消失。

次症:头晕目眩,痰多而黏,舌质黯淡,舌苔薄白或白腻,脉弦滑。

(五)痰湿蒙神证

主症:半身不遂,口舌㖞斜,言语謇涩或不语,感觉减退或消失,神昏痰鸣。

次症:二便自遗,周身湿冷,舌质紫黯,苔白腻,脉沉缓滑。

(六)气虚血瘀证

主症:半身不遂,口舌㖞斜,言语謇涩或不语,感觉减退或消失。

次症:面色白,气短乏力,自汗出,舌质黯淡,舌苔白腻或有齿痕,脉沉细。

(七)阴虚风动证

主症:半身不遂,口舌喎斜,言语謇涩或不语,感觉减退或消失。

次症:眩晕耳鸣,手足心热,咽干口燥,舌质红瘦,少苔或无苔,脉弦细数。

四、病因病机

(一)病因

1.正气虚衰

年老体衰,或久病气血亏损,元气耗伤,则脑脉失养。气虚则运血无力,血流不畅,而致脑脉瘀滞不通;阴血亏损,则阴不制阳,阴亏于下,阳亢于上,阳化风动,夹痰浊、瘀血上扰清窍,邪气滞留于虚损之脑脉而形成下虚上实,突发本病。

2.劳倦内伤

烦劳过度,易使阳气升张,引动风阳,造成内风旋动,则气火俱浮,迫血上涌,或兼夹痰浊、瘀血上壅清窍;或血之与气并走于上,壅胀脑脉,终成大厥、昏仆之候;因此而中风者,病情多重。

3.饮食不节

嗜食肥甘厚味,辛香炙烤之物,或饮酒过度,以致脾胃受伤,脾失运化,痰浊内生,郁久化热,痰热互结,壅滞经脉,上蒙清窍。

4.五志所伤,情志过极

七情失调,肝失调达,肝气郁结,气机郁滞,血行不畅,瘀结脑脉;暴怒伤肝,则肝阳上亢,或心火暴盛,风火相煽,血随气逆,上冲犯脑。凡此种种,均易引起气血逆乱,上扰脑窍而中风。

5.痰浊

多因脾失健运,或肝旺克脾,或肝郁化火,炼液成痰。痰浊日久化热,痰热互结,壅滞血脉,上蒙清窍而成中风。

6.瘀血

多因正气虚衰,气虚运血无力,血脉瘀滞;或暴怒伤肝,肝阳暴亢,血随气逆,上壅清窍,瘀结于脑脉;或肝气郁结,气滞血瘀,发为本病。

此外,气候骤变、烦劳过度、情志相激、用力不当等均可诱发或加重本病。

(二)病机

1.发病

起病多急。在活动状态下发病,尤其是在用力不当或情绪激动时发病。多突然昏仆或无昏仆而突发半身不遂、口舌喎斜、舌强言謇或不语、偏身麻木,多于短期内病情发展至严重程度。而于安静或睡眠状态下发病者,部分可呈渐进性加重,发病前可有头晕、头痛、手足麻木或无力、一时性言语不利、阵阵心悸等先兆症状。

2.病位

病位在脑髓血脉,涉及心、肝、脾、肾等多个脏腑。

3.病性

病性属本虚标实。中风急性期以风、火、痰、瘀等标实证候为主,常由于脑络受损,神机失用,而导致多脏腑功能紊乱,出现清窍闭塞、腑气不通、痰瘀互阻、血脉不畅等诸多证候,如《黄帝内经》中所述的"主不明,则十二官危"。恢复期及后遗症期则表现为虚实夹杂或本虚之证,气虚、阴虚证候逐渐明显,以气虚血瘀、肝肾阴虚为多,也可见气血不足、阳气虚衰之象,而痰瘀互阻往往

81

贯穿中风病的始终。

4.病势

若初起时,仅见半身不遂、口舌㖞斜、舌强言謇、神志清醒,则清窍尚未被蒙塞,病情尚轻。如果病情进一步发展,渐至神昏、清窍不开、神昏日重,则病情危笃,甚则合并呕血、便血、厥脱等病证,即难救治。

5.病机转化

在疾病的发展过程中,病机转化迅速是中风病的主要特点。其病机转化决定于内风、邪热、痰浊、瘀血等病邪与人体正气相争及其消长变化的结果。急性期,邪气盛,脑脉痹阻或血溢于脑脉之外,清窍蒙塞,如果正气不衰,经过辨证论治,邪热清,内风息,痰浊化,瘀血祛,神明逐渐恢复,半身不遂诸症也可逐渐减轻。如平素体弱,正气先衰,或邪气过盛,气血逆乱,窍闭不开,脏腑功能紊乱,则正气耗伤,终至元气败脱,阴阳离决。恢复期,虽然病邪大减,但正气亦已大伤,已无神昏窍闭,但由于正气虚衰,其半身不遂诸症仍然存在,尤其是年老体衰、肾精大伤、髓海空虚之人,每见呆痴之症。

中风初起时,内热征象多不明显,但内风煽动,痰浊、瘀血内蕴,阳气郁积,多有化热趋势。内热既盛,一是邪热灼伤正气,二是能炼液为痰,三则化风迫血,从而加重气血逆乱上冲之势。这在中风的病机转化中是一个值得重视的问题。

在中风病的发病和演变过程中,风和火是体现中风病疾病层面的证候要素,其发展变化与疾病的变化密切相关,而痰、瘀是体现证候层面的证候要素。

6.证类病机

风痰火亢证:痰热瘀血夹风火,上犯于脑,以致清窍闭塞,神明失司。故本证患者神昏较重,甚至昏聩无知。正邪交争剧烈,阳热内扰、外犯,内扰则胸腹灼热,外犯则邪闭经脉,阳气不宣,而见四肢厥冷。甚则窍闭不开,脏腑功能紊乱,气机升降失常,浊阴上逆,胃失和降而见呕吐、呃逆、头痛;邪热迫血,可见呕血、便血;严重者气机闭塞不通,可见喘促等症。

风火上扰证:多因平素气恼劳碌,阴阳失调,肝失调达,气机不畅,肝气郁结,久郁化火,复因情志相激,易于肝阳上亢,风火相煽,鼓荡气血,逆乱上冲犯脑,故见眩晕头痛、面红目赤、烦躁易怒。本证邪实,最易扰乱神明,而致清窍闭塞,转化为中脏腑证,素体阳盛、体壮实者多见此证,平素时有风阳旋动之象,复因情志相激,烦劳过度,引动风阳上扰,气逆血乱,上冲清窍,神明扰动而成。临证常见恍惚、迷蒙,甚或神昏、半身不遂、口舌㖞斜等;风阳扰动,筋脉失养,故患肢瘫痪而强痉拘急。于急性期本证变化最为迅速。

痰热腑实证:平素饮食不节,嗜好膏粱厚味及烟酒等易生痰浊、内热之物,则脾胃受伤,运化失司,痰浊内生;若阳盛之体,则痰瘀化热,痰热互结,夹风阳之邪上扰清窍,痹阻脑脉而发本病。痰滞中焦,则升降功能失常,腑气不通,脘腹胀满,大便秘结。本证于急性期比较多见,腑气不通是临床的主要表现。如果痰热互结,糟粕存聚不下,不能及时祛除,中焦阻塞,清阳不升,浊阴不降,常可导致清窍闭塞,使病情加重。

风痰瘀阻证:由于老年体衰,或劳倦内伤,致使脏腑功能失调,内生痰浊、瘀血,借助肝风上窜之势,留滞于虚损之脑脉,影响神气的出入通达,故见半身不遂、口舌㖞斜、舌强言謇、偏身麻木。本证临床最为常见,一般病情稳定。

痰湿蒙神证:素体阳虚,湿痰内蕴,复因烦劳过度,或情志相激,致风阳内旋,湿痰借助风阳上逆之势,蒙塞清窍,阻滞神明出入之路而为本证。湿痰阴邪,易伤阳气,故本证者虽易有神昏不

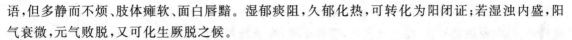

语,但多静而不烦、肢体瘫软、面白唇黯。湿郁痰阻,久郁化热,可转化为阳闭证;若湿浊内盛,阳气衰微,元气败脱,又可化生厥脱之候。

气虚血瘀证:乃因平素体弱,或久病体虚,或正邪相争耗伤正气;气为血之帅,气虚则无力运血,血行不畅瘀滞脑脉发为中风。除有半身不遂、口舌㖞斜等中风表现外,还见气短乏力、面色白、困倦、口角流涎、自汗出、手足肿胀,多以心脾气虚为主;若兼有气虚者,可有小便失禁、腰酸腿软。

阴虚风动证:素体肝肾阴虚,阴不制阳,内风煽动。一则由于肝肾阴血不足,脑髓失养而空虚;二则内风旋动,气逆血乱,上犯虚损之脑髓血脉而发为本病,见半身不遂、口舌㖞斜、心烦、手足心热等症。本证多见于年老体衰之人。阴虚多生内热,内热灼伤阴精,则阴虚日甚。病久则阴损及阳,终致阴阳俱损。临床上单纯阴虚风动者并不多见,每多夹有气虚、血瘀、痰浊为患,但总以阴虚为主。

中风不伴神志障碍者,其基本病机为正气未衰,风火、痰浊、瘀血、腑实等实邪不甚,以致内外二因交互作用,造成气血逆乱,上犯于脑,邪气滞于脑之经脉,或脑脉损伤,故见偏身麻木、半身不遂、口舌㖞斜、言语謇涩等。

若病情恶化,可转化为神明受损,其基本病机为风痰、瘀血、邪热等实邪交互作用,鼓荡气血,逆气上冲,血随气涌,上犯于脑,堵塞神明出入之路,造成脑体受损,神气伏匿不出而为患。故临床必有神昏或昏聩等清窍蒙塞、神明失司等症。本证多见于急性期,起病时即现神昏者,邪气炽盛,正气虚衰,病情危笃;一部分由其他病变演化而来者,多因调护失宜,或失治误治,正不胜邪而致病进,每见于病发数天之后。在恢复期或后遗症期,如因复中者,治疗颇难。

中风患者病情危笃临终之时,常由闭证转化而来。发病时即表现为闭证者甚为少见。痰热内闭清窍,日久窍闭不开,耗伤正气,阳气衰微。故临床除见神昏、昏聩等清窍蒙塞的症状外,还见有五脏真阳之耗竭、元气败脱的表现,如冷汗淋漓、目合口开、舌卷囊缩、气息低微、脉微欲绝。本证属中风危候,多难救治。

五、临床治疗

(一)分证论治

1.辨证思路

(1)辨病性:根据发病年龄,起病形式,临床特点结合影像学检查结果辨病性,以明确是缺血性中风还是出血性中风。

(2)辨病位深浅:根据《金匮要略》提出的中络、中经、中腑、中脏的概念,临床可将中风病分为中经络、中脏腑。中经络者病位浅、病情轻,不伴意识障碍;中脏腑者病位深、病情重,伴有意识障碍。一般缺血性中风起病相对较缓,多无意识障碍,以中经络者为主,少数患者可进行性加重而出现意识障碍,移行为中脏腑;出血性中风多发病急骤,重者起病即见神昏,直中脏腑,轻者,仅表现为半身不遂等症而无意识障碍。临床应注意判别病位及病机的转化。如:急性期中脏腑者,可因邪盛正衰,而成元气败脱之证,或病情好转,而转化为中经络。起病为中经络者,可渐进加重,发展为中脏腑,出现意识障碍。若患者虽病发时无意识障碍,但表现为饮水发呛,吞咽不能,声音嘶哑,甚或发音不能,也属病入脏腑,可迅速出现意识障碍,危及生命。正如沈金鳌所说:"盖中脏者,病在里,多滞九窍。"

(3)辨病势顺逆:临床应注意观察中风患者神志及瞳神的变化,根据"神"的变化以判断病势的顺逆。如起病时神清,而逐渐神志昏蒙者,则病势为逆;如发病即神昏,治疗后意识逐渐转清,则病势为顺;或虽见神昏,而正气未衰,瞳神正常,呼吸均匀,脉象实而有力,则尚有转机之势;若昏聩不知,瞳神异常,出现呃逆、呕血、抽搐、高热等变证,则病势凶险,难以救治。

(4)辨闭证、脱证:①闭证,为邪气内闭清窍,属实证。症见神昏、牙关紧闭、口噤不开、肢体强痉。阳闭者,伴面赤身热,气粗口臭,躁扰不宁,舌苔黄腻,脉弦滑数;阴闭者,伴面白唇黯,静卧不烦,四肢不温,痰涎壅盛,舌苔白腻,脉沉滑或缓。②脱证,为五脏阳气外脱,属危候。症见昏聩不知,目合口开,四肢松懈瘫软,肢冷汗多,二便自遗。

中风急性期标实证候突出,急则治其标,当以祛邪为主。常用醒神开窍、平肝息风、清化痰热、化痰通腑、活血通络等治疗方法。闭证当以祛邪开窍醒神法治疗;脱证则以扶正固脱为法;"内闭外脱"者,醒神开窍与扶正固脱可以兼用。恢复期与后遗症期多为虚实夹杂,治宜扶正祛邪,常用育阴息风、益气活血等法。

2.分证论治

(1)风痰火亢:半身不遂,口舌㖞斜,言语謇涩或不语,感觉减退或消失,头晕目眩,发病突然,心烦易怒,肢体强急,痰多而黏,舌红,苔黄腻,脉弦滑。

病机分析:由于肝肾阴虚,肝阳偏亢,阴阳失衡,上盛下虚,平素出现头晕头痛、耳鸣眼花、少眠多梦、腰腿酸软等症,或表现为面部烘热、心中烦躁、易怒、走路脚步不稳等,若遇诱因触动即可使肝阳上亢,内风动越,风盛化火,风火上扰清窍,横窜经络。因肝属厥阴风木之脏,体阴而用阳;肾藏精,主骨生髓通于脑,若肝肾阴虚,阴不制阳,则肝阳妄亢而生风,风为阳邪,暴躁等情志骤变相激之时,必致肝风旋转动越;另一方面,肝主疏泄,最喜条达,若郁怒忧思,致气郁不畅,郁而化火,风火相煽,上扰清窍,自然可见眩晕头痛、面红耳赤、口苦咽干、心烦易怒等症,如邪热充斥三焦,还可见尿赤便干。风火内窜经络,气血逆乱,可见半身不遂、口舌㖞斜、舌强言謇或不语、偏身麻木等症。舌质红或红绛是阴液不足的表现,舌苔薄黄为风阳化热,脉弦有力则为肝风内盛的象征。

治法:平肝泻火通络。阳亢者,宜平宜降;火热者,当涤当清。

常用方:天麻钩藤饮(《太平惠民和剂局方》)合镇肝息风汤(《医学衷中参西录》)加减。明天麻、钩藤、夏枯草、生石决明、川牛膝、黄芩、山栀子。加减:头痛头晕者,加菊花、桑叶;心烦易怒者,加牡丹皮、赤芍;便干、便秘者加生大黄。一般可根据病情调整其用量,于急性期可每天1剂,分2次服,或每天2剂,分4次服用。

常用中成药:清开灵注射液,40 mL加入0.9%氯化钠注射液250 mL中,静脉滴注,每天1~2次,10~14天为1个疗程。清热解毒,活血化瘀,醒脑开窍。用于中风急性期风痰火亢证。

针灸:①治法,平肝潜阳,泻火安神。②配穴:百会、风池、合谷、太冲、三阴交、四神聪(用三棱针点刺出血)。③方义:百会穴系手足三阳经与督脉之会,足厥阴肝经的循行又上出额,与督脉会于巅。正因如此,百会穴对中风半身不遂、口噤不开、昏迷、心烦等,具有明显的主治效用,具有清热开窍、平肝息风之功。合谷为人身四总穴之一,是大肠经原穴,在此与百会、风池、太冲配穴,疏风通经活络,醒神安神,在主方中与肩髃、曲池、手三里配穴,治疗上肢不遂。太冲穴是足厥阴肝经的俞穴,也是肝经原穴,具有疏肝理气、活血降逆、潜镇的功效,凡眩晕、头痛、血压升高等皆属其主治范围。风池是足少阳胆经在头部要穴,系手少阳三焦经、足少阳胆经与阳维脉之会穴,具有疏风醒脑、调气和血的功效。以上百会、风池、合谷、太冲4穴共用,再加三阴交,对于肝阳暴亢、风火上扰证的中风,有平肝潜阳、泻火安神的功效。除此,如表现肝阳亢、肝火盛、血压高等明显症状者,可用三棱针点刺经外奇穴四神聪,使少出血,以增强平肝泻火安神的作用。

临证参考:本证以邪热、痰浊、瘀血等邪实为主,故以祛邪为先。病情重者,多需采用综合措施积极抢救。患者窍闭神昏、口噤不开者,口服汤剂困难,则需用静脉滴注、鼻饲、灌肠等多途径给药,进行救治。临床要合理应用金石、介类等重镇降逆之品。

(2)风火上扰:半身不遂,口舌喝斜,言语謇涩或不语,感觉减退或消失,病势突变,神志迷蒙,颈项强急,呼吸气粗,便干便秘,尿短赤,舌质红绛,舌苔黄腻而干,脉弦数。

病机分析:本证多表现为阳闭轻证。平素所见眩晕、麻木之症是由肝肾阴虚,风火上扰,风痰阻络而成,本证在阴虚阳亢的基础上,遇到激烈的情绪变化,如气恼暴怒则病情于顷刻之间突变,此由五志化火引动肝风,使风火相煽上扰清窍,即见神志恍惚、迷蒙。半身不遂而肢体强痉拘急是因风火炽盛夹痰浊、血瘀窜扰经脉所成。便干便秘乃由风火上攻而清浊升降失常,以致胃肠腑气不畅的症状。舌质红绛是阴虚火旺的表现,舌苔黄腻而干可知风火痰浊亢盛,脉弦滑大数是邪实病重、风火痰瘀猖獗之征象。

治法:清热息风,开窍醒神。

常用方:羚羊角汤合天麻钩藤饮(《太平惠民和剂局方》)加减。羚羊角、明天麻、钩藤、生石决明、黄芩、山栀子、天竺黄、川牛膝、丹参、生大黄。加减:夹有痰浊者,加石菖蒲、远志、郁金;头痛甚者,加菊花、夏枯草;呕吐者,加半夏、旋覆花、代赭石。

常用中成药:清开灵注射液 40 mL 加入 0.9％氯化钠或 5％的葡萄糖注射液 250 mL 中,静脉滴注,每天 1～2 次,10～14 天为 1 个疗程。清热解毒,活血化瘀,醒脑开窍。用于中风急性期风火上扰证。牛黄清心丸:每次 1 丸,灌服或鼻饲,每天 1～2 次。益气养血,镇惊安神,化痰息风。用于烦躁不安,舌红苔黄,大便秘结者。

针灸:①治法,清热息风,开窍醒神。②配穴:劳宫、涌泉。③方义:遇中风闭证,见风火上扰清窍时,除主方外,加劳宫、涌泉二穴。劳宫穴为手厥阴心包经的荥穴,具有清心醒神之功效。涌泉穴为足少阴肾经井穴,具有通关、开窍、安神、镇静的作用,与主方中的水沟、十二井穴配合,对肢体强痉拘急能起到缓解作用。

临证参考:风阳火邪上扰神明是本证的基本病机。邪热上扰神明,进一步发展有邪闭心窍之趋势。因此,祛邪以防闭窍是治疗的关键。待病情稳定,神志恢复,治疗重点则当调理气血,以促进半身不遂等症的好转。风火之邪易夹血上逆,每加用凉血降逆之品,以引血下行。

(3)风痰瘀阻:半身不遂,口舌喝斜,言语謇涩或不语,感觉减退或消失,头痛目眩,咳痰或痰多,腹胀便干便秘,舌质黯红,苔黄腻,脉弦滑或偏瘫侧弦滑而大。

病机分析:中年以后,阴虚则内风易动,气虚则痰湿内生,风痰相搏,进而壅滞经脉,致使血行不畅而生血瘀,此属风痰瘀血痹阻脉络发为中风,头晕目眩之症,可于未发之前即有,发病之后加重,但也有不少患者,病发后以半身不遂为主,自觉症状很少。舌质黯淡,是血瘀之象。舌苔如见白腻为内蕴痰湿,脉弦为肝阳亢肝风动的表现,脉弦滑为中风常见的脉象。

治法:活血祛瘀,化痰通络。

常用方:化痰通络汤(《临床中医内科学》)加减。茯苓、半夏、天竺黄、胆南星、明天麻、紫丹参、香附、酒大黄。加减:若半身不遂重者可加天仙藤、伸筋草、鸡血藤以增强活血通络之力;或言语謇涩明显者可酌加菖蒲、玉蝴蝶。痰多质黏者加浙贝母、天竺黄、黄芩等;瘀血重,舌质紫黯或有瘀斑者,加桃仁、红花、赤芍以活血祛瘀;舌苔黄腻、烦躁不安等有热象者,加黄芩、山栀以清热泻火;头痛、眩晕者,加菊花、夏枯草以平肝泻火。

常用中成药:醒脑静注射液 20 mL 加入 0.9％氯化钠注射液或 5％葡萄糖注射液250 mL中,静脉滴注,每天 1 次,10～14 天为 1 个疗程。醒神止痉,清热凉血,行气活血,解毒止痛。用于中风病急性期风痰瘀阻证。牛黄清心丸:每次 1 丸,灌服或鼻饲,每天 1～2 次。益气养血,镇惊安神,化痰息风。用于烦躁不安,舌红苔黄,大便秘结者。

针灸:①治法,祛风化痰,活血通络。②配穴:百会、风池、中脘、足三里、丰隆、血海。③方义:本方除用百会、风池相配,疏肝息风,通经活络外,重点选择中脘、足三里、丰隆、血海四穴。中脘是胃经的募穴,同时又是八会中的腑之会穴,手太阳小肠、手少阳三焦、足阳明胃及任脉数经的交会穴,位置在腹部,是治疗脾胃疾病的要穴,常与足阳明胃经合穴足三里相配,以增健脾胃、调气和血。丰隆是胃经的络穴,别走足太阴脾,有化湿降逆、祛痰之功效。血海属脾经,专有调和气血、活血的功效。以上诸穴配合,对于风痰瘀血、痹阻脉络,能起到祛风化痰,活血通络的作用。

临证参考:可据症、舌、脉,以分辨内风、痰浊、瘀血的轻重程度,决定平肝息风、化痰通络、活血化瘀等药物的使用,一般以化痰、活血化瘀为主。风痰互结,瘀血阻滞,日久易从阳化热,故临证时用药不宜过于燥烈,以免助热生火。如病久体虚者,又当佐以扶正之品。

(4)痰热腑实:半身不遂,口舌㖞斜,言语謇涩或不语,感觉减退或消失,头痛目眩,咳痰或痰多,腹胀便干便秘,舌质黯红,苔黄腻,脉弦滑或偏瘫侧弦滑而大。

病机分析:本证虽以突然半身不遂为主症,但兼症、舌苔、脉象对判别证候的属性极为重要。根据舌、脉症状进行辨证分析,当属痰热腑实证,推其病因病理,可能有两种情况。一种是素有血瘀又蕴痰湿,气血不足的患者,遇情志劳累等诱因使气机逆乱于心胸,进而痰湿郁积中焦而化热,痰热阻滞,升降失职渐致腑气不通;另一种由于肝阳素盛又兼平时饮食不节,嗜酒过度或劳倦内伤致使脾失健运,聚湿生痰,痰郁化热。此是内蓄痰热的患者,遇到情志火极,内风动越之时,则出现内风夹痰夹火窜扰经脉,痰热阻滞即可使胃肠气机不能顺降而成腑实,进而可以影响气血的运行布达。总之,无论是由血瘀而致气滞痰阻,还是痰热导致气滞血瘀,皆是风夹痰浊、瘀血窜扰经络,而引起半身不遂,偏身麻木,口舌㖞斜。又因痰热夹滞阻滞中焦,使传导功能失职,升清降浊受阻,导致腑气不通而便干便秘。再者脾运力薄,清阳不升则可发生头晕、眩晕,并见痰多等症。如风痰阻于舌本,气血行涩,脉络不畅则造成语言謇涩。舌苔黄、黄腻、脉弦滑均属痰热,脉大为病进,偏瘫侧脉弦滑而大,说明偏瘫由痰湿阻络,正邪交争而成。

治法:化痰通腑。

常用方:星蒌承气汤(《临床中医内科学》)加减。胆南星、全瓜蒌、生大黄、芒硝。加减:热象明显者,加山栀子、黄芩;年老体弱津亏者,加生地黄、麦冬、玄参。

常用中成药:清开灵注射液 40 mL 加入 0.9％氯化钠注射液 250 mL 中,静脉滴注,每天 1～2 次,10～14 天为 1 个疗程。清热解毒,活血化瘀,醒脑开窍。用于中风急性期痰热腑实证。

复方芦荟胶囊:每粒 0.5 g,每次 1～2 粒,每天 1～2 次。调肝益肾、清热润肠、宁心安神。用于大便秘结不通者。清肝泄热,润肠通便,宁心安神。用于心肝火盛,大便秘结,腹胀腹痛,烦躁失眠。

针灸:①治法,化痰通腑,清热通窍。②配穴:曲池、合谷、中脘、大横、支沟。③方义:曲池、合谷穴泻阳明之热,清热保津。中脘与脾经、阴维之会穴大横相配合,可调大肠腑气而通便。特别是支沟穴的应用。由于三焦之经脉循行于上中下三焦,支沟穴是三焦经的经穴,有调理脏腑气机、行气通便的特殊效用,与风池、合谷、中脘、大横合用,进一步加强了本组处方化痰通腑、清热通窍的作用,以除其痰热,使腑气得通,气血调和,通经活络。

临证参考:正确掌握和运用通下法是治疗本证的关键。针对本证腑气不通而采用化痰通腑法,一可通畅腑气,祛瘀通络,敷布气血,使半身不遂等症进一步好转;二可清除阻滞于胃肠的痰热积滞,使浊邪不得上扰神明,气血逆乱得以纠正,达到防闭入脱之目的;三可急下存阴,以防阴竭于内,阳脱于外。掌握通下的时机,也是很重要的,一般认为,腑气不通即可使用本法治疗,不必等到痰热腑实已成,痞、满、燥、实、坚诸症悉备才用。舌苔黄腻、脉弦滑、便秘是本证的三大主要特征。芒硝、大黄剂量一般以 10～15 g 为宜,以大便通泻、涤除痰热积滞为度,不宜过量,待腑气得通,再改用其他治疗方法。大便得以通泻之后,痰热证在,并有血络瘀阻,故应清化痰热活络,药用全瓜蒌、胆南星、丹参、赤芍、鸡血藤等。如因痰热阻滞再次出现腑实证者,可再次给予通腑泄热之剂,腑气通后再拟清化痰热活络;见头晕者可加钩藤、菊花、珍珠母。如果舌质转红而烦躁不安,甚至彻夜不眠者,属痰热内蕴而阴液内耗,此时治疗最难,可以适当加入鲜生地、沙参、麦冬、玄参等育阴药,但不宜过多,恐有碍于涤除痰热。临床见痰热渐化之后转为气虚血瘀证者最多,然而在痰热刚刚化净的时候,虽有气虚见症,益气药物应以甘平或甘微温之品最适宜,药如太子参、茯苓、生山药、白扁豆等,注意避免过分甘温壅滞气机的药物。至恢复期纯属虚证而无热象者,可以考虑黄芪、党参等药的使用,可选用补阳还五汤加减。再者,本证总以半身不遂为主症,其症必由邪扰脉络,血瘀不行而成,因此本证治疗也应重视活血化瘀治法的应用。在具体运用方面应注意以下几点:一是早期血瘀必兼气滞,或气滞而导致血瘀者,此时应在活血药物中加入香附、郁金等理气行气的药物;二是病久常有气虚兼证,属于气虚血瘀者,应加入黄芪、党参、太子参等补气药,因补气可以推动血行。

(5)痰湿蒙神:半身不遂,口舌㖞斜,言语謇涩或不语,感觉减退或消失,神昏痰鸣,二便自遗,周身湿冷,舌质紫黯,苔白腻,脉沉缓滑。

病机分析:本证患者多有阳虚阴盛的素质,在正气不足内蕴湿痰的情况下遇有肝风触动,导致风夹湿痰上壅清窍而成的内闭之证。因湿痰属阴,邪从阴化故成阴闭,所以症见痰涎壅盛、面白唇黯、四肢不温等症,半身不遂而肢体松懈瘫软是气虚、阳虚的表现,舌质黯淡是血瘀滞涩,正气不足的征象。

治法:温阳化痰,醒神开窍。

常用方:涤痰汤(《证治准绳》)加减。制半夏、陈皮、枳实、茯苓、淡竹茹、胆南星、石菖蒲、远志。加减:寒象明显者,加桂枝以温阳化痰。

常用中成药:醒脑静注射液 20 mL 加入 0.9％氯化钠注射液或 5％葡萄糖注射液250 mL中,静脉滴注,每天 1 次,10～14 天为 1 个疗程。醒神止痉,清热凉血,行气活血,解毒止痛。用于中风病急性期痰湿蒙神证。苏合香丸:温通开窍、行气止痛,以往用于中风痰厥、突然昏倒、不省人事、牙关紧闭、口舌㖞斜等症。苏合香丸为蜜丸,每丸重 3 g,口服或鼻饲每次 1 丸,每天 1～2 次。芳香开窍、行气温中。用于痰湿蒙塞心神的阴闭。

针灸:①治法,温阳化湿,豁痰开窍醒神。②配穴:水沟、承浆、劳宫、涌泉、中脘、气海、足三里、丰隆。③方义,本方主治痰湿蒙塞心神,仍属中风闭证,但兼症表现出明显的阳虚之象,因此除主方外,其配穴中突出应用了中脘、气海、足三里,以调中补虚,振奋元阳,合丰隆,共奏降逆利湿、化痰醒神的功效。此时配合灸气海、中脘,加强助阳温化寒湿之力。方中水沟穴与承浆穴合用,加强了水沟穴的回阳、开窍之功,具有较强的镇静作用。

临证参考:痰湿属阴邪,非温阳通达不能除之。治疗多选辛开温化之剂,但不可过用温燥及辛香走窜之品。如有化热倾向者,当佐清泄之剂。

中风若发病急,病情重,或治疗不当,最后表现为元气败脱,神明散乱的脱证,其临床症状:突然神昏、昏聩,肢体瘫软,手撒肢冷汗多,重则周身湿冷,二便自遗,舌痿,舌质紫黯,苔白腻,脉沉缓或沉微。

因元气败脱而神明失养故见神昏,甚则昏聩;肢体瘫软是元阳大衰不能充润所致;手撒肢凉汗多,重则周身湿冷,大便自遗,小便失禁,舌痿甚至不能吞咽,均属元阳耗竭命门火衰的表现;舌质紫黯、苔白腻是阳虚血瘀痰盛之征;脉沉主里,脉微主阳衰、少气、阴阳气血俱虚。治疗当急以益气回阳救逆为法。药用参麦注射液 40 mL 加入 25% 葡萄糖注射液 40 mL 中静脉注射,15 分钟 1 次,直至厥脱恢复。也可同时灌服由人参、附子组成的参附汤。若汗出不止者,加山茱萸、黄芪、龙骨、牡蛎以敛汗固脱;兼有瘀滞者,加丹参。本证属中风危候,当采用综合治疗措施进行抢救。

脱证常由闭证转化而来。若治疗及时,正气渐渐恢复,正邪交争也能使脱证转化为闭证,这是病情向好转的方向转化。在闭、脱转化的过程中,常可见到闭、脱互见的证候。若闭证中出现了汗出、遗尿等脱证症状,是病情有转重的趋势。若脱证经急救出现肢体强痉、脉转弦滑,是正气渐复正邪相争的征象。

(6)气虚血瘀:半身不遂,口舌㖞斜,言语謇涩或不语,感觉减退或消失,面色白,气短乏力,自汗出,口角流涎,心悸,便溏,手足肿胀,舌质黯淡,舌苔白腻或有齿痕,脉沉细。

病机分析:本证所见气短、乏力、自汗出,通常被称为气虚的三大主症。面色白是中气不足,不能荣华于颜面的表现。口角流涎一症,既因脾虚湿盛,又有气弱唇缓的缘故;心悸为心气虚,便溏为脾气虚,至于手足肿胀多在中风 2 周以后出现,此因气虚血阻,手足筋脉、肌肤失于气血的温煦、濡养而成。舌质黯淡为气虚血瘀之象,脉沉为阳气不足的征象。

治法:益气活血。

常用方:补阳还五汤(《医林改错》)加减。炙黄芪、红花、川芎、桃仁、当归、赤芍、地龙。加减:气虚明显者,加党参、太子参;言语不利者,加远志、石菖蒲、郁金以祛痰利窍;心悸喘息,加桂枝、炙甘草;肢体麻木者,加木瓜、伸筋草、防己以舒筋通络;肢体瘫软无力者,加续断、桑寄生、杜仲、牛膝;小便失禁者,加桑螵蛸、益智仁;血瘀重者,加莪术、水蛭等破血通络之品。

常用中成药:参麦注射液 40 mL 加入 5% 葡萄糖液 250 mL 中,静脉滴注;参麦注射液补气生津,止渴固脱。用于各种原因所致的气虚、津亏,表现为眩晕、晕厥、自汗、心悸、口渴、脉微等厥证、虚证;丹参注射液活血化瘀,通络止痛,适用于胸痹,肝郁等病;以及冠心病,心绞痛,慢性迁延性肝炎,自主神经功能紊乱等。灯盏花素注射液:50 mg 加入 0.9% 氯化钠注射液 250 mL 中,静脉滴注,每天 1 次,14 天为 1 个疗程。灯盏花素注射液适用于脑梗死后遗症,冠心病,心绞痛。苦碟子注射液:40 mL 加入 0.9% 氯化钠注射液 250 mL 中,静脉滴注,每天 1 次,14 天为 1 个疗程。苦碟子注射液适用于脑梗死急性期,冠心病,心绞痛。

针灸:①治法,益气活血,通经活络。②配穴:中脘、气海、关元、足三里、脾俞、膈俞。③方义:本方要点在于调理气血,气充则瘀血可行。中脘、气海、关元皆属任脉,气海为人身气之海,肓之原,既有补肾之功,又有健脾之效,使元气充溢。关元穴是手太阳小肠之募穴,又是足三阴经与任脉之会穴,三焦元气由此所生,有培肾固本、补益元气的功效。中脘、气海、关元三穴,再与足三里配合,为培元固本、补中益气之要穴。脾俞、膈俞属足太阳膀胱经背俞穴,脾俞为脾气之转输处,气血生化之源,能益气和营,膈俞系全身之血会,共奏益气活血通经活络之功。

临证参考:本证多见于恢复期和后遗症期。根据气虚的程度决定黄芪的用量,一般用量在

15～45 g,重者可用至 75 g。如急性期仅有气短乏力之症,而血瘀络阻突出,且有血瘀化热的趋势,则不宜重用黄芪,改用太子参、生山药、茯苓等甘平益气之品。本方尤多用于风痰瘀血、痹阻脉络证患者经调治转化为气虚血瘀证,此类证的治疗除服用益气活血方药外,应配合针灸、推拿疗法和加强肢体功能锻炼,以促进偏瘫恢复。

(7)阴虚风动:半身不遂,口舌喎斜,言语謇涩或不语,感觉减退或消失,眩晕耳鸣,手足心热,咽干口燥,舌质红瘦,少苔或无苔,脉弦细数。

病机分析:本证是由肝肾阴虚,肝阳偏亢形成上实下虚之证,又因情志刺激,化火灼阴,进而内风旋动,夹痰窜扰脉络而致半身不遂诸症。头晕耳鸣一症发病前后可出现此阴虚阳亢之征,失眠烦躁、手足心热是心、肝、肾阴液不足,虚火妄亢所致。舌质红绛少苔、无苔当属阴虚,黯红者属阴虚血虚,脉弦主肝风,脉细主血少,数脉为里热。

治法:育阴息风。

常用方:镇肝息风汤(《医学衷中参西录》)加减。生白芍、玄参、天门冬、生龙骨、生牡蛎、代赭石、明天麻、钩藤、白菊花。加减:夹有痰热者,加天竺黄、竹沥、川贝母以清化痰热;心烦失眠者,加黄芩、山栀子以清心除烦,加夜交藤、珍珠母以镇心安神;头痛重者,加生石决明、夏枯草以清肝息风。若见口角抽动,手足拘挛抽搐,或恢复期有肢体强痉拘急,宜加入全蝎、天麻、僵蚕等息风止痉。

常用中成药:生脉注射液 60 mL 加入 0.9％氯化钠注射液或 5％葡萄糖注射液 250 mL 中,静脉滴注,每天 1 次,14 天为 1 个疗程。益气养阴固脱。用于中风急性期气阴亏虚,阴气欲脱之证。

针灸:①治法,育阴潜阳,息风通络。②配穴:四神聪、神门、三阴交、心俞、肾俞、照海、太溪、涌泉。③方义:本证属阴虚阳亢内动。配穴的作用重点在于育阴息风。方中心俞、肾俞属足太阳膀胱经背俞穴。其中心俞疏通经络,调理气血,宁心安神;肾俞滋补肾阴,益智聪耳。照海、太溪、涌泉皆为足少阴肾经俞穴,照海为八脉交会之一,通于阴(跷)脉,具有泻火安神,通调经脉的作用。太溪是肾经的俞穴,也是本经的原穴,有补肾益阴,通利三焦之功。涌泉穴为肾经之井穴,主要起潜镇安神,通关开窍的作用。心俞、肾俞、照海、太溪、涌泉几穴配用,主要在于益阴息风、潜镇安神。这些俞穴,再配以四神聪镇静安神,配心经原穴神门及脾之三阴交,加强健脾以育阴,安神宁心的作用。

临证参考:风动之因在于阴液不足,故急当治其标,待标实一去即当扶正,滋阴敛阳以固其本。还需注意肝为刚脏,性喜条达而恶抑郁,故临床证时宜加麦芽、茵陈以顺应肝胆升发之性。因滋阴潜镇之品易碍胃气,故宜适当选用健脾养胃之品。本证可见于急性期,也可见于恢复期。在急性期若及时给予滋阴息风之剂,迅速平息内风,于 1～2 周后即可进入恢复期,并且预后较好。恢复期见阴虚风动证多由肝阳暴亢,风火上扰证转变而来。也有少数病例由痰热腑实证经治腑气已通,痰浊渐消,而邪热更炽,灼伤阴液,致使内风旋动转化为阴虚风动证。恢复期的阴虚风动证,精神护理最为重要,遇有情志刺激,心肝火旺即可触动内风,发为复中,若反复中风 2 次以上,预后不佳,致残率高。

(二)按主症辨证论治

临床上,中风患者多表现为某些症状比较突出,针对主症的治疗往往是临床的重点,中风病的主症为:突然昏仆、半身不遂、口舌喎斜、言语謇涩或不语,偏身麻木。

1.神昏

临床表现:神昏是以神志不清,不省人事,甚则对外界刺激毫无反应为临床特征的常见内科急症,也为中风病常见并发症之一。

治法:闭证宜开窍息风。阳闭者佐以清肝,阴闭者益以祛痰。脱证宜扶正回阳固脱。

(1)闭证:阳闭,羚羊角汤加减。羚羊角、龟甲、生地黄、牡丹皮、白芍、柴胡、薄荷、蝉衣、菊花、夏枯草、石决明。阴闭,涤痰汤(《奇效良方》)加减。制半夏、制南星、陈皮、枳实、茯苓、人参、石菖蒲、竹茹、甘草、生姜。

(2)脱证:大剂量的参附汤(《正体类要》)合生脉散(《内外伤辨惑论》)加减。人参、炮附子、麦冬、五味子。

加减:闭证,阳闭有抽搐,加全蝎、蜈蚣、僵蚕;痰多加竹沥、天竺黄、胆南星;痰多昏睡者加郁金、菖蒲。阴闭风证明显者加天麻、钩藤以平肝息风。脱证:汗出不止者,加黄芪、煅龙骨、煅牡蛎、山茱萸以敛汗固脱。

常用中成药:醒脑静注射液 20 mL 加入 0.9% 氯化钠注射液或 5% 葡萄糖注射液250 mL 中,静脉滴注,每天 1 次,10~14 天为 1 个疗程。醒神止痉,清热凉血,行气活血,解毒止痛。用于中风病急性期神昏闭证患者。清开灵注射液:40 mL 加入 0.9% 氯化钠注射液或 5% 葡萄糖注射液250 mL 中,静脉滴注,每天 1 次,10~14 天为 1 个疗程。清热解毒,活血化瘀,醒脑开窍。用于中风病急性期神昏闭证患者。参附注射液:100 mL 加入 0.9% 氯化钠注射液 250~500 mL 中,静脉滴注,每天 1 次,10~14 天为 1 个疗程。回阳救逆。用于中风中脏腑神昏阳气欲脱者。安宫牛黄丸:清热解毒,醒神开窍。每次 1 丸,灌服或鼻饲,每天 1~2 次。清热开窍,豁痰解毒。用于中风神昏证属邪热内陷心包,痰热内闭清窍的阳闭者。苏合香丸:温通开窍、行气止痛,以往用于中风痰厥、突然昏倒、不省人事、牙关紧闭、口舌㖞斜等症。苏合香丸为蜜丸,每丸重 3 g,口服或鼻饲每次 1 丸,每天 1~2 次。芳香开窍、行气温中。用于中风病神昏痰湿蒙塞心神的阴闭者。

针灸:①闭证,取穴,水沟、十二井穴、内关、合谷、太冲。阳闭加风池、劳宫,阴闭加丰隆、公孙。②脱证,取穴,百会、水沟、风池、内关、合谷、太冲、神阙、关元、足三里。

临证参考:神昏一症,最为危急,需积极救治。临床遇到突然神昏的患者,首先要判断是否为中风神昏,其次要辨别是闭证还是脱证,是阴闭还是阳闭,是阴脱还是阳脱。准确辨证是施治的前提。

2.偏身麻木

临床表现:平常头晕眼花,急躁易怒,心烦口苦,因情志刺激突然偏身麻木,甚而一侧手足活动不灵,舌质稍见红色或舌边尖红,舌苔薄黄,脉细弦数。

治法:清肝散风,活血通络。

(1)常用方:清肝息风饮(验方)加减。夏枯草、黄芩、天麻、胆南星、菊花、钩藤、赤芍、草红花、鸡血藤、地龙、乌梢蛇、薄荷、防风。加减:伴有气血亏虚者,加丹参。

(2)常用中成药:活血通脉胶囊,每次 4 粒,每天 3 次。活血化瘀。可用于癥瘕痞块、血瘀闭经,跌打损伤见有眩晕、胸闷、心痛、体胖等属于痰瘀凝聚者。现代多用于冠心病、心绞痛、急性心肌梗死、高脂血症、脑血栓、肾动脉粥样硬化、肾病综合征等。

(3)针灸取穴:极泉、肩髃、曲池、外关、合谷、风市、阳陵泉、足三里、解溪、太冲。刺法每天针刺 1 次,12 次为 1 个疗程,极泉穴不留针,余穴得气后留针 30 分钟,每隔 10 分钟行针 1 次。

临证参考:气虚则麻,血虚则木。临证时辨气虚、血虚,治以补气、补血。

3.口舌㖞斜

临床表现:突然口舌㖞斜,重则口角流涎,咀嚼时食物滞留于患侧齿颊之间,或言语不清,少数患者可见偏身麻木或一侧肢体力弱,舌苔多见薄白而腻,或舌苔薄黄,脉细弦或弦滑者。

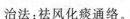

治法:祛风化痰通络。

(1)常用方:化痰通络汤(《临床中医内科学》)加减。茯苓、半夏、白术、胆南星、天竺黄、天麻、香附、丹参、大黄。加减:瘀血重,舌质紫黯或有瘀斑,加桃仁、红花、赤芍;舌苔黄腻,有热象者,加黄芩、山栀;头晕、头痛,加菊花、夏枯草。痰瘀阻络,易从阳化热,故用药不宜过于温燥,以免助阳生热。

(2)针灸取穴:下关、地仓、颊车、迎香、承浆。

临证参考:以口舌㖞斜为主症的中风病要与口僻鉴别。口僻以口眼㖞斜、目不能闭、口角流涎为主要临床表现,起病突然,一年四季均可发生,以春秋两季为多见,发病年龄以青壮年为多,发病前多有明显的局部受凉、风吹等诱因。中风以口眼㖞斜为主要表现者,多为中老年人,且多伴有言语謇涩或不语,偏身麻木或神昏等症。

4.半身不遂

半身不遂,也称偏瘫,指半侧躯干及手足不灵,活动受限。正如金元刘河间所说:"或留一偏,遂使手足不遂,言语謇涩"。

(1)正气不足,脉络瘀阻:以患肢偏废不用,瘫软无力为主,可兼有偏身麻木、口舌㖞斜、言语謇涩等症,也可出现乏力、气短、自汗、心悸、食少、便溏、手足胀、下肢重等气虚的症状。

治法:益气、活血、通络。

常用方:补阳还五汤(《医林改错》)加减。黄芪、桃仁、红花、当归、川芎、地龙、赤芍。加减:气虚明显者,加党参、太子参;言语不利,加远志、石菖蒲、郁金;心悸、喘息,加桂枝、炙甘草;肢体麻木,加木瓜、伸筋草;下肢瘫软无力,加续断、桑寄生、杜仲、牛膝;小便失禁者加桑螵蛸、益智仁;血瘀重者,加莪术、水蛭、鬼箭羽、鸡血藤等破血通络之品。

常用中成药:参麦注射液 40 mL 加入 5％葡萄糖液 250 mL 中,静脉滴注;参麦注射液补气生津,止渴固脱。用于各种原因所致的气虚、津亏,表现为眩晕、晕厥、自汗、心悸、口渴、脉微等厥证、虚证;丹参注射液活血化瘀,通络止痛,适用于胸痹,肝郁等病;以及冠心病、心绞痛、慢性迁延性肝炎、自主神经功能紊乱等。灯盏花素注射液:50 mg 加入 0.9％氯化钠注射液 250 mL 中,静脉滴注,每天 1 次,14 天为 1 个疗程。灯盏花素注射液适用于脑梗死后遗症、冠心病、心绞痛。苦碟子注射液:40 mL 加入 0.9％氯化钠注射液 250 mL 中,静脉滴注,每天 1 次,14 天为 1 个疗程。苦碟子注射液适用于脑梗死急性期、冠心病、心绞痛。

针灸:①上肢,肩髃、极泉、曲池、尺泽、少海、手三里、合谷、太渊、内关、外关、腕骨。②下肢,环跳、足三里、阳陵泉、昆仑、委中、三阴交。

临证参考:半身不遂是中风病的主症之一,其辨证尚需结合伴随的症状进行,单纯的半身不遂症状对于疾病的诊断有意义,对于证候的诊断并没有意义。

(2)血虚风盛,脉络瘀阻:半身不遂,以患肢强痉屈伸不利,甚至僵硬拘挛为主,也可兼有偏身麻木、口舌㖞斜、言语謇涩等症,并可出现头晕耳鸣、两目干涩、腰腿酸痛、心烦失眠、心悸盗汗等血虚阴虚,风阳内盛的症状。

治法:养血平肝,息风活络。

常用方:四物汤(《太平惠民和剂局方》)合天麻钩藤饮(《杂病证治新义》)加减。当归、赤芍、白芍、生地黄、川芎、钩藤、天麻、生石决明、桑寄生、川牛膝、杜仲、菊花、白蒺藜、丹参、鸡血藤。加减:头晕头痛加菊花,心烦易怒加牡丹皮、赤芍;便干便秘加生大黄;若出现意识恍惚为风火上扰清窍,可配合服用安宫牛黄丸或牛黄清心丸;若出现呕血,可加用凉血降逆之品以引血下行。

91

常用中成药:苦碟子注射液 40 mL 加入 0.9％氯化钠注射液 250 mL 中,静脉滴注,每天1 次,14 天为 1 个疗程。苦碟子注射液适用于脑梗死急性期,冠心病,心绞痛。

针灸:①上肢,肩髃、极泉、曲池、尺泽、少海、手三里、合谷、太渊、内关、外关、腕骨、肩风。②下肢,环跳、足三里、阳陵泉、昆仑、委中、三阴交。

临证参考:本证半身不遂为气血亏虚,感受外风,瘀血阻络所致,治疗总在养血祛风的基础上应用活血通络之品。

5.言语不利

(1)风痰阻络:言语不清或失语。可兼有半身不遂、偏身麻木、口舌㖞斜、喜忘喜笑等症,舌苔白腻,脉弦滑或滑缓。本证以舌强言謇为主症,可以独有此症,也可兼有半身不遂。

治法:祛风降痰,宣窍活络。

常用方:解语丹(《医学心悟》)加减。天麻、全蝎、白附子、制南星、天竺黄、菖蒲、郁金、远志、茯苓、太子参、半夏、陈皮。加减:伴有情志不畅、喜忘喜笑者,加疏肝解郁之品。

常用中成药:醒脑静注射液 20 mL 加入 0.9％氯化钠注射液或 5％葡萄糖注射液250 mL 中,静脉滴注,每天 1 次,10～14 天为 1 个疗程。醒神止痉,清热凉血,行气活血,解毒止痛。用于中风病急性期言语不利患者。

针灸:哑门、金津、玉液、神门透通里,上廉泉、前廉泉、列缺、舌面点刺。

临证参考:言语不利严重影响患者的生存质量,在药物治疗的同时可以积极配合语言康复训练促进患者语言功能的恢复。

(2)肾精亏虚:音哑甚至不能出声,舌体痿软也可偏歪不正。兼见偏瘫肢体瘫软,腰膝酸软,心悸气短,或便秘或遗尿,舌质黯淡,舌苔薄白,脉细无力,两尺脉弱。

治法:滋阴补肾利尿。

常用方:左归饮(《景岳全书》)加减。熟地黄、枸杞子、山茱萸、茯苓、怀山药、炙甘草、菖蒲、郁金、丹参、当归尾。加减:腰膝酸软者加杜仲、牛膝,心悸气短者加党参。

常用中成药:生脉注射液 60 mL 加入 0.9％氯化钠注射液或 5％葡萄糖注射液250 mL 中,静脉滴注,每天 1 次,10～14 天为 1 个疗程。益气养阴固脱。用于中风急性期气阴亏虚,阳气欲脱之证。

针灸:哑门、金津、玉液、神门透通里,上廉泉、前廉泉、列缺、舌面点刺。

临证参考:言语不利严重影响患者的生存质量,在药物扶正治疗的同时可以积极配合语言康复训练促进患者语言功能的恢复。

(三)其他中医疗法

1.中药熏洗

中药煎汤熏洗,直接作用于患侧肢体,有舒筋活络、缓解疼痛、减轻肿胀等多种作用,对缓解痉挛同样有很好的效果。

(1)适应证及方药:熏洗疗法主要适用于中风偏瘫的恢复期和后遗症期。根据患肢肌张力的不同选用不同的药物。对于肌张力增高手足拘挛者,选用伸筋草、透骨草、豨莶草、白芍、生甘草、木瓜、萆薢、汉防己、桑桂枝、红花、川乌、川椒等;而肌张力低下手足弛缓者,选用生黄芪、小茴香、鸡血藤、紫石英、苍术、红花、透骨草等。

(2)熏洗方法:对于中风偏瘫的患者主要以熏洗患侧局部为主,分上肢熏洗和下肢熏洗。在药液温度较高时,先以蒸气熏患肢,或以药液浸湿毛巾敷于患肢,主要是肩、肘、腕、手及髋、膝、踝关节等处。当药液温度下降到能浸浴时(一般为37～44 ℃),再将患侧主要是手足浸浴。浸浴的时间为20～30分钟。一剂药液可反复加热使用5～6次。

2.推拿

推拿疗法是中医学中的重要组成部分,它是医者运用各种手法作用于人体体表或做某些特定的肢体活动来防治疾病和恢复功能的治疗方法。具有疏通经络,调和气血,扶正祛邪,滑利关节,促进康复的作用。被动的肌肉按摩和关节牵张活动都可以通过牵张反射不断地向高级中枢输入促通信号,实现功能重组或再塑,从而抑制低级中枢控制的异常活动,实现高级中枢控制的独立运动。

(1)常用推拿手法:按法、摩法、推法、拿法、揉法、法、搓法、摇法、拍打法。

(2)常用穴位:上肢穴位有肩髃、肩髎、肩井、臂臑、曲池、尺泽、少海、大陵、阳谷、阳溪、手三里、合谷等。下肢穴位有环跳、风市、髀关、阳陵泉、足三里、血海、梁丘、委中、委阳、承山、三阴交、悬中、解溪、太溪、昆仑等。其他穴位有风池、风府、缺盆、膈俞、肝俞、肾俞等。

(四)急证的处理

1.吐血、呕血

吐血、呕血为中风急危重症之一,常见于临终前患者,由阴阳离决,阳气大衰,失于固摄,血随气逆而成。也有见于肝阳妄亢,风阳内动挟胃气溃逆之时者,此与呃逆并见。

(1)阴阳离决,阳气暴衰,固摄无权:表现为骤然呕吐大量黯咖啡色血液,旋即昏聩,目珠固定或上翻,或斜视,舌卷囊缩,口唇爪甲发绀,四肢厥冷,面色晦暗,脉由洪大滑数转为沉细或沉微欲绝。本证抢救多需参附注射液、参麦注射液等静脉滴注。但病势凶险,常来不及救治,数分钟内患者即呼吸、心跳停止。即使积极争取时间采用中西医综合抢救措施,密切观察病情,全力抢救,目前也极难取得成功。

(2)肝阳上亢协胃气冲逆:表现为吐血黯咖啡色或鲜血,每次数十毫升或100～200 mL,神志迷蒙或昏迷,面红目赤,烦躁不安,便干尿赤,舌质红苔薄黄,或少苔、无苔,脉细弦数。

治法:凉血止血为先,继而平肝潜阳。

方药:犀角地黄汤加减。

水牛角30 g,生地黄30 g,赤芍15 g,牡丹皮9 g。水煎取150 mL,分2～3次鼻饲或灌服。

还可用血宁冲剂。其处方由大黄、黄连、黄芩等药组成,应急止血。取用6 g,以白开水调匀,鼻饲或灌服。

若吐血已止,可给天麻钩藤饮加减治疗,以平肝潜阳息风,防再次出血。

2.抽搐

部分中风患者在急性期神昏、昏聩时,出现肢体强痉抽搐,此属变证,病势危重,必须积极救治,否则有伤性命之虞。此类抽搐多由风火痰瘀邪盛,肝阳妄亢生风,内风旋动而成。可兼见躁扰不宁,面红目赤,舌质红、红绛或黯红,脉弦滑而大。治疗时,应先用加味止痉散(由全蝎、蜈蚣、珍珠组成),每次3 g,用白开水调匀鼻饲;再应用清开灵注射液40 mL,加入5%或10%葡萄糖溶液250～500 mL中,静脉滴注,同时给予灯盏花素注射液40 mL,加入5%或10%葡萄糖溶液250～500 mL中,静脉滴注,以清热化痰,凉血解痉,宣开清窍。若抽搐可止,则改用天麻钩藤饮或镇肝息风汤加减预防再次发作。对发作时面唇青黯晦滞,脉微欲绝者,应采用中西医综合措施抢救,或许能够转危为安。

(五)变证治疗

1.呃逆

呃逆可见于中风的中脏腑急性期,也可见于中经络之重证向中脏腑转化的过程中,所以此类呃逆患者多处于神志迷蒙或昏迷的状态,呃声急促而不连续,甚至床动身摇,因呃逆不能进饮食,痛苦极大。还可兼见大便秘结或大便自遗。论其病因多在大病之初,血气奔并于上,骤然升降逆乱,风火痰热损伤胃气胃阴。缘胃之气阴受创致逆气上冲而生呃逆。此属重证,随病势恶化还能导致胃气败绝。还有因气机升降失常之后,痰热壅阻胃肠导致腑实,胃气难以顺降则折返上越演致频繁呃逆。另外,中脏腑之痰湿蒙塞心神证与元气败脱、心神散乱证,病必及肾,由肾气失于摄纳,引动冲气上乘,挟胃气动膈而生呃逆之证。综观呃逆轻重差别极为明显,出现于中风中脏腑急性期的呃逆,绝不同于一般,多为病势危笃或向危重转化的一种表现,是属土败胃绝之险象,其病预后较差,若能及时恰当救治,或能转危为安。应该指出,发生于恢复期的呃逆,或虽在急性期,在病情逐步好转时发生的呃逆,其治疗较易而预后较好,两者需要分清。

(1)胃气阴两伤:呃声短促不连续,唇燥舌干,神昏烦躁,大便干结而难,舌质红或红绛,苔黄燥或少苔,脉细弦数。

治法:益气养阴,和胃止呃。

常用方:人参粳米汤。

西洋参 6 g,优质粳米 30 g。先煮西洋参取 100 mL,再煮粳米,取米汤 400 mL,兑匀成 500 mL,分 2～4 次鼻饲或灌服,每天 1 剂。

本证多见于中风急性期,是阳闭证的并发证候,应在平肝清肝、息风化痰、凉血开窍治疗阳闭的同时,配以益气养阴,和胃止呕。如胃阴得复,胃气得以顺降,一般呃逆也较易得到控制。

(2)痰热腑实,浊气不降:呃声洪亮有力,口臭烦躁,甚至神昏谵语,便秘尿赤,腹胀,舌红苔黄燥起芒刺,脉滑数或弦数而大。

治法:通腑泄热,和胃止呕。

常用方:大承气汤加味。

生大黄、芒硝、厚朴、枳实、沉香粉。

2.戴阳证

戴阳证是中风最危险的变证,属于急性期脱证的临终表现。王永炎通过临床总结发现戴阳以元气败脱、心神散乱证最为多见。患者昏迷,无论此脱证是由阳闭或阴闭转变而来,此时已呈现出四肢冰凉、周身湿冷、手撒遗尿、脉微沉细等阳气大衰,阴寒内盛的征象。多出现于上午9:00至午后13:00,发现患者突然颜面潮红可延至头部也潮红,其两颊泛红颜色稍浓,但触摸面颊不热,四肢厥冷如故,脉沉微衰如故。戴阳证的基本病机是邪盛正虚,阴阳格拒。论其治疗原则当为调和阴阳,扶正祛邪,但病势凶险,顷刻之间患者即被夺走生命。

(熊晓玲)

第五章 心内科病证

第一节 心 悸

　　心悸是指气血阴阳亏虚，或痰饮瘀血阻滞，心失所养，心脉不畅，引起心中急剧跳动，惊慌不安，不能自主为主要表现的一种病证。心悸发作时常伴气短、胸闷，甚至眩晕、喘促、晕厥；脉象或数，或迟，或节律不齐。心悸因惊恐、劳累而发，时作时止，不发时如常人，病情较轻者为惊悸；若终日悸动，稍劳尤甚，全身情况差，病情较重者为怔忡。惊悸日久不愈也可转为怔忡。

　　心悸病位主要在心，病因较复杂，既有体质因素、饮食劳倦或情志所伤，也有因感受外邪或药物中毒所致。其虚证者，多因气血阴阳亏虚，引起心神失养，治当补益气血，调理阴阳，以求气血调畅，阴平阳秘，配合应用养心安神之品，促进脏腑功能的恢复；实证者常见痰浊、瘀血、水饮，而致心神不宁，治当化痰，涤饮，配合应用活血化瘀之品，以求去邪安正，心神得宁；当临床表现虚实夹杂时，当根据虚实轻重之多少，灵活应用益气养血，滋阴温阳，化痰涤饮，行气化瘀，养心安神，重镇安神之法。

　　初起病情较轻，此时如辨证正确，治疗及时得当，且患者积极配合，则疾病容易恢复。若失治、误治或患者欠配合，病情也有由轻转重者，特别是老年人，肝肾本已渐亏，阴阳气血亦不足，如若病久，心病累及肝肾，导致真气亏损越重，则病情复杂，治疗较难，恢复也慢。此外，老年人心悸初起多属虚，以心气不敛，心血不足为多见，日久易虚实夹杂，使病情加重。

　　心悸多见于各种心律失常，心悸可发于任何年龄，但老年人素体亏虚，心气不足，心悸的发生率可随增龄而增高。心悸常常提示心脏本身疾病，也可为其他疾病的主要症状之一，如胸痹、失眠、健忘、眩晕、水肿、喘病等也可出现心悸症状。

　　心悸是一种多病种多因素引起的综合征，西医西药尽管对一些心律失常具有较好的疗效，但多为对症治疗，一些抗心律失常的药物甚至可以引起药源性的心律失常，而中医中药的整体治疗，体现了标本兼治、安全有效的优势，尤其是对一些功能性的心悸，具有明显的效果。

　　根据本病的临床表现，各种原因引起的心律失常，如心动过速、心动过缓、期前收缩、心房颤动或扑动、房室传导阻滞、病态窦房结综合征、预激综合征及心功能不全、神经官能症等，凡具有心悸临床表现的，均可参考本节辨证论治。

一、病证诊断

(一)诊断标准

1.疾病诊断标准

(1)中医诊断标准:自觉心搏异常,或快速或缓慢,或跳动过重,或忽跳忽止。呈阵发性或持续不解,神情紧张,心慌不安。伴有胸闷不适,心烦寐差,颤抖乏力,头晕等症。中老年患者,可伴有心胸疼痛,甚则喘促,汗出肢冷,或见晕厥。可见数、促、结、代、缓、迟等脉象。常有情志刺激,惊恐,紧张,劳倦,饮酒等诱发因素。血常规、血沉、抗"O"、T_3、T_4 及心电图,X 线胸部摄片、测血压等检查,有助明确诊断。

(2)西医诊断标准如下。

快速性心律失常。期前收缩:诊断依据主要根据心电图检查结果。

房性期前收缩:①P 波提前出现,与正常 P 波不同。②P-R 间期>0.12 秒,QRS 波群形态多正常,只有在出现室内差异性传导时,QRS 波形态呈现右束支阻滞图形;P 波后也可不出现 QRS 波。③代偿间期多不完全。

结性期前收缩:①提前出现的 QRS 波群和逆行的 P 波,QRS 波形态与正常基本相同。②逆行 P 波在 QRS 波群前时,P-R 间期<0.12 秒;逆行 P 波在 QRS 波群后时,P-R 间期<0.20 秒;P 波有时埋在 QRS 波群内而不见。③多为完全代偿间期。

室性期前收缩:①QRS 波群提前出现,形状宽大、粗钝、或有切迹,波群时间延长>0.12 秒。②QRS 波群前无 P 波。③代偿间期完全。

阵发性室上性心动过速:诊断依据主要根据心电图。

心电图特征:①相当于一系列很快的房性或交界性期前收缩,频率为 160~220 次/分,节律十分规则。②P 波形态不同于窦性 P 波,或与 T 波融合,难以辨别有无 P 波,如能辨认时,P′波在 Ⅱ、aVF 导联直立,P′-R 间期>0.12 秒,可认为是房性阵速,若 P′波为逆行性,P′-R 间期<0.12 秒,R-P′间期<0.20 秒者,则为交界性阵速。③QRS 波群形态与窦性心搏相似,偶可因差异性心室传导而增宽。④可有继发性 ST-T 改变。

发作时心电图有确诊价值,表现为房性,房室交界性或室性心动过速的心电图特征。

心房纤颤:诊断依据主要根据体征、心电图。

体征:①第一心音强弱不等。②心律绝对不规律。③脉搏短绌。(心率>脉率)

心电图特征:①P 波消失,代之以频率为每分钟 350~600 次的大小不等、形态不同、间隔不匀的房颤波(简称为 f 波)。f 振幅>0.1 mV 为粗大型;<0.1 mV 为纤细型。f 波在 Ⅱ、Ⅲ、aVF 导联中多明显可见,但以 V₁ 导联最为明显。②大多数病例,房颤心室率快而完全不规则,多在每分钟 120~180 次,如因病变或洋地黄影响下发生高度房室传导阻滞,可出现心室率每分钟 <70 次。③QRS 波群的形态与正常相同,但伴有室内差异性传导时,QRS 波可增宽、畸形。

缓慢性心律失常。房室传导阻滞:诊断依据主要根据心电图检查结果。

一度房室传导阻滞:常无症状和体征。心电图示:①P-R 间期延长至 0.20 秒以上。②每个 P 波之后均有 QRS 波群。

二度房室传导阻滞分两种。

二度Ⅰ型:又称文氏现象。表现为:①P-R 间期逐渐延长,直至 P 波受阻与心室脱漏。②R-R间期逐渐缩短,直到 P 波受阻。③包含受阻 P 波的 R-P 间期比两个 P-P 间期之和为短。

二度Ⅱ型:又称莫氏Ⅱ型。表现为:①有间歇受阻的 P 波与心室脱漏。②在传导的搏动中,P-R 间期保持恒定。P-R 间期可能正常或延长。

三度房室传导阻滞:又称完全性房室传导阻滞。心电图表现为:①P 波与 QRS 波群无关。②心房速率比心室速率快,心房心律可能为窦性或起源于异位。③心室心律由交界区或心室自主起搏点维持。

病态窦房结综合征:主要依据为窦房结的功能衰竭,表现为以下三项中的一项或几项,并可除外某些药物、神经或代谢功能紊乱等所引起者。包括:①窦房传导阻滞。②窦性停搏(停顿时间持续 2 秒以上)。③明显的、长时间的(间歇性或持续性)窦性心动过缓(心率常在 50 次/分以下)。大多数同时有①和/或③单独窦性心动过缓者,需经阿托品试验证明心率不能正常地增快(少于90 次/分)。

在少数病例,诊断依据为:①慢性心房颤动或扑动,有可靠资料说明以往有上述窦房结功能衰竭的主要依据者;或经电转复(或药物转复),恢复窦性心律后出现这种表现者,②持久的、缓慢的交界性心律,心率常在 50 次/分以下(窦房结持久的停顿),有时可间断地稍增快。

以上标准不适用于运动员及儿童。

2.分型分级标准

(1)心悸分型标准。①脉率快速型心悸:一息六至之数脉,一息七至之疾脉,一息八至之极脉,一息九至之脱脉,一息十至以上之浮合脉。②脉率缓慢型心悸:一息四至之缓脉,一息三至之迟脉,一息二至之损脉,一息一至之败脉,两息一至之夺精脉。③脉律不整型心悸:脉象可见有数时一止,止无定数之促脉;缓时一止,止无定数之结脉;脉来更代,几至一止之代脉,或见脉象乍疏乍数,忽强忽弱。

(2)心律失常分级标准。期前收缩:采用动态心电图或每天固定时间心电示波或监测观察 30 分钟。

轻度:患者无明显症状,平均每天期前收缩≤5 次。

中度:平均每分钟 5 次以上,或呈二、三联律。

重度:有多源性,或连续 2 次以上期前收缩,或 R 波在 T 波上,而 Q-T 间期延长者。

阵发性室上性心动过速或阵发性心房颤动。①偶发:每月 1～2 次,每次发作少于1 小时休息后即可消失。②多发:每月发作 2 次以上,每次发作 1 小时以上少于 24 小时,或需要药物控制者。③频发:每天发作,短暂多次,或每周发作 1 次以上,每次发作 24 小时以上,或需药物控制。

(二)鉴别诊断

1.胸痹心痛

胸痹心痛常可与心悸合并出现,其鉴别要点为:胸痹心痛除可见心慌不安,脉结或代外等心悸症状外,必以心痛为主症,多呈心前区或胸骨后刺痛、闷痛,常因劳累、感寒、饱餐或情绪波动而诱发,多呈短暂发作。但甚者心痛剧烈不止,唇甲发绀或手足青冷至节,呼吸急促,大汗淋漓,直至晕厥,病情危笃。

2.奔豚

奔豚发作之时,也觉心胸躁动不安。奔豚病症状为"从少腹起,上冲咽喉,发作欲死,复还止,皆从惊恐得之"。故本病与心悸的鉴别要点为:心悸为心中剧烈跳动,发自于心;奔豚乃上下冲逆,发自少腹。

3.卑慄

卑慄症状为"痞塞不欲食,心中常有所歉,爱处暗室,或倚门后,见人则惊避,似失志状"。卑慄病因为"心血不足",虽有心慌,一般无促、结、代、疾、迟等脉象出现,是以神志异常为主的疾病,与心悸不难鉴别。

4.心下悸、心下痞

心下指胃脘,心下悸指心下(胃脘处)惕惕然跳动而言。心下痞指胃脘满闷不舒,按之柔软不痛的症状。其与心悸的鉴别要点在于:心下悸与心下痞病位皆在胃,而心悸病位在心。

(三)证候诊断

1.心虚胆怯

主症:心悸不宁,善惊易恐,稍惊即发,劳则加重。

次症:胸闷气短,自汗,坐卧不安,恶闻声响,少寐多梦而易惊醒,舌质淡红,苔薄白,脉动数,或细弦。

2.心脾两虚

主症:心悸气短,失眠多梦,思虑劳心则甚。

次症:神疲乏力,眩晕健忘,面色无华,口唇色淡,纳少腹胀,大便溏薄,舌质淡,苔薄白,脉细弱。

3.肝肾阴亏

主症:心悸失眠,眩晕耳鸣。

次症:形体消瘦,五心烦热,潮热盗汗,腰膝酸软,视物昏花,两目干涩,咽干口燥,筋脉拘急,肢体麻木,急躁易怒,舌质红,少津,苔少或无,脉象细数。

4.心阳不振

主症:心悸不安,动则尤甚,形寒肢冷。

次症:胸闷气短,面色㿠白,自汗,畏寒喜温,或伴心痛,舌质淡,苔白,脉虚弱,或沉细无力。

5.水饮凌心

主症:心悸眩晕,肢面水肿,下肢为甚,甚至咳喘,不能平卧。

次症:胸脘痞满,纳呆食少,渴不欲饮,恶心呕吐,形寒肢冷,小便不利,舌质淡胖,苔白滑,脉弦滑,或沉细而滑。

6.血瘀气滞

主症:心悸,心胸憋闷,心痛时作。

次症:两胁胀痛,善太息,形寒肢冷,面唇紫暗,爪甲发绀,舌质紫黯,或有瘀点、瘀斑,脉涩,或结,或代。

7.痰浊阻滞

主症:心悸气短,胸闷胀满。

次症:食少腹胀,恶心呕吐,或伴烦躁失眠,口苦口干,纳呆,小便黄赤,大便秘结,舌苔白腻或黄腻,脉弦滑。

8.邪毒犯心

主症:心悸,胸闷,气短,左胸隐痛。

次症:发热,恶寒,咳嗽,神疲乏力,口干渴,舌质红,少津,苔薄黄,脉细数,或结代。

二、病因病机

(一)病因

心悸的病因较复杂,既有体质因素、饮食劳倦或情志所伤,亦有感受外邪或药物中毒所致。其虚证者,多因气血阴阳亏虚,引起心神失养;实证者常见痰浊、瘀血、水饮,而致心神不宁。

1.体虚久病

禀赋不足,素体亏虚,或脾胃虚弱,化源不足,或久病失养,劳欲过度,皆可使气血不足,心失所养,发为心悸。气虚及阳或失治误治,心阳受损,失其温煦,可致心悸;阳气虚衰,无力鼓动血行,血脉瘀滞,亦致心悸。若虚及脾肾之阳,水湿不得运化,成痰成饮,上逆于心,亦成心悸。血虚日久,心阴损耗,或年老体弱,调摄不当,肝肾阴亏,均致心失滋养,而成心悸。且肝阴不足,失其条达,易致肝阳上亢,肝火内扰,或肾阴不足,水不济火,心火独亢,火扰心神,皆可扰乱心神而致心悸。此外,肺朝百脉,主治节,若肺气亏虚,不能助心以治节,则心脉运行不畅,心悸不安。

2.饮食劳倦

嗜食膏粱厚味,煎炸炙烤,蕴热化火生痰,痰火扰心,发为心悸。或饮食不节,损伤脾胃,运化失施,水液输布失常,滋生痰浊,痰阻心气,而致心悸,

3.情志所伤

惊则气乱,恐则气下,平素心虚胆怯,暴受惊恐,易使心气不敛,心神动摇,而心慌不能自主,惊悸不已,渐次加剧,直至稍遇惊恐,即作心悸,甚或外无所惊,时发怔忡。思虑过度,劳伤心脾,不仅暗耗阴血,又能影响脾胃功能,致生化之源不足,气血两虚,心失所养,发生心悸。长期抑郁,肝气郁结,气滞血瘀,心脉不畅,心神失养,引发心悸。大怒伤肝,肝火上炎,气血逆乱,且可夹痰,上扰于心,而出现心神不宁,心脉紊乱。

4.感受外邪

心气素虚,风湿热邪,合而为痹,痹证日久,内舍于心,痹阻心脉,心血瘀阻,发为心悸。或风寒湿热之邪,由血脉内侵于心,耗伤心气之阴,也可引起心悸。温病、疫毒均可灼伤营阴,心失所养,或邪毒内扰心神,如春温、风温、暑湿、白喉、梅毒等病,往往伴见心悸。

5.药物中毒

药物过量或毒性较剧,损及于心,可致心悸,如附子、乌头,或西药锑剂、洋地黄、奎尼丁、肾上腺素、阿托品等用药过量或不当时,均能引发心动悸、脉结代一类证候。

(二)病机

1.发病

心悸的发病,或由惊恐恼怒,动摇心神,致心神不宁而为心悸;因久病体虚,劳累过度,耗伤气血,心神失养,若虚极邪盛,无惊自悸,悸动不已,则谓之怔忡。本病起病多为突发突止,或为反复发作,轻者数天或数月一发,可无明显症状或轻度不适,重则一天数发,或持续发作,多伴有气短乏力,胸闷头昏汗出,自觉怔忡不已,甚则晕厥昏迷。

2.病位

心悸病位主要在心,或为心神失养,或为心神不宁,引起心神动摇,悸动不安。但本病发病亦与脾、肾、肺、肝四脏功能失调相关。如脾不生血,心血不足,心神失养则动悸。脾失健运,痰湿内生,扰动心神,或肾阴不足,不能上制心火,肾阳亏虚,心阳失于温煦,均可发为心悸。肺气亏虚,不能助心以治节,心脉运行不畅则心悸不安。肝气郁滞,气滞血瘀,或气郁化火,致使心脉不畅,

心神受扰,也可进而引发心悸。

3.病性

心悸的病性主要有虚实两方面。虚者为气血阴阳亏损,心神失养而致。实者多由痰火扰心,水饮凌心及瘀血阻脉,气血运行不畅而引起。临床常表现为虚多实少,虚实夹杂。总之,本病多为本虚标实证,其本为气血不足,阴阳亏损,其标是气滞、血瘀、痰浊、水饮。

4.病势

本病虚多实少,或虚实兼夹。病情的演变多始于心血不足,进而心气亦虚,脏腑亏损。本病常继发于真心痛(胸痹心厥)、痰饮病、外感之后,辨证时要注意病因与宿疾之间的关系。某些心悸重症,进一步可以发展为气虚及阳或阴虚及阳而出现心(肾)阳衰,甚则心阳欲脱。更甚者心阳暴脱而成厥、脱之变。

5.病机转化

心悸的病机转化决定于邪热、痰浊、瘀血等病邪与人体正气相争的消长变化,虚实之间可以互相夹杂或转化。实证日久,正气亏耗,可兼见气、血、阴、阳之亏损,而虚证则又往往兼见实象。如阴虚可致火旺,阳虚易夹水饮、痰湿,气虚也易伴血瘀,痰火互结易伤阴,瘀血可兼痰浊。

心悸变证早期伴有心痛、胸闷、憋气、头昏欲呕者,要考虑是气滞血瘀、血脉瘀阻或痰湿阻络,痰饮溃心。若证见心悸,喘促水肿,起卧不安,甚者迫坐,脉疾数而微,多为心肾阳虚之危证。若见颜面苍白,大汗淋漓,四肢厥冷,喘促欲脱,甚则遗溺,脉微细欲绝,神志淡漠,此乃心悸加重,转入厥脱之危候,正气虚衰,元气败脱。若兼见脉搏极乱、极疾、极迟,面色苍白,口唇发绀,意识突然丧失,或时清时昧等,或并发抽搐、昏厥等症,属阴阳离决之候。

心悸的病机较为复杂,可因外邪、气滞、痰饮、瘀血、脏器虚衰等致病,在病机转化中又可因宿疾变化使病情加重,故辨清虚实兼夹、所在脏腑,才能做出相应的有效处理。

6.证类病机

心虚胆怯证:心气不足,神浮不敛,心神动摇;胆气怯弱,善惊易恐。心胆俱虚,易为惊恐所伤而发心悸。

心脾两虚证:思虑过度,劳伤心脾,心血暗耗,生化乏源,导致气血两虚,心神失养,而发心悸。

肝肾阴亏证:肾水亏耗,肝阴不足,水不济火,心火偏亢,心神不宁,导致心悸。

心阳不振证:久病体虚,损伤心阳,心失温养,神舍失守,而发心悸。

水饮凌心证:阳虚不能化水,水饮内停,上凌于心,故见心悸。

血瘀气滞证:阳虚鼓动无力,寒邪凝滞经脉,肝郁气滞血瘀,均可引起心血瘀阻,心脉不畅,而见心悸不安。

痰浊阻滞证:痰浊阻滞心气,痰火扰动心神,导致心神不宁,而发心悸。

邪毒犯心证:外感风热邪毒,表证未及发散,邪毒犯心,损伤阴血,耗伤气阴,心神失养,故见心悸。

三、临床治疗

(一)分证论治

1.辨证思路

(1)分清虚实:心悸证候特点多为虚实相兼,故当首辨虚实,虚当审脏腑气、血、阴、阳何者偏虚,实当辨痰、饮、瘀、火何邪为主。其次,当分清虚实之程度,正虚程度与脏腑虚损情况有关,即一脏虚损轻者,多脏虚损重者。在邪实方面,一般来说,单见一种夹杂轻者,多种合并夹杂者重。

(2)详辨脉象变化:脉搏的节律异常为本病的特征性征象,故尚需辨脉象,如脉率快速型心悸,可见数脉、疾脉、极脉、脱脉、浮合脉。脉率过缓型心悸,可见缓脉、迟脉、损脉、败脉、夺精脉。脉率不整型心悸,脉象可见促脉、结脉、代脉,或见脉象乍疏乍数,忽强忽弱。临床应结合病史、症状,推断脉症从舍。一般认为,阳盛则促,数为阳热,若脉虽数、促而沉细、微细,伴有面浮肢肿,动则气短,形寒肢冷,舌质淡者,为虚寒之象。阴盛则结,迟而无力为虚寒,脉象迟、结、代者,一般多属虚寒,其中结脉表示气血凝滞,代脉常表示元气虚衰、脏气衰微。凡久病体虚而脉象弦滑搏指者为逆,病情重笃而脉象散乱模糊者为病危之象。

(3)结合辨病辨证:对心悸的临床辨证应结合引起心悸原发疾病的诊断,以提高辨证准确性,如功能性心律失常所引起的心悸,常表现为心率快速型心悸,多属心虚胆怯、心神动摇;冠心病心悸,多为气虚血瘀,或由痰瘀交阻而致;病毒性心肌炎引起的心悸,初起多为风温干犯肺卫,继之热毒逆犯于心,随后呈气阴两虚,瘀阻络脉证;风心病引起的心悸,多由风湿热邪杂至,合而为痹,痹阻心脉所致。病态窦房结综合征多由心阳不振,心搏无力所致。慢性肺源性心脏病所引起的心悸,则虚实兼夹为患,多心肾阳虚为本,痰饮内停为标。

(4)辨明惊悸怔忡:大凡惊悸发病,多与情绪因素有关,可由骤遇惊恐,忧思恼怒,悲哀过极或过度紧张而诱发,多为阵发性,实证居多,但也存在内虚因素。病来虽速,病情较轻,可自行缓解,不发时如常人。怔忡多由久病体虚、心脏受损所致,无精神因素也可发生,常持续心悸,心中惕惕,不能自控,活动后加重。病情较重,每属虚证,或虚中夹实,病来虽渐,不发时也可见脏腑虚损症状。惊悸日久不愈,也可形成怔忡。

心悸由脏腑气血阴阳亏虚、心神失养所致,治当补益气血,调理阴阳,以求气血调畅,阴平阳秘,配合应用养心安神之品,促进脏腑功能的恢复。心悸由于痰饮、瘀血等邪实所致者,治当化痰、涤饮、活血化瘀,配合应用重镇安神之品,以求邪去正安,心神得宁。心悸临床上常表现为虚实夹杂,当根据虚实轻重之多少,灵活应用益气养血、滋阴温阳、化痰涤饮、行气化瘀及养心安神、重镇安神之法。

2.分证论治

(1)心虚胆怯:心悸不宁,善惊易恐,稍惊即发,劳则加重。胸闷气短,自汗,坐卧不安,恶闻声响,少寐多梦而易惊醒,舌质淡红,苔薄白,脉动数,或细弦。

病机分析:心为神舍,心气不足易致神浮不敛,心神动摇,少寐多梦;胆气怯弱则善惊易恐,恶闻声响。心胆俱虚则更为惊恐所伤,稍惊即悸。心位胸中,心气不足,胸中宗气运转无力,故胸闷气短。气虚卫外不固则自汗;劳累耗气,心气益虚,故劳则加重。脉象动数或细弦为气血逆乱之象。

治法:镇惊定志,养心安神。

常用方:安神定志丸(《医学心悟》)加减。龙齿先煎、琥珀先煎、磁石先煎、朱砂冲服、茯神、石菖蒲、远志、人参。

加减:心悸气短,动则益甚,气虚明显时,加黄芪以增强益气之功;气虚自汗加麻黄根、浮小麦、瘪桃干、乌梅;气虚夹瘀者,加丹参、桃仁、红花;气虚夹湿,加泽泻,重用白术、茯苓;兼见心阳不振,加附子、桂枝;兼心血不足,加熟地、阿胶;心气不敛,加五味子、酸枣仁、柏子仁,以收敛心气,养心安神;如睡眠易惊醒,可加重镇摄之品,如龙骨先煎、牡蛎先煎等;若心气郁结,心悸烦闷,精神抑郁,胸胁胀痛,加柴胡、郁金、合欢皮、绿萼梅、佛手。

常用中成药:黄芪注射液肌内注射,每次 2～4 mL,每天 1～2 次。静脉滴注,每次 10～20 mL,每天1次。益气养元,扶正祛邪,养心通脉,用于心气虚损所致的神疲乏力,心悸气短。

针灸:①治法。益气安神。②配穴。心俞、巨阙、间使、神门、胆俞。③方义。心俞、巨阙俞募配穴,功在调补心气,定悸安神。胆俞可以壮胆气而定志。间使、神门宁心安神。针用补法。善惊者,加大陵。自汗、气短甚者,加足三里、复溜。

临证参考:心悸心虚胆怯症多见于先天禀赋不足,久病体虚之人,常用镇静定志,养心安神之法。若临床表现心阳不振、心气不足或心气郁结时当随证如上加减。

(2)心脾两虚:心悸气短,失眠多梦,思虑劳心则甚。神疲乏力,眩晕健忘,面色无华,口唇色淡,纳少腹胀,大便溏薄,舌质淡,苔薄白,脉细弱。

病机分析:心脾两虚主要指心血虚、脾气弱之气血两虚证。思虑劳心,暗耗心血,或脾气不足,生化乏源,皆可致心失血养,心神不宁,而见心悸、失眠多梦。思虑过度可劳伤心脾,故思虑劳心则甚。血虚则不能濡养脑髓,故眩晕健忘;不能上荣肌肤,故面色无华,口唇色淡。纳少腹胀,大便溏薄,神疲乏力,均为脾气虚之表现。气血虚弱,脉道失充,则脉细弱。

治法:补血养心,益气安神。

常用方:归脾汤(《济生方》)加减。当归、龙眼肉、黄芪、人参、白术、茯神、远志、酸枣仁、木香、炙甘草。加减:气虚甚者重用人参、黄芪、白术、炙甘草,少佐肉桂,取少火生气之意;血虚甚者加熟地、白芍、阿胶;阳虚甚而汗出肢冷,脉结或代者,加附片先煎、桂枝、煅龙骨先煎、煅牡蛎先煎;阴虚甚而心烦、口干、舌质红,少苔者,加玉竹、麦冬、生地、沙参、石斛;自汗、盗汗者,可选加麻黄根、浮小麦、五味子、山萸肉、煅龙骨先煎、煅牡蛎先煎、稻根;纳呆腹胀,加陈皮、谷芽、麦芽、神曲、山楂、鸡内金、枳壳;神疲乏力,气短,失眠多梦,加合欢皮、夜交藤、五味子、柏子仁、莲子心等。

常用中成药:归脾丸浓缩丸,每次 8～10 丸,每天 3 次,口服。益气健脾,养心安神,用于心脾两虚,心悸气短,失眠多梦。益气养血口服液:每次 15～20 mL,每天 3 次。益气养血,用于气血不足所致的心悸气短,面色不华,体虚乏力。稳心颗粒:每次 9 g,每天 3 次。益气养阴,活血化瘀,用于气阴两虚,心脉瘀阻所致心悸不宁,气短乏力,胸闷胸痛。

针灸:①治法。养血益气,定悸安神。②配穴。心俞、巨阙、膈俞、脾俞、足三里。③方义。心俞、巨阙俞募配穴,功在调补心气,定悸安神。血之会膈俞可补血养心。气血的生成,赖水谷精微所化,故取脾俞、足三里健中焦以助气血化生。针用补法。腹胀、便溏者,加巨虚、足三里。

临证参考:本病多由思虑劳倦过度,脾虚气血生化乏源及心血暗耗、心神失养所致,故治疗时应注意起居有节,劳逸适度,调畅情志。此外,热病后期,心阴受灼而心悸者,以加味生脉散。若心悸气短,神疲乏力,心烦失眠,五心烦热,自汗盗汗,胸闷,面色无华,舌质淡红少津,苔少或无,脉细数,为气阴两虚;治以益气养阴,养心安神,用炙甘草汤。

(3)肝肾阴亏:心悸失眠,眩晕耳鸣。形体消瘦,五心烦热,潮热盗汗,腰膝酸软,视物昏花,两目干涩,咽干口燥,筋脉拘急,肢体麻木,急躁易怒,舌质红,少津,苔少或无,脉象细数。

病机分析:肾水亏虚,水不济火,心火偏亢,心神不宁,故心悸失眠。肾主骨生髓,肾阴不足,骨骼失养,故腰膝酸软;脑海失充,则眩晕耳鸣。肝开窍于目,主筋,肝阴不足,不能濡目,故视物昏花,两目干涩;筋失所养,故筋脉拘急,肢体麻木。阴虚火旺,虚火内蒸,则五心烦热,潮热盗汗,肝火内盛,故急躁易怒。阴液亏虚,不能上润,故咽干口燥。舌质红,脉细数皆为阴虚之证。

治法:滋补肝肾,养心安神。

常用方:一贯煎(《柳州医话》)合酸枣仁汤(《金匮要略》)加减。山萸肉、熟地、枸杞子、沙参、麦冬、知母、酸枣仁、茯神、川楝子、甘草。加减:口渴心烦,重用麦冬、沙参,加石斛、玉竹;阴虚火旺,热象偏重者,加黄连、栀子、淡竹叶等以清心火、宁心神;潮热盗汗,加麻黄根、地骨皮、浮小麦、白薇;便秘,加瓜蒌仁;善惊易恐,可加珍珠母先煎、生龙骨先煎、生牡蛎先煎等以加强重镇安神之功;阴虚夹痰热者,加用黄连温胆汤;阴虚夹瘀热者,加用丹参、牡丹皮、生地、赤芍等。

常用中成药:天王补心丹浓缩丸,每次 8 丸,每天 3 次。滋阴养血,补心安神,用于阴血不足,心悸健忘,失眠多梦。养血安神片每次 5 片,每天 3 次。滋阴养血,宁心安神,用于阴虚血少所致头晕心悸,失眠健忘。

针灸:①治法。滋阴降火,养心安神。②配穴。心俞、肾俞、三阴交、太溪、太冲、阴郄、神门。③方义。心俞、肾俞、阴郄、神门可交通心肾,养心安神定悸。三阴交为足三阴经的交会穴,补之可滋阴安神。补太溪以滋肾阴,泻太冲以清虚火。

临证参考:阴虚而火不旺者,也可用天王补心丹加减;若口苦咽燥,热象较著,而阴虚不甚者,宜用朱砂安神丸养阴清热,镇心安神。

(4)心阳不振:心悸不安,动则尤甚,形寒肢冷。胸闷气短,面色㿠白,自汗,畏寒喜温,或伴心痛,舌质淡,苔白,脉虚弱,或沉细无力。

病机分析:久病体虚,损伤心阳,心失温养,则心悸不安;不能温煦肢体,故面色㿠白,肢冷畏寒。胸中阳气虚衰,宗气运转无力,故胸闷气短。阳气不足,卫外不固,故自汗出。阳虚则寒甚,寒凝心脉,心脉痹阻,故心痛时作。阳气虚衰,无力推动血行,故脉象虚弱无力。

治法:温补心阳。

常用方:桂枝甘草龙骨牡蛎汤(《伤寒论》)加减。桂枝、生龙齿先煎、生牡蛎先煎、炙甘草。加减:心阳不足,形寒肢冷者,加黄芪、人参、附子益气温阳;大汗出者,重用人参、黄芪,加煅龙骨先煎、煅牡蛎先煎,或加山萸肉,或用独参汤煎服;兼见水饮内停者,选加葶苈子、五加皮、大腹皮、车前子、泽泻、猪苓;夹有瘀血者,加丹参、赤芍、桃仁、红花等;兼见阴伤者,加麦冬、玉竹、五味子。

常用中成药:心宝丸温补心肾,活血通脉,用于病态窦房结综合征表现为心肾阳虚,心脉瘀阻所致心悸,气短,脉结代。病态窦房结综合征,每次 300～600 mg,每天 3 次,疗程 3～6 月。期外收缩及房颤,每次 120～240 mg,每天 3 次,疗程 1～2 月。宁心宝胶囊每次 2 粒,每天 3 次。提高心率,改善窦房结房室传导功能,用于房室传导阻滞、缓慢性心律失常表现为心肾阳虚,心悸、胸闷、气短。参附注射液 5～20 mL 加入 5%～10%葡萄糖注射液 20 mL,静脉推注;20～100 mL加入 5% ～10%葡萄糖注射液或 0.9%氯化钠注射液 250～500 mL,静脉滴注。回阳救逆,益气固脱,用于阳虚或气虚所致惊悸怔忡。

针灸:①治法。温补心阳,安神定悸。②配穴。心俞、厥阴俞、内关、神门、关元。③方义。心俞、厥阴俞相配可助心阳、益心气。内关、神门安神定悸。关元针后加灸,以振奋阳气。针用补法,针后加灸。腹胀、便溏者,加公孙、天枢。

临证参考:若心阳不振,心中空虚而悸,心动过缓为著者,可以麻黄附子细辛汤加补骨脂、桂枝、炙甘草。如大汗淋漓,面青唇紫,肢冷脉微,喘憋不能平卧,为亡阳征象,当急予独参汤或参附汤,送服黑锡丹;或参附注射液静脉推注或静脉滴注,以回阳救逆。

(5)水饮凌心:心悸眩晕,肢面水肿,下肢为甚,甚至咳喘,不能平卧。胸脘痞满,纳呆食少,渴不欲饮,恶心呕吐,形寒肢冷,小便不利,舌质淡胖,苔白滑,脉弦滑,或沉细而滑。

病机分析:阳虚不能化水,水饮内停,上凌于心,故见心悸;饮溢肢体,故见水肿。饮溢肢体,故见水肿。饮阻于中,清阳不升,则见眩晕;阻碍中焦,胃失和降,则脘痞,纳呆食少,恶心呕吐。

阳气虚衰,不能温化水湿,膀胱气化失司,故小便不利。舌质淡胖,苔白滑,脉弦滑或沉细而滑,皆为水饮内停之象。

治法:振奋心阳,化气利水。

常用方:苓桂术甘汤(《金匮要略》)加减。桂枝、茯苓、白术、炙甘草。加减:兼见纳呆食少,加谷芽、麦芽、神曲、山楂、鸡内金;恶心呕吐,加半夏、陈皮、生姜;尿少肢肿,加泽泻、猪苓、茯苓、防己、葶苈子、大腹皮、车前子;兼见瘀血者,加当归、川芎、刘寄奴、泽兰叶、益母草。

常用中成药:五苓散片每次 4~5 片,每天 3 次。温阳化气,利湿行水。用于膀胱气化不利,水湿内聚引起小便不利等。

针灸:①治法。振奋阳气,化气行水。②配穴。关元、肾俞、内关、神门、阴陵泉。③方义。关元、肾俞壮肾阳以行水气。内关、神门宁心定悸。阴陵泉健脾以化水饮。针用平补平泻法。伴胸闷气喘甚而不能平卧者,加刺膻中。

临证参考:心悸水饮凌心证临床多见于心功能不全,若兼见水饮射肺,肺气不宣者,表现胸闷、咳喘,夜间阵发性短促呼吸或夜间阵发性咳嗽,可加杏仁、前胡、桔梗以宣肺,加葶苈子、五加皮、防己以泻肺利水。若肾阳虚衰,不能制水,水气凌心,症见心悸,咳喘,不能平卧,尿少水肿,可用真武汤。

(6)血瘀气滞:心悸,心胸憋闷,心痛时作。两胁胀痛,善太息,面唇紫黯,爪甲发绀,舌质紫黯,或有瘀点、瘀斑,脉涩,或结,或代。

病机分析:阳气不足,无力鼓动血行,或寒凝经脉,或情志抑郁,气机郁滞等,皆可致心血瘀阻,心脉不畅,而心悸不安。气机阻滞,不痛则痛,故心痛时作。血瘀气滞,心阳被抑,故心胸憋闷。脉络瘀阻,故面唇爪甲发绀,舌质紫黯,有瘀点、瘀斑,脉涩、结、代。两胁胀痛、善太息为气郁不舒之证。

治法:活血化瘀,理气通络。

常用方:桃仁红花煎(《素庵医案》)加减。桃仁、红花、丹参、赤芍、川芎、延胡索、香附、青皮、生地、当归。加减:气滞血瘀者,加柴胡、枳壳、木香;因虚致瘀者,去理气之品,气虚加黄芪、党参、白术、山药;血虚加何首乌、熟地、阿胶;阴虚加麦冬、玉竹、枸杞子、女贞子;阳虚寒凝加附子、肉桂、淫羊藿;络脉痹阻,胸部窒闷,去生地,加沉香、檀香、降香;夹有痰浊,胸满闷痛,苔浊腻,加瓜蒌、薤白、半夏;胸痛甚,加人工麝香冲服、乳香、没药、五灵脂、蒲黄、三七粉等。

常用中成药:七叶神安片每次 50~100 mg,每天 3 次。益气安神,活血止痛。用于心气不足,心血瘀阻所致心悸失眠、胸闷胸痛。

针灸:①治法。活血化瘀,理气通络。②配穴。内关、膻中、心俞、气海、膈俞、血海。③方义。内关、膻中、心俞可强心定悸止痛。灸气海助阳益气,气推血行。膈俞、血海活血化瘀。针用平补平泻法,气海加灸。失眠健忘者,加神门。气短自汗者,加复溜。

临证参考:心悸由血瘀气滞所致者,轻症可选用丹参饮,重症也可选用血府逐瘀汤。

(7)痰浊阻滞:心悸气短,胸闷胀满。食少腹胀,恶心呕吐,或伴烦躁失眠,口苦口干,纳呆,小便黄赤,大便秘结,舌苔白腻或黄腻,脉弦滑。

病机分析:痰浊阻滞心气,故心悸气短。气机不畅,故见胸闷胀满。痰阻气滞,胃失和降,故食少腹胀,恶心呕吐。痰郁化火,则见口苦口干,小便黄赤,大便秘结,苔黄腻等热象;痰火上扰,心神不宁,故烦躁失眠。痰多、苔腻、脉弦滑为内有痰浊之象。

治法:理气化痰,宁心安神。

常用方:导痰汤(《校注妇人良方》)加减。半夏、陈皮、制南星、枳实、茯苓、安神、远志、酸枣仁。加减:纳呆腹胀,兼脾虚者,加党参、白术、谷芽、麦芽、鸡内金;痰火伤津,大便秘结,加大黄、瓜蒌;痰火伤阴,口干盗汗,舌质红,少津,加麦冬、天冬、沙参、玉竹、石斛;烦躁不安,惊悸不宁,加生龙骨先煎、生牡蛎先煎、珍珠母先煎、石决明先煎以重镇安神。

常用中成药:竹沥达痰丸每次 6~9 g,每天 2~3 次。豁除顽痰,清火顺气。用于痰热上壅,咳喘痰多等。

针灸:①治法。行气化痰,宁心安神。②配穴。丰隆、膻中、巨阙、心俞、神门。③方义。脾胃为生痰之源,痰浊壅遏,气机失宣,丰隆为足阳明经别络,属足阳明而络脾经。膻中为气会,可行气化痰。以上两穴针用泻法可宣通气机,蠲化痰浊。心俞、巨阙俞募配穴,配以神门,针用补法,功在调益心气,宁心定悸安神。

临证参考:心悸属痰火内扰,心神不宁者,伴有烦躁口苦,苔黄,脉滑数,可用黄连温胆汤加茵陈、苦参。属于气虚夹痰者,治以益气豁痰,养心安神,可用定志丸。

(8)邪毒犯心:心悸,胸闷,气短,左胸隐痛。发热,恶寒,咳嗽,神疲乏力,口干渴,舌质红,少津,苔薄黄,脉细数,或结代。

病机分析:外感风热,侵犯肺卫,故咳嗽,发热恶寒。表证未及发散,邪毒犯心,损及阴血,耗伤气阴,心神失养,故见心悸,胸闷痛;阴液耗损,口舌失润,故口干渴,舌少津;气短,神疲乏力乃气虚表现。舌质红,苔薄黄为感受风热之象,脉细数或结代为气阴受损之证。

治法:清热解毒,益气养阴。

常用方:银翘散(《温病条辨》)合生脉散(《备急千金要方》)加减。金银花、连翘、薄荷后下、牛蒡子、芦根、淡竹叶、桔梗、人参、麦冬、五味子。

加减:热毒甚者,加大青叶、板蓝根;若夹血瘀,症见胸痛不移,舌质紫暗有瘀点、瘀斑者,加牡丹皮、丹参、益母草、赤芍、红花;若夹湿热,症见纳呆,苔黄腻者,加茵陈、苦参、藿香、佩兰;若兼气滞,症见胸闷、喜叹息者,可酌加绿萼梅、佛手、香橼等理气而不伤阴之品;口干渴,加生地、玄参。

常用中成药:维C银翘片每次 2 片,每天 3 次。疏风解表,清热解毒。用于风热感冒,发热头痛,口干等。银翘解毒胶囊每次 4 粒,每天 2~3 次。疏风解表,清热解毒。用于风热感冒,发热头痛,口干等。生脉注射液益气养阴,复脉固脱,用于气阴两虚所致脱证、心悸胸痹。20~60 mL加入 5%~10% 葡萄糖注射液 250~500 mL,静脉滴注。参麦注射液益气固脱,养阴生津,生脉,用于病毒性心肌炎表现为气阴两虚者。10~60 mL 加入 5%~10% 葡萄糖注射液 250~500 mL,静脉滴注。

针灸:①治法。泻热解毒,益气养阴。②配穴。曲池、大椎、外关、合谷、足三里、三阴交、心俞、厥阴俞。③方义。曲池、大椎、外关、合谷可清热泻火解毒,以针泻之可泻热解毒。足三里健脾益气,三阴交滋阴安神,心俞、厥阴俞益心气,宁心神,针用补法可起益气养阴之效。

临证参考:该证常见于病毒性心肌炎。若热毒炽盛,而正虚不著者,可以银翘散加味;如邪毒已去,气阴两虚为主者,用生脉散加味。

(二)按心律失常类型辨证论治

1.期前收缩

偶发室早、结早常无症状,无须治疗。对伴发于器质性心脏病的室早,治疗目的是预防室性心动过速、心室颤动和心性猝死。对于恶性室早(器质性改变室性期前收缩)应酌情使用抗心律失常药。

治疗以"调节气血阴阳平衡"为原则,"补其不足泻其有余",气虚则补益,血虚则养血,痰浊内扰,则豁痰开窍,瘀血内阻可化瘀通络等。

(1)辨证要点:①心律失常(期前收缩)的病位在心,属本虚标实,虚多于实。首分虚实尤为重要,虚是由气、血、阴、阳亏虚;实多由痰火、瘀血、水饮所致。②期前收缩属"心悸""怔忡"范畴。要区别心悸与怔忡之不同。大凡惊悸的发病,多由情绪因素有关,可由骤遇惊恐。情绪过用而诱发,多为阵发性,病情较轻,实证居多;怔忡多由久虚体病,心脏受损所致,无精神因素也可发生。常持续心悸,不能自控,活动后加重,每属虚证或虚中兼实。③心悸多伴脉结代等脉律失常症,要品味结、代、迟、涩、促脉及其临床意义,结合病史、症状,推断脉证从舍。首先要对结、代进行鉴别,然后再注意兼脉。结脉为无规律的间歇脉,代脉为有规律的间歇脉。结脉主实,代脉主虚。沉结为气滞血瘀;弦结为寒凝气滞;滑而结为痰郁气结;涩而结为寒凝气滞或气滞血瘀;结代为气阴俱虚,阳虚气滞。凡久病本虚而脉象弦滑搏指者为逆;病情重笃而脉象散乱模糊者危。④临证应四诊合参,结合体检及有关现代仪器检查(特别是心电图一般不应缺少),明确心悸病因,对辨证分型和辨病治疗,实属必要。

(2)分证论治:①心气不足。临床表现:心悸、气短乏力,头晕自汗,动则加剧,胸闷,舌质淡红,苔薄白,脉细弱或结代。治法:益气安神。常用方:炙甘草汤(《伤寒论》)加减。炙甘草、人参、黄芪、大枣、干地黄、麦冬、阿胶、麻仁、生姜。②心血不足:临床表现:心悸眩晕,倦怠乏力,面色不华,唇舌色淡,脉虚细成结代。治法:养血安神。常用方:四物汤(《太平惠民和剂局方》)加减。熟地、当归、白芍、川芎、酸枣仁、龙眼肉、柏子仁、党参、鸡血藤、炙甘草。③心阳不振。临床表现:心悸不安,胸闷气短,面色㿠白,形寒肢冷,乏力气短。舌淡苔白,脉沉细或结代。治法:温补心阳。常用方:桂枝甘草龙骨牡蛎汤(《伤寒论》)加减。桂枝、甘草、附片、龙骨先煎、牡蛎先煎、人参、白术、丹参。加减:若瘀血明显者,加当归、鸡血藤等活血之品;若饮邪上犯、恶心呕吐、眩晕加半夏、细辛、干姜以化饮降逆;若阳虚水泛,小便短少,肢体水肿者,加泽泻、茯苓、车前子、益母草。④心脉瘀阻。临床表现:心悸不安,胸闷不舒,心前区刺痛,入夜尤甚,或见唇甲青绀,舌质紫黯或瘀斑,脉涩或结代。治法:活血化瘀,理气通络。常用方:桃仁红花煎(《素庵医案》)加减。桃仁、红花、丹参、赤芍、当归、制香附、延胡索、青皮、川芎、生地。加减:气虚加黄芪、党参、黄精;血虚加何首乌、枸杞子、熟地;阴虚加麦冬、玉竹、女贞子;阳虚加熟附片、肉桂、淫羊藿;痰浊者加半夏、薤白、瓜蒌。⑤痰扰心神。临床表现:心悸胸闷,眩晕恶心,失眠多梦,痰多口苦,苔腻稍黄,脉滑或结代。治法:化痰定悸。常用方:温胆汤(《三因极一病证方论》)加减。法半夏、陈皮、枳实、竹茹、茯苓、生姜、大枣、生龙齿先煎、远志。加减:痰郁化热,加黄连、栀子、黄芩;心悸重症,加珍珠母先煎、酸枣仁、石决明先煎;火郁伤阴,加沙参、麦冬、生地、石斛;兼见脾虚加山药、白术、党参。

2.阵发性室上性心动过速

中医学认为室上速病位在心,可直接发病,也可与其他疾病并发。常与体质虚弱,情志所伤、饮食劳倦、外邪侵袭等因素有关。病机多属心气阴两虚、阴虚火旺或肾阳虚弱,此外,尚与瘀滞化热有关。热可致急,瘀可致乱,心体失健,心用失常而见心悸脉促。

(1)辨证要点:①室上性心动过速病位在心,病机多属心气阴两虚、阴虚火旺或肾阳虚衰,此外,尚与瘀滞化热有关。热可致急,瘀可致乱,心体失健,心用失常而心悸脉促,组方用药时应注意益气通脉、凉血养心。②脉症不符时,应舍症从脉用药。从脉用药规律遵循《濒湖脉学》"涩脉血少或精伤""促脉惟将火病医",适当加入补血养阴之品,加重凉血补气之药,每能获效。③治疗原则:短暂发作,可不治疗;急性发作期首选兴奋刺激迷走神经的物理方法:深吸气后屏气,再用力作呼气动作；或刺激咽喉引起恶心；或压迫一侧眼球或颈动脉窦。

（2）分证论治：治疗本病以"补虚泻实"为原则，虚者心气虚者补气养心安神，心阴虚者滋阴养心；实者，心火旺以清心降火，痰浊扰心以化瘀开窍，血瘀治以适血化瘀等。

阴虚火旺：心悸不宁，头晕目眩，口干盗汗，腰膝酸软，虚烦不宁，失眠多梦，头痛耳鸣，舌质红，苔薄少津，脉弦细数。

治法：滋阴降火，养心安神。

常用方：黄连阿胶汤（《伤寒论》）加减。

黄连、黄芩、阿胶、芍药、鸡子黄、炒枣仁、生龙牡先煎、桑寄生、牛膝。

加减：阴虚而火热不显者，可改用天王补心丹；热象较著，可改服朱砂安神丸；肝肾阴虚者加熟地、山萸肉；眩晕明显者加枸杞子、菊花、天麻、钩藤后下。

气虚血瘀：心悸气短，神虚乏力，胸闷或心痛。舌黯红，舌体胖边有齿痕，或有瘀点，脉细数。

治法：益气通脉，凉血养心。

常用方：生脉散（《内外伤辨惑论》）合四物汤（《太平惠民和剂局方》）加减。

太子参、麦冬、五味子、生地、赤芍、当归、川芎。

加减：兼胸闷不舒者，加郁金、香附、乌药；兼心悸易惊、失眠多梦者加酸枣仁、炙远志、生龙牡先煎；兼痰多、头重如裹者加姜半夏、陈皮、石菖蒲；出现代脉者加黄芪或人参；见涩脉加阿胶、郁金、丹参、三七粉。

心神不宁：心悸阵发，喜惊易恐，坐卧不安，多梦易醒，饮食少思。舌淡苔薄白，脉象小数。

治法：镇惊定志，养心安神。

常用方：安神定志丸（《医学心悟》）加减。

龙齿先煎、琥珀先煎、磁石先煎、朱砂冲服、茯神、人参、石菖蒲、远志。

加减：若气虚明显者加黄芪、柏子仁、蒸黄精；兼心阳不振者加桂枝、熟附片；兼心血不足者加阿胶、熟地、夜交藤；兼心气郁结者加合欢花、绿萼梅、郁金、柴胡。

心血不足：心悸怔忡，面色不华，头晕目眩，舌质淡，脉细弱。

治法：补血养心，益气安神。

常用方：归脾汤（《济生方》）加减。

当归、龙眼肉、黄芪、人参、白术、茯神、远志、酸枣仁、煨木香、炙甘草。

加减：若气阴两虚，脉细数疾者可用炙甘草汤益气滋阴、补血复脉；气虚甚者加生脉散；阴虚甚者加麦冬、沙参、玉竹、石斛；失眠多梦者加合欢皮、夜交藤、五味子、莲子心。

痰火扰心：心悸怔忡，眩晕恶心，胸闷，心烦不得眠，舌苔黄腻，脉滑数。

治法：清火化痰，宁心安神。

常用方：黄连温胆汤（《备急千金要方》）加减。

黄连、竹茹、枳实、半夏、陈皮、茯苓、甘草、大枣、苦参、紫石英。

加减：痰火热甚者加炒栀子、黄芩、陈胆星、贝母、全瓜蒌以加强化痰清火之功；痰火互结、大便秘结者加大黄；心悸重症加远志、石菖蒲、生龙牡先煎、石决明先煎、酸枣仁、茯神；火郁伤阴者加南北沙参、麦冬、玉竹、生地；若脾虚便溏者加党参、炒白术、山药、谷麦芽。

3.心房纤颤

（1）辨证要点：①房颤主要病机是心阴阳两虚。房颤患者出现胸闷胸痛，心悸气短。多汗易惊等气虚气滞、心阳浮越等表现，根据《难经》"损其心者，调其营卫"的古训，应在精确辨证的基础上,施以益气养心安神定惊之法,加用桂枝龙骨牡蛎汤。无论房颤有无病因诊断,重镇安神法贯穿治疗始终。重用金石介质,既可安神,又可潜敛浮越之心阳。②房颤辨证的关键是脉象。常见的脉象有:促、结、代、疾、散,并常和沉、滑、虚、微、细、弱、弦等合并出现。但必须详细审察,反复验证,不可混淆。否则以代作结,以虚为实,必然戕害元气,形成不救。

治疗原则:①病因治疗。②控制心室率。③复律:经治疗3～5天,心室率稳定而房颤持续者,酌情选用电复律或药物复律。

虚证当益气养血安神为主,实证血瘀者活血化瘀;痰浊者健脾化痰,久病入络,则虚实夹杂,可攻补兼施。

(2)分证论治:中医学认为脏腑虚损为房颤的发病基础,常因先天禀赋不足,劳欲过度、后天失养等,使心气耗伤而心气不足,血运无力,血脉瘀阻;七情内伤,气机郁滞,瘀久化热,暗耗阴血,气阴两虚;心气不足,痰浊内生,凝聚心脉,阳气亏耗,气不行水,水湿内停而发病。

心血不足:心悸(或怔忡),失眠健忘,寐少多梦,恍惚不安,眩晕。舌质淡苔薄白,脉细数结代。

治法:养血宁心,安神和络。

常用方:桂枝龙骨牡蛎汤(《伤寒论》)合四物汤(《太平惠民和剂局方》)加减。

生龙牡、桂枝、炙甘草、紫贝、当归、琥珀末、辰砂末、炒枣仁、柏子仁、首乌藤、远志、合欢皮、炙百合、丹参、鸡血藤、白芍。

气虚瘀阻:心悸气短,胸闷而痛,胁痛,失眠,多梦。舌质黯苔薄白,脉弦细结代。

治法:益气宣痹和络。

常用方:生脉散(《医学启源》)合金铃子散(《素问病机气宜保命集》)加减。

人参、麦冬、五味子、川楝子、延胡索、黄芪、赤白芍、丹参、煅龙牡、紫石英、紫贝齿、当归、檀香、三七粉。

气虚水停:心悸(或怔忡),气短,失眠多梦,五心烦热,咽干,自汗或盗汗,下肢沉重而肿。舌红苔薄少,脉细结代。

治法:益气养阴、兼以利水。

常用方:生脉散(《医学启源》)合五苓散(《伤寒论》)加减。

人参、麦冬、五味子、玉竹、桂枝、猪苓、茯苓、车前子、白术、生黄芪、泽泻、当归、仙鹤草、地锦草、琥珀粉、葶苈子。

阴虚阳亢:头晕目眩,腰膝酸软,失眠多梦,心中烦热,口干头痛,肢体麻木。舌红苔少,脉细弦结代。

治法:滋补肝肾、平肝潜阳。

常用方:镇肝息风汤(《医学衷中参西录》)加减。

怀牛膝、赭石、生龙牡、生龟甲、生白芍、玄参、天冬、川楝子、生麦芽、菊花、桑寄生、夏枯草、黄芩。

气虚痰痹:心悸气短,胸闷乏力,面色㿠白,舌体胖,舌质淡黯,苔白腻,脉滑或结代。

治法:益气化痰、宣痹和络。

常用方:六君子汤(《太平惠民和剂局方》)合温胆汤(《金匮要略》)加减。

党参、白术、茯苓、甘草、陈皮、竹茹、枳实、黄芪、当归、丹参、红花。

4.房室传导阻滞

(1)辨证要点:本病病位在心,心阳不足,心气虚损,血脉鼓动无力为其主要病机。但也见于心阴不足,心失濡养而致心脉搏动徐缓者。然"心本乎肾",肾为阴阳之根先天之本。若肾阳亏虚则不能助心阳搏动;肾阳强壮,心阳当然也可扶植。所以心脉正常运行也"资始于肾"。由于临床上房室传导阻滞多见于心肾阳气不足型,故大多医家主张心肾同治,气血兼顾。

治疗原则:①首先应针对病因治疗。②改善症状,防止阿-斯综合征的发作。Ⅰ型房室传导阻滞如心室率＞50次/分,则传导阻滞本身无须治疗。二度Ⅱ型、三度房室传导阻滞,心室率多缓慢并影响血流动力学,应积极提高心室率以改善症状,并防止阿-斯综合征发作。内科药物治疗无效或阿-斯综合征反复发作者,应安装人工心脏起搏器。

中医治疗本病多用温阳益气活血法。重用辛温之品可使心率提高,配以活血祛瘀可改善房室传导。审证求因,施以温补脾肾、养心安神、化痰祛瘀之剂。

(2)分证论治:①气虚瘀阻。心悸气短懒言,面色不华,肌肤甲错或唇甲发绀,头晕乏力,舌质淡黯有瘀斑,脉沉迟细涩或结代。治法:益气化瘀,温通和络。常用方:补阳还五汤合血府逐瘀汤(《医林改错》)加减。黄芪、赤白芍、川芎、当归尾、地龙、红花、桃仁、熟地、牛膝、桔梗、桂枝、枳壳、炙甘草。加减:气阴亏虚者加人参或西洋参、太子参、黄精;若血虚明显者加阿胶、何首乌、枸杞子;血瘀明显者加丹参、三棱;气滞者加沉香、甘松。②气阴两虚证。临床表现:心悸怔忡,心烦不寐,乏力气短,自汗口干,手足心热,舌红少津,脉虚细或结代。治法:益气养阴。常用方:炙甘草汤(《伤寒论》)合生脉散(《内外伤辨惑论》)加减。炙甘草、党参、丹参、生龙牡、生地、五味子、麦冬、肉桂。加减:若血瘀明显、兼胸闷作痛、舌有瘀斑者,加川芎、红花、赤芍、降香以活血化瘀;若兼有痰湿、头晕目眩、呕吐痰涎者,加瓜蒌、半夏、竹茹、胆南星、茯苓等祛痰化浊。③心肾阳虚。临床表现:心悸气短,动则尤甚,神倦怯寒,面色㿠白,形寒肢冷,水肿,舌淡苔白厚,脉沉弱或结代。治法:温补心肾。常用方:参附汤(《校注妇人良方》)合右归丸(《景岳全书》)加减。人参、黄芪、熟地、补骨脂、淫羊藿、制附片、枸杞子、桂枝、鹿角胶。加减:有血瘀者加丹参、红花、川芎、桃仁;痰湿重者加半夏、干姜、苍术;兼水肿者加茯苓、防己、大腹皮。④阳虚欲脱。临床表现:心悸,汗出如珠,面色灰白,呼吸气微,四肢厥冷,精神委顿,甚或昏厥,舌质淡,脉微欲绝。治法:益气回阳救脱。常用方:独参汤(《景岳全书》)或参附汤(《校注妇人良方》)加味。红参10～20 g,煎服或切片咀嚼;炙党参、熟附片、炙黄芪、肉桂、山萸肉、煅龙牡。加减:偏阴虚者加玉竹、天冬、太子参;若心阳不振者,以心动过缓为著者酌加炙麻黄、桂枝、补骨脂;若兼痰湿血瘀者可加枳实、半夏、陈皮、丹参、红花。

5.病态窦房结综合征

本病为窦房结功能减退,窦房结的自律性下降,出现窦缓、窦性停搏、房室交界区逸搏;由于窦房结及周围组织的病变使窦性冲动向心房传导障碍引起窦房传导阻滞;窦房结衰竭往往导致室上性心动过速,心房颤动的发生,引起心动过缓过速综合征。

(1)辨证要点:本病的中医辨证首分虚实。虚证当分气、血、阴、阳之虚,实证当分清痰浊,瘀血之实。中医通过诊脉,认识病窦患者的心率或节律的异常改变,如迟脉、涩脉、结脉、代脉。概括其病机为阳虚阴虚气血虚损、气滞血瘀。其病在心,其本在肾,脾为次之。主要病理为心阳虚、心肾阳虚或兼脾阳不足。在阳虚的基础上夹有血瘀、痰凝之标证。病程迁延日久,阳损及阴,出现阴阳两虚之重证。

治疗原则:①病因治疗,宜积极治疗原发病。②对于窦性心动过缓(心率＞50次/分),无明显症状者,不需治疗。③对于心动过缓明显且有症状者,可试用提高窦房结兴奋性及促进传导的药物。④对治疗效果不满意屡有阿-斯综合征发作者,可安装人工心脏起搏器。

中医辨证治疗的原则守"虚则补元,实则泻之",以补气养血,调节阴阳平衡,以及活血化瘀化痰为法。

(2)分证论治:①心阳虚弱。临床表现:心悸气短,动则加剧,突然昏仆,汗出倦急,面色㿠白,或形寒肢冷。舌淡苔白,脉沉弱或沉迟。治法:温阳益气。常用方:人参四逆汤(《伤寒论》)合苓桂术甘汤(《金匮要略》)加减。红参、制附片、干姜、炙甘草、桂枝、白术、茯苓。加减:若见水肿者,加防己、泽泻、车前子、益母草、丹参以活血利水。若有血瘀者,加丹参、赤芍、红花,枳壳以活血化瘀。②心肾阳虚。临床表现:心悸气短,动则加剧,面色㿠白,形寒肢冷,腰膝酸软,眩晕耳鸣,小便清长,舌质淡苔白,脉迟结代。治法:温补心肾。常用方:参附汤(《校注妇人良方》)合右归丸(《景岳全书》)加减。人参、黄芪、熟地、制附片、枸杞子、杜仲、桂枝、鹿角胶。加减:若水肿较甚者、加猪苓、茯苓、椒目、大腹皮以利水消肿。若血瘀内阻者,加益母草、泽兰、红花以活血化瘀。③气阴两虚。临床表现:心悸气短,乏力,失眠多梦,自汗盗汗,口干,五心烦热,舌红少津,脉虚细或结代。治法:益气养阴。方剂:生脉散(《内外伤辨惑论》)合炙甘草汤(《伤寒论》)加减。党参、炙甘草、麦冬、五味子、丹参、龙骨、牡蛎、生地、肉桂。加减:若血瘀重,兼有胸闷而痛,舌有瘀斑者,加川芎、红花,赤芍、降香以活血化瘀;若兼有痰湿,出现头晕目眩,呕吐痰涎或胸脘痞闷者,加瓜蒌、半夏、竹茹、南星等除痰化浊。④痰湿阻络。临床表现:心悸气短,咳嗽有痰,胸痛彻背,头晕目眩,舌质淡,苔白腻,脉弦滑或结代。治法:化痰除湿,理气通络。常用方:瓜蒌薤白半夏汤(《金匮要略》)合六君子汤(《校注妇人良方》)加减。瓜蒌、薤白、半夏、茯苓、白术、党参、陈皮、桂枝、炙甘草、砂仁。加减:若血瘀明显者,加丹参、枳实、郁金、延胡索以活血化瘀;若痰多而有寒象者,加附片等以温阳化痰;若痰多而眩晕者,加天麻、菊花等清利头目。⑤心脉瘀阻。临床表现:心悸气短,胸闷憋气,或刺痛阵作,牵引肩背,自汗,四肢厥冷,唇甲发绀,舌质紫黯,或有瘀点,脉涩或结代。治法:温阳益气、活血化瘀。常用方:参附汤(《校注妇人良方》)合冠心Ⅱ号方(郭士魁方)加减。人参、附片、桃仁、川芎、红花、当归、麻黄、细辛。加减:若阳损及阴,阴阳两虚者,加枸杞子、麦冬、生地以滋补阴血。⑥元阳欲脱。临床表现:汗出如珠,面色青灰、呼吸气微、四肢厥冷,精神萎靡,或昏厥。舌质淡,脉结代或微欲绝。治法:回阳固脱。常用方:参附龙桂汤(《经验方》)。人参、黄芪、附片、炙甘草、山萸肉、煅龙骨、肉桂。加减:若兼有阴虚者,加玉竹、天冬、太子参以养阴生津。若夹痰浊血瘀者。可分别加陈皮、枳壳、半夏、丹参、红花、郁金以理气化湿或活血化瘀。

(三)急证、变证治疗

心悸病常见的变证有:厥脱、心阳虚衰、昏迷、抽搐等。

1.厥脱

心悸若因某种诱因,阳气暴脱,见颜面苍白,大汗淋漓,四肢厥冷,喘气欲脱,甚或遗溺,脉微细欲绝,神志淡漠;或气阴耗竭见神恍惊悸,面色潮红,汗出如油,口渴欲饮,身热心烦,四肢温暖,舌光、干枯无苔,脉虚数或结代,此乃心悸加重,转入厥脱之危候。

厥脱西医属心源性休克范畴。应在常规抗休克治疗的基础上根据病情酌选参麦注射液、参附注射液等以回阳救逆、固脱生津,用法同前。

西医治疗:大剂量多巴胺和小剂量硝普钠以升高血压、改善循环、降低左心室充盈压和外周阻力。用法:先给予多巴胺10 mg静脉推注以尽快升高血压,然后从300 $\mu g/min$[约6 $\mu g/(kg \cdot min)$]开始静脉滴注,根据血压逐渐上调多巴胺量,在500 $\mu g/min$[约10 $\mu g/(kg \cdot min)$]左右开始加硝普钠从5 $\mu g/min$开始,随多巴胺增量而上调,至血压稳定、病情改善,逐渐减小两药剂量直到完全停用。多巴胺最大量可至1600 $\mu g/min$[约 32 $\mu g/(kg \cdot min)$],硝普钠最大量可至 25 $\mu g/min$。

中医治疗:阳气暴脱型用参附注射液,气阴耗竭者用参麦注射液,用法同前。

在抗休克基础上,需积极应用药物、电复律、人工心脏起搏器等积极纠治或控制心律失常原发病。

在厥脱的救治过程中,若遇血压回升不满意,应考虑伤阴是否纠正,以及瘀血和心阳虚衰等问题是否及时得以处理。

2.心阳虚衰

在心悸伴有心痛、胸闷、气短,头昏欲呕者,为变证的早期表现,应特别警惕进一步发展。若见喘息水肿,起卧不安,甚者迫坐,脉疾数而微,多为心肾阳虚之危证。

心阳虚衰症状多见于严重的心律失常导致的急性心功能不全或早期左心衰。

具体急救治疗措施如下。

(1)使患者取坐位或半卧位,两腿下垂,使下肢静脉回流减少。

(2)给氧。

(3)镇静:静脉注射 3～5 mg 吗啡。

(4)舌下或静脉滴注硝酸甘油:但有引起低血压可能。确定收缩压在 13.3 kPa(100 mmHg)或以上后,舌下首剂 0.3 mg,5 分钟后复查血压,再给 0.3～0.6 mg,5 分钟后再次测血压。如收缩压降低至 12.0 kPa(90 mmHg)或以下,应停止给药。静脉滴注硝酸甘油的起始剂量为 10 $\mu g/min$,在血压测定监测下,每 5 分钟增加 5～10 $\mu g/min$,直至症状缓解或收缩压下降至 12.0 kPa(90 mmHg)或以下。继续以有效剂量维持静脉滴注,病情稳定后逐步减量至停用,突然中止静脉滴注可能引起症状反跳。

(5)静脉注射呋塞米 40 mg 或依他尼酸钠 50 mg(以 50%葡萄糖液稀释),对血压偏低的患者应慎用,以免引起低血压或休克。

(6)其他辅助治疗:①静脉注射氨茶碱 0.25 g,以 50%葡萄糖 40 mL 稀释,15～20 分钟注完。②洋地黄制剂:对室上性快速心律失常引起的肺水肿有显著疗效。静脉注射毛花苷 C(地高辛),对 1 周内未用过者首次剂量毛花苷 C 0.6 mg,1 周内用过者则宜从小量开始。③伴低血压的肺水肿患者,宜先静脉滴注多巴胺 2～10 $\mu g/(kg \cdot min)$,保持收缩压在 13.3 kPa(100 mmHg),再进行扩血管药物治疗。

并发心阳虚衰时可选中药强心剂足量静脉推注:黄夹苷,1 次 0.25 mg,根据病情,可重复 1 次。铃兰毒苷,饱和量 0.2～0.3 mg,在 24 小时内分 2～3 次注入;维持量:每天 1 次 0.05～0.1 mg。万年青总苷,1 次0.1～0.4 g。

3.昏厥、抽搐

此类并发症常继发于心肌梗死,严重的心动悸,心失所养,脏腑衰竭所致。若见脉搏散乱无根,游移不定、唇绀、意识突然丧失,或时清时昧等,常易并发昏厥、抽搐。

严重心悸导致的短暂意识丧失,西医称为心源性昏厥。昏厥发作持续数秒钟时可有四肢抽搐、呼吸暂停、发绀等表现,称为阿-斯综合征。心源性昏厥、抽搐大多数较短暂,但有反复发作可能,治疗重在迅速控制心律失常,预防发作,具体参照本章节西医治疗部分。

中医常用急救措施如下。

参麦注射液或参附注射液大剂量静脉推注,后改为滴注维持治疗,疗效较好。

若为痰湿阻窍的昏迷,清开灵注射液 10 mL 加入 50%葡萄糖注射液 20～40 mL 中,静脉滴注,连续1～2次。

若为痰火扰心,醒脑静注射液10 mL加入50％葡萄糖注射液40 mL中,静脉滴注,连续2～3次。然后再改用静脉滴注。

(四)疗效评定标准

临床痊愈:症状全部消失,心电图检查或动态心电图检查恢复正常。

显效:心悸症状消失,心电图检查或动态心电图明显改善;期前收缩消失;阵发性室上性心动过速或心房颤动发作基本控制或频发转为偶发。

有效:心悸症状大部分消失,心电图检查或动态心电图有所改善;期前收缩次数较治疗前缩减50％以上,或频发转为多发,或多发转为偶发。

无效:心悸症状和心电示波观察或动态心电图无改变或加重。

(五)护理与调摄

1.明确病因,加强预防

护理工作者对心悸患者要做到了解病因,进行思想疏导,使患者保持精神愉快;要注意天气变化,当天气由热转寒时,应及时加衣保暖,以防情志不舒,或感受外邪等因素诱发心悸。

2.观脉症,警惕突变

若脉搏过于疾数,或过于迟缓,或紊乱不齐,乍疾乍疏,良久复来,又觉胸闷加剧,短气懒言,头昏眩加重,应特别警惕,这是发生厥脱的先兆表现。应结合心电监护判断心律失常的性质。

3.查变证,挽救危候

本病极易发生厥脱、心阳虚衰、抽搐、昏迷等危候,应及时报告医师,并准备好急救药车,以便抢救。

4.明宜忌,帮助康复

心悸之证,若不发生变证,仍属病情较轻,此时要注意治疗原发病,如真心痛(胸痹心厥)、胸痹心痛、风湿病、痰饮病,加之适当注意锻炼,少食肥甘,多食易消化清淡之饮食,防止感冒,忌烟酒,饮茶不宜过浓,可减少病情复发,预后较好。

5.识药性,安全第一

本病多因虚极而并发虚脱、昏厥、抽搐,治疗时常用附子、草乌等有毒之品,应用时一定要密切观察,要求安全第一,过量、煎法不当,都可能有中毒反应。

6.重症护理

对严重心律失常需要电复律的患者,复律前要准备好各种药品,包括抗心律失常药、升压药、氧气及其他急救设备等,保持良好的备用状态,以保证电击和抢救无误,建立通畅的静脉输液通道。在电复律过程中及电复律后观察期间,密切观察心电示波器上的心律、心率变化,并注意血压变化,定时复查心电图,测量QRS、QT及P-R期间的动态变化,当发现心率低于50次/分,或有各种类型的传导阻滞或原有传导阻滞加重,Q-T间期明显延长,或出现新类型的心律失常,应立即通知医师,查找原因,并给予相应的处理。

(六)预后与转归

心悸仅为偶发、短暂阵发者,一般易治或不药而解;反复发作或长时间持续发作者,较为难治,但其预后主要取决于本虚标实的程度,邪实轻重,脏损多少,治疗当否及脉象变化等情况。如患者气血阴阳虚损程度较轻,未兼瘀血,痰饮,病损脏腑单一,治疗及时得当,脉象变化不著,病证多能痊愈。反之,脉象过速、过迟、频繁结代或乍疏乍数者,治疗颇为棘手,预后较差,甚至出现喘促、水肿、胸痹心痛、厥脱等变证、坏证,若不及时抢救,预后极差,甚至猝死。心悸初起,病情较轻,此时如辨证准确,治疗及时,且患者能遵医嘱,疾病尚能缓解,甚至恢复。若病情深重,特别是老年人,肝肾本已渐亏,阴阳气血也不足,如病久累及肝肾,致真气亏损越重,或者再虚中夹实,则病情复杂,治疗较难。

(尹 霞)

第二节 心 衰

心衰是由不同病因引起心脉气力衰竭,心体受损,心动无力,血流不畅,逐渐引起诸脏腑功能失调,以心悸、喘促、尿少、水肿等为主要临床表现的危重病证。心衰在临床有急慢之分。其急者表现怔忡,气急,不能平卧,呈坐位,面色苍白,汗出如雨,口唇发绀,阵咳,咳出粉色泡沫样痰,脉多疾数。慢者表现心悸,短气不足以息,夜间尤甚,不能平卧或睡中憋醒,胸中如塞,口唇、爪甲发绀,烦躁,腹胀,右肋下癥块,下肢水肿。

心衰的病位在心,但与肺、脾、肝、肾有关。其发生可源于心脏本身,也可源于其他四脏,其病机关键为心肾阳虚,肺肝血瘀,为本虚标实之疾,其本虚有气虚、阳损、阴伤,或气阴两虚,或阴阳俱损。标实为气滞、血瘀、水结。治疗当标本兼治,急则治标,缓则治本。治本不外益气温阳敛阴,治标为化瘀、利水、逐饮。中医治疗在改善症状、提高生命质量、减少再住院率、降低病死率等方面具有优势。

西医学中称为心功能不全,据国外统计,人群中心衰的患病率为 1.5%～2.0%,65 岁以上可达 6%～10%,且在过去的 40 年中,心衰导致的死亡人数增加了 3～6 倍。我国对 35～74 岁城市居民共15 518 人随机抽样调查的结果:心衰患病率为 0.9%,按计算约有 400 万名心衰患者,其中男性为 0.7%,女性为1.0%,女性高于男性。随着年龄增高,心衰的患病率显著上升,城市高于农村,北方明显高于南方。心功能不全具备上述临床表现者,均可以参考本节辨证论治。

一、诊断标准

(一)中医诊断标准

病史:原有心脏疾病,如心痛,心悸,肺心同病等,多因外感、过劳而复发或加重。

主症:心悸气短,活动后加重,乏力。

次症:咳喘不能平卧,尿少,水肿、下肢肿甚,腹胀纳呆,面色晦暗或颧紫,口唇紫黯,颈静脉曲张,胁下癥块,急者咳吐粉红色泡沫样痰,面色苍白,汗出如雨,四肢厥冷,更甚者昏厥,脉象数疾、雀啄、促、结代、屋漏、虾游。

具备病史,主症,可诊断为心衰之轻症。若在病史,主证的基础上,兼有次症 2 项者,可明确诊断。

(二)西医诊断标准

目前诊断标准尚不统一,也无特异性检查指标,但根据临床表现,呼吸困难和心源性水肿的特点,以及无创性和/或有创性辅助检查及心功能测定,一般即可作出诊断。临床诊断应包括心脏病的病因、病理解剖、病理生理、心律及心功能分级等诊断。

1.心衰的定性诊断指标

主要标准：①夜间阵发性呼吸困难或端坐呼吸。②劳累时呼吸困难和咳嗽。③颈静脉曲张。④肺部啰音。⑤心脏肥大。⑥急性肺水肿。⑦第三心音奔马律。⑧静脉压升高＞1.57 kPa（16 cmH$_2$O）。⑨肺循环时间＞25秒。⑩肝颈静脉回流征阳性。

次要标准：①踝部水肿。②夜间咳嗽。③活动后呼吸困难。④肝大。⑤胸腔积液。⑥肺活量降低到最大肺活量的1/3。⑦心动过速（心率＞120次/分）。

主要或次要标准：治疗中5天内体重下降≥4.5 kg。

确诊必须同时具有以上2项主要标准，或者具有1项主要或2项次要标准。

2.心功能的分级标准

参照美国纽约心脏病学会NYHA1994年第9次修订心脏病心分级而制定。

（1）心功能Ⅰ级：患有心脏病，但体力活动不受限制，一般体力活动不引起过度的疲乏、心悸、呼吸困难或心绞痛，通常称心功能代偿期。

（2）心功能Ⅱ级：患有心脏病，体力活动轻度限制，静息时无不适，但一般体力活动可出现疲乏、心悸、呼吸困难或心绞痛，也称Ⅰ度或轻度心衰。

（3）心功能Ⅲ级：患有心脏病，体力活动明显受限，休息时尚感舒适，但稍有体力活动就会引起疲乏、心悸、呼吸困难或心绞痛，也称Ⅱ度或中度心衰。

（4）心功能Ⅳ级：患有心脏病，体力活动能力完全丧失，休息状态下也可有心衰或心绞痛症状，任何体力活动后均可加重不适，也称Ⅲ度或重度心衰。

二、鉴别诊断

（一）哮病

急性左心衰者，原有心脏之疾，如心悸（心肌炎）、真心痛等，由某种诱因引发（如过劳、情绪激动、外感等）。临床以猝然心悸，喘急不能平卧，汗出烦躁，常伴咳吐粉红色血沫痰为特征，而哮病患者多无心脏病史，多有过敏史，以反复发作为特征，发作时喉间哮鸣有声，咳出大量痰涎后则喘止。

（二）喘病

慢性心衰在活动后往往见呼吸急促，但多以短气不足以息为特征，休息可减轻或缓解，而喘病患者多有肺病史，多因外感而诱发，多伴咳嗽、咳痰。

（三）肾性水肿

慢性心衰重症阶段出现尿少，水肿，而水肿呈下垂性，卧位时腰骶部水肿，兼有纳呆、腹胀、右下腹胀痛等胃肠道症状。而肾性水肿多与外感风寒、风热有关，起病较急，面目先肿，兼有尿少、腰痛，或兼头胀头痛，借助尿常规检查可发现蛋白尿或血尿，血中尿素氮、肌酐增高。

三、证候诊断

（一）心气（阳）虚证

心悸，气短，乏力，活动后明显，休息后可减轻，纳少，头晕，自汗，畏寒，舌质淡，苔薄白，脉细弱无力。

（二）气阴两虚证

心悸气喘，动则加重，甚则倚息不得卧，疲乏无力，头晕，自汗盗汗，两颧发红，五心烦热，口干咽燥，失眠多梦，舌红，脉细数。

(三)阳虚水泛证

心悸气喘,畏寒肢冷,腰酸,尿少水肿,腹部膨胀,纳少脘闷,恶心欲吐,舌体淡胖有齿痕,脉沉细或结代。

(四)气虚血瘀证

心悸气短,活动后加重,左胸憋闷或疼痛,夜间痛甚,两颧黯红,口唇发绀,胁下癥块,舌紫黯,苔薄白,脉沉涩或结代。

(五)阳衰气脱证

喘悸不休,烦躁不安,汗出如雨或如油,四肢厥冷,尿少水肿,面色苍白,舌淡苔白,脉微细欲绝或疾数无力。

四、病因

(一)原发病因

1.源于心

久患心脏之疾,如心悸、心痹、心痛、克山病、心肌炎及先天性心脏病等,导致心气内虚,日久心体肿胀,若再遇外邪侵袭,或情绪刺激,或因过劳,进一步损伤心体,侵蚀心阳,心阳不振,心力乏竭,不能鼓动血液运行,使瘀血阻滞,心脉不通。一则脏腑、肌腠缺血而失养,二则迫使血中水津外渗,进而出现脏腑功能失调,水饮凌心射肺或停积局部及水湿泛溢肌肤之证候,发为心衰。

2.源于肺

久咳、久喘、久哮等肺系慢性疾病反复发作,迁延或失治,痰浊潴留,伏着于肺,肺气壅塞不畅,痰瘀阻于肺管气道,使肺气胀满不能敛降,导致肺之体用俱损,病变首先在肺,继则影响脾、肾,后期病及于心。因肺朝百脉,肺气辅佐心脏运行血脉,肺伤则不能助心主治节,致使血行不畅,血瘀肺脉,肺气更加壅塞,造成气虚血滞、血滞气郁,由肺及心,心血瘀阻不通,日久心力乏竭,心体受损,发为心衰。

3.源于肝

久患肝脏之疾,或暴怒伤肝,导致肝失疏泄之机和条达之性,肝所藏之血不能施泄于外,血结于内,引起肝气滞心气乏,鼓动无力,血循不畅,瘀阻于心,引发血中水津外渗而致水肿、喘咳等证候,发为心衰。

4.源于肾

肾为精血之源,又为水火既济之脏,肾脉上络于心,久患肾脏之疾,则肾体受损,肾阳受伤,命火不足,相火不发,不能蒸精化液生髓,髓少不能生血,血虚不能上奉于心,心体失养,心阳匮乏,心气内脱,心动无力,则血行不畅,瘀结于心,导致心体胀大,发为心衰。

5.源于脾胃

脾胃之脉络于心,心气之源受之于脾,脾又为统血之脏。食气入胃,浊气归心。因此久患脾胃之疾,或思虑过度,或饮食不节(肥甘滋腻及长期饮酒、咸食),损伤脾胃,致使中气虚衰,中轴升降无力,引起水谷精微不能奉养于心主。元气不能上充于心,则心气内乏,鼓动无力,血瘀在心,日久心体胀大,或津血不足,心体失养,体用俱损,发为心衰。

(二)诱因

1.外感

多由外感六淫之邪,袭卫束表,内迫于肺,肺失宣降,痰浊内蕴,影响辅心以治节功能,使心不主血脉,加重心衰。

2.过劳

劳则气耗,心气受损,发为心衰。

3.药物

某些药物如过于苦寒,过于辛温,或输液过速等均导致心气耗散,诱发心衰。

五、病机

(一)发病

多以起病缓慢,逐渐加重为特点。初起见劳累后心悸,气短,疲乏无力,休息后可缓解,逐渐发展为休息时仍觉心悸不宁,喘促难卧,尿少,水肿,口唇爪甲发绀等。少数发病急,突然气急,端坐呼吸,不得卧,面色苍白,汗出如雨,口唇青黑,阵咳,咳吐粉红色泡沫样痰,脉多疾数。

(二)病位

在心,为心之体用俱病,与肺、脾、肝、肾密切相关。

(三)病性

为本虚标实之疾。虚者,以气虚、阳虚为本。病初多为气虚,病久则见阳虚,根据患者体质及原发疾病不同,少数患者可见血虚或阴虚。病变过程中,逐渐形成病理产物,为饮、为痰、为瘀、为浊,阻滞气机,发展为气滞血瘀水结之标实之疾。最终为心肾阳虚,肺肝血瘀,虚实夹杂。

(四)病势

缓慢发病者,初起时症状较轻,仅见劳累后心悸,气短,乏力,休息后症状可减轻或消失。随病情加重,出现休息状态下仍觉心悸不宁,喘促难卧,腹胀尿少,水肿,甚至神昏等。发病急骤者,突然气急呈端坐呼吸,面色苍白,汗出如雨,咳吐血色泡沫痰,唇青肢冷,救治及时,尚可转安,稍有延误,则昏厥死亡。

(五)病机转化

多种原因导致心气虚,心动无力,久之则心力内乏,乏久必竭。心气虚衰而竭,则血行不畅,引起机体内外血虚和血瘀的病理状态。血行不畅则五脏六腑失其濡养,心失所养则心气更虚,瘀阻更甚,日久则心体胀大;子盗母气,心体胀大日久则累及于肝,血瘀在肝,则肝体肿大,失其疏泄之职,气机不畅,影响脾胃升降之机,见腹胀,纳呆,便溏或便秘;瘀血在肾,则水道不通,开阖不利,形成水肿;瘀血在肺,则上焦不宣,肺气郁闭,壅塞不畅,故见咳喘,呼吸困难。

津血同源,血瘀日久导致阴津不足,出现气阴两虚,故患者表现口干,心烦。由于心气不足,血不能行全身以濡养诸脏,肾失所养而导致肾虚,肾阳虚则膀胱失其气化,水渎失司。另外,心肾阳虚,不能温煦脾胃,可使中焦运化无权,湿浊内蕴。同时"血不利则为水",水邪内泛外溢,凌心射肺,则悸喘不宁。心阳根于肾阳,阳气衰竭,心气外脱,心液随气外泄,故见喘悸不宁,烦躁不安,汗出如雨如油,四肢厥冷,尿少水肿等症。

总之,心衰是全身性疾病,病初以气虚阳虚为主,偶见阴虚;病变过程中,因气虚无力运血或阴虚脉道不充,则成血瘀;阳气不足,水津失于气化,形成水肿;病延日久者,正气日衰,五脏俱败,正不胜邪,最终可致心气衰微,心阳欲脱之险证。虚和瘀贯穿疾病的始终,虚有气虚、阴虚、阳虚。瘀有因虚致瘀、因实致瘀,虚越甚,瘀越重。水是疾病发展过程中的病理产物,病越重,水越盛。

所以心肾阳虚为病之本,血瘀水停为病之标,本虚标实。又因心衰患者内脏俱病,正气虚衰,每易罹受外邪,新感引动宿疾,使心衰反复而逐年加重。

（六）证类病机

心衰过程是因虚致实，实又可致更虚的恶性循环，以气虚阳虚为本，发展为气阴两虚、气虚血瘀、阴阳两虚、阳虚水泛、阳衰气脱等不同病理过程。

心气（阳）虚证：由于年老体弱，久患心脏之疾或他脏之疾累于心，使心气亏耗。心气内乏，无力帅血，心神涣散而不藏，故见心悸不安；动则气耗，故见乏力，气短不足以息，动则益甚。汗为心之液，气不固护，见汗液自出。脉道鼓动无力，则见脉弱或结或代。此候为心衰早期表现。

气阴两虚证：心居胸中，为宗气所聚，心气亏虚，气不生津，津随气耗，出现阴虚；或心气匮乏，不能固护，营阴不能内守；或气（阳）虚日久，阳损及阴，出现气阴两虚。也可见于急性或慢性心衰反复发作之人久用温阳利水之剂，耗竭阴津，致心之气阴两虚。由于心气不足，气不布津，津液不能上承，故出现口干；心阴亏虚，虚火内生，蒸津外泄，故见盗汗；扰动心神，则心烦，少寐多梦。舌红少津，脉细弱。

气虚血瘀证：心气虚无力推动血液运行，导致血行迟滞而形成瘀；因心肺气血不畅，上焦不宣，引起中焦枢机不转，脾失运化之力，胃失腐熟水谷之能，致使升降功能呆滞，肝之疏泄功能受阻，水渎功能不畅，而致气滞血瘀水泛。此候为心衰发展的中晚期阶段，由心及于肺、脾（胃）、肾、肝、三焦，气血阴阳亏虚，瘀、水、气（滞）、痰互结。血行不利，脉络瘀滞，见口唇爪甲发绀，胁下积块；脾不运化，则纳呆，腹胀；水渎不利，则尿少水肿；水饮凌心则怔忡；射肺则咳喘不宁。本愈虚标愈实，心阳、脾阳、肾阳皆虚，患者表现畏寒肢冷，汗多，易外感；津血不行，阴液枯竭，虚热内生，则见口干不欲饮或欲饮冷，烦躁不安。舌红少津或舌淡胖，脉细涩。

阳虚水泛证：由于心阳不振，无力温运水湿，可致湿浊内蕴；随疾病进展，脾阳受损，不能健运，复加肺气亏虚，水道失其通调，水湿内停；后期肾阳虚衰，膀胱气化不利，水饮内泛；心阳根于肾阳，心肾阳虚，肾不纳气，心阳外越，故见心悸气喘，动则益甚；母病及子，脾失阳助，则脾不制水而反侮，中轴不运，见腹部膨胀，纳少脘闷，恶心欲吐；膀胱气化失司，津不化气而为水，见尿少水肿。阳虚不能温于四末，故见四肢厥冷。

阳衰气脱证：疾病发展末期，诸脏之阳皆亏，阴盛于内，阳脱于外，虚阳外越，故见喘急而悸；动荡心神，则见烦躁不安；阳虚则寒，见四肢厥冷，且逆而难复；汗为心之液，心阳衰竭，不能固守营阴，真津外泄，故见汗出如珠如油。舌脉均见阴阳离决之象。

六、分证论治

（一）辨证思路

1.辨急性与慢性

心衰在临床上有急慢之分。急者可见怔忡，气急，不能平卧，呈坐状，面色苍白，汗出如雨，口唇青黑，阵咳，咳吐粉红泡沫样痰，脉多疾数。慢者可见心悸，短气不足以息，夜间尤甚，不能平卧或夜间憋醒，胸中如塞，口唇、爪甲发绀，烦躁，腹胀，右胁下癥块，下肢水肿。

2.辨原发病证

既往有无能引发心衰之病，如胸痹心痛、心痹、肺心同病、心悸、瘿病、肾脏之疾、消渴等。

原有胸痹心痛者，在心衰证候基础上常伴有胸闷，左胸膺部疼痛，向左肩背部放射，疼痛多短暂，但反复发作。多发于年老之人，平素经常胸闷，时有左胸膺部疼痛，持续时间较短，服用芳香开窍药物可缓解，多因过劳、情绪激动、饱食或寒冷刺激而诱发。或伴心悸，逐渐出现喘促不能平卧，尿少水肿，夜间憋醒，舌质发绀、苔腻、脉沉弦。

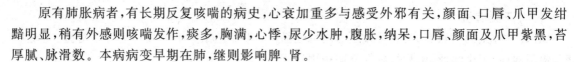

原有肺胀病者,有长期反复咳喘的病史,心衰加重多与感受外邪有关,颜面、口唇、爪甲发绀黯明显,稍有外感则咳喘发作,痰多,胸满,心悸,尿少水肿,腹胀,纳呆,口唇、颜面及爪甲紫黑,苔厚腻、脉滑数。本病病变早期在肺,继则影响脾、肾。

3.辨诱因

心衰最常见诱因为感受外邪。如出现恶寒发热,咳嗽,咳白痰者,多外感寒邪;如发热重,咳黄痰者,多感受热邪。有些药物可诱发心衰,如抗心律失常药、药物过敏、输液反应、输液速度过快等。另外,过劳及情绪刺激也可诱发心衰。

4.辨标本虚实

本虚有气虚、阳损、阴伤、或气阴两虚、或阴阳俱损之分。气虚者,多为心衰之初期,症见气短,乏力,活动后心悸加重;阳损者,在气虚的基础上见畏寒,肢冷,面色青灰,下肢水肿,多为心衰中期表现;阴伤者,可见形体消瘦,两颧黯红,口干,手足心热,心烦等;气阴两虚者为气虚证与阴伤证并见,多见于心肌炎之心衰;阴阳俱损为阴伤与阳损并见,为心衰之重证。标实为气滞、血瘀、水结。气滞者,症见胸闷,胁腹胀满,脘胀纳呆;血瘀者,症见面色晦暗,口唇、爪甲及舌质发绀,脉促、结、代、或涩;水结者,症见面浮水肿,呕恶脘痞,喘悸难卧,舌体胖大,边有齿痕。另外,患者反复心衰或经常应用利尿剂,使阴阳俱损,阳虚水泛,阴虚生热,水热互结,出现尿赤少、水肿、心烦、口渴、喜冷饮等寒热错杂证。

5.辨病位

心衰病位虽然在心,但常见二脏或数脏同病,虚实错杂。不论先为心病而后及于他脏,或先有肺、肾、肝、脾之病而后及心,病至心衰,多见五脏俱病,但仍以心为主,因"心为五脏六腑之大主"。心肺气虚,肾不纳气,则见心悸,咳嗽,气喘,倚息不得卧等症状;心肾阳虚,则见畏寒肢冷,水肿,心悸,短气,喘促,动则更甚等证候;心肺阴虚可见心悸,咳嗽,咳吐血痰,口干,盗汗等证候;心脾两虚可见心悸,乏力,血虚,腹胀,纳呆,不寐,便溏等证候;若肺肝脾肾同病,则形成气滞血瘀水结证候。

6.辨病情

心衰以悸、喘、肿为三大主症,其中以心悸、怔忡贯穿始终,如果单纯表现为心悸、乏力、气短者,病情相对较轻;如见有咳嗽、咳白痰者,或外邪引动内饮,或有水邪射肺,如咳粉红泡沫样痰,多为急性左心衰,病情危重;心衰出现喘或喘不能平卧者,源于病久及肺作喘或肾虚不能纳气作喘,属心衰发展至中晚期;如喘与水肿同时出现,多为心衰晚期,三焦同病,五脏受损,病情较重。

7.辨舌脉

舌体胖大或有齿痕者,多为阳虚兼水湿内蕴;舌体瘦小,质干或有裂纹,为阳衰阴竭;舌紫黯或隐青,为阳气虚衰,血行瘀阻;如兼有热象,可见红绛舌;舌苔一般为薄白苔,兼有痰饮者多为白腻苔,肺有痰热者多见黄腻或灰黄腻苔,痰湿重者可见灰腻苔。脉象沉细数或结代,为气阴两虚;脉沉数而疾无力,或涩而沉,或结或促或代,或雀啄、鱼翔,为气(阳)虚血瘀;脉微细而数,或结代、雀啄,为阳衰气脱;脉微欲绝散涩,或浮大无根,为阴竭阳绝危证。

因此治疗当标本兼顾,急则治标,缓则治本。治本不外益气温阳敛阴,治标为化瘀、利水、逐饮。

(二)分证论治

1.心气(阳)虚

症舌脉:心悸,气短,乏力,活动时明显,休息后可减轻,纳少,头晕,自汗,畏寒,舌质淡、苔薄白、脉细弱无力。

病机分析:此证型常见于各种心脏之疾导致心衰之早期,或中重度心衰经过治疗之恢复阶段,相当于心功能Ⅰ、Ⅱ级。本证主要临床表现为心悸、气短,无论是各种心脏病本身,还是他脏之疾,如肺系之疾,饮食伤脾,肝脏或肾脏之疾,首先损伤心气,使心气力不足。心气帅血以动,营运周身,今气虚不能帅血,使周身失其血之濡养,故见乏力、头晕等症。病位主要在心,可及于肺、脾。

治法:补心益气。

常用方:保元汤(《博爱心鉴》)加减。黄芪、人参、肉桂、甘草、淫羊藿、补骨脂、茯苓。加减:出现胸闷胸痛者,多由于气虚血行不畅,心脉不通所致,加丹参、川芎、赤芍或加桃红四物汤(《医宗金鉴》)、黄芪桂枝五物汤(《金匮要略》)、补阳还五汤(《医林改错》)等;形寒肢冷,胸痛者,为心阳不足,加附子、干姜、桂枝、薤白;胸胁胀满者,为气虚气滞,加醋柴胡、醋青皮;患者除心悸、气短,还见有头晕、健忘者,用归脾汤(《济生方》);心悸重,脉结代者,用炙甘草汤(《伤寒论》);动则心悸汗多者,加桂枝甘草龙骨牡蛎汤(《伤寒论》)。

常用中成药:补心气口服液每次 10 mL,每天 3 次。补益心气,活血理气止痛,适用于心气心阳不足又兼血瘀、痰浊之心衰。福王黄芪口服液每次 10~20 mL,每天 2 次。益气固表,利水消肿,补中益气,适用于心气亏虚之心衰。人参片每次 4 片,每天 2 次。大补元气,补益肺脾。适用于以心气不足为主要症状的心衰。黄芪注射液 20 mL 加入 5% 葡萄糖注射液或 0.9% 氯化钠注射液 250 mL 中,静脉滴注,每天 1 次。补益肺脾,益气升阳。用于症见气短、乏力等气虚之象者。

体针:常取心俞、神门、内关、间使、胆俞、阳陵泉、足三里、曲池等穴,每次取穴 3~5 个,每天 1 次,7 天为 1 个疗程,以补法为主。

耳针:常取心、定喘、肺、肾、神门、交感、内分泌等穴,可用针刺、按压、埋针等方法,每次 3~4 个穴位。

临证参考:心气虚贯穿于心衰的全过程,因此补益心气是此证型的主要治疗大法,补气药物首推参、芪。《万病回春》言人参"扶元气,健脾胃,进饮食,润肌肤,生精脉,补虚羸,固真气,救危急"。不同品种的人参制品,如红参、西洋参、生晒参均具强心的作用,其中红参的效果最好,一般调理每天可用 3~5 g,病情明显可用 10 g,严重者可用 15~20 g,危重患者可用到 30 g。如气虚血瘀时,黄芪与活血药同用,可起到活血而不伤血,并有养血之功。此外白术不单健脾益气,还可化痰、燥湿、行水,因此在气虚为主的心衰患者中也是常用中药。此证型常见于心衰初期或慢性心衰经治疗病情相对稳定,相当于心功能Ⅰ、Ⅱ级患者,若不伴有反复心动过速或心房纤颤,可不使用洋地黄类药物,以中药益气活血为主,可改善心功能,提高患者生活质量。

2.气阴两虚

症舌脉:心悸气喘,动则加重,甚则倚息不得卧,疲乏无力,头晕,自汗盗汗,两颧发红,五心烦热,口干咽燥,失眠多梦,舌红、少苔、脉细数或沉细。

病机分析:此证型多见于慢性反复发作之心衰患者,长期应用利尿剂或抗生素治疗,利尿剂直伤阴津,抗生素乃苦寒之品。由于阴阳相互依存,心衰日久,由气虚而损及于阴;或久用、过用温燥而伤阴;或水肿患者应用利尿之剂,使阴液亏耗。两颧红,五心烦热为阴亏虚阳上扰之证。有些患者甚则出现口干渴,渴而喜冷饮,此非实热,乃心衰日久,多脏虚损,脾不能为胃行其津液,阴虚燥热所致;津伤肠燥,还可出现大便秘结不行。

治法:益气养阴。

常用方:生脉散(《内外伤辨惑论》)加减。生晒参、麦冬、五味子、黄芪、黄精、玉竹、生地黄、阿胶、白芍。加减:若见阴阳两虚,畏寒、肢冷者,加附子、干姜、桂枝;气虚重者,重用黄芪;水肿者加泽泻、车前子、白术;腹胀者加厚朴、大腹皮、莱菔子、砂仁;心烦者加黄连;脉结代者,用炙甘草汤(《伤寒论》)。

常用中成药:参麦注射液 40~60 mL 加入 5% 葡萄糖注射液 250 mL 中,静脉滴注,每天 1 次。益气固脱,滋阴生津,养心复脉。用于气阴两虚之心衰。生脉注射液 40 mL 加入 5% 葡萄糖注射液 250 mL 中,静脉滴注,每天 1 次。补气养阴,生津复脉,益气强心。用于气虚津伤,脉微欲绝之心衰。补心气口服液、滋心阴口服液:每次各 10 mL,每天 3 次。两者合用益气养阴,活血通脉。用于气阴两虚之心衰。

体针:常取心俞、神门、内关、间使、厥阴俞、阳陵泉、足三里、三阴交等穴,每次取穴 3~5 个,每天 1 次,7 天为 1 个疗程,以补法为主。慢性肺心病,常取肺俞、肾俞、膻中、气海、足三里。心慌加内关。

耳针:常取心、定喘、肺、肾、神门、交感、内分泌等穴,每次 3~4 个穴位,可用针刺、按压、埋针等方法。慢性肺心病,常取心、神门、交感、肾、肾上腺等穴。

临证参考:益气养阴多用参、麦,所以人参、麦冬是本证型必不可缺的常用药物。《日华子本草》言麦冬"治五劳七伤,安魂定魄",《本草汇言》言其"主心气不足,惊悸怔忡,健忘恍惚,精神失守"。

本证型虽为气阴两虚,但气虚为始,阴虚为渐,气虚为本,故治疗上,即使阴虚较重,也不能舍其气而单补阴,益气温阳贯彻始终。此外,心阳失敛更易外散,故益气养阴之中应配以酸收,常用麦冬、五味子,一使阳气内守,温运心脉,二可防止温阳化气药物辛温伤阴散气。阴虚生热,患者常见心烦,可加黄连、生地黄。大量或长期应用利尿剂的患者,常出现口干渴而喜冷饮,可用白虎加人参汤以清热益气生津,生石膏用量可加大。大便干结者,可加大黄、元明粉急下存阴。养阴多以甘寒之品,不可过于滋腻。

3.阳虚水泛

症舌脉:心悸气喘,畏寒肢冷,腰酸,尿少水肿,咳逆倚息不得卧,腹部膨胀,或胁下积块,纳少脘闷,恶心欲吐,颈脉动,口唇爪甲发绀,舌体淡胖有齿痕、脉沉细或结代。

病机分析:本证型属本虚标实,为疾病发展至中晚期之征,相当于临床上心功能Ⅲ、Ⅳ级。心居胸中,为阳中之阳,心气心阳亏虚,出现心悸、怔忡,动则气喘。在此阳虚不单心阳虚,脾阳、肾阳皆虚,土不制水而反克,肾不制水而妄行,水邪泛滥,内蓄外溢,外溢肌肤则面浮肢肿;上凌心肺则加重心悸、喘促,甚则咳逆倚息;聚留胸腹则出现胸腹水。诸脏皆病,三焦气化不利,津聚不行,瘀血内停,瘀于心脉则见胸中隐痛,咳唾血痰,唇甲紫黯,颈部及舌下青筋显露;瘀于肺,则短气喘促、呼吸困难;瘀于肝,则胁下积块。瘀血水饮虽继发于心气亏虚,但一旦形成又可进一步损伤阳气,形成由虚致实、由实致虚的恶性病理循环。

治法:温阳利水。

常用方:五苓散合真武汤(《伤寒论》)加减。桂枝、制附子、茯苓、白术、白芍、生姜、泽泻、猪苓、车前子、丹参、红花、益母草。加减:喘促甚者加葶苈子、桑白皮、地龙或加葶苈大枣泻肺汤(《金匮要略》);中阳不足兼痰饮者,可用苓桂术甘汤(《金匮要略》);腹胀者加大腹皮、莱菔子、厚朴;恶心呕吐者加生姜汁、半夏、旋覆花。

常用中成药:参附注射液 10～20 mL 加入 5％葡萄糖注射液 250～500 mL 中,静脉滴注,每天 1 次。回阳救逆,益气固脱。用于心阳不振,症见四肢不温,尿少水肿者。福寿草片每次 1 片,每天 2 次。强心,利尿,镇静。用于治疗心衰水肿患者。补益强心片每次 4 片,每天 3 次。益气养阴,化瘀利水。用于治疗气阴两虚,血瘀水停所致心衰。强心力胶囊每次 4 粒,每天 3 次。温阳益气,化瘀利水。用于治疗阳气虚乏,血瘀水停所致心衰。

针灸:取心俞、神门、内关、间使、通里、少府、足三里、膻中、气海、中脘等穴,每次取穴 3～5 个,每天1 次,7 天为 1 个疗程,以补法为主。水肿者配太溪、三阴交。

临证参考:在此证型中,阳虚是其病机关键,喘促、水肿是其主要的临床表现,温阳是本证的主要治法。温阳药中首推刚燥之附子,因附子性温有小毒,含乌头碱,故应炙用,用时先煎30 分钟。肺心病心衰时,因为心肌纤维肥大、间质水肿,对乌头碱比较敏感,临床易出现中毒,故用量宜小,但风湿性心脏病患者剂量可加大。附子温阳,大多与干姜配伍,“附子无姜不热”,但如果心动过速,阴虚有热者不用干姜。附子可与桂枝相配,可以宣通阳气,以利于化水气。阳虚不单心阳不振,脾阳、肾阳也衰,但不同患者的病理转归不同,又各有偏倚。阳虚水盛而兼腹胀明显者,偏于脾阳虚,应选苓桂术甘汤(《金匮要略》),桂枝不仅能宣通阳气、利水,还能活血,用量一般10～15 g。水肿且咳逆者,可宣肺利水,加用葶苈子。此证候虽以“水”为标实之象,但利水之法各有不同,根据不同症状表现,可以配合化瘀以利水,可以行气以利水。

此证型多相当于心功能为Ⅲ、Ⅳ级的心衰患者,当水肿较重时,可配合西药强心、利尿之品治疗,当病情减轻后,再逐渐减少利尿剂用量,直至停药。现代药理研究表明很多中药具强心功效,如枳实、葶苈子、万年青、北五加皮、福寿草等,可在辨证的基础上酌情加用,但北五加皮具有强心苷作用,易出现洋地黄中毒,使用时剂量宜小。

4.气虚血瘀

症舌脉:心悸气短,活动后加重,左胸憋闷或疼痛,夜间痛甚,两颧潮红,口唇发绀,胁下癥块,或有小便少,下肢微肿,舌紫黯、苔薄白、脉沉涩或结代。

病机分析:心主血脉,血脉运行全赖心中阳气之推动,诚如《医学入门》所说:“血随气行,气行而行,气止则止,气湿则滑,气寒则凝”。气为血之帅,血为气之母,因此心衰患者自出现之始,即也存在着血行不畅,脉道不利,因虚致瘀是心衰出现瘀象的主要病机,但也可由于津液亏虚致瘀或水不行而为瘀或气滞血瘀。随病情进展,心衰反复发作,诸脏失血之濡润,首先肝血不藏,肝体不柔,出现胁下积块;心气亏虚,络脉失充,心脏失养,心脉不通,不通则痛,见胸痛;瘀血阻络,肺失宣降,则可出现胸闷、咳喘。瘀血阻碍气机,进一步加重脏腑之虚,表现为本虚标实。

治法:益气化瘀。

常用方:补阳还五汤(《医林改错》)加减。黄芪、当归、赤芍、地龙、桃仁、川芎、红花、泽兰、益母草。加减:瘀象较重者,可合用桂枝茯苓丸;心痛甚者加全瓜蒌、薤白、郁金、或合用芳香化瘀类药物,如速效救心丸、心可舒、银杏叶片等;胁下癥块,加三棱、莪术。

常用中成药:冠心安口服液每次 10 mL,每天 2～3 次。宽胸散结,活血行气。用于治疗冠心病气滞血瘀型心衰。舒心口服液每次 20 mL,每天 2 次。补益心气,活血化瘀。用于治疗气虚血瘀心衰患者。丹红注射液 20 mL 加入 5％葡萄糖注射液 250 mL 中,静脉滴注,每天 1 次。益气化瘀止痛。用于治疗心血瘀阻证型各种心脏病。疏血通注射液 6 mL 加入 5％葡萄糖注射液250 mL 中,静脉滴注,每天 1 次。活血化瘀通络。用于治疗各种血瘀型心脏病。苦碟子注射液40 mL 加入 5％葡萄糖注射液 250 mL 中,静脉滴注,每天 1 次。化瘀止痛,用于治疗血瘀型冠心病。

针灸:取心俞、神门、内关、间使、厥阴俞、膈俞、膻中、太冲等穴,每次取穴 3～5 个,每天 1 次,7 天为 1 个疗程,以泻法为主。

临证参考:心功能衰竭的患者均存在微循环改变及红细胞变形、血浆黏稠、血管外周阻力明显增高等现象,而现代研究已证实活血化瘀类中药能改善上述状况,常用药物有丹参、川芎、红花、益母草、赤芍、三七、鸡血藤等。而配伍应用具有活血化瘀功效的注射剂能明显改善心功能,如丹参注射液、川芎嗪注射液、碟脉灵注射液、银杏液提取物注射液等。但对于血瘀较重,见胁下积块的患者,不宜用大量破瘀之品,以免络破血溢,出现咯血、便血等变证。

5.阳衰气脱

症舌脉:喘悸不休,烦躁不安,汗出如雨或如油,四肢厥冷,尿少水肿,面色苍白,舌淡苔白、脉微细欲绝、或疾数无力。

病机分析:此证型多见心衰患者发展至终末阶段,也可见于暴受温邪、心脉闭塞等导致心阳暴脱,如急性感染性心肌炎、急性大面积心肌梗死等。患者不单阳衰,阴亦竭,故常表现躁动不安,乃阴不敛阳,虚阳外越之象。

治法:回阳救逆,益气固脱。

常用方:急救回阳汤(《医林改错》)加减。人参、附子、炮姜、白术、炙甘草、桃仁、红花。加减:阴竭阳绝,兼舌干而萎,口渴者,可改用阴阳两救汤,病情转安后,可用生脉散(《内外伤辨惑论》)调治;肢冷,汗多,喘而脉微欲绝者,选参附龙牡汤(《伤寒论》)或加麻黄根、浮小麦、山萸肉。

常用中成药:参附注射液 20～50 mL 加入 5% 葡萄糖注射液 100 mL 中,静脉滴注,每天 1～2 次,肢冷汗出脉微者,可直接静脉推注。益气回阳固脱。用于治疗阳衰气脱型心衰患者。

针灸:取心俞、神门、内关、三阴交、足三里、膻中、气海、关元等穴,每次取穴 3～5 个,每天 1 次,7 天为 1 个疗程,以补法并灸为主。

临证参考:此证型多属各种急慢性心衰发展至终末阶段,病情危笃,需立即急救。中西医结合治疗,优于单纯西医治疗。在强心药的应用上,虽然许多中药含有强心苷,如北五加皮等,但此时患者对上述强心药的耐受程度差异很大,不易掌握剂量,容易引起中毒,故强心剂的应用不如西药洋地黄类。在利尿剂的应用上,虽然中药利尿效果不如西药见效快,但此时由于患者心功能衰竭,心排血量下降,肾血流量不足,单纯西药利尿已无效,如果配合大剂量通阳利水或化瘀利水之品,则明显增强利尿效果。阳衰气脱,出现汗出肢冷,患者往往进入休克阶段,少尿或无尿,血压下降,单纯应用西药升压药,如多巴胺、间羟胺,大剂量应用使肾血管收缩,出现尿少,四肢厥冷,长期应用还存在药物依赖,此时如配合中药参附注射液,回阳救逆,其升压作用明显增强,可减少西药升压药用量,减轻药物依赖,且增加末梢血液循环,使四肢变暖,尿量增加。

七、按主症辨证论治

(一)心悸

心悸是心衰患者始终存在的症状,往往与气短并见,听诊时心率可增快,可闻及奔马律,可有心律不齐。切诊可见促、结、代、疾、数等脉象。初期多以心气亏虚为主,疾病恢复期多以阴虚、阳浮或痰火、水饮为主。

1.心气(阳)虚

临床表现:心中悸动不安,气短,动则加剧,乏力,自汗,舌质淡或隐青、苔白滑、脉多沉细而结

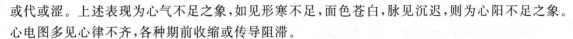

或代或涩。上述表现为心气不足之象,如见形寒不足,面色苍白,脉见沉迟,则为心阳不足之象。心电图多见心律不齐,各种期前收缩或传导阻滞。

辨证要点:心悸,气短,乏力,形寒。

治法:益气温阳止悸。

常用方:桂枝甘草龙骨牡蛎汤(《伤寒论》)。桂枝、炙甘草、生龙骨、生牡蛎。加减:乏力、气短明显者,可加人参、黄芪;心中空虚而悸,脉沉迟,形寒肢冷甚者,可用麻黄附子细辛汤(《伤寒论》);心虚胆怯,神不自主而悸者,可用安神定志丸(《医学心悟》)。

常用中成药:灵宝护心丹每次3～4丸,每天3～4次。强心益气、通阳复脉、芳香开窍、活血镇痛,用于缓慢型心律失常及心功能不全。

针灸:主穴内关、通里、郄门、三阴交,心神不宁加神门、间使,心阳虚衰灸关元、神阙。

临证参考:心悸是伴随心衰始终之症状,有虚实之分。言其虚,多因心气、心阴、心血之不足。心悸,乏力,气短者,属心气不足,重用参、芪。人参入脾肺二经,有大补元气、固脱生津及安神之功效。现代药理研究证实人参有强心作用,对心脏病患者,人参可通过改善心肌营养代谢而使心功能改善。黄芪入肺、脾二经,不但可以补气固表,还可利水消肿,对于心衰出现自汗、水肿者尤宜。现代药理研究证明黄芪可加强心肌收缩力,增加心排血量,减慢心率,还可直接扩张血管,利尿,减轻心脏负荷,故为救治心衰不可缺少的药物。

2.阴虚火旺

临床表现:心中悸动不安,心烦,少寐多梦,口干,脉多疾数。心电图表现多为快速型心律失常。

辨证要点:心悸,心烦,脉细数。

治法:滋阴清热,宁心安神。

常用方:天王补心丹(《摄生秘剖》)加减。生地黄、五味子、当归、天冬、麦冬、柏子仁、酸枣仁、人参、玄参、丹参、白茯苓、远志、桔梗、朱砂。加减:若热象明显者,可加黄连;心烦重者,加栀子;若阴不敛阳者,可用三甲复脉汤(《温病条辨》)。

常用中成药:稳心颗粒每次1包,每天3次。益气养阴,定悸复脉,活血化瘀。适用于各种快速性心律失常。利心丸每次3g,每天2次。养心安神。用于快速性心律失常。

针灸:体针取穴内关、迎香、厥阴俞,强刺激。耳针取心、神门、交感,中等至强刺激。

临证参考:心衰患者在疾病发展过程中常伴有心悸不宁,临床查体时发现各种心律不齐,心阴不足患者以室性期前收缩及快速心律失常多见,此时治疗仍以纠正心衰为主,在辨证的基础上佐以安神之品。因心衰患者之阴虚多先源于气虚,故治疗时当气阴双补,以生脉散或炙甘草汤为主方。心烦少寐者,加酸枣仁、苦参或黄连之类,可泻心火,除湿热。现代药理研究认为黄连、苦参均有良好的抗期前收缩作用。

3.水饮凌心

临床表现:心悸而喘咳,眩晕,胸脘痞满,尿少或水肿,舌苔白滑,脉多弦滑。听诊双肺可闻及水泡音,心率多快,可闻及奔马律。

辨证要点:心悸,咳喘不得卧,尿少水肿。

治法:振奋心阳,化气行水。

常用方:葶苈大枣泻肺汤(《伤寒论》)。葶苈子、大枣。加减:如水饮上逆,恶心呕吐者,加半夏、陈皮、生姜以和胃降逆;如肾阳虚衰,不能制水,水气凌心,症见心悸喘咳,不能平卧,四肢不温者,选真武汤(《伤寒论》);头晕,小便不利,水肿甚者,选苓桂术甘汤(《伤寒论》)。

针灸:肺俞、合谷、三焦俞、肾俞、水分、足三里、三阴交、复溜等穴,补泻兼施。

临证参考:此证型多为心衰之重证,心悸乃由于阳虚水邪上犯于心,心阳不振,营阴内虚,水在心下,阳不归根,故头眩身动。可采用苓桂术甘汤纳气宁心的治法。温阳同时不忘利水,可加防己、车前草、木通;宗气无根,则气不归原,故应加龙骨以镇浮阳,牡蛎以抑上逆之水气;阳虚寒水所困,使血凝滞,则加泽兰、茺蔚子化瘀行水,但不宜用化瘀重剂。

(二)喘促

心衰往往伴有气促,甚则短气不足以息,故首先要辨虚实。《素问·调经论》提出:"气有余则喘咳上气,不足则息不利少气。"《景岳全书·杂证谟·喘促》说:"实喘者有邪,邪气实也;虚喘者无邪,元气虚也。实喘者长而有余,虚喘者气短而不续。实喘者胸胀气粗,声高息涌,膨膨然若不能容,唯呼出为快也;虚喘者慌张气怯,声低息短,惶惶然若气欲断,提之若不能升,吞之若不相及,劳动则甚,而唯急促似喘,但得引长一息为快也。"从以上论述看,心衰之气喘当属虚喘,乃责于肺肾,但也有由于水饮凌心射肺使肺实作喘者。

1.痰饮上凌于肺

临床表现:咳喘不能平卧,喉中痰鸣,胸高息粗,咳嗽大量黏痰或涎液,尿少水肿,舌苔多腻,脉滑数。查体双肺可闻及干湿啰音。

辨证要点:咳喘不能平卧,喉中痰鸣,咳嗽大量黏痰或涎液。

治法:祛痰利气化饮。

常用方:二陈汤(《太平惠民和剂局方》)合葶苈大枣泻肺汤(《金匮要略》)加减。半夏、陈皮、茯苓、甘草、葶苈子、瓜蒌、款冬花。加减:若痰黄者加黄芩、黄连、栀子、川贝;痰有腥味者加鱼腥草、金荞麦;痰白清稀,形寒肢冷者可合真武汤(《伤寒论》)。

针灸:定喘、列缺、尺泽、合谷、膻中、中脘、丰隆、肾俞、太溪等穴,可用泻法。

临证参考:本证型多见于慢性心衰合并肺内感染患者或急性左心衰患者,最常见于肺心病心衰患者。外邪犯肺,肺失宣降,痰浊内蓄,或久病脾虚失运,聚湿生痰,上渍于肺,或肾阳虚衰,水无所主,上凌于肺。总之,痰与饮皆为有形之实邪,故治疗当急则治标,治痰治水。

2.肺肾气虚

临床表现:喘促,气不得续,动则益甚,汗多,心悸,形寒肢冷,或尿少水肿,舌质淡、苔薄或滑,脉沉弱。

辨证要点:喘促,气不得续,动则益甚。

治法:补肾纳气。

常用方:金匮肾气丸(《金匮要略》)合生脉饮(《内外伤辨惑论》)。制附子、桂枝、熟地黄、山萸肉、山药、茯苓、牡丹皮、泽泻、人参、麦冬、五味子。加减:若尿少水肿明显者,可加牛膝、车前子;若咳喘者,可加葶苈子、生龙骨、生牡蛎;若腹胀者,加厚朴、枳实。

针灸:肺俞、定喘、膏肓俞、太渊、足三里、肾俞、气海、太溪等穴,多用补法,并灸。

临证参考:此证型多见慢性心衰患者经过治疗,病情相对稳定,但心功能较差,动则喘促,甚则尿量减少,双下肢水肿。从其脉证分析,当属虚喘范畴,治从其肾,可酌用淫羊藿、胡桃肉、补骨脂、紫石英、沉香等温肾纳气,镇摄平喘之品。心肺肾气已亏极,血行多不畅,故本证多兼瘀,可酌加桃仁、红花、川芎、泽兰、丹参等以活血。另外,病情发展至此,多属顽疾,用药宜久,故可根据病情配制成丸散之剂服用。

（三）水肿

临床表现：尿少，水肿，从下而上，多与心悸、喘促并见，形寒肢冷，苔白滑，脉沉滑。

辨证要点：悸、喘、肿，形寒肢冷。

治法：温阳利水。

常用方：五苓散（《伤寒论》）合真武汤（《伤寒论》）。桂枝、制附子、茯苓、白术、泽泻、猪苓、白芍、干姜。加减：腹胀者，加冬瓜皮、大腹皮；水肿较甚，有胸腹水者，可加牵牛子或商陆以攻逐水邪。

针灸：腰以上肿取肺俞、三焦俞、列缺、合谷、阴陵泉，用泻法；腰以下肿取肾俞、脾俞、水分、复溜、足三里、三阴交，用补法。

临证参考：水肿的基本病机是阳气虚衰不能化水，故通阳利水是基本治法，用药宜动不宜静，宜走不宜守，宜辛温不宜阴柔。通阳利水之品首推桂枝，桂枝可宣通全身之阳气，常与茯苓配伍，代表方为五苓散（《伤寒论》）。健脾通阳应选苓桂术甘汤（《金匮要略》），白术不仅能健脾益气，还能化痰、燥湿、行水。如心衰因感受外邪而引发水肿者，应宣通肺卫以利水，选防己茯苓汤（《金匮要略》）。气虚明显而水肿者，可选春泽汤（《医方集解》）。血瘀水结者，可选桂枝茯苓丸（《金匮要略》）化瘀利水。利水药物常选利水而不伤阴之品，如茯苓、泽泻、芍药、白术等。如水邪上犯，凌于心肺者，当泻水逐饮，选葶苈大枣泻肺汤（《金匮要略》）或己椒苈黄丸（《金匮要略》），葶苈子可化痰、平喘、泻肺，防己有显著的利水作用，但近年试验研究发现防己对肾脏有毒性，故应慎用。"血不行则为水"，无论气虚还是阳虚，瘀象伴随始终，化瘀可利水，常用药物如益母草、泽兰。

心衰长期应用利水药包括西药利尿剂，导致阴津枯竭，此时水肿与伤阴并见，水热互结，利尿剂已无效，滋阴有助水邪之弊，利水又恐伤阴，治疗当育阴清热利水，可用猪苓汤（《伤寒论》）。心衰后期，五脏功能均受损，水瘀互结，使三焦气机不畅，故配以行气之品，调畅三焦气机，行气以利水，可酌情加厚朴、枳壳等。

（四）多汗

临床表现：心衰患者自汗多见，在活动后如进食、排便等，大汗淋漓；也可见盗汗或冷汗。

辨证要点：汗自出或盗汗。

治法：调和营卫。

常用方：气虚自汗者，可加用玉屏风散（《丹溪心法》）：黄芪、白术、防风；心阳虚者，可加用桂枝加附子汤（《伤寒论》）：桂枝、附子、芍药、甘草、生姜、大枣；阴虚盗汗者，可加用当归六黄汤（《兰室秘藏》）：当归、生地黄、熟地黄、黄芪、黄芩、黄连、黄柏。加减：自汗多者，可加用浮小麦、麻黄根；阳虚明显，大汗淋漓，汗出欲脱者，用大剂参附龙牡汤；阴虚明显者，可重用山萸肉，加五味子、五倍子、乌梅等以酸收。

临证参考：心衰患者汗多，乃由于心气阳虚，汗液不能自敛之故，或心阳暴脱，真津外泄所致。如出现额部冷汗如珠，四肢不温，多为脱证（心源性休克）先兆，应密切监测血压、脉搏变化。

（五）腹胀

临床表现：腹胀，食则加剧，按之较硬或按之柔软，大便干结或无。

辨证要点：腹胀，食则加剧。

治法：实则通利，虚则健运。

常用方：实证用己椒苈黄汤（《金匮要略》）：防己、椒目、葶苈子、大黄；或中满分消丸（《兰室秘藏》）：厚朴、枳实、黄连、黄芩、知母、半夏、陈皮、茯苓、猪苓、泽泻、砂仁、干姜、姜黄、人参、白术、炙甘草。虚证者用甘草泻心汤(《伤寒论》):甘草、半夏、黄芩、干姜、黄连、大枣。

针灸:膻中、内关、气海、阳陵泉、足三里、太冲等穴,补泻兼施。

临证参考:心衰患者多伴腹胀,当辨虚实。实则多因于中焦气机不畅,痰饮、水湿、瘀血内阻,患者表现"心下痞坚",临诊多见肋下肝大或腹水等;虚则由于中阳不足,脾不健运,自觉腹胀大,但按之柔软,相当于虚痞证。故在治疗时不要一见腹胀,就用大量行气消导之品,以免破气耗气。

八、变证治疗

心衰患者常出现咯血变证,依其临床表现可见下列 3 种证型。

(一)心肾阳虚

症舌脉:咳稀血痰,心悸胸闷,咳喘,肢冷自汗,水肿,舌淡苔白、脉沉细或结代。

病机分析:由于心肾阳虚,阴阳不相为守,卫气虚散,阴血妄行,即"阳虚阴必走"。

治法:温通阳气,收敛止血。

常用方:桂枝甘草龙骨牡蛎汤(《伤寒论》)加白及、仙鹤草、白茅根。

桂枝、甘草、龙骨、牡蛎、白及、白茅根、仙鹤草。

(二)阴虚火旺

症舌脉:咯血鲜红,心悸心烦不得眠,口干咽燥,头晕耳鸣,腰膝酸软,舌红少苔、脉细数。

病机分析:心衰日久,阳虚阴竭,阴虚于下,火亢于上,灼伤血络,故出现咯血。

治法:滋阴降火,凉血止血。

常用方:黄连阿胶汤(《伤寒论》)加侧柏叶、茜草、白茅根。

黄连、阿胶、白芍、鸡子黄、侧柏叶、茜草、白茅根。

(三)瘀血阻络

症舌脉:咯血紫黯或血块,心悸气喘,胸闷胸痛,口干,两颧潮红,唇甲发绀,舌红、脉涩。

病机分析:心衰患者因虚致瘀,瘀血阻塞脉道,血流不通,溢于脉外,则引起咯血。

治法:活血降逆止血。

常用方:血府逐瘀汤(《医林改错》)加三七、花蕊石、藕节、旋覆花。

生地黄、桃仁、红花、枳壳、赤芍、柴胡、川芎、桔梗、牛膝、甘草、三七、花蕊石、藕节、旋覆花。

九、现代研究

(一)病证名称与定义

近代医家已经提出心衰的病名,对此病的治疗报道也颇多,但多以西医病名论之,如检索近十年中医关于本病的报道多以西医"充血性心力衰竭""慢性心衰"等病名,另外也有人将此病分散于中医的"心悸""怔忡""喘证""水肿"等病证中论述。从最早张伯臾主编的《中医内科学》到目前几经改版的国家规范化教材都没有将心衰作为独立疾病来讲述,只是根据其症状表现散见于心悸病的水饮凌心候、喘病的喘脱候、水肿病的脾肾阳虚候等。在中国中医研究院广安门医院主编的《中医诊疗常规》一书中提出"心水"之名,认为心水是指心病而引起的水肿,但与肺脾肾关系密切,这是近代对心衰给予明确病名的书,但并没有得到公认。国家中医药管理局医政司胸痹急症协作组 1992 年在厦门召开的全国胸痹病(冠心病)学术研讨会上,提出"胸痹心水"之名,相当于冠心病心力衰竭,但此病名仅局限于冠心病心衰,不能囊括所有心脏病的心衰,因此未得以推广。最近有人将心衰的中医病名概之为"悸-喘-水肿联证",这种提法虽有一定见解,但也未得到推广。有学者在《悬壶漫录》中提出心衰病名，认为"本病是临床常见、多发之疾，又是危及生命之患。其临床表现为：急者昏厥，气急，不能平卧，呈坐状，面色苍白，汗出如雨，口唇青黑，阵咳，咳出粉色血沫痰，脉多疾数。慢者短气不足以息，夜间尤甚，不能平卧，胸中如塞，口唇爪甲发绀，烦躁，下肢水肿。"这是近代首见冠以"心衰"之名的著作，且对其症状的描述与西医的心力衰竭完全吻合。

（二）病因病机研究

综合各家对心衰的认识，有学者强调心衰的主要病因是内虚。主要分为心气心阳虚衰，不能运血；肺气虚衰，不能通调水道；脾虚失运，水湿内停；肾阳虚衰，膀胱气化不利等。反复发病，则形成本虚标实，产生痰、瘀、水等病理产物，故心衰的病机可用"虚、瘀、水"三者来概括。有学者认为心衰之本为心肾阳虚，而血瘀水停等则是在虚的基础上产生的病理结果，尽管心衰有左右之别，症状有喘憋、水肿之异，而其基本病机则是一致的，即虚、瘀、水，三者互为因果，由虚致实，虚实夹杂，致使虚者更虚，实者更实，形成了心衰逐渐加重的病理链，而心肾阳气亏虚是心衰各个阶段的基本病机。

有的医家从整体观出发，认为诸脏相互联系、相互影响而致心衰。有学者认为心衰发病机制以脏腑功能失调，心、肺、脾、肾阳气不足为主要病机，脏腑失调是心衰的病因，又是机体多种病变的结果。从本病的临床发展过程看，属病久沉痼，耗伤阳气，为本虚标实之疾。有学者认为心衰病位在心，但不局限于心。五脏是一个相互关联的整体，在心衰发生发展过程中，肺、脾、肾、肝都起着一定的作用，将心孤立起来就不可能正确地认识心衰的病因病机。

还有的医家认为本病发生不但阳虚，而且存在阴虚。有学者认为本病发生不单气虚阳虚，临床亦有阴血不足，不能荣养心脉，而致心功能减退者。由于慢性心功能不全多日久难愈，常存在阳损及阴，即使临床没有明显的阴虚症状，也可存在阳损及阴的潜在病机，且在病理发展过程中，因心气不能主血脉，多有瘀血滞脉、瘀血不利化水的病理改变。

总之，心衰是一本虚标实之疾，虚不外气血阴阳亏虚，大多数医家认为以心肾阳虚为主，其病变脏腑始于心及于五脏，其病理产物不外瘀、饮、痰、水。

（三）证候学与辨证规律研究

1.证候学研究

在《中医急诊医学》一书中，陈佑帮、王永炎认为心衰是五脏亏虚，本虚标实之证。心悸是心衰最常见和最早出现的临床表现。心衰之喘，咳嗽短气，动则尤甚，重则喘逆倚息不得卧，呼吸短促难续，深吸为快，咳吐稀白泡沫痰，甚则粉红泡沫样痰，脉沉细或结代。心衰起病缓慢，反复出现，肿势自下而上，常兼咳喘、心悸、气短、腹胀、纳呆、乏力、肢冷。心衰患者开始以心悸为主，而后期则心悸、喘息、水肿并见。

有学者认为心衰的临床表现应有急、慢之分。急者见昏厥、气急、不能平卧，呈坐状，面色苍白，汗出如雨，口唇青黑，阵咳，咳出粉红色血沫痰，脉多疾数。慢者短气不足以息，夜尤甚，不能平卧，胸中如塞，口唇爪甲发绀，烦躁，下肢水肿。

有学者对其临床症状的观察颇为详细。柯氏认为，心衰的水肿来势比较缓慢，患者长期有轻度水肿，其水肿大多起于足跗，渐及身半以上，或早上面肿，下午足肿，卧床者主要肿于腰骶部，水肿处按之凹陷而不起。心衰的气喘有 3 个临床特点：平卧时无病，劳则甚；呼气吸气都感不足，声低息短，若气欲断，慌张气怯；一般情况下，咳嗽不多，痰吐甚少。柯氏除对上述三个症状进行详细描述外，还对其他症状、体征进行了辨析。如口唇发绀是心衰常见征象，原来发绀不明显，突然加重是病危重征象,而肺心病患者发绀较多,面色苍白者病情较重。风心病二尖瓣病变患者多见面颧殷红,病情加重时红色加深,切勿误认为是病情好转。危重患者临终前面红如妆,额汗如油,并非心衰所独有,但心衰出现这种现象,如及早治疗,尚有转机。心衰患者有腹部痞块,乃气滞血瘀表现。如出现指趾欠温是阳气虚衰的征象,如出现四肢冷,则阳虚较严重,如四肢逆冷过腕,达膝则更为严重。头眩与心悸并见,提示心功能欠佳。如出现恶心呕吐,可能是阳气严重虚衰,中焦阳气无力运转,阳不制阴,阴邪上逆所致,或为水饮、瘀血严重阻滞,中焦气机阻塞不通,属危重之象。出现烦躁,可能是真阳衰败、阴邪内盛、虚阳浮越的表现,是十分危重的证候。

心衰的舌脉变化多变,以柯雪帆观察最为细致。有学者认为心衰舌多胖大或有齿痕,瘦小者少见,反映心衰多有水气停留,气虚阳衰;舌面大多润滑,亦水气停留之象;如兼热象或损伤津液者,可见舌面干燥,但这并不否定其气虚阳衰的存在;舌多紫黯,大多偏淡,这是阳气虚衰,血行瘀阻的表现,如兼有热象可以出现紫红舌。舌苔一般为薄白苔,兼有痰饮者多为白腻苔,肺有痰热者,多见黄腻苔或灰黄腻苔,痰湿重者可见灰腻苔。心衰已控制而痰湿、痰热依然存在者,其腻苔仍不能化。对于心衰的脉象,有微细沉伏几乎不能按得的,有弦搏长大按之弹指的;有脉来迟缓,甚至一息不足三至的;有脉来数疾,几乎难以计数,心衰出现脉律不齐者颇多,促、结、代均可出现,更有乍疏乍数、乍大乍小,三五不调者亦颇多见。心衰的脉象与其原发心脏病关系密切。如高血压性心脏病多见弦脉、弦紧脉;肺心病多见弦滑而数的脉象;风心病二尖瓣狭窄者多见微细脉;主动脉瓣闭锁不全者脉象多见来盛去衰;冠心病大多弦而重按无力。另外,柯氏对心衰的脉象细致观察研究后认为还有一些怪脉,如"釜沸""弹石""偃刀""解索""麻促""鱼翔""虾游""雀啄"脉等,心衰如见到人迎脉明显盛大,而寸口脉却很细弱,两者差别较大甚至4倍以上者,多为危重病证。有学者认为心衰而感邪之脉象应见浮象,而阴竭阳绝危之舌脉表现为舌绛而萎,脉微欲绝,或散涩,或浮大无根。有学者认为心衰的脉象最常见的有四类:①脉象微细而沉,非重取不能按得。②脉象虚弱。③脉象弦搏且虚大弹指。④脉象迟、数、结、代,乍疏乍数,乍大乍小,除此以外还可见到"屋漏""雀啄""虾游"等绝脉;李氏还根据脉象判断预后,脉象由数转为缓和,是病好转的标志,若虚大、弦长、弹指重按则无,此乃胃根动摇,胃气将绝之兆,治之较难,数极而人迎盛大者为难治之象。

2.辨证规律研究

目前中医对于心衰的辨证分型还没有统一的标准,卫生健康委员会2002年编辑出版的《中药新药临床研究指导原则》一书中,将心衰分为5个证型,即①心气阴虚证。②心肾阳虚证。③气虚血瘀证。④阳虚水泛证。⑤心阳虚脱证。

总结近10年医家对心衰的临床辨证分型发现大致分为心气不足、心阳亏虚、心肺气虚、肾不纳气、心肾阳虚、脾肾阳虚、心阴虚损、气阴两虚、气虚血瘀、痰饮阻肺、心肝瘀血、阳气虚脱、阴阳俱衰等,对上述分型进行归纳,以心肾阳虚、脾肾阳虚、阳虚水泛、气滞血瘀、阴竭阳脱为最常见。其共同点是以脏腑辨证为中心,参以八纲及气血津液辨证。如在八纲辨证中,强调表证可加重里证(心衰),心衰过程是因虚致实,实又可致更虚的恶性循环,强调阳虚为主,日久可致阴阳两虚。在气血津液辨证中,因心肾气(阳)虚,可致水液代谢及血行失常,从而痰饮、瘀血由生。各医家辨证虽各有不同,各有侧重,但总不离乎脏腑及气血津液两个方面。

(四)治则治法研究

1.治则

心衰是急、重、危之疾,对其病理变化,诸家皆趋向于"本虚标实",故治疗应"急则治标,缓则治本"，这一治疗法则得到大家的共识。有学者本着《难经·十四难》所说"损其心者，调其营卫"的原则，认为"心衰急者，先治其标，缓者，治其本。所谓治其标者，即是调其营卫，祛邪为务，故先用辅而治之，以善呼吸之能，使清气能入，浊气能出，以利于心"。

2.治法

因本病是以气虚、阳虚、血瘀、水停为主要病机，故基本治法可概括为益气、温阳、化瘀、利水几个方面。

(1)益气活血法：益气活血法是目前治疗心衰最常用的治法。益气法可增强心肌收缩力，改善心脏泵功能，活血可改善血液流变学状态，从而降低前负荷，两者配合使用，具有协同改善心功能的作用，这一点不仅符合中医基础理论，而且经试验研究证实。在益气药中首推人参、黄芪。

(2)温阳利水法：温阳法是治疗心衰的常用法，诸多医家在温阳益气的基础上临证变能。赵锡武治心衰，心肾阳虚、痰湿阻滞者，用温阳利水、蠲饮化湿之法；心肾阳衰、肺气失宜者，用温阳纳气、清肺定喘之法；阳虚水逆、上凌心肺、肺气不宣者，治以温阳行气、养心宣肺之法。在温阳利水法治疗心衰的临床报道中，多以真武汤为主方加减治疗，常以附子、桂枝、干姜为主药。

(3)益气养阴法：有学者在治疗充血性心力衰竭时，认为患者在临床上常表现为阳气虚衰，一方面阳虚可导致阴虚，另一方面长期使用利尿药物可导致阴虚，表现少气、干咳、心烦、舌红少津等，故治疗心衰时每辅以滋阴之味。有学者认为治疗心衰重点必须调补心脾之气血阴阳，温心阳和养心阴为治疗心衰的基本原则。益气养阴主要以生脉散为主方加减。

(4)泻肺逐水法：主要用于肺水肿较重的患者，为急则治标的方法。常用药物有葶苈子、桑白皮、汉防己。此类药物大多药效峻猛，常与其他法合用，较少单独使用，对体弱者慎用。

因心衰的病理变化是一个复杂的过程，故治疗并非单守于一法，往往根据不同时期不同的病理变化选用不同的治法。

(五)辨证用药研究

1.辨证论治

根据近年发表的临床资料分析，在辨证治疗心衰的中药使用上，大多以经方为主加减，心肺气虚则多以保元汤为主，气阴两虚者多以生脉散、炙甘草汤为主，阳虚水泛者多以五苓散、真武汤、苓桂术甘汤加减，气虚血瘀者多选用补阳还五汤，水饮犯心肺多以葶苈大枣泻肺汤为主。

2.病证结合

有学者对于心衰的治疗强调必须病证结合，灵活变通，根据心衰的不同病因适当调整治疗方案。如冠心病心衰多见气虚夹痰，痰瘀互结者可用温胆汤加人参、白术、豨莶草、田三七等；若属阴虚则用温胆汤合生脉散加减。风湿性心脏病者多有风寒湿邪伏留，反复发作特点，宜在原方基础上多加威灵仙、桑寄生、豨莶草、防己、鸡血藤、桃仁、红花。肺源性心脏病者可配合三子养亲汤、猴枣散及海浮石等。高血压心脏病者则配合平肝潜阳之法，常用药物有决明子、石决明、代赭石、龟甲、牡蛎、钩藤、牛膝等。原有糖尿病或甲状腺功能亢进症者以生脉散加味。

有学者认为风湿性心脏病心衰，多伴房颤，容易出现不同部位的栓塞表现，治疗上要加用活血化瘀之品以防止血栓形成，有风湿活动时还要加用祛风胜湿、宣痹止痛之剂；肺源性心脏病心衰，多伴呼吸衰竭，而低氧血症所致的口唇发绀、颜面晦暗等症属瘀血范畴，因此临证时要痰瘀同治，同时肺心病心衰多以肺部感染为诱因，故酌情应用清热解毒药物，另外肺心病心衰水肿的患者不能过度应用利尿剂，以免使痰液黏稠难以咳出，多选用利水不伤阴之品，如猪苓、茯苓、泽泻、冬瓜皮、车前子、葶苈子等；冠心病心衰多伴有高脂血症，临证当加用具有降脂作用的药物，如山楂、葛根、泽泻、决明子、首乌、枸杞子、丹参、三七等。

3.中成药研究

目前很多医家根据多年临床经验,创立了很多有效的治疗心衰的方剂,且取得了较好疗效。

还有许多医家研制出各种剂型成药治疗慢性心衰,相对汤剂服用更方便,适合慢性心衰患者长期服用。有学者研制的暖心胶囊治疗气虚血瘀型心衰(由人参、附子、薏苡仁、茯苓、法半夏、橘红、三七组成)。有学者采用温肾益气丹(由真武汤加红参、丹参组成)治疗慢性心衰。有学者根据心衰的发病特点,研制了强心冲剂(由西洋参、桂枝、丹参、汉防己、葶苈子、益母草、枳壳组成)治疗慢性心衰。有学者应用强心复脉丸(由人参、附子、黄芪、当归、川芎、丹参、五味子等组成)治疗慢性心衰。有学者应用强心胶囊(由黄芪、附片、生晒参、桂枝、血竭、益母草、三七、泽兰、桑白皮、葶苈子、五加皮、关木通、车前子、枳实组成)治疗慢性心衰。上述临床研究报道均采用随机对照观察方法,其科学性较强,可信度较高。

目前有许多治疗心衰的中成药被推向了市场,且疗效肯定,尤其是在改善心功能,提高生活质量方面,优于西药治疗。如补益强心片、强心力胶囊、心宝丸等。另外,用于纠正心功能常用的注射剂有黄芪注射液、生脉注射液、参附注射液、川芎嗪注射液等。

(尹　霞)

第三节　胸痹心痛

一、定义

胸痹心痛简称心痛,是指因胸阳不振,阴寒、痰浊留居胸廓,或心气不足,鼓动乏力,使气血瘀阻,心失所养致病,以发作性或持续性心胸闷痛为主要表现的内脏痹证类疾病。轻者仅感胸闷、短气,心前区、膺背肩胛间隐痛、刺痛、绞痛,历刚傲秒钟至数分钟,经休息或治疗后症状可迅速缓解,但多反复发作;重者胸膺窒闷,痛如锥刺,痛彻肩背,持续不能缓解,伴心悸、短气、喘不得卧;甚至大汗淋漓,唇青肢厥,脉微欲绝。病位在"两乳之间,鸠尾之间",即膻中部及左胸部。

据历代文献所载,心痛有广义、狭义之不同。广义胸痹心痛,有"九心痛"等多种分类法,范围甚广,可涉及胃脘痛等许多疾病。同时,又有将胸痹心痛作为胸痛加以论述者。鉴于广义胸痛所涉及的许多疾病在有关篇章中已有论述,故均不列入本节讨论范围。本节专论由心脏病损引起疼痛的辨证论治。

二、历史沿革

"心痛"病名最早见于马王堆古汉墓出土的《五十二病方》,《黄帝内经》对之有明确的论述。如《素问·标本病传论篇》有"心病先心痛"之谓,《素问·缪刺论篇》又有"卒心痛""厥心痛"之称;《灵枢·厥病》把心痛严重,并迅速造成死亡者称为"真心痛",谓:"真心痛,手足青至节,心痛甚,旦发夕死,夕发旦死。"对于本症的临床表现和病因,《黄帝内经》中也有较为明确的记载。如《素问·厥论篇》云:"手心主少阴厥逆,心痛引喉,身热,死不可治。"《素问·脏气法时论篇》云:"心病者,胸中痛,胁支满,胁下痛,膺背肩胛间痛,两臂内痛。"《素问·痹论篇》云:"心痹者,脉不通,烦则心下鼓,暴上气而喘。"《灵枢·厥病》把厥心痛分为肾心痛、肺心痛、肝心痛、脾心痛,而其中如"心痛间,动作痛益甚""色苍苍如死状""终日不得太息""痛如以锥针刺其心"等描述,与临床表现颇相符合。至于本症的病因,《素问·举痛论篇》指出:"经脉流行不止,环周不休。寒气入经而稽迟,泣而不行。客于脉外则血少,客于脉中则气不通,故猝然而痛。"此虽非专指心痛而论,但若结合《素问·痹论篇》"心痹者,脉不通"之说,显然可以认为本症与寒凝、气滞、血瘀有关。此外,《素问·刺热篇》又有"心热病者,先不乐,数天乃热,热争则卒心痛"之说,提示本症与热邪也有关系。在治疗方面,《黄帝内经》则较少药物治疗,而对针刺治疗有较系统的论述。总之,《黄帝内经》有关本证的记述,为后世对心痛的辨证论治奠定了基础。

汉代张仲景首先明确提出了"胸痹"这个病名,并在《金匮要略》一书中以"胸痹心痛短气病脉证治"篇进行了专门论述,且把病因病机归纳为"阳微阴弦",即上焦阳气不足,下焦阴寒气盛,认为乃本虚标实之证。症状描写也比《黄帝内经》更为具体明确,可见到胸背痛、心痛彻背、背痛彻心、喘息咳嗽、短气不足以息、胸满、气塞、不得卧、胁下逆抢心等症,并指出"胸痹缓急",即心痛有时缓和,有时剧烈的发病特点。在治疗上,根据不同证候,制定了瓜蒌薤白白酒汤等九张方剂,如"胸痹之病,喘息咳嗽,胸背痛,短气,寸口脉沉而迟,关上小紧数,栝楼薤白白酒汤主之"。轻症则予清轻宣气之法,"胸痹,胸中气塞,短气,茯苓杏仁甘草汤主之;橘枳姜汤亦主之"。重症则予温补胸阳,峻逐阴寒之法,"胸痹缓急者,薏苡附子散主之","心痛彻背,背痛彻心,乌头赤石脂丸生之"等,体现了辨证论治的特点。

隋代巢元方在其《诸病源候论》中对本证的认识又有进一步发展。巢氏认为"心病"可有心痛证候,心痛中又有虚实两大类,治法当异;并指出临床上有"久心痛"证候,伤于正经者病重难治。该书载:"心痛者,风冷邪气乘于心也,其痛发有死者,有不死者,有久成疹者。""久心痛候"称:"心为诸脏主,其正经不可伤,伤之而痛者,则朝发夕死,夕发朝死,不暇展治。其久心痛者,是心之支别络,为风邪冷热所乘痛也,故成疹,不死,发作有时,经久不瘥也。"还指出有的心痛胸痹者可有"不得俯仰"的表现,观察颇为细致。此外,在"心悬急懊痛候"中提出"是邪迫于阳气,不得宣畅,壅瘀生热"的病机转归。可见在病机的阐发上,较张仲景又有所提高。

唐代孙思邈在其《备急千金要方》和《千金翼方》中也列举了心痛胸痹证候的表现特点和治法,指出"心痛暴绞急欲绝,灸神府百壮……""心痛如锥刀刺气结,灸膈腧七壮";"心痛短气不足以息,刺手太阴";"胸痹引背时寒,间使主之;胸痹心痛,天井主之"等,在针灸治疗心痛方面,积累了许多有效的经验。

宋金元时代有关心痛的论述更多,治疗方法也十分丰富。《圣济总录·心痛总论》继续阐发了《黄帝内经》中关于心痛的脏腑分类特点,并指出此证疼痛的发生与"从于外风,中脏既虚,邪气客之,痞而不散,宜通而塞"有关。另如在"胸痹门"中,还有"胸膺两乳间刺痛,甚则引肩胛"的症状记载。《太平圣惠方》在"治卒心痛诸方""治久心痛诸方""治心痛彻背诸方""治胸痹诸方""治胸痹心背痛诸方""治心痹诸方"等篇中,收集治疗本证的方剂甚丰,观其制方,具有温通理气、活血通窍的显著特点;观其所论,多将本证的病因病机归之为脏腑虚弱,风邪冷热之气所客,正气不足,邪气亢盛,特别是在"治心痹诸方"中指出:"夫思虑繁多则损心,心虚故邪乘之,邪积不去,则时害饮食,心中幅幅如满,蕴蕴而痛,是谓之心痹。"是很有见地的。又如《太平惠民和剂局方》之苏合香丸,主治卒心痛等病证,经现代医疗实践验证,颇有效果。杨士瀛《仁斋直指方附遗·方论》指出真心痛也可由"气血痰水所犯"而起;陈无择《三因极一病证方论·九痛叙论》中统论各种心痛的三类病因,其所论的内因与本证关系较为密切,强调"皆脏气不平,喜怒忧郁所致",使得在本证的病因认识方面又有所发展。金代刘完素《素问病机气宜保命集·心痛论》中,根据临床表现不同,将本证分为"热厥心痛""大实心中痛""寒厥心痛"三种不同类型,并分别运用"汗""敞""利""温"等法及有关方药治疗,并提出"久痛无寒而暴痛非热"之说,对本证的辨证论治具有一定指导意义。

迨明清时期,对心痛的辨证更为细腻。如《玉机微义·心痛》中特别提出本证之属于虚者:"然亦有病久气血虚损及素作劳羸弱之人患心痛者,皆虚痛也。"补前人之未备。尤为突出的是,明清时期对心痛与胃脘痛、厥心痛与真心痛等,有了明确的鉴别。明代以前的医家多将心痛与胃脘痛混为一谈,如《丹溪心法·心脾痛》说:"心痛,即胃脘痛。"而明清不少医家均指出两者需加以区别。如《证治准绳·心痛胃脘痛》云:"或问:丹溪言心痛即胃脘痛然乎?曰:心与胃各一脏,其病形不同。因胃脘痛处在心下,故有当心而痛之名,岂胃脘痛即心痛者哉。历代方论,将两者混同,叙于一门,误自此始",然而,又指出:"……胃脘之受邪,非止其自病者多;然胃脘逼近于心,移其邪上攻于心,为心痛者亦多。"说明心痛与胃脘痛既有区别,又有联系。《临证指南医案·心痛》徐灵胎评注也说:"心痛、胃痛确是二病,然心痛绝少,而胃痛极多,亦有因胃痛而及心痛者,故此二症,古人不分两项,医者细心求之,自能辨其轻重也。"关于厥心痛和真心痛的区别,明代李梴《医学入门·心痛》称:"真心痛,因内外邪犯心君,一天即死;厥心痛,因内外邪犯心之包络,或它脏邪犯心之支络。"清代喻嘉言《医门法律·卷二》也谓:"厥心痛……去真心痛一间耳。"对于厥心痛的病因,继《难经·五十六难》"其五脏相干,名厥心痛"及《圣济总录·卷第一十五》"……阳虚而阴厥,致令心痛,是为厥心痛"之说以后,明清医家也多有论述,如《医学入门·心痛》主以七情,曰:"厥心痛……或因七情者,始终是火。"清代潘楫《医灯续焰·心腹脉证》则认为是由寒邪乘虚内袭,荣脉凝泣所致;《医门法律·卷二》则强调"寒逆心包"等。真心痛的病因,明代之前有因于寒,因于气、血、痰、水之论,而明代虞搏《医学正传》又指出与"污缸冲心"(即瘀血)有关;清代陈士铎《辨证录·心痛门》则补充"火邪犯心"这一病因。值得重视的是明清时期不少医家,如方隅《医林绳墨》、陈士铎《辨证录》、虞搏《医学正传》、林佩琴《类证治裁》等,皆摆脱了真心痛不能救治的成说,结合他们的经验,提出"亦未尝不可生"的卓见,且列出救治方药。显然,这是本病治疗上的一大进步。

三、范围

根据本证的临床特点,可见于西医学冠状动脉粥样硬化性心脏病之心绞痛及心肌梗死,其他如心包炎等疾病引起的心前区疼痛,其临床表现与本证的特点相符者,均可参照本节辨证论治。

四、病因病机

胸痹心痛的病位在心,但其发病与心、肾、肝、脾诸脏的盛衰有关,可在心气、心阳、心血、心阴不足,或肝、肾、脾失调的基础上,兼有痰浊、血瘀、气滞、寒凝等病变,总属本虚标实之病证。其病因病机可归纳如下。

(一)寒邪犯心

气候骤变,风寒暑湿燥火六淫邪气均可诱发或加重心之脉络损伤,发生本病。然尤以风寒邪气最为常见。素体心气不足或心阳不振,复因寒邪侵袭,"两虚相得",寒凝胸中,胸阳失展,心脉痹阻。《素问·调经论篇》曰:"寒气积于胸中而不泻,不泻则温气去,寒独留则血凝泣,凝则脉不通。"故患者常易于气候突变,特别是遇寒冷,则易卒然发生心痛。

(二)七情内伤

清代沈金鳌《杂病源流犀烛·心病源流》认为七情"除喜之气能散外,余皆足令心气郁结而为痛也"。由于忧思情恼怒,心肝之气郁滞,血脉运行不畅,而致心痛。《灵枢·口问》谓:"忧思则心系急,心系急则气道约,约则不利。"《薛氏医案》认为肝气通于心气,肝气滞则心气乏。所以,七情太过,是引发心痛的常见原因。

(三)饮食失节

恣食膏粱厚味,或饥饱无常,日久损伤脾胃,运化失司,饮食不能生化气血,聚湿生痰,上犯心胸清旷之区,清阳不展,气机不畅,心脉闭阻,遂致心痛。痰浊留恋日久,则可成痰瘀交阻之证,病情转顽,故明代龚信《古今医鉴》亦云:"心脾痛者,亦有顽痰死血……种种不同。"

(四)气血不足

劳倦内伤或久病之后脾胃虚弱,气乏生化之源,以致心脏气血不足,即所谓心脾两虚之证;或失血之后,血脉不充,心失所养。心气虚可进而导致心阳不足,阳气亏虚,鼓动无力,清阳失展,血气行滞,发为心痛。心脏阴血匮乏,心脉失于濡养,拘急而痛。此外,心气心血不足也可由七情所致,"喜伤心"、思虑过度、劳伤心脾等,皆属此例。

(五)肾阳不足

不能鼓舞心阳,心阳不振,血脉失于温运,痹阻不畅,发为心痛;肾阴不足,则水不涵木,又不能上济于心,因而心肝火旺,更致阴血耗伤,心脉失于濡养,而致心痛,而心阴不足,心火燔炽下汲肾水,又可进一步耗伤肾阴。同时心肾阳虚,阴寒痰饮乘于阳位,阻滞心脉,而作心痹,即仲景"阳微阴弦"之谓,这也是心痛的重要病机之一。

总之,胸痹心痛的主要病机为心脉痹阻,其病位以心为主,然其发病多与肝、脾、肾三脏功能失调有关,表现为本虚标实,虚实夹杂。其本虚可有阳虚、气虚、阴虚、血虚,且又多阴损及阳,阳损及阴,而见气阴不足、气血两亏、阴阳两虚,甚或阳微阴竭,心阳外越;其标实有痰、饮、气滞、血瘀之不同,同时又有兼寒、兼热的区别。而痰浊可以引起或加重气滞、血瘀,痰瘀可以互结;阴虚与痰热常常互见,痰热也易于伤阴;阳虚与寒痰、寒饮常常互见,寒痰、寒饮又易损伤阳气等,复杂多变,临床必须根据证候变化,详察细辨。

五、诊断与鉴别诊断

(一)诊断

1.发病特点

本证每卒然发生,或发作有时,经久不瘥。且常兼见胸闷、气短、心悸等症。七情过极、气候变化、饮食劳倦等因素常可诱发本证。

2.临床表现

左侧胸膺或膻中处突发憋闷而痛,疼痛性质表现为压榨样痛、绞痛、刺痛或隐痛等不同。疼痛常可引及肩背、前臂、胃脘部等,甚至可沿手少阴、手厥阴经循行部放射至中指或小指,并兼心悸。疼痛移时缓解,或痛彻肩背,持续不解。

心电图应列为必备的常规检查,必要时可做动态心电图、运动试验心电图、标测心电图和心功能测定等。休息时心电图明显心肌缺血(R波占优势的导联上有缺血型ST段下降超过0.05 mV或正常,不出现T波倒置的导联上倒置超过2 mm,心电图运动试验阳性)。

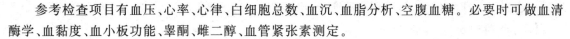

参考检查项目有血压、心率、心律、白细胞总数、血沉、血脂分析、空腹血糖。必要时可做血清酶学、血黏度、血小板功能、睾酮、雌二醇、血管紧张素测定。

(二)鉴别诊断

1.胃脘痛

多因长期饮食失节,饥饱劳倦,情志郁结,或外感寒邪,或素体阳虚,脾胃虚寒所致。但其疼痛的发生,多在食后或饥饿之时,部位主要在胃脘部,多有胃脘或闷或胀,或呕吐吞酸,或不食,或便难,或泻痢,或面浮黄、四肢倦怠等证,与胃经本病参杂而见。而心痛则少有此类症状,多兼见胸闷、气短、心悸等症。

2.胁痛

胁痛部位主要在两胁部,且少有引及后背者,其疼痛特点或刺痛不移,或胀痛不休,或隐痛悠悠,鲜有短暂即逝者;其疼痛诱因常由情绪激动;而缘于劳累者多属气血亏损,病久体弱者。常兼见胁满不舒,善太息,善嗳气,纳呆腹胀或口干、咽干、目赤等肝胆经症状及肝郁气结乘脾之症状,这些都是心痛少见的伴随症状。

3.胸痛

凡岐骨之上的疼痛称为胸痛,可由心肺两脏的病变所引起。胸痛之因于肺者,其疼痛特点多呈持续不解,常与咳嗽或呼吸有关,而且多有咳唾、发热或吐痰等。心痛的范同较局限,且短气、心悸多与心痛同时出现,心痛缓解,短气、心悸等亦随之而减。

4.结胸

《伤寒论·辨太阳病脉证并治》:"病有结胸,有藏结,其状何如;答曰:按之痛,寸脉浮,关脉沉,名曰结胸也。"指邪气结于胸中,胸胁部有触痛,颈项强硬,大便秘结或从心下到少腹硬满而痛。发病原因多由太阳病攻下太早,以致表热内陷,与胸中原有水饮互结而成。胸胁有触痛者为"水结胸";心下至少腹硬痛拒按,便秘,午后微热者为"实热结胸"。结胸虽有痛,但其特点为触痛,或疼痛拒按,与心痛不同,且其伴随症亦与心痛有异。

5.胸痞

《杂病源流犀烛·胸膈脊背乳病源流》:"至如胸痞与结胸有别……大约胸满不痛者为痞。"指胸中满闷而不痛。多由湿浊上壅,痰凝气滞,胸阳不展所致。心痛亦有胸闷,但因胸痞无痛,故易于鉴别。

六、辨证论治

心痛一证多突然发生,忽作忽止,迁延反复。日久之后,正气益虚,加之失治或治疗不当,或不善调摄,每致病情加重,甚至受某种因素刺激而卒然发生真心痛,严重者可危及生命。治疗应根据患者的不同临床表现,把握病情,分别进行处理,以求病情缓解,杜其发展。

(一)辨证

1.辨证要点

(1)辨心痛性质:心痛有闷痛、灼痛、刺痛、绞痛之别,临床中须结合伴随症状,辨明心痛的属性。①闷痛:是临床最常见的一种心痛。闷重而痛轻,无定处,兼见胁胀痛,善太息者属气滞者多;若兼见多唾痰涎,阴天易作,苔腻者,属痰浊为患;心胸隐痛而闷,由劳引发,伴气短心慌者,多属心气不足之证。②灼痛:总由火热所致。若伴有烦躁,气粗,舌红苔黄,脉数,而虚象不明显者,由火邪犯心所致;痰火者,多胸闷而灼痛阵作,痰稠,苔黄腻;灼痛也可见于心阴不足,虚火内炽的患者,多伴有心悸、眩晕、升火、舌红少津等阴虚内热之症。③刺痛:《素问·脉要精微论篇》云:"夫脉者,血之府也……涩则心痛。"由血脉瘀涩所致的心痛,多为刺痛,固定不移,或伴舌色紫暗、瘀斑。但是,由于引起血瘀心脉的原因很多,病因不同,心痛的性质也常有不同,故血瘀之心痛又不限于刺痛。④绞痛:疼痛如绞,遇寒则发,得冷则剧,多伴畏寒肢冷,为寒凝心脉所致;若兼有阳虚见症,则为阳虚,乃阴寒内盛,乘于阳位。另外,这种剧烈的心痛也常因劳累过度、七情过极、过食饮酒等因素而诱发,所以临床见心胸绞痛,又不可为"寒"所囿。

(2)辨心痛轻重顺逆:一般情况下,心痛病情轻重的判别,大致可根据以下几点。①心痛发作次数:发作频繁者重;偶尔发作者轻。②每次心痛发作的持续时间:瞬息即逝者轻;持续时间长者重;若心痛持续数小时或数目不止者更重。③心痛发作部位固定与否:疼痛部位固定,病情较深、较重;不固定者,病情较浅、较轻。④心痛证候的虚实:证候属实者较轻;证候虚象明显者较重。⑤病程长短:一般说来,初发者较轻;病程迁延日久者较重。

总之,判断心痛一证病情的轻重,应把心痛的局部表现与全身状况结合起来进行综合分析,才能得出正确的结论。

心痛一旦发展成为"真心痛",属于重症,临床须辨其顺逆,以便及时掌握病情发展变化的趋势,采取有效的救治措施。有以下情况出现时,须警惕是真心痛:心胸疼痛持续不止,达数小时乃至数目,有的疼痛剧烈,可引及肩背、左臂、腮、咽喉、脘腹等处,可伴有气短,喘息,心悸慌乱,手足欠温或冷,自汗出,精神委顿,或有恶心呕吐,烦躁,脉细或沉细,或有结代。追溯既往,大多有心痛反复发作的病史。同时,常有过度疲劳、情志刺激、饱食、寒温不调及患其他疾病,如外感热病、失血、肝胆胃肠疾病等诱发因素。

辨真心痛的顺逆,关键在防厥、防脱,重点应注意以下几个方面:①无论阴虚或阳虚的真心痛都可有厥脱之变;但阳虚者比阴虚者更容易发生厥脱变化。②神委和烦躁是真心痛常见的精神表现。如果精神委顿逐渐有所发展,或烦躁不安渐见加重,应引起充分注意。如出现神志模糊或不清,则病已危重。③真心痛患者大多有气短见症,要注意观察其变化。若气短之症逐渐有加重趋势,应提高警惕,迨见喘促之症,则病情严重。④动辄汗出或自汗也是真心痛的常见症。如果汗出增多,须防止其发生厥脱之变。⑤剧烈的疼痛可以致厥,于真心痛尤其如此。所以,若见心胸疼痛较剧烈而持续不缓解者,应谨防其变。⑥手足温度有逐渐下降趋势者,应充分重视,若四肢逆冷过肘而发绀者,表明病已垂危。正如方隅《医林绳墨》中说:"或真心痛者,手足青不至节,或冷未至厥,此病未深,犹有可救……"⑦舌苔变化可帮助我们分析正邪2方面的发展情况。不少真心痛患者,在发生厥脱之前,先有舌质越变越胖,舌苔越来越腻或越滑等变化,也有的变得越来越光红而干,对于这些舌苔变化,都应仔细观察。相反,这些舌象逐渐好转,则往往提示病情在向好的方面发展。⑧在真心痛中,下列脉象变化应引起高度重视:脉象变大或越来越细,越来越无力,或越变越速,越变越迟,或脉象由匀变不匀,由没有结代脉变为有结代脉等,都表示正气越来越弱,心气越来越不足。

以上这几方面,如果观察细致,则能帮助我们及时掌握病情发展的顺逆趋势,也有利于及时发现厥脱的征象,以便及时用药,这对防脱防厥是有益的。

2.证候

根据心痛的临床表现,按标本虚实大致可分为如下几种证候。

(1)寒凝心脉:卒然心痛如绞,形寒,天气寒冷或迎寒风则心痛易作或加剧,甚则手足不温,冷汗出,短气心悸,心痛彻背,背痛彻心。苔薄白,脉紧。

病机分析:诸阳受气于胸中,心阳不振,复受寒邪,以致阴寒盛于心胸,阳气失展,寒凝心脉,营血运行失畅,发为本证。心脉不通故心痛彻背;寒为阴邪,本已心阳不振,感寒则阴寒益盛,故易作心痛;阳气失展,营血运行不畅,故见心悸气短,手足不温,冷汗出等症。苔白脉紧为阴寒之候。本证候的辨证关键在于心痛较剧,遇寒易作,苔白脉紧。

(2)气滞心胸:心胸满闷,隐痛阵阵,痛无定处,善太息,遇情志小畅则诱发、加剧,或可兼有脘胀,得嗳气、矢气则舒等症。苔薄或薄腻,脉细弦。

病机分析:情志抑郁,气滞上焦,胸阳失展,血脉不和,故胸闷隐痛,善太息;气走无着,故痛无定处;肝气郁结,木失条达,每易横逆犯及中焦,故有时可兼有脾胃气滞之症。本证候的主症是胸闷隐痛,痛无定处,脉弦,为临床所常见,正如清代沈金鳌《杂病源流犀烛·心病源流》云:"心痛之不同如此,总之七情之由作心痛。"

(3)痰浊闭阻:可分为痰饮、痰浊、痰火、风痰等不同证候。痰饮者,胸闷重而心痛轻,遇阴天易作,咳唾痰涎,苔白腻或白滑,脉滑;兼湿者,则可见口黏,恶心,纳呆,倦怠,或便软等症。痰浊者,胸闷而兼心痛时作,痰黏,苔白腻而干,或淡黄腻,脉滑;若痰稠,色黄,大便偏干,苔腻或干,或黄腻,则为痰热。痰火者,胸闷,心胸时作灼痛,痰黄稠厚,心烦,口干,大便干或秘,苔黄腻,脉滑数。风痰者,胸闷时痛,并见舌謇偏瘫,眩晕,手足震颤麻木之症,苔腻,脉弦滑。

病机分析:痰为阴邪,其性黏滞,停于心胸,则窒塞阳气,络脉阻滞,酿成是证。痰饮多兼寒,故其痰清稀,遇阴天易作;"脾为生痰之源",脾虚运化无权,既能生痰,又多兼湿。浊者,厚浊之义,故病痰浊者,其胸闷心痛可比痰饮者重。痰浊蕴久;则可生热,见痰稠、便干、苔黄腻等痰热之象。痰之兼有郁火或阴虚火旺者,可为痰火之证,伤于络脉则灼痛,扰乱神明则心烦,热伤津液则口干、便秘。阳亢风动,与痰相并而为风痰,闭阻络脉而为偏瘫、麻木,风邪入络而见舌謇、震颤,扰于心胸则为闷痛。此外,痰之为患,也常可因恼怒气逆,而致痰浊气结互阻胸中,猝然而作心胸剧痛。痰浊闭阻一证,变化多端,必须据证详析。

(4)瘀血痹阻:心胸疼痛较剧,如刺如绞,痛有定处,伴有胸闷,日久不愈,或可由暴怒而致心胸剧痛。苔薄,舌暗红、紫暗或有瘀斑,或舌下血脉发绀,脉弦涩或结代。

病机分析:因于寒凝、热结、痰阻、气滞、气虚等因素,皆可致血脉郁滞而为瘀血。血瘀停着不散,心脉不通,故作疼痛如刺如绞,而痛处不移。故《素问·脉要精微论篇》云:"夫脉者,血之府也……涩则心痛。"血为气母,瘀血痹阻,则气机不运,而见胸闷;暴怒则肝气上逆,气与瘀交阻,闭塞心脉,故作卒然剧痛;痛则脉弦,舌紫暗、瘀斑,均瘀血之候,瘀血蓄积,心阳阻遏则脉涩或结代。由于致瘀原因有别,故又有寒凝血瘀、热结血瘀、气滞血瘀、痰瘀互结、气虚血瘀等不同,临床辨证应将各有关证候与本证候,互相参照,以资鉴别。此外,尚须提及的是,无论何因所引起之心痛,即使临床上血瘀的证候不明显,但由于"心主血脉",《素问·痹论篇》云:"心痹者,脉不通。"故总与"心脉痹阻"的病机攸关,在辨证时,对病程短者,应考虑其伴有血脉涩滞的一面;对病程长者,则应顾及其伴有瘀痹心脉的一面。

(5)心气不足:心胸阵阵隐痛,胸闷气短,动则喘息,心悸且慌,倦怠乏力,或懒言,面色白,或易汗出。舌淡红胖,有齿痕,苔薄,脉虚细缓或结代。

病机分析:思虑伤神,劳心过度,损伤心气。盖气为血帅,心气不足,胸阳不振,则运血无力,血滞心脉,即《灵枢·经脉》谓:"手少阴气绝则脉不通,脉不通则血不流。"故发心痛、胸闷、短气、喘息;心气鼓动无力,则心悸且慌,脉虚细缓结代;汗为心之液,气虚不摄,故易自汗;劳则气耗,故心气不足诸证,易由劳而诱发。若兼见食少乏力,腹胀便溏,或食后易作心痛且慌、气短等,为心脾气虚之证。

(6)心阴不足:心胸疼痛时作,或灼痛,或兼胸闷,心悸怔仲,心烦不寐,头晕,盗汗,口干,大便不爽,或有面红升火之象。舌红少津,苔薄或剥,脉细数,或结代。

病机分析:素体阴虚,或思虑劳心过度,耗伤营阴,或火热、痰火灼伤心阴,以致心阴亏虚,心失所养,虚火内炽,营阴涸涩,心脉不畅,故心胸灼痛,心悸怔仲,脉细数或结代;阴不敛阳,心神不宁,故心烦不寐,或有面红升火之象;心火伤津,则口干,大便不爽,舌红而剥;汗为心液,阴虚火劫,迫津外泄而盗汗;虚火上扰,则为眩晕。若素有肝肾阴亏,或心阴亏虚日久,下汲肾阴,以致肾阴不足,不能上济于心,阴虚火旺加重,可更见眩晕耳鸣,五心烦热,颧红升火,舌光绛少苔等症;若心肾真阴亏竭,阴阳之气不相顺接,则可发生心痛增剧,烦躁不安,气短喘息,手足不温,脉微细等厥逆之症。

此外,临床又多见阴伤与气及气阴两虚之证,若本证兼见嗜睡、乏力等症,为阴伤及气;若见胸闷痛,心悸心慌,气短乏力,心烦口干,舌红胖苔薄,或淡胖少苔,脉虚细数,内热不甚明显,则为气阴两虚。另有心脾血虚证,由失血之后,心血不足,或思虑伤脾,脾乏生化之能所致,可见心悸不安,心胸隐痛阵作,头晕目眩,多梦健忘,面色不华,饮食无味,体倦神疲,舌淡苔薄,脉象细弱,皆血虚失荣之故。血为阴类,常称阴血,然心阴虚与心血不足的临床表现尚有区别,不可不辨。

(7)心阳亏虚:心悸动而痛,胸闷,神倦怯寒,遇冷则心痛加剧,气短,动则更甚,四肢欠温,自汗。舌质淡胖,苔白或腻,脉虚细迟或结代。

病机分析:素体阳气不足,或心气不足发展,为阳气亏虚,或寒湿饮邪损伤心阳,均可罹致本证。心阳亏虚,失于温振鼓动,故心悸动而胸闷,神倦气短,脉虚细迟或结代;阳虚则生内寒,寒凝心脉,不通则痛,故见心痛,遇冷加剧;阳气不达于四末,不充于肌表,故四肢欠温而畏寒;舌淡胖,苔白或腻,为阳虚寒盛之象。若肾阳素亏,不能温煦心阳,或一心阳不能下交于肾,日久均可成为心肾阳虚之证。心肾阳虚,命门火衰,阳不化阴,阴寒弥漫胸中,饮邪痹阻心脉,以致心胸剧痛,胸脘满闷,四肢不温而汗出;肾不纳气,肺气上逆,或阳虚水泛饮邪上凌心肺,则见喘息不得卧,甚则可出现气喘,鼻翼翕动,张口抬肩,四肢逆冷发绀,大汗淋漓,尿少,水肿,烦躁或神志不清,唇舌紫黯,脉微细欲绝等阳气外脱的危重证候。

此外,若本证候兼见腹胀便溏,食少乏力,夜尿频多,腰膝酸软等症,为心阳不足兼脾肾阳虚,其舌苔淡白,脉多沉细无力。

由上可见,心痛的临床表现十分复杂而多变。且上述各种证候也不是孤立的,常可几种虚实证候相兼出现,而各证候之间也可相互转化,临床辨证须灵活掌握,不可拘泥。

(二)治疗

1.治疗原则

基于本证的病机是本虚而标实,故治疗原则总不外"补""通"二法。然而具体运用时,则又须根据症情的虚实缓急而灵活掌握。实证者,当以"通脉"为主,当审其寒凝、热结、气滞、痰阻、血瘀等不同而分别给予温通、清热、疏利、化痰、祛瘀等法;虚证者,权衡心脏阴阳气血之不足,有否兼肝、脾、肾等脏之亏虚,调阴阳,补不足,纠正有关脏腑之偏衰。本证多虚实夹杂,故在治疗上尤须审度证候之虚实偏重,抑或虚实并重,而予补中寓通、通中寓补、通补兼施等法,此时不可一味浪补,或一味猛攻,总以祛邪而不伤正,扶正而不留邪为要务。如张璐在《张氏医通·诸血门》中所云:"但证有虚中挟实,治有补中寓泻,从少从多之治法,贵于临床处裁。"同时,在心痛特别是真心痛的治疗中,防脱防厥是减少死亡的关键。必须辨清症情的顺逆,一旦见到有厥脱迹象者,即应投以防治厥脱的药物,以防止其进一步恶化。若俟厥脱见证明显,始治其厥脱,则必然被动,颇难应手。

2.治法方药

(1)寒凝心脉。①治法:祛寒活血,宣痹通阳。②方药:以当归四逆汤为主方。本方以桂枝、细辛温散寒邪,通阳止痛;当归、芍药养血活血,芍药与甘草相配,能缓急止痛;通草入经通脉;大枣健脾和营,共奏祛寒活血,通阳止痛之功。若疼痛发作较剧而彻背者,可用乌头赤石脂丸。方以乌头雄烈刚燥,散寒通络止痛;附子、干姜温阳以逐寒;蜀椒温经下气而开其郁;因恐过于辛散,故用赤石脂入心经固涩以收阳气也;若痛剧而见四肢不温、冷汗出等症者,可即予含化苏合香丸,以芳香化浊,温开通窍,每能获瞬息止痛之效。同时,由于寒邪易伤阳,而阳虚又易生阴寒之邪,故临床如见有阳虚之象,宜与温补阳气之剂合用,以取温阳散寒之功,若一味辛散寒邪,则有耗伤阳气之虞。

(2)气滞心胸。①治法:疏调气机,理脾和血。②方药:用柴胡疏肝散。本方由四逆散(枳实改枳壳)加香附、川芎组成。四逆散能疏肝理气而解胸胁气机郁滞,其中柴胡与枳壳相配可调畅气机;白芍与甘草同用可缓急舒挛止痛;加香附以增强理气解郁之功;川芎为气中血药,盖载气者血也,故以活血而助调气。如胸闷心痛较明显,为气滞血瘀之象,可合失笑散,以增强活血行瘀、散结止痛之功;若兼有脾胃气滞之症,可予逍遥散,疏肝行气,理脾和血;苔腻者为兼脾湿,合丹参饮,调气行瘀、化湿畅中。二方共奏疏调气机、理脾止痛之效;气郁日久而化热者,可与丹栀逍遥散以疏肝清热,见有大便秘结者,可适当配合应用当归龙荟丸,以泻郁火。至如芳香理气及破气之品,只可根据病情的需要,权宜而用,不宜久用,以免耗散正气。

(3)痰浊闭阻。①治法:温化痰饮,或化痰清热,或泻火逐痰,或息风化痰等法为主,佐以宣痹通阳。②方药:痰饮者以瓜蒌薤白半夏汤或枳实薤白桂枝汤,合苓甘五味姜辛汤去五味子治疗。瓜蒌、薤白化痰通阳,行气止痛;半夏、厚朴、枳实辛苦温行气而破痰结;桂枝温阳化气通脉;茯苓、甘草健脾利水化饮;干姜、细辛温阳化饮,散寒止痛。痰饮之为心痛,常兼有心肾阳虚,治疗亦须顾及。痰浊者,用温胆汤,方以二陈汤的半夏、茯苓、橘红、甘草化痰理气;竹茹、枳实清泄痰热,可加入瓜蒌以助通阳宣痹之力。痰浊化热者,可用黄连温胆汤加郁金,清热而解痰郁血滞;痰火为患,则加海浮石、海蛤壳化痰火之胶结;若心烦不寐,可合朱砂安神丸清心宁神;痰火耗伤阴津则加生地、麦门冬、玄参之属;大便秘结加生大黄或礞石滚痰丸。证属风痰者,选用涤痰汤,方在温胆汤的基础上加胆南星、石菖蒲化痰息风通窍;人参益气补虚,斟酌而用;其他如天竺黄、竹沥、生姜汁、僵蚕、地龙、天麻等清热化痰息风之品也可选用。

由于痰性黏腻,阻于心胸,易于窒阳气,滞血运,甚至痰瘀互结,故于祛痰的同时,还宜适当配合应用活血行瘀之品,如丹参、当归、益母草、桃仁、泽兰叶、红花、赤芍、牡丹皮等。若痰闭心脉,卒然剧痛,因于痰浊者用苏合香丸;因于痰热、痰火、风痰者用行军散,以取即刻启闭、化浊、止痛之效。

(4)瘀血痹阻。①治法:活血化瘀,通脉止痛。②方药:可选用血府逐瘀汤。本方由桃红四物汤合四逆散加牛膝、桔梗而成。当归、川芎、桃仁、红花、赤芍活血祛瘀而通血脉;柴胡、桔梗与枳壳、牛膝同伍,一升一降,调畅气机,开胸通阳,行气而助活血;生地一味,《神农本草经》谓其能"逐血痹",《本草求真》认为有"凉血消瘀"之功,且又能养阴而润血燥。诸药共成祛瘀通脉、行气止痛之剂。若心痛较剧,可加乳香、没药,或合失笑散,以增强祛瘀止痛的效果。由于瘀血这一病机变化，又可在其他有关证候中相兼而出现，故活血化瘀药的选择，应随临床证候表现的不同而有所区别，如寒凝或阳气亏虚兼血瘀，宜选温性活血之品；热结、阴虚火旺兼血瘀，宜选凉性活血药；气血不足而兼血瘀，宜选养血活血之品；痰瘀互结者，又需根据寒痰、痰热（火）、风痰等不同而分别选用不同性味的活血药，凡此，均应仔细斟酌。此外，心痛与真心痛，标实而本虚，且心痛一证常迁延难愈，故破血之品应慎用，以免多用、久用耗伤正气。瘀血较重须用破血药时，一俟症情有所减轻，即应改用其他活血化瘀的药物。

（5）心气不足。①治法：补养心气而振胸阳。②方药：用保元汤合甘麦大枣汤加减。方以人参、黄芪大补元气，以扶心气；甘草炙用，甘温益气，通经脉，利血气而治心悸；肉桂辛热补阳，散寒而治心痛，又能纳气归肾，而缓短气、喘息之症，或可以桂枝易肉桂，《本经疏证》谓桂枝有通阳、行瘀之功，故可用以治疗心气不足、血滞心脉之证；生姜可以除去不用，加丹参或当归，养血行瘀；甘麦大枣汤益心气，宁心神，甘润缓急。若胸闷明显而伴心痛者，可加旋覆花、桔梗、红花，以补中下气，宽胸活血。凡心气不足，兼有气滞、血瘀、痰浊者，补心气的药应先择和平轻补之品，视服药后的反应，再考虑是否加重补气之力，而活血理气化痰总应以不伤心气为准绳，破气、破血、泄痰之品应慎用或不用。心脾气虚之证，可用养心汤。此方在保元汤（去生姜）的基础上，加茯苓、茯神、远志、半夏曲，健脾和胃，补心安神；柏子仁、酸枣仁、五味子，养心而敛心气；当归、川芎，行气活血，全方有补养心脾以生气血之功。

（6）心阴不足。①治法：滋阴养心，活血清热。②方药：用天王补心丹。本方以生地、玄参、天门冬、麦门冬，滋水养阴而泻虚火；人参、炙甘草、茯苓益心气，也寓有从阳引阴之意；柏子仁、酸枣仁、远志、五味子养心安神，化阴敛汗；丹参、当归身养心活血而通心脉；桔梗、辰砂为佐使之品，全方能使心阴复，虚火平，血脉利而使心胸灼痛得解。若阴不敛阳，虚火内扰心神，心烦不寐，舌光红少津者，可予酸枣仁汤清热除烦安神。不效者，可再予黄连阿胶汤，滋阴清火宁神。若脉结代、心悸怔忡之症明显者，用炙甘草汤，方中惟地用量独重，配以阿胶、麦门冬、火麻仁滋阴补血，以养心阴；人参、大枣补气益胃，资脉之本源；桂枝、生姜以行心阳；入酒煎煮，与生地相得，其滋阴活血复脉之力益著，即"地黄得酒良"之谓。诸药同用，使阴血得充，阴阳调和，心脉通畅，则心悸、脉结代得以纠正。心肾阴虚者，可合左归饮补益肾阴，或河车大造丸滋肾养阴清热；眩晕心悸明显者，加镇潜之品，如珍珠母、灵磁石之类。如心肾真阴欲竭，亟宜救阴，用大剂西洋参、鲜生地、石斛、麦门冬、山茱萸，参以生牡蛎、五味子、甘草酸甘化阴而敛真阴；心痛甚者，宜兼行血通脉，应择牡丹皮、芍药、丹参、益母草、郁金、凌霄花等性凉、微寒的活血之品。心胸痛剧不止者，可选用至宝丹。在阴液有渐复之机时，又应及时结合针对病因的治疗，如有火热实邪者，结合清热泻火凉血；有痰火、痰热者，结合清热化痰或泻火逐痰等，方药参见有关证候。心阴不足若夹有气滞者，理气忌用温燥之品，瓜蒌、郁金、枳实、绿萼梅、玫瑰花、合欢花、金铃子、延胡索等，可供选用。

临床见到阴伤及气者，于养阴之剂中加人参，或天王补心丹中加重人参的用量。气阴两虚者，治当益气养阴并施，可用生脉散，症状较重者可在天王补心丹的基础上，加黄芪、黄精之类。

心脾两虚之证，可用归脾汤，益气补血，心脾双调；或可合用四物汤，以增强归脾汤补血之功。

（7）心阳亏虚。①治法：补益阳气，温振心阳。②方药：方用人参汤。本方由人参、甘草、干姜、白术四味组成，《金匮要略》用本方治胸中阳微，正气虚寒之胸痹，以温补其阳而逐其寒，正如魏念庭《金匮要略方论本义》谓："以温补其阳，使正气旺而邪气自消，又治胸痹从本治之一法也。"

尤在泾《金匮要略心典》亦云："养阳之虚，即以逐阴。"另可加桂枝、茯苓，温阳化气，助逐阴散寒之力，振奋心阳。若心肾阳虚，呵合肾气丸，以附子、桂枝（后世多用肉桂）补水中之火；以六味地黄丸壮水之主，从阴引阳，合为温补肾阳之剂，两方合用则温补心肾而消阴翳。若心肾阳虚而兼水饮上凌心肺，喘促水肿者，可与真武汤合用。真武汤以附子之辛热，温补肾阳而驱寒邪，且与芍药同用，能入阴破结，敛阴和阳；茯苓、白术健脾利水；生姜温散水气。两方合用则可温补心肾而化寒饮。阳虚寒凝心脉、心痛较明显者，可选择加入鹿角片、川椒、吴茱萸、荜茇、良姜、细辛、川乌、赤石脂等品。若因寒凝而兼气血滞涩者，可选用薤白、沉香、檀香、降香、香附、鸡血藤、泽兰、川芎、桃仁、红花、延胡索、乳香、没药等偏于温性的理气活血药。如突然心胸剧痛，四肢不温而汗出者，宜即含服苏合香丸，温开心脉，痛减即止，不宜多服久服，以免耗散阳气。至如心肾阳虚而见虚阳欲脱的厥逆之证时，则当回阳救逆，用参附汤或四逆加人参汤回阳救逆；或予六味回阳饮（炮姜改干姜），此方用四逆加人参汤回阳救逆，熟地从阴引阳，当归和血活血，为救治厥逆的有效之剂；若兼大汗淋漓，脉微细欲绝等亡阳之证，应予同阳固脱，用参附龙牡汤，重加山茱萸。

此外，对心阳不足兼脾肾阳虚者，可用人参汤合右归饮治疗，兼补心脾肾之阳气。

3.其他治法

(1)中成药：①复方丹参滴丸：每次 3 粒，每天 3 次。功效：活血化瘀，理气止痛。适用于心绞痛发作，辨证属气滞血瘀者。②麝香保心丸：每次 1～2 粒，每天 3 次。功效：芳香温通，益气强心。适用于心绞痛发作，辨证属寒凝血瘀者。③冠心苏合丸：嚼碎服，1 次 1 丸，每天 1～3 次。功效：理气，宽胸，止痛。适用于心痛有寒者。④速效救心丸：含服每次 4～6 粒，每天 3 次。功效：行气活血，祛瘀止痛。适用于心痛有瘀者。

(2)针刺：①针刺膻中、内关，每天 1 次。留针 20～30 分钟，捻转 3～5 分钟。②心包经及心经两经俞穴（厥阴俞透心俞）及募穴（膻中透巨阙）为主穴，心包经的经穴内关为配穴。③主穴：华佗夹脊，第 4、第 5 胸椎，内关，配穴：膻中，三阴交。④主穴：膻中透鸠尾，内关，足三里；配穴：通里，神门，曲池，间使，乳根，命门。⑤主穴：心俞，厥阴俞；配穴：内关，足三里，间使。⑥针刺内关、膻中，或内关、间使。⑦针刺心俞，厥阴俞配神门、后溪、大陵。⑧耳针：主穴：心，神门，皮质下；配穴：交感，内分泌，肾，胃。⑨耳针：主穴：心，皮质下，神门，肾；配穴：肾上腺等。

(3)膏药穴位敷贴：通心膏（徐长卿、当归、丹参、王不留行籽、鸡血藤、葛根、延胡索、红花、川芎、桃仁、姜黄、郁金、参三七、血竭、椿皮、穿山甲、乳香、没药、樟脑、冰片、木香、人工麝香、硫酸镁、透骨草），敷心俞、厥阴俞或膻中。

(4)推拿疗法：据报道，按摩腹部上脘、中脘、下脘、神阙、关元、心俞、厥阴俞或华佗夹脊压痛点等治疗心痛有效。

总之，胸痹心痛发作时均要立即口服速效治疗药物，待病情缓解后再按具体病情，辨证论治。真心痛亦称心厥，属临床危急重症，需要及时诊断及救治。病情严重者常合并心脱、心衰等危候，可参考相关篇章进行辨证论治。

七、转归及预后

胸痹心痛一证，以膻中或左胸部反复发作疼痛为特点。可分为虚、实两端，但实证可转为虚证，虚证也可兼有邪实，以致虚实夹杂，变化多端。尽管如此，只要辨证论治正确、及时，克服一方一药统治胸痹心痛的倾向，一般都能使病情得到控制或缓解。有些患者可因各种因素导致心胸剧痛,持续不解,伴见气短喘息,四肢不温或逆冷发绀,烦躁,神志不清,尿少水肿,脉微细等阳虚阴竭之证,古代医家称为"真心痛",为胸痹心痛中的危重不治证候。但是随着医疗经验的不断丰富,早有医家对此提出异议,如陈士铎《辨证录·心痛门》曰:"人有真正心痛,法在不救。然用药得宜,亦未尝不可生也。"虞搏《医学正传》也云:"有真心痛者……医者宜区别诸证而治之,无有不理也。"中华人民共和国成立以后,特别是近 20 年来,加强了中医药治疗真心痛的研究,使治疗方法日趋完善,因此病死率明显下降。但真心痛病情危急,临床诊治必须仔细、果断、正确,稍有疏忽,则易于贻误生命。

(尹 霞)

第六章　呼吸内科病证

第一节　感　冒

　　感冒是感受触冒风邪,邪犯卫表而导致的常见外感疾病,临床表现以鼻塞、流涕、打喷嚏、咳嗽、头痛、恶寒、发热、全身不适、脉浮为其特征。

　　本病四季均可发生,尤以春冬两季为多。病情轻者多为感受当令之气,称为伤风、冒风、冒寒;病情重者多为感受非时之邪,称为重伤风。在一个时期内广泛流行、病情类似者,称为时行感冒。

　　早在《黄帝内经》即已有外感风邪引起感冒的论述,如《素问·骨空论》说:"风者百病之始也……风从外入,令人振寒,汗出头痛,身重恶寒。"《素问·风论》也说:"风之伤人也,或为寒热。"汉代张仲景《伤寒论·辨太阳病脉证并治》篇论述太阳病时,以桂枝汤治表虚证,以麻黄汤治表实证,提示感冒风寒有轻重的不同,为感冒的辨证治疗奠定了基础。

　　感冒病名出自北宋《仁斋直指方·诸风》篇。元·朱丹溪《丹溪心法·中寒二》提出:"伤风属肺者多,宜辛温或辛凉之剂散之。"明确本病病位在肺,治疗应分辛温、辛凉两大法则。

　　及至明清,多将感冒与伤风互称,并对虚人感冒有进一步的认识,提出扶正达邪的治疗原则。至于时行感冒,隋·巢元方《诸病源候论·时气病诸候》中即已提示其属"时行病"之类,具有较强的传染性。如所述:"时行病者,春时应暖而反寒,冬时应寒而反温,非其时而有其气。是以一岁之中,病无长少,率相近似者,此则时行之气也。"即与时行感冒密切相关。

　　至清代,不少医家进一步强化了本病与感受时行之气的关系,林佩琴在《类证治裁·伤风》中明确提出了"时行感冒"之名。徐灵胎《医学源流论·伤风难治论》说:"凡人偶感风寒,头痛发热,咳嗽涕出,俗谓之伤风……乃时行之杂感也。"指出感冒乃属触冒时气所致。

　　凡普通感冒(伤风)、流行性感冒(时行感冒)及其他上呼吸道感染而表现感冒特征者,皆可参照本节内容进行辨证论治。

一、病因病机

　　感冒是因六淫、时行之邪,侵袭肺卫;以致卫表不和,肺失宣肃而为病。

(一)病因

感冒是由于六淫、时行病毒侵袭人体而致病。以风邪为主因,因风为六淫之首,流动于四时之中,故外感为病,常以风为先导。

但在不同季节,每与当令之气相合伤人,而表现力不同证候,如秋冬寒冷之季,风与寒合,多为风寒证;春夏温暖之时,风与热合,多见风热证;夏秋之交,暑多夹湿,每又表现为风暑夹湿证候。但一般以风寒、风热为多见,夏令亦常夹暑湿之邪。至于梅雨季节之夹湿,秋季兼燥等,亦常可见之。再有遇时令之季,如旱天其情为火为热为燥,伤阴津,耗五脏之阴气血,其证为干燥竭液证,治多以润、清、凉育之,如冬旱、春旱、夏秋之旱都常出现,应按此调之。

若四时六气失常,非其时而有其气,伤人致病者,一般较感受当令之气为重。而非时之气夹时行疫毒伤人,则病情重而多变,往往相互传染,造成广泛的流行,且不限于季节性。正如《诸病源候论·时气病诸候》所言:"夫时气病者,此皆因岁时不和,温凉失节,人感乖戾之气而生,病者多相染易。"

(二)病机

外邪侵袭人体是否发病,关键在于卫气之强弱,同时与感邪的轻重有关。《灵枢·百病始生》曰:"风雨寒热不得虚,邪不能独伤人"。

若卫外功能减弱,肺卫调节疏解,外邪乘袭卫表,即可致病。如气候突变,冷热失常,六淫时邪猖獗,卫外之气失于调节应变,即每见本病的发生率升高。或因生活起居不当,寒温失调,过度疲劳,以致腠理不密,营卫失和,外邪侵袭为病。

若体质虚弱,卫表不固,稍有不慎,即易见虚体感邪。它如肺经素有痰热、痰湿,肺卫调节功能低下,则更易感受外邪,内外相引而发病。加素体阳虚者易受风寒,阴虚者易受风热、燥热,痰湿之体易受外湿。正如清·李用粹《证治汇补·伤风》篇说:"肺家素有痰热,复受风邪束缚,内火不得疏泄,谓之寒暄。此表里两因之实证也。有平昔元气虚弱;表疏腠松;略有不慎,即显风证者。此表里两因之虚证也。"

外邪侵犯肺卫的途径有二,或从口鼻而入,或从皮毛内侵。风性轻扬,为病多犯上焦。故《素问·太阴阳明论》篇说:"伤于风者,上先受之。"肺处胸中,位于上焦,主呼吸,气道为出入升降的通路,喉为其系,开窍于鼻,外合皮毛,职司卫外,为人身之藩篱。故外邪从口鼻、皮毛入侵,肺卫首当其冲,感邪之后,随即出现卫表不和及上焦肺系症状。因病邪在外、在表,故尤以卫表不和为主。

由于四时六气不同及体质的差异,临床常见风寒、风热、暑湿三证。若感受风寒湿邪,则皮毛闭塞,邪郁于肺,肺气失宣;感受风热暑燥,则皮毛疏泄不畅,邪热犯肺,肺失清肃。如感受时行病毒则病情多重,甚或变生它病。在病程中亦可见寒与热的转化或错杂。

一般而言,感冒预后良好,病程较短而易愈,少数可因感冒诱发其他宿疾而使病情恶化。对老年人、婴幼儿、体弱及时感重症者,必须加以重视,防止发生传变,或同时夹杂其他疾病。

二、诊查要点

(一)诊断依据

(1)临证以卫表及鼻咽症状为主,可见鼻塞、流涕、多嚏、咽痒、咽痛、周身酸楚不适、恶风或恶寒,或有发热等。若风邪夹暑、夹湿、夹燥,还可见相关症状。

(2)时行感冒多呈流行性,在同一时期发病人数剧增,且病证相似,多突然起病,恶寒、发热

（多为高热）、周身酸痛、疲乏无力，病情一般较普通感冒为重。

（3）病程一般 3～7 天，普通感冒一般不传变，时行感冒少数可传变入里，变生它病。

（4）四季皆可发病，而以冬、春两季为多。

（二）病证鉴别

1.感冒与风温

本病与诸多温病早期症状相类似，尤其是风热感冒与风温初起颇为相似，但风温病势急骤，寒战发热甚至高热，汗出后热虽暂降，但脉数不静，身热旋即复起，咳嗽胸痛，头痛较剧，甚至出现神志昏迷、惊厥、谵妄等传变入里的证候。而感冒发热一般不高或不发热，病势轻，不传变，服解表药后，多能汗出热退，脉静身凉，病程短，预后良好。

2.普通感冒与时行感冒

普通感冒病情较轻，全身症状不重，少有传变。在气候变化时发病率可以升高，但无明显流行特点。若感冒 1 周以上不愈，发热不退或反见加重，应考虑感冒继发它病，传变入里。时行感冒病情较重，发病急，全身症状显著，可以发生传变，化热入里，继发或合并它病，具有广泛的传染性、流行性。

（三）相关检查

本病通常可作血白细胞计数及分类检查，胸部 X 线检查。部分患者可见白细胞总数及中性粒细胞升高或降低。有咳嗽、痰多等呼吸道症状者，胸部 X 线摄片可见肺纹理增粗。

三、辨证论治

（一）辨证要点

本病邪在肺卫，辨证属表、属实，但应根据证情，区别风寒、风热和暑湿兼夹之证，还需注意虚体感冒的特殊性。

（二）治疗原则

感冒的病位在卫表肺系，治疗应因势利导，从表而解，遵《素问·阴阳应象大论》"其在皮者，汗而发之"之义，采用解表达邪的治疗原则。风寒证治以辛温发汗；风热证治以辛凉清解；暑湿杂感者，又当清暑祛湿解表。

（三）证治分类

1.风寒束表证

恶寒重，发热轻，无汗，头痛，肢节酸疼，鼻塞声重，或鼻痒打喷嚏。时流清涕，咽痒，咳嗽，咳痰稀薄色白，口不渴或渴喜热饮，舌苔薄白而润，脉浮或浮紧。

证机概要：风寒外束，卫阳被郁，腠理闭塞，肺气不宣。

治法：辛温解表。

代表方：荆防达表汤或荆防败毒散加减。两方均为辛温解表剂，前方疏风散寒，用于风寒感冒轻证；后方辛温发汗，疏风祛湿，用于时行感冒，风寒夹湿证。

常用药：荆芥、防风、苏叶、豆豉、葱白、生姜等解表散寒；杏仁、前胡、桔梗、甘草、橘红宣通肺气。

若表寒重，头痛身痛，憎寒发热，无汗者，配麻黄、桂枝以增强发表散寒之功用；表湿较重，肢体酸痛，头重头胀，身热不扬者，加羌活、独活祛风除湿，或用羌活胜湿汤加减；湿邪蕴中，脘痞食少，或有便溏，苔白腻者，加藿香、苍术、厚朴、半夏化湿和中；头痛甚，配白芷、川芎散寒止痛；身热较著者,加柴胡、薄荷疏表解肌。

2.风热犯表证

身热较著,微恶风,汗泄不畅,头胀痛,面赤,咳嗽,痰黏或黄,咽燥,或咽喉乳蛾红肿疼痛,鼻塞,流黄浊涕,口干欲饮,舌苔薄白微黄,舌边尖红,脉浮数。

证机概要:风热犯表,热郁肌腠,卫表失和,肺失清肃。

治法:辛凉解表。

代表方:银翘散或葱豉桔梗汤加减。两方均有辛凉解表,轻宣肺气功能,但前者长于清热解毒,适用于风热表证热毒重者,后者重在清宣解表,适用于风热袭表,肺气不宣者。

常用药:金银花、连翘、黑山栀、豆豉、薄荷、荆芥辛凉解表,疏风清热;竹叶、芦根清热生津;牛蒡子、桔梗、甘草宣利肺气,化痰利咽。

若风热上壅,头胀痛较甚,加桑叶、菊花以清利头目;痰阻于肺,咳嗽痰多,加贝母、前胡、杏仁化痰止咳;痰热较盛,咳痰黄稠,加黄芩、知母、瓜蒌皮;气分热盛,身热较著,恶风不显,口渴多饮,尿黄,加石膏、黄芩清肺泄热;热毒壅阻咽喉,乳蛾红肿疼痛,加青黛、玄参清热解毒利咽;时行感冒热毒较盛,壮热恶寒,头痛身痛,咽喉肿痛,咳嗽气粗,配大青叶、蒲公英、鱼腥草等清热解毒;若风寒外束,入里化热,热为寒遏,烦热恶寒,少汗,咳嗽气急,痰稠,声哑,苔黄白相兼,可用石膏和麻黄内清肺热,外散表寒;风热化燥伤津,或秋令感受温燥之邪,伴有呛咳痰少,口、咽、唇、鼻干燥,苔薄,舌红少津等燥象者,可酌配南沙参、天花粉、梨皮清肺润燥,禁用伍辛温之品。

3.暑湿伤表证

身热,微恶风,汗少,肢体酸重或疼痛,头昏重胀痛,咳嗽痰黏,鼻流浊涕,心烦口渴,或口中黏腻,渴不多饮,胸闷脘痞,泛恶,腹胀,大便或溏,小便短赤,舌苔薄黄而腻,脉濡数。

证机概要:暑湿遏表,湿热伤中,表卫不和,肺气不清。

治法:清暑祛湿解表。

代表方:新加香薷饮加减。本方功能清暑化湿,用于夏月暑湿感冒,身热心烦,有汗不畅,胸闷等症。

常用药:金银花、连翘、鲜荷叶、鲜芦根清暑解热;香薷发汗解表;厚朴、扁豆化湿和中。

若暑热偏盛,可加黄连、山栀、黄芩、青蒿清暑泄热;湿困卫表,肢体酸重疼痛较甚,加豆卷、藿香、佩兰等芳化宣表;里湿偏盛,口中黏腻,胸闷脘痞,泛恶,腹胀,便溏,加苍术、白蔻仁、半夏、陈皮和中化湿;小便短赤加滑石、甘草、赤茯苓清热利湿。

感冒小结:体虚感冒应选参苏饮、血虚宜不发汗等补血解表。

四、预防调护

(一)在流行季节须积极防治

(1)生活上应慎起居,适寒温,在冬春之际尤当注意防寒保暖,盛夏亦不可贪凉露宿。

(2)注意锻炼,增强体质,以御外邪。

(3)常易患感冒者,可坚持每天按摩迎香穴,并服用调理防治方药。冬春风寒当令季节,可服贯众汤(贯众、紫苏、荆芥各10 g,柴胡10 g,甘草3 g);夏令暑湿当令季节,可服藿佩汤(藿香、佩兰各10 g,薄荷3 g,鲜者用量加倍);如时邪毒盛,流行广泛,可用贯众、板蓝根、生甘草煎服。

（4）在流行季节，应尽量少去人口密集的公共场所，防止交叉感染，外出要戴口罩。室内可用食醋熏蒸，每立方米空间用食醋 5～10 mL，加水 1～2 倍，加热熏蒸 2 小时，每天或隔天 1 次，作空气消毒，以预防传染。

（二）治疗期间应注意护理

（1）发热者须适当休息。

（2）饮食宜清淡。

（3）对时感重症及老年、婴幼儿、体虚者，须加强观察，注意病情变化，如高热动风、邪陷心包、合并或继发其他疾病等。

（4）注意煎药和服药方法。汤剂煮沸后 5～10 分钟即可，过煮则降低药效。趁温热服，服后避风覆被取汗，或进热粥、米汤以助药力。得汗、脉静、身凉为病邪外达之象，无汗是邪尚未祛。出汗后尤应避风，以防复感。

（孙传河）

第二节 咳 嗽

咳嗽是由六淫之邪侵袭肺系，或脏腑功能失调，内伤及肺，肺气不清，失于宣肃所成，临床以咳嗽，咳痰为主症的疾病。咳指有声无痰，嗽指有痰无声，咳嗽则是有声有痰之症也。

《素问·宣明五气论》："五气所病……肺为咳。"《素问·咳论》："五脏六腑皆令人咳，非独肺也。"《河间六书·咳嗽论》："咳谓无痰而有声，肺气伤而不清也，嗽为无声有痰，脾湿动而为痰也，咳嗽谓有声有痰……"。《景岳全书》："咳嗽之要，止惟二证，何有二证？一天外感，一天内伤，而尽之矣。"

本病证相当于现代医学上的呼吸道感染，肺炎，急、慢性支气管炎，支气管扩张，肺结核，肺气肿等肺部疾病。

一、病因病机

（一）外感咳嗽

六淫外邪，侵袭肺系，多因肺的卫外功能减弱或失调，以致在天气寒暖失常、气温突变的情况下，邪从口鼻或皮毛而入，均可使肺气不宣，肃降失司而引起咳嗽。由于四时主气的不同，因而感受外邪亦有区别。风为六淫之首，其他外邪多随风邪侵袭人体，所以，外感咳嗽有风寒、风热和燥热之分。

（二）内伤咳嗽

内伤致咳的原因甚多，有因肺的自身病变；有因其他脏腑功能失调，内邪干肺所致。他脏及肺的咳嗽，可因嗜好烟酒，过食辛辣，熏灼肺胃；或过食肥甘，脾失健运，痰浊内生，上干于肺致咳；或由情志刺激，肝失条达，气郁化火，火气循经上逆犯肺，引起咳嗽。因肺脏自病者，常因肺系多种疾病迁延不愈，肺脏虚弱，阴伤气耗，肺的主气及宣降功能失常，而致气逆为咳。

外感咳嗽与内伤咳嗽可相互影响。外感咳嗽如迁延失治，邪伤肺气，更易反复感邪，咳嗽屡发，肺气日损，渐转为内伤咳嗽；而内伤咳嗽患者，由于脏腑虚损，肺脏已病，表卫不固，因而易受外邪而使咳嗽加重。

146

二、诊断与鉴别诊断

(一)诊断

1.病史

有肺系病史或有其他脏腑功能失调伤及肺脏病史。

2.临床表现

以咳嗽为主要症状。

(二)鉴别诊断

1.哮病、喘证

哮病、喘证、咳嗽均有咳嗽的表现。哮病以喉中哮鸣有声,呼吸困难气促,甚则喘息不能平卧为主症,发作与缓解均迅速。喘证以呼吸困难,甚则张口抬肩,不能平卧为主要临床表现。咳嗽则以咳嗽、咳痰为主症。

2.肺胀

肺胀除咳嗽外,还伴有胸部膨满,咳喘上气,烦躁心慌,甚则面目紫暗,肢体水肿,病程反复难愈。

3.肺痨

肺痨以咳嗽、咯血、潮热、盗汗、消瘦为主症的肺脏结核病,具有传染性。X线可见斑片状或空洞、实变等表现。

4.肺癌

肺癌以咳嗽、咯血、胸痛、发热、气急为主要表现的恶性疾病,X线可见包块,细胞学检查可见癌细胞。

三、辨证

(一)辨证要点

首先辨外感与内伤。外感咳嗽多是新病,发病急,病程短,常伴肺卫表证,属于邪实,治疗当以宣通肺气,疏散外邪为主,根据脉象、舌苔、痰色、痰质及咳痰难易等情况,辨明风寒、风热、燥热之不同,治以发散风寒,疏散风热,清热润燥等法。内伤咳嗽多为久病,常反复发作,病程长,可伴见其他脏腑病证,多属邪实正虚,治疗当以调理脏腑,扶正祛邪,分清虚实主次处理。

(二)治疗要点

外感咳嗽治宜疏散外邪,宣通肺气为主。内伤咳嗽治宜调理脏腑为主,健脾、清肝、养肺补肾,对虚实夹杂者应标本兼治。

四、辨证论治

(一)风寒袭肺

1.临床表现

咽痒咳嗽声重,咳痰稀薄色白;鼻塞流涕、头痛,肢体酸痛,恶寒发热,无汗;舌苔薄白,脉浮或浮紧。

2.治疗原则

疏风散寒,宣肺止咳。

3.代表处方

杏苏散:茯苓 20 g,杏仁、苏叶、法半夏、枳壳、桔梗、前胡、生甘草各 10 g,陈皮 5 g,大枣 5 枚,生姜 3 片。

4.加减应用

(1)咳嗽甚者加矮地茶、金沸草各 10 g,祛痰止咳。

(2)咽痒者加葶苈子、蝉衣各 10 g。

(3)鼻塞声重者加辛夷花、苍耳子各 10 g。

(4)风寒咳嗽兼咽痛,口渴,痰黄稠(寒包火),加天花粉 20 g,黄芩、桑白皮、牛蒡子各 10 g。

(二)风热咳嗽

1.临床表现

咳嗽频剧,咳声粗亢;痰黄稠,咳嗽汗出,咳痰不爽;发热恶风,喉干口渴,舌苔薄黄,脉浮数。

2.治疗原则

疏风清热,宣肺止咳。

3.代表处方

桑菊饮:芦根 20 g,桑叶、菊花、薄荷、杏仁、桔梗、连翘、生甘草各 10 g。

4.加减应用

(1)肺热内盛者加黄芩、知母各 10 g,以清泻肺热。

(2)咽痛、声嘎者配射干、赤芍各 10 g。

(3)口干咽燥,舌质红,加南沙参、天花粉各 20 g。

(三)风燥伤肺

1.临床表现

新起咳嗽,咳声嘶哑,咽喉干痛;干咳无痰或痰少而粘连成丝状,不易咳出或痰中带血丝;或初起伴鼻塞、头痛、微寒、身热等表证,舌质红干而少苔、苔薄白或薄黄,脉浮数或细数。

2.治疗原则

疏风清肺,润燥止咳。

3.代表处方

桑杏汤:沙参、梨皮各 20 g,浙贝母 15 g,桑叶、豆豉、杏仁、栀子各 10 g。

4.加减应用

(1)津伤甚者加麦冬、玉竹各 20 g。

(2)热重者加石膏 20 g(先煎),知母 10 g。

(3)痰中带血丝加白茅根 20 g,生地 10 g。

(4)另有凉燥证乃由燥证加风寒证而成,可用杏苏散加紫菀、冬花、百部各 10 g 治之,以达温而不燥,润而不凉。

(四)痰湿蕴肺

1.临床表现

咳嗽反复发作,咳声重浊,胸闷气憋,痰色白或带灰色;伴体倦、脘痞、食少,腹胀便溏;苔白腻,脉濡滑。

2.治疗原则

燥湿化痰、理气止咳。

3.代表处方

二陈汤合三子养亲汤。①二陈汤:茯苓 20 g,法半夏、陈皮、生甘草各 10 g。②三子养亲汤:苏子15 g,白芥子 10 g,莱菔子 20 g。

4.加减应用

(1)寒痰较重者,痰黏白如泡沫者,加干姜、细辛各 10 g,温肺化痰。

(2)脾虚甚者加党参 20 g,白术 10 g,健脾益气。

(五)痰热郁肺

1.临床表现

咳嗽、气息粗促或喉中有痰声,痰稠黄、咳吐不爽或有腥味或吐血痰;胸胁胀满,咳时引痛,面赤身热,口干引饮,舌红,苔薄黄腻,脉滑数。

2.治疗原则

清热肃肺,化痰止咳。

3.代表处方

清金化痰汤:茯苓 20 g,浙贝母 15 g,黄芩、山栀、知母、麦冬、桑白皮、瓜蒌、桔梗、生甘草各 10 g,橘红 6 g。

4.加减应用

(1)痰黄而浓有热腥味者,加鱼腥草、冬瓜子各 20 g。

(2)胸满咳逆、痰多、便秘者,加葶苈子、生大黄各 10 g(先煎)。

(六)肝火犯肺

1.临床表现

气逆咳嗽,干咳无痰或少痰;咳时引胁作痛,面红喉干;舌边红,苔薄黄,脉眩数。

2.治疗原则

清肝泻火,润肺止咳化痰。

3.代表处方

黛蛤散加黄芩泻白散。①黛蛤散:海蛤壳 20 g,青黛 10 g(包煎)。②黄芩泻白散:黄芩、桑白皮、地骨皮、粳米、生甘草各 10 g。

4.加减应用

(1)火旺者加冬瓜子 20 g,山栀、牡丹皮各 10 g,以清热豁痰。

(2)胸闷气逆者加葶苈子 10 g,瓜蒌皮 20 g,以理气降逆。

(3)胸胁痛者加郁金、丝瓜络各 10 g,以理气和络。

(4)痰黏难咳加浮海石、浙贝母、冬瓜仁各 20 g,以清热豁痰。

(5)火郁伤阴者加北沙参、百合各 20 g,麦冬 15 g,五味子 10 g,以养阴生津敛肺。

(七)肺阴虚损

1.临床表现

干咳少痰或痰中带血或咯血;潮热,午后颧红,盗汗,口干;舌质红、少苔,脉细数。

2.治疗原则

滋阴润肺,化痰止咳。

3.代表处方

沙参麦冬汤:沙参、玉竹、天花粉、扁豆各 20 g,桑叶、麦冬、生甘草各 10 g。

4.加减应用

(1)咯血者加白及 20 g,三七 15 g,侧柏叶、仙鹤草、阿胶(烊服)、藕节各 10 g,以止血。

(2)午后潮热,颧红者加银柴胡、地骨皮、黄芩各 10 g。

(3)肾不纳气,久咳不愈,咳而兼喘者可用参蛤散加熟地、五味子各 10 g。

五、其他治法

(一)中成药疗法

(1)麻黄止嗽丸、小青龙糖浆适用于风寒袭肺咳嗽。

(2)桑菊感冒片、蛇胆川贝液适用于风热咳嗽。

(3)秋燥感冒冲剂、二母宁嗽丸适用于风燥咳嗽。

(4)半贝丸、陈夏六君丸适用于痰湿蕴肺咳嗽。

(5)琼玉膏、玄参甘橘冲剂适用于肺阴虚损咳嗽。

(6)千金化痰丸、三蛇胆川贝末适宜用于肝火犯肺咳嗽。

(7)双黄连口服液、清金理嗽丸适用于痰热郁肺咳嗽。

(二)针灸疗法

(1)选肺俞、脾俞、合谷、丰隆等穴,以平补平泻手法,每天 1 次,适用于脾虚痰湿咳嗽。

(2)选肺俞、足三里、三阴交等穴,针用补法,每天 1 次,适用于肺阴虚损咳嗽。

(3)选肺俞、列缺、合谷等穴,毫针浅刺用泻法,每天 1 次,适用于外感咳嗽。

(4)选肺俞、尺泽、太冲、阳陵泉等穴,以平补平泻手法,每天 1 次,适用于肝火犯肺咳嗽。

(三)饮食疗法

(1)以薏苡仁、山药各 60 g,百合、柿饼各 30 g,同煮米粥,每早晚温热服食,适用于脾虚痰湿咳嗽。

(2)大雪梨 1 个,蜂蜜适量,去梨核入蜂蜜,放炖盅内蒸熟,每晚睡前服 1 个,适用于肺阴虚损咳嗽。

(3)新鲜芦根(去节)100 g,粳米 50 g 同煮粥,每天 2 次温服,适用于肺热咳嗽。

(4)百合 30 g,糯米 50 g,冰糖适量,煮粥早晚温服,适用于肺燥咳嗽。

六、预防调摄

(1)平素应注意气候变化,防寒保暖,预防感冒。

(2)易感冒者可服玉屏风散。

(3)加强锻炼,增强抗病能力。

(4)咳嗽患者饮食不宜过于肥甘厚味、辛辣刺激。

(5)内伤久咳者,应戒烟。

(孙传河)

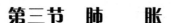

第三节 肺 胀

肺胀是指以胸部膨满,憋闷如塞,喘息气促,咳嗽痰多,烦躁,心慌等为主要临床表现的一种病证。日久可见面色晦暗,唇甲发绀,脘腹胀满,肢体水肿。其病程缠绵,时轻时重,经久难愈,重者可出现神昏、出血、喘脱等危重证候。多种慢性肺系疾病反复发作,迁延不愈,导致肺气胀满,不能敛降。

现代医学的慢性阻塞性肺部疾病,常见如慢性支气管炎、支气管哮喘、支气管扩张、重度陈旧性肺结核等合并肺气肿,以及慢性肺源性心脏病、肺源性脑病等,出现肺胀的临床表现时,可参考本节进行辨证论治。

一、病因病机

本病的发生,多因久病肺虚,痰浊潴留,而至肺失敛降,肺气胀满,又因复感外邪诱使病情发作或加剧。

(一)久病肺虚

因内伤久咳、久哮、久喘、支饮、肺痨等慢性肺系疾病,迁延失治,以致痰浊潴留,壅阻肺气,气之出纳失常,还于肺间,日久导致肺虚,肺体胀满,张缩无力,不能敛降而成肺胀。

(二)感受外邪

久病肺虚,卫外不固,腠理疏松,六淫之邪每易反复乘袭,诱使本病发作,病情日益加重。

肺胀病变首先在肺,继则影响脾、肾,后期病及于心。外邪从口鼻、皮毛入侵,每多首先犯肺,导致肺气上逆而为咳,升降失常而为喘,久则肺虚,主气功能失常。若子耗母气,肺病及脾,脾失健运,则可导致肺脾两虚。母病及子,肺虚及肾,肺不主气,肾不纳气,则气喘日益加重,呼吸短促难续,尤以吸气困难,动则更甚。且肾主水,肾衰则不能化气行水,水邪泛溢肌表则肿,上凌心肺则喘咳心悸。肺与心脉相通,肺虚不能调节心血的运行,气病及血,则血瘀肺脉,肺病及心,临床可见心悸、发绀、水肿、舌质暗紫等症。心阳根于命门真火,肾阳不振,进一步导致心肾阳衰,可出现喘脱危候。

肺胀的病理因素主要为痰浊、水饮与血瘀。痰的产生,病初由肺气郁滞,脾失健运,津液不归正化而成;渐因肺虚不能化津,脾虚不能转输,肾虚不能蒸化,痰浊潴留益甚,喘咳持续难已。三种病理因素之间又可互相影响和转化,如痰从寒化则成饮;饮溢肌肤则为水;痰浊久留,肺气郁滞,心脉失畅则血滞为瘀;瘀阻血脉,"血不利则为水"。一般早期以痰浊为主,渐而痰瘀并见,终至痰浊、血瘀、水饮错杂为患。

肺胀的病性多属本虚标实,但有偏实、偏虚的不同,且多以标实为急。外感诱发时偏于邪实,平时偏于本虚。早期多属气虚、气阴两虚,病位以肺、脾、肾为主。晚期气虚及阳,或阴阳两虚,纯属阴虚者少见,病位以肺、肾、心为主。正虚与邪实多互为因果,阳虚致卫外不固,易感外邪,痰饮难蠲;阴虚致外邪、痰浊易从热化,故虚实诸候常夹杂出现,每致愈发愈频,甚则持续不已。

二、辨证论治

(一)辨证要点

1.症状

以咳逆上气,痰多,喘息,胸部膨满,憋闷如塞,动则加剧,甚则鼻煽气促,张口抬肩,目胀如脱,烦躁不安等为主症。日久可见面色晦暗,面唇发绀,脘腹胀满,肢体水肿,甚或出现喘脱等危重证候。病重可并发神昏、动风或出血等症。有长期慢性咳喘病史,常因外感而诱发,病程缠绵,时轻时重;发病者多为老年,中青年少见。

2.检查

体检可见桶状胸,胸部叩诊呈过清音,心肺听诊肺部有干湿性啰音,且心音遥远。X线检查见胸廓扩张,肋间隙增宽,膈降低且变平,两肺野透亮度增加,肺血管纹理增粗、紊乱,右下肺动脉干扩张,右心室增大。心电图检查显示右心室肥大,出现肺型P波等。血气分析检查可见低氧血症或合并高碳酸血症,PaO_2 降低,$PaCO_2$ 升高。血液检查红细胞和血红蛋白可升高。

(二)类症鉴别

肺胀与哮病、喘证均以咳而上气,喘满为主症,其区别如下。

1.哮证

哮证是一种反复发作性的痰鸣气喘疾病,以喉中哮鸣有声为特征,常突然发病,迅速缓解,久病可致肺胀,而肺胀以喘咳上气、胸膺膨满为主要表现,为多种慢性肺系疾病日久积渐而成。

2.喘证

喘证以呼吸困难,甚至张口抬肩,不能平卧为主要表现,可见于多种急慢性疾病的过程中。而肺胀是由多种慢性肺系疾病迁延不愈发展而来,喘咳上气,仅是肺胀的一个症状。

(三)分证论治

肺胀为多种肺病迁延不愈,反复发作而致,总属标实本虚,感邪发作时偏于标实,缓解时偏于本虚。偏实者须分清痰浊、水饮、血瘀。早期以痰浊为主,渐而痰瘀并重。后期痰瘀壅盛,正气虚衰,本虚与标实并重。偏虚者当区别气(阳)虚、阴虚。早期以气虚或气阴两虚为主,病位在肺、脾、肾。后期气虚及阳,甚则阴阳两虚,病变部位在肺、肾、心。

本病的治疗当根据标本虚实不同,有侧重地选用扶正与祛邪的不同治则。标实者。根据病邪的性质,分别采取祛邪宣肺,降气化痰,温阳利水,活血祛瘀,甚或开窍、熄风、止血等法。本虚者,当以补养心肺,益肾健脾为主,或气阴兼调,或阴阳双补。正气欲脱时则应扶正固脱,救阴回阳。

1.痰浊壅肺

证候:胸膺满闷,短气喘息,稍劳即重,咳嗽痰多,色白黏腻或呈泡沫,晨风自汗,脘痞纳少,倦怠无力,舌暗,苔薄腻或浊腻,脉稍滑。

分析:肺虚脾弱,痰浊内生,上逆于肺,肺失宣降,则胸膺满闷,咳嗽、痰多色白黏腻;痰从寒化饮,则痰呈泡沫状;肺气虚弱,复加气因痰阻,放短气喘息,稍劳即重;肺虚卫表不固,则畏风、自汗;肺病及脾,脾虚健运失常,故见脘痞纳少,倦怠无力;舌质暗,苔薄腻或浊腻,脉滑为痰浊壅肺之征。

治法:化痰降气,健脾益肺。

方药:苏子降气汤合三子养亲汤。二方均能降气化痰平喘,但苏子降气汤偏温,以上盛下虚,寒痰喘咳为宜;三子养亲汤偏降,以痰浊壅盛,肺实喘满,痰多黏腻为宜。其中,苏子、前胡、白芥子化痰降逆平喘;半夏、厚朴、陈皮燥湿化痰,行气降逆;白术、茯苓、甘草运脾和中。

若痰多,胸满不能平卧,加葶苈子、莱菔子泻肺祛痰平喘;症见短气乏力,易出汗,痰量不多者为肺脾气虚,酌加党参、黄芪、防风健脾益气,补肺固表;若因外感风寒诱发,痰从寒化为饮,喘咳,痰多黏白泡沫,见表寒里饮证者,宗小青龙汤意加麻黄、桂枝、细辛、干姜散寒化饮;饮郁化热,烦躁而喘,脉浮用小青龙加石膏汤兼清郁热。

2.痰热郁肺

证候:咳逆,喘息气粗,胸部膨满,烦躁不安,痰黄或白,黏稠难咯,或伴身热微恶寒,微汗,口渴,溲黄便干,舌边尖红,苔黄或黄腻,脉滑数。

分析:痰浊内蕴,感受风热或郁久化热,痰热壅肺,故痰黄、黏白难咯;肺热内郁,清肃失司,肺气上逆,则喘咳气逆息粗,胸满;热扰于心,则烦躁;风热犯肺则发热微恶寒,微汗;痰热伤津,则口渴,溲黄,便干;舌红,苔黄或黄腻,脉数或滑数均为痰热内郁之象。

治法:清肺化痰,降逆平喘。

方药:越婢加半夏汤或桑白皮汤。越婢加半夏汤宣泻肺热,用于饮热郁肺,外有表邪,喘咳上气,目如脱状,身热,脉浮大者;桑白皮汤清肺化痰,用于痰热壅肺,喘急胸满,咳吐黄痰或黏白稠厚者。

若痰热内盛,痰黄胶黏,不易咯出者,加瓜蒌皮、鱼腥草、海蛤粉、象贝母、桑白皮等清热化痰利肺;痰鸣喘息,不得平卧者,加射干、葶苈子泻肺平喘;便秘腹满者,加大黄、芒硝,通腑泄热以降肺平喘;痰热伤津,口舌干燥,加天花粉、知母、芦根以生津润燥;阴伤而痰量已少者,酌减苦寒之品,加沙参、麦门冬等养阴。

3.痰蒙神窍

证候:神志恍惚,表情淡漠,谵妄烦躁,撮空理线,嗜睡神昏,或肢体𥆧动,抽搐,咳逆喘促,咳痰不爽,舌质暗红或淡紫,苔白腻或淡黄腻,脉细滑数。

分析:痰迷心窍,蒙蔽神机,故见神志恍惚,表情淡漠,谵妄烦躁,撮空理线,嗜睡神昏;肝风内动,则肢体𥆧动抽搐;痰浊阻肺,肺虚痰蕴,故咳逆喘促而咳痰不爽;舌质暗红或淡紫,乃心血瘀阻之征;苔白腻或淡黄腻,脉细滑数皆为痰浊内蕴之象。

治法:涤痰开窍,熄风醒神。

方药:涤痰汤。本方可涤痰开窍,熄风止痉。方中用二陈汤理气化痰;用胆南星清热涤痰,熄风开窍;竹茹、枳实清热化痰利膈;菖蒲开窍化痰;人参扶正防脱。

若痰热较盛,烦躁身热,神昏谵语,舌红苔黄者,加黄芩、葶苈子、天竺黄、竹沥以清热化痰;肝风内动,抽搐加钩藤、全蝎、另服羚羊角粉以凉肝熄风;瘀血明显,唇甲发绀加桃仁、红花、丹参活血通脉;如热伤血络,见紫斑、咯血,便血色鲜者,配清热凉血止血药,如水牛角、白茅根、生地、牡丹皮、紫珠草、地榆等。另外,可选用安宫牛黄丸清心豁痰开窍,每次1丸,日服2次。

4.阳虚水泛

证候:心悸,喘咳,咳痰清稀,面浮肢肿,甚则一身悉肿,腹部胀满有水,脘痞纳差,尿少,畏寒,面唇发绀,舌胖质暗,苔白滑,脉沉细。

分析:久病喘咳,肺脾肾亏虚,肾阳虚不能温化水液,水邪泛滥,则面浮肢肿,甚则一身悉肿,腹部胀满有水;水液不归州都之官,则尿少;水饮上凌心肺,故心悸,喘咳,咳痰清稀;脾阳虚衰,健运失职则脘痞纳差;脾肾阳虚,不能温煦则畏寒;阳虚血瘀,则面唇发绀;舌胖质暗,苔白滑,脉沉细为阳虚水泛之征。

治法:温肾健脾,化饮利水。

方药:真武汤合五苓散。真武汤温阳利水,五苓散健脾渗湿利水使水湿由小便而解,两方配伍,可奏温肾健脾,利尿消肿之功。方中用附子、桂枝温肾通阳;茯苓、白术、猪苓、泽泻、生姜健脾利水;赤芍活血化瘀。

若水肿势剧,上凌心肺,见心悸喘满,倚息不得卧者,加沉香、牵牛子、川椒目、葶苈子行气逐水;血瘀甚,发绀明显者,加泽兰、红花、丹参、益母草、北五加皮化瘀行水。

5.肺肾气虚

证候:呼吸浅短难续,声低气怯,甚则张口抬肩,倚息不能平卧,咳嗽,痰白如沫,咯吐不利,心慌胸闷,形寒汗出,面色晦暗,舌淡或暗紫,脉沉细数无力,或结代。

分析:久病咳喘,肺肾两虚,故呼吸浅短难续,声低气怯,甚则张口抬肩,倚息不能平卧;寒饮伏肺,肾虚水泛,则咳嗽痰白如沫,咯吐不利;肺病及心,心气虚弱,故心慌胸闷;阳气虚,则形寒;腠理不固,则汗出;气虚血行瘀滞,则面色晦暗,舌淡或暗紫,脉沉细数无力,或有结代。

治法:补肺纳肾,降气平喘。

方药:平喘固本汤合补虚汤。平喘固本汤补肺纳肾,降气化痰,补虚汤重在补肺益气。方中用党参、人参、黄芪、炙甘草补肺;冬虫夏草、熟地、胡桃肉、坎脐益肾;五味子敛肺气;灵磁石、沉香纳气归元;紫菀、款冬、苏子、法半夏、橘红化痰降气。

若肺虚有寒,怕冷,舌质淡,加肉桂、干姜、钟乳石温肺散寒;气虚瘀阻,颈脉动甚,面唇发绀明显者,加当归、丹参、苏木活血化瘀通脉;若肺气虚兼阴伤,低热,舌红苔少者,可加麦冬、玉竹、生地、知母等养阴清热。如见面色苍白,冷汗淋漓,四肢厥冷,血压下降,脉微欲绝等喘脱危象者,急用参附汤送服蛤蚧粉或黑锡丹补气纳肾,回阳固脱。病情稳定阶段,可常服皱肺丸。

另外,可选用验方:紫河车1具,焙干研末,装入胶囊,每服3 g,适于肺胀之肾虚者。百合、枸杞子各250 g,研细末,白蜜为丸,每服10 g,一天3次,适于肺肾阴虚的肺胀。

三、针灸治疗

(一)基本处方

肺俞、太渊、膻中。

肺俞、太渊为俞原配穴法,宣通肺气,止咳平喘;气会膻中,调气降逆。

(二)加减运用

1.痰浊壅肺证

加中脘、足三里、丰隆以健脾和中、运化痰湿。诸穴针用平补平泻法。

2.痰热郁肺证

加大椎、曲池、丰隆以清化痰热,大椎、曲池针用泻法。余穴针用平补平泻法。

3.痰蒙神窍证

加水沟、心俞、内关以涤痰开窍、熄风醒神,针用泻法。余穴用平补平泻法。

4.阳虚水泛证

加肾俞、关元、阴陵泉以振奋元阳、化饮利水。诸穴针用补法,或加灸法。

5.肺肾气虚证

加肾俞、太溪、气海、足三里以滋肾益肺。诸穴针用补法,或加灸法。

(三)其他

1.耳针疗法

取交感、平喘、肺、心、肾上腺、胸,每次取 2～3 穴,毫针刺法,中等刺激,每次留针 15～30 分钟,每天或隔天 1 次,10 次为 1 个疗程。

2.保健灸法

经常艾灸足三里、关元、肺俞、脾俞、肾俞等穴,可增强抗病能力。

(孙传河)

第四节 肺 痨

肺痨是由于正气不足,感染痨虫,侵蚀肺脏所致的具有传染性的一种慢性虚弱性疾病,以咳嗽、咯血、潮热、盗汗及身体逐渐消瘦为其主要临床特征。因痨虫蚀肺,劳损在肺,故称肺痨。

肺痨之疾,历代医家命名甚多,概而言之有以其具有传染性而命名的,如"尸注""虫疰""劳疰""传尸""鬼疰"等,《三因极一病证方论》言:"以疰者,注也,病自上注下,与前人相似,故曰疰";有根据症状特点而命名者,如《外台秘要》称"骨蒸"、《儒门事亲》谓"劳嗽"等,而《三因极一病证方论》的"痨瘵"称谓则沿用直至晚清,因病损在肺较常见故后世一般多称肺痨。

历代医籍对本病的论述甚详,早在《黄帝内经》,对本病的临床特点即有较具体的记载,如《素问·玉机真脏论》云:"大骨枯槁,大肉陷下,胸中气满,喘息不便,内痛引肩项,身热,脱肉破䐃……肩体内消。"《灵枢·玉版》篇云:"咳,脱形,身热,脉小以疾",均生动地描述了肺痨的主症及其慢性消耗表现,而将其归属于"虚劳"范围。汉代张仲景《金匮要略·血痹虚劳病脉证并治》篇正式将其归属于"虚劳"病中,并指出本病的一些常见合并症,指出"若肠鸣、马刀挟瘿者,皆为劳得之。"华佗《中藏经·传尸》的"传尸者……问病吊丧而得,或朝走暮游而逢……中此病死之全,染而为疾",已认识到本病具有传染的特点,认为因与患者直接接触而得病。唐代王焘《外台秘要·传尸》则进一步说明了本病的危害:"传尸之候……莫问老少男女,皆有斯疾……不解疗者,乃至灭门。"唐宋时期,并确立了本病的病因、病位、病机和治则。如唐代孙思邈《备急千金要方》认为"劳热生虫在肺",首先提出了病邪为"虫",把"尸注"列入肺脏病篇,明确病位主要在肺。与此同期的王焘《外台秘要》也提出"生肺虫,在肺为病",认识到肺痨是由特殊的"肺虫"引起的。病机症状方面宋代许叔微《普济本事方·诸虫尸鬼注》提出本病"肺虫居肺叶之内,蚀入肺系,故成瘵疾,咯血声嘶"。《三因极一病证方论》《济生方》则都提出了"痨瘵"的病名,明确地将肺痨从一般虚劳和其他疾病中独立出来,更肯定其病因"内非七情所伤,外非四气所袭""多由虫啮"的病机。至元代朱丹溪倡"痨瘵主乎阴虚"之说,突出了病机重点。葛可久《十药神书》收载了治痨十方,为我国现存的第一部治痨专著。明代《医学入门》归纳了肺痨常见的咳嗽、咯血、潮热、盗汗、遗精、腹泻等六大主症,为临床提出了诊断依据。《医学正传》则提出了"杀虫"和"补虚"的两大治疗原则,至此使肺痨的病因、病机、症状、治则、治法、方药已趋于完善。

根据本病临床表现及其传染特点,肺痨与西医学的肺结核基本相同,故凡诊断肺结核者可参照本病辨证论治。

一、病因病机

肺痨的致病因素,不外内外两端。外因是指传染痨虫,内因则为正气虚弱,两者相互为因,痨虫传染是不可或缺的外因,正虚是发病的基础。痨虫蚀肺后,耗损肺阴,进而演变发展,可致阴虚火旺,或导致气阴两虚,甚则阴损及阳。

(一)感染"痨虫"

痨虫感染是引起本病的主要病因,而传染途径是经口鼻到肺脏,本病具有传染性。当与患者直接接触,问病看护或与患者同室寝眠、朝夕相处,都可致痨虫侵入人体为害。痨虫侵袭肺脏,腐蚀肺叶,肺体受损,耗伤肺阴,肺失滋润,清肃失调而发生肺痨咳嗽;如损伤肺中络脉,血溢脉外则咯血;阴虚火旺,迫津外泄,则潮热、盗汗。《三因极一病证方论・痨瘵诸证》指出:"诸证虽曰不同,其根多有虫。"明确提出痨虫传染是形成本病的唯一因素。

(二)正气虚弱

禀赋不足,或后天嗜欲无度,酒色不节,忧思劳倦,损伤脏腑,或大病久病之后失于调治,如麻疹、外感久咳及产后等,耗伤气血精液,或营养不良,体虚不复,均可致正气亏虚,抗病力弱,使痨虫乘虚袭入,侵蚀肺体而发病。《古今医统・痨瘵》云:"凡人平素保养元气,爱惜精血,瘵不可得而传,惟夫纵欲多淫,苦不自觉,精血内耗,邪气外乘。"并提出"气虚血痿,最不可入痨瘵之门……皆能乘虚而染触"即是此意。

总之,本病病因是感染痨虫为患,而正虚是发病的关键。正气旺盛,虽然感染痨虫但可不一定发病,正气虚弱则感染后易于致病。另一方面感染痨虫后,正气的强弱不仅决定了病情的轻重,又决定病变的转归,这也是有别于其他疾病的特点。

本病的病位在肺。肺主气,司呼吸,受气于天,吸清呼浊。若肺脏本体虚弱,卫外不固,或因其他脏腑病变损伤肺脏,导致肺虚,则"痨虫"极易犯肺,侵蚀肺脏而发病。病机性质以阴虚为主,故临床上多见干咳,咽燥,以及喉痛声嘶等肺系症状。由于脏腑之间有互相资生和制约的关系,肺脏亏虚日久,必然会影响其他脏腑,其中与脾肾关系最为密切,同时也可涉及心肝。脾为肺之母,肺虚耗夺母气以自养,则致脾虚;脾虚不能化水谷为精微而上输以养肺,则肺脏益弱,故易致肺脾同病,土不生金,肺阴虚与脾气虚两候同时出现,症见神疲懒言、四肢乏力、食少便溏、身体消瘦等脾虚症状。肺肾相生,肾为肺之子,肺阴虚肾失滋生之源,或肾阴虚相火灼金,上耗母气,则可致肺肾两虚,相火内炽,常伴见骨蒸、潮热、咯血、男子遗精、女子月经不调等症状。若肺虚不能治肝,肾虚不能养肝,肝火偏旺,上逆侮肺,可见性急善怒,胁肋掣痛,并加重咳嗽、咯血。如肺虚心火乘客,肾虚水不济火,可伴见虚烦不寐、盗汗等症;甚则肺虚不能佐心治节血脉之运行,而致气虚血瘀,出现气短、心慌、唇紫等症。概括而言,初起肺体受损,肺阴耗伤,肺失滋润,病位在肺,继而肺脾同病,导致气阴两伤,或肺肾同病,而致阴虚火旺。后期脾肺肾三脏皆损,阴损及阳,元气耗伤,阴阳两虚。

二、诊断

(1)咳嗽、咯血、潮热、盗汗、身体明显消瘦为典型表现。不典型者诸症可以不必具见,初起仅微有咳嗽、疲乏无力,身体逐渐消瘦,食欲缺乏,偶或痰中夹有少量血丝等。

(2)常有与肺痨患者的长期接触史。

三、相关检查

(1)肺部病灶部位呼吸音减弱,或闻及支气管呼吸音及湿啰音。

(2)X线胸片、痰涂片或培养结核菌、血沉、结核菌素试验等检查有助于诊断。

四、鉴别诊断

(一)虚劳

同属于虚损类疾病的范围,病程较长。肺痨具有传染性,是一个独立的慢性传染性疾病;虚劳是由于脏腑亏损,元气虚弱而致的多种慢性疾病虚损证候的总称,不具传染性。肺痨病位主要在肺,病机主在阴虚,而虚劳五脏并重,以脾肾为主,病机以气血阴阳亏虚为要。肺痨是由正气亏虚,痨虫蚀肺所致,有其发生发展及演变规律,以咳嗽、咯血、潮热、盗汗为特征;而虚劳缘由内伤亏损,为多脏气血阴阳亏虚,临床特征表现多样,病情多重。

(二)肺痿

肺痿是肺部多种慢性疾病后期转归而成,如肺痈、肺痨、久嗽、久喘等导致肺叶痿弱不用,俱可成痿,临床以咳吐浊唾涎沫为主症,不具传染性;而肺痨是以咳嗽、咯血、潮热、盗汗为特征,由传染痨虫所致具有传染性,但少数肺痨后期迁延不复可以转为肺痿。

(三)肺痈

肺痨和肺痈都有咳嗽、发热、汗出。但肺痈是肺叶生疮,形成脓疡,临床以咳嗽、胸痛、咯吐腥臭浊痰,甚则脓血相兼为主要特征的一种疾病,发热较高,为急性病,病程较短,病机是热壅血瘀,属实热证;而肺痨的临床特点是有咳嗽、咯血、潮热、盗汗四大主症,起病缓慢,病程较长,为慢性病,病机是以肺阴亏虚为主,具有传染性。

(四)肺癌

肺癌与肺痨都有咳嗽、咯血、胸痛、发热、消瘦等症状。但肺痨多发于中青年,若发生在40岁以上者,往往在青少年时期有肺痨史;而肺癌则好发于40岁以上的中老年男性,多有吸烟史,表现为呛咳、顽固性干咳,持续不愈,或反复咯血,或顽固性胸痛、发热,伴进行性消瘦、疲乏等。肺痨经抗结核治疗有效,肺癌经抗结核治疗则病情继续恶化。此外,借助西医诊断方法,有助于两者的鉴别。

五、辨证论治

(一)辨证要点

1.辨病机属性

本病的辨证,须按病机属性,结合脏腑病机进行,故宜区别阴虚、阴虚火旺、气虚的不同,掌握与肺与脾肾的关系。临床一般以肺阴亏虚为主为先,如进一步演变发展,则表现为阴虚火旺,或气阴耗伤,甚或阴阳两虚。病变主脏在肺,以阴虚为主,阴虚火旺者常肺肾两虚,并涉及心肝;气阴耗伤者多肺脾同病;久延病重,由气及阳,阴阳两虚者厉肺脾肾三脏皆损。

2.辨病情轻重

一般初起病情多轻,微有咳嗽,偶或痰中有少量血丝,咽干低热,疲乏无力,逐渐消瘦;继而咳嗽加剧,干咳少痰或痰多,时时咯血,甚则大量咯血,胸闷气促,午后发热,或有形寒,两颧红艳,唇红口干,盗汗失眠,心烦易怒,男子梦遗失精,女子月经不调或停闭,如病重而未能及时治疗,可出

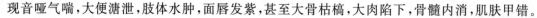
现音哑气喘,大便溏泄,肢体水肿,面唇发紫,甚至大骨枯槁,大肉陷下,骨髓内消,肌肤甲错。

3.辨证候顺逆

肺痨顺证表现为虽肺阴亏虚但元气未衰,胃气未伤,饮食如恒,虚能受补,咳嗽日减,脉来有根,无气短不续,无大热或低热转轻,无痰壅咯血,消瘦不著。逆证表现为骨蒸发热,持续不解;胃气大伤,食少纳呆,便溏肢肿;大量咯血,反复发作,短气不续,动则大汗,大肉脱陷,声音低微;虚不受补,脉来浮大无根,或细而数疾。

(二)治疗原则

本病的治疗原则是补虚培元和治痨杀虫,正如《医学正传·劳极》所提出的"一则杀其虫,以绝其根本,一则补其虚,以复其真元"为其两大治则。根据患者体质强弱而分别主次,但尤需重视补虚培元,增强正气,以提高抗结核杀虫的能力。调补脏腑重点在肺,并应重视脏腑整体关系,同时兼顾补脾益肾。治疗大法应根据"主乎阴虚"的病机特点,以滋阴为主,火旺者兼以降火,如合并气虚、阳虚见证者,又当同时兼以益气或温阳。杀虫主要是针对病因治疗,选用具有抗结核杀虫作用的中草药。

(三)分证论治

1.肺阴亏损

主症:干咳,咳声短促,咳少量黏痰,或痰中有时带血,如丝如点,色鲜红。

兼次症:午后自觉手足心热,皮肤干灼,咽干口燥,或有少量盗汗,胸闷乏力。

舌脉:舌边尖红,苔薄少津;脉细或兼数。

分析:痨虫蚀肺,损伤肺阴,阴虚肺燥,肺失滋润,清肃失调故干咳少痰,咳声短促,胸闷乏力;肺损络伤,故痰中带血如丝如点,色鲜红;阴虚生热,虚热内灼,故手足心热,皮肤灼热;阴虚津少,无以上承则口燥咽干,皮肤干燥;舌红,苔薄少津,脉细或兼数,为阴虚有热之象。

治法:滋阴润肺,清热杀虫。

方药:月华丸加减。本方功在补虚杀虫,养阴止咳,化痰止血,是治疗肺痨的基本方。方中沙参、麦冬、天冬、生地、熟地滋阴润肺;百部、川贝母润肺止咳,兼能杀虫;阿胶、三七止血和营;桑叶、菊花清肃肺热;山药、茯苓甘淡健脾益气,培土生金,以资生化之源。可加百合、玉竹滋补肺阴。若咳嗽频而痰少质黏者,可合甜杏仁、蜜紫菀、海蛤壳以润肺化痰止咳;痰中带血较多者,宜加白及、仙鹤草、白茅根、藕节等以和络止血;若低热不退,可配银柴胡、地骨皮、功劳叶、胡黄连等以清退虚热,兼以杀虫;若久咳不已,声音嘶哑者,于前方中加诃子皮、木蝴蝶、凤凰衣等以养肺利咽,开音止咳。

2.阴虚火旺

主症:咳呛气急,痰少质黏,反复咯血,量多色鲜。

兼次症:五心烦热,两颧红赤,心烦口渴,骨蒸潮热,盗汗量多,形体日益消瘦,或吐痰黄稠量多,或急躁易怒,胸胁掣痛,失眠多梦,或男子遗精,女子月经不调。

舌脉:舌红绛而干,苔薄黄或剥;脉细数。

分析:肺虚及肾,肺肾阴伤,虚火内迫,气失润降而上逆,故咳呛、气急;虚火灼津,炼液成痰,故痰少质黏;若火盛热壅痰蕴,则咳痰黄稠量多;虚火伤络,迫血妄行故反复咯血,色鲜量多;肺肾阴虚,君相火旺,故午后潮热、颧红骨蒸、五心烦热;营阴夜行于外,虚火迫津外泄故盗汗;肾阴亏虚,肝失所养,心肝火盛故性急易怒、失眠多梦;肝经布两胁穿膈入肺,肝肺络脉失养,则胸胁掣痛;相火偏旺,扰动精室则梦遗失精;阴血亏耗,冲任失养则月经不调;阴精亏损,不能充养身体则形体日瘦;舌红绛而干,苔黄或剥,脉细数,乃阴虚火旺之征。

治法:补益肺肾,滋阴降火。

方药:百合固金汤合秦艽鳖甲散加减。百合固金汤功能滋养肺肾,用于阴虚阳浮,肾虚肺燥,咳痰带血,烦热咽干者。本方用百合、麦冬、玄参、生地滋阴润肺生津,当归、白芍、热地养血柔肝,桔梗、贝母、甘草清热化痰止咳。秦艽鳖甲散滋阴清热除蒸,用于阴虚骨蒸,潮热盗汗等证。方中秦艽、青蒿、柴胡(用银柴胡)、地骨皮退热除蒸,鳖甲、知母、乌梅、当归滋阴清热,另加百部、白及止血杀虫。若火旺较甚,热象明显者,当增入胡黄连、黄芩苦寒泻火、坚阴清热;若咳痰黄稠量多,酌加桑白皮、竹茹、海蛤壳、鱼腥草等以清热化痰;咯血较著者,加牡丹皮、藕节、紫珠草、醋制大黄等,或配合十灰散以凉血止血;盗汗较著,加五味子、瘪桃干、糯稻根、浮小麦、煅龙骨、煅牡蛎等敛阴止汗;胸胁掣痛者,加川楝子、延胡索、广郁金等以和络止痛;烦躁不寐加酸枣仁、夜交藤、龙齿宁心安神;若遗精频繁,加黄柏、山茱萸、金樱子泻火涩精。服本方碍脾腻胃者可酌加佛手、香橼醒脾理气。

3.气阴耗伤

主症:咳嗽无力,痰中偶夹有血,血色淡红,气短声低。

兼次症:神疲倦怠,食少纳呆,面色㿠白,午后潮热但热势不剧,盗汗颧红,身体消瘦。

舌脉:舌质嫩红,边有齿印,苔薄,或有剥苔;脉细弱而数。

分析:本证为肺脾同病,阴伤及气,清肃失司,肺不主气则咳嗽无力;气阴两虚,肺虚络损则痰中夹血,虚火不著故血色淡红;肺阴不足,阴虚内热,则午后潮热、盗汗、颧红;子盗母气,脾气亏损,肺脾两虚,宗气不足,故气短声低,神疲倦怠,面色㿠白;脾虚失运,故食少纳呆,聚湿成痰,则咳痰色白;舌质嫩红,边有齿印,脉细弱而数,苔薄或剥为肺脾同病,气阴两虚之象。

治法:养阴润肺,益气健脾。

方药:保真汤加减。本方功能补气养阴,兼清虚热。药用太子参、黄芪、白术、茯苓补益肺脾之气,麦冬、天冬、生地黄、五味子滋养润肺之阴,当归、白芍、熟地滋补阴血;陈皮理气运脾;知母、黄柏、地骨皮、柴胡滋阴清热。并可加冬虫夏草、百部、白及以补肺杀虫;若咳嗽痰白者,可加姜半夏、橘红等燥湿化痰;咳嗽痰稀量多,可加白前、紫菀、款冬、苏子温润止咳;咯血色红量多者加白及、仙鹤草、地榆等凉血止血药,色淡红者,可加山萸肉、阿胶、仙鹤草、参三七等,配合补气药,共奏补气摄血之功;若骨蒸盗汗者,酌加鳖甲、牡蛎、五味子、地骨皮、银柴胡等以益阴除蒸敛汗;如纳少腹胀,大便溏薄者,加扁豆、薏苡仁、莲肉、山药、谷芽等甘淡健脾之品,并去知母、黄柏苦寒伤中及地黄、当归、阿胶等滋腻碍胃之品。

4.阴阳两虚

主症:咳逆喘息少气,痰中或夹血丝,血色暗淡,形体羸弱,劳热骨蒸,面浮肢肿。

兼次症:潮热,形寒,自汗,盗汗,声嘶或失声,心慌,唇紫,肢冷,或见五更泄泻,口舌生糜,大肉尽脱,男子滑精阳痿,女子经少、经闭。

舌脉:舌质光红少津,或淡胖边有齿痕;脉微细而数,或虚大无力。

分析:久痨不愈,阴伤及阳,则成阴阳俱损,肺、脾、肾多脏同病之证,为本病晚期证候,病情较为严重。精气虚损,无以充养形体,故形体羸弱,大肉尽脱;肺虚失降,肾虚不纳,则咳逆、喘息、少气;肺虚失润,金破不鸣故声嘶或失声;肺肾阴虚,虚火内盛,则劳热骨蒸、潮热盗汗;虚火上炎则口舌生糜;脾肾两虚,水失运化,外溢于肌肤则面浮肢肿;病及于心,心失所养,血行不畅则心慌、唇紫;"阳虚生外寒"则自汗、肢冷、形寒;脾肾两虚,肾虚不能温煦脾土,则五更泄泻;精亏失养,命门火衰,故男子滑精阳痿;精血不足,冲任失充,故女子经少、经闭;舌质光红少津,或淡胖边有齿痕,脉微细而数,或虚大无力,乃阴阳俱衰之象。

治法:温补脾肾,滋阴养血。

方药:补天大造丸加减。本方功在温养精气,培补阴阳,用于肺痨五脏俱伤,真气亏损之证。方中人参、黄芪、白术、山药、茯苓补益肺脾之气;枸杞、熟地、白芍、龟甲培补肺肾之阴;鹿角胶、紫河车、当归滋补精血以助阳气;酸枣仁、远志宁心安神。另可加百合、麦冬、阿胶、山茱萸滋补肺肾;若肾虚气逆喘息者,配冬虫夏草、蛤蚧、紫石英、诃子摄纳肾气;心慌者加丹参、柏子仁、龙齿镇心安神;见五更泄泻,配煨肉蔻、补骨脂补火暖土,并去地黄、阿胶等滋腻碍脾之品。阳虚血瘀唇紫水停肢肿者,加红花、泽兰、益母草、北五加皮温阳化瘀行水,咯血不止加云南白药。总之阴阳两虚证是气阴耗伤的进一步发展,因下损及肾,阴伤及阳而致,病情深重,当注意温养精气,以培根本。

六、转归预后

肺痨的转归预后主要取决于患者正气的盛衰、病情的轻重和治疗是否及时。若肺损不著,正气尚盛,或诊断及时,早期治疗,可逐渐康复;若邪盛正虚,正不胜邪,或误诊失治,邪气壅盛,病情可加重,甚至恶化,由肺虚渐及脾、肾、心、肝,由阴及气及阳,形成五脏皆损。若正气亏虚,正邪相持,可致病情慢性迁延。从证候而言,初期主要为阴虚肺燥,若失治误治,一则向气阴耗伤转化,久治不愈阴损及阳,可成阴阳两虚,此时多属晚期证候;另有少数阴虚火旺者,伤及肺络,大量咯血可生气阴欲脱危候,预后不良。正如《明医杂著》说:"此病治之于早则易,若到肌肉消灼,沉困着床,脉沉伏细数,则难为矣。"

(孙传河)

第五节 肺 痈

肺痈是指由于热毒血瘀,壅滞于肺,以致肺叶生疮,形成脓疡的一种病证。临床表现以咳嗽,胸痛,发热,咯吐腥臭浊痰,甚则脓血相兼为主要特征。

一、病因病机

本病主要是风热火毒,壅滞于肺,热盛血瘀,蕴酿成痈,血败肉腐化脓,肺络损伤而致本病。病位在肺,病理性质属实属热。热壅血瘀是成痈化脓的病理基础。

(一)感受外邪

多为风热毒邪,经口鼻或皮毛侵袭肺脏;或因风寒袭肺,未得及时表散,内蕴不解,郁而化热,邪热薰肺,肺失清肃,肺络阻滞,以致热壅血瘀,蕴毒化脓而成痈。

(二)痰热内盛

平素嗜酒太过,或嗜食辛辣煎炸厚味,蕴湿蒸痰化热,熏灼于肺,或原有其他宿疾,肺经及他脏痰浊瘀热,蕴结日久,熏蒸于肺,以致热盛血瘀,蕴酿成痈。

二、辨证论治

（一）辨证要点

辨病程阶段，初期辨证总属实证，热证。一般按病程的先后划分为初期、成痈期、溃脓期、恢复期四个阶段。初期痰白或黄，量少，质黏，无特殊气味；成痈期痰呈黄绿色，量多、质黏稠有腥臭；溃脓期为脓血痰，其量较多，质如米粥，气味腥臭异常；恢复期痰色较黄，量减少，其质清稀，臭味渐轻。

（二）类证鉴别

风温：风温起病多表现为发热、恶寒、咳嗽、气急、胸痛等，但肺痈之寒战、高热、胸痛、咯吐浊痰明显，且喉中有腥味，与风温有别。且风温经正确及时治疗，一般邪在气分而解，多在一周内身热下降，病情向愈。如病经一周，身热不退或更盛，或退而复升，咯吐浊痰，喉中腥味明显，应进一步考虑有肺痈之可能。

（三）治疗原则

肺痈属实热证，治疗以祛邪为总则，清热解毒，化瘀排脓是治疗肺痈的基本原则。初期治以清肺散邪；成痈期则清热解毒，化瘀消痈；溃脓期治疗应排脓解毒；恢复期对阴伤气耗者治以养阴益气，如久病邪恋正虚者，当扶正祛邪，补虚养肺。

（四）分证论治

1.初期

(1)证候：恶寒发热，咳嗽，胸痛，咳时尤甚。咯吐白色黏痰，痰量由少渐多，呼吸不利，口干鼻燥。舌质淡红，舌苔薄黄或薄白少津。脉浮数而滑。

(2)治法：疏散风热，清肺散邪。

(3)方药：银翘散加减。

2.成痈期

(1)证候：身热转甚，时时振寒，继则壮热，胸满作痛，转侧不利，咳吐黄稠痰，或黄绿色痰，自觉喉间有腥味。咳嗽气急，口干咽燥，烦躁不安，汗出身热不解。舌质红，舌苔黄腻。脉滑数有力。

(2)治法：清肺解毒，化瘀消痈。

(3)方药：《备急千金要方》苇茎汤合如金解毒散加减。

3.溃脓期

(1)证候：咳吐大量脓血痰，或如米粥，腥臭异常，有时咯血，胸中烦满而痛，甚则气喘不能卧。身热，面赤，烦渴喜饮。舌质红或绛，苔黄腻，脉滑数。

(2)治法：排脓解毒。

(3)方药：加味桔梗汤加减。

4.恢复期

(1)证候：身热渐退，咳嗽减轻，咯吐脓血渐少，臭味不甚，痰液转为清稀。精神渐振，食欲渐增，或见胸胁隐痛，不耐久卧，气短，自汗，盗汗，低热，午后潮热，心烦，口燥咽干，面色不华，形体消瘦，精神萎靡；或见咳嗽，咯吐脓血痰日久不净，或痰液一度清稀而复转臭浊，病情时轻时重，迁延不愈。舌质红或淡红，苔薄。脉细或细数无力。

(2)治法：养阴益气清肺。

(3)方药：沙参清肺汤或桔梗杏仁煎加减。

（孙传河）

第六节 肺 痿

肺痿是指肺叶痿弱不用,临床以咳吐浊唾涎沫为主症,为肺脏的慢性虚损性疾病。《金匮要略心典·肺痿肺痈咳嗽上气病》中说:"痿者萎也,如草木之萎而不荣。"用形象比喻的方法以释其义。

一、源流

肺痿之病名,最早记载于仲景的《金匮要略》。该书将肺痿列为专篇,对肺痿的主症特点、病因、病机、辨证均做了较为系统的介绍。如《金匮要略·肺痿肺痈咳嗽上气病脉证并治》说:"寸口脉数,其人咳,口中反有浊唾涎沫者何? 师曰:为肺痿之病。""肺痿吐涎沫而不咳者,其人不渴,必遗尿,小便数,所以然者,以上虚不制下故也。"隋·巢元方在《金匮要略》的基础上,对本病的成因、转归等作了进一步探讨。其在《诸病源候论·肺痿候》论及肺痿曰:"肺主气,为五脏上盖,气主皮毛,故易伤于风邪,风邪伤于脏腑,而气血虚弱,又因劳役大汗之后,或经大下而亡津液,津液竭绝,肺气壅塞,不能宣通诸脏之气,因成肺痿也。"明确认为是外邪犯肺,或劳役过度,或大汗之后,津液亏耗,肺气受损,壅塞而成。并指出其预后、转归与咳吐涎沫之爽或不爽、小便之利或不利、咽燥之欲饮或不欲饮等都有关联,如"咳唾咽燥欲饮者,必愈;欲咳而不能咳,唾干沫,而小便不利者难治。"唐·孙思邈《备急千金要方·肺痿门》将肺痿分为热在上焦及肺中虚冷二类,认为"肺痿虽有寒热之分,从无实热之例。"清·李用粹结合丹溪之说,对肺痿的病因病机、证候特点作了简要而系统的归纳。如《证治汇补·胸膈门》说:"久嗽肺虚,寒热往来,皮毛枯燥,声音不清,或嗽血线,口中有浊唾涎沫,脉数而虚,为肺痿之病。因津液重亡,火炎金燥,如草木亢旱而枝叶萎落也。"《张氏医通·肺痿》对肺痈和肺痿的鉴别,进行了分析比较,提出"肺痈属在有形之血……肺痿属在无形之气。"

综上所述,历代医家共同认识到肺痿是多种肺系疾病的慢性转归,故常与相关疾病合并叙述,单独立论者较少,并且提示肺痈、肺痨、久嗽、喘哮等伤肺,均有转化成为肺痿的可能。如明·王肯堂将肺痿分别列入咳嗽门和血证门论述,《证治准绳·诸气门》说:"肺痿或咳沫,或咯血,今编咳沫者于此,咯血者人血证门。"《证治准绳·诸血门》还认为"久嗽咯血成肺痿"。戴原礼在《证治要诀·诸嗽门》中提到:"劳嗽有久嗽成劳者,有因病劳久嗽者,其证往来寒热,或独热无寒,咽干嗌痛,精神疲极,所嗽之痰,或脓,或时有血,腥臭异常。"戴氏所指劳嗽之临床表现与肺痿有相似之处。陈实功纱《外科正宗·肺痈论》中说:"久嗽劳伤,咳吐痰血,寒热往来,形体消削,咯吐瘀脓,声哑咽痛,其候转为肺痿。"指出肺痈溃后,热毒不净,伤阴耗气,可以转为肺痿。唐·王焘《外台秘要·咳嗽门》引许仁则论云:"肺气嗽经久将成肺痿,其状不限四时冷热,昼夜咳常不断,唾自如雪,细沫稠粘,喘息上气,乍寒乍热,发作有时,唇口喉舌干焦,亦有时唾血者,渐觉瘦悴,小便赤,颜色青白,毛耸,此亦成蒸。"说明肺痨久嗽,劳热熏肺,肺阴大伤,进一步发展则成肺痿;它如内伤久咳,或经常喘哮发作,伤津耗气,亦可形成肺痿。

在肺痿的治法方面,《金匮要略·肺痿肺痈咳嗽上气病脉证并治》对肺痿的治疗原则也作了初步的探讨,认为应以温法治之。清·李用粹《证治汇补·胸膈门》说:"治宜养血润肺,养气清金。"喻嘉言《医门法律》对本病的理论认识和治疗原则作了进一步的阐述,此后,有的医家主张用他创制的清燥救肺汤治疗虚热肺痿。张璐在其《张氏医通·肺痿》按喻嘉言之论将肺痿的治疗要点概括为:"缓而图之,生胃津,润肺燥,下逆气,开积痰,止浊唾,补真气",旨在"以通肺之小管","以复肺之清肃。"这些证治要点,理义精深,非常切合实用。

在肺痿的选方用药方面,《金匮要略》设甘草干姜汤以温肺中虚冷。唐·孙思邈《备急千金要方·肺痿门》指出虚寒肺痿可用生姜甘草汤、甘草汤,虚热肺痿可用炙甘草汤、麦门冬汤、白虎加人参汤,对《金匮要略》的治法,有所补充。清·李用粹《证治汇补·胸膈门》主张根据本病的不同阶段分别施治:"初用二地二冬汤以滋阴,后用门冬清肺饮以收功。"沈金鳌《杂病源流犀烛·肺病源流》进一步对肺痿的用药忌宜等作了补充,他说:"其症之发,必寒热往来,自汗,气急,烦闷多唾,或带红线脓血,宜急治之,切忌升散辛燥温热。大约此证总以养肺、养气、养血、清金降火为主。"可谓要言不烦。

二、病因病机

本病病因可分久病损肺和误治津伤两个方面,而以前者为主。病变机制为肺虚津气失于濡养所致。

(一)久病损肺

如痰热久嗽,热灼阴伤;或肺痨久嗽,虚热内灼,耗伤阴津;肺痈余毒未清,灼伤肺阴;或消渴津液耗伤;或热病之后,邪热伤津,津液大亏,以致热壅上焦,消灼肺津,变生涎沫,肺燥阴竭,肺失濡养,日渐枯萎。若大病久病之后,耗伤阳气;或内伤久咳,冷哮不愈,肺虚久喘等,肺气日耗,渐伤及阳;或虚热肺痿日久,阴伤及阳,亦可致肺虚有寒,气不化津,津液失于温摄,反为涎沫,肺失濡养,肺叶渐痿不用。此即《金匮要略》所谓"肺中冷"之类。

(二)误治津伤

因医者误治,滥用汗、吐、下等治法,重亡津液,肺津大亏,肺失濡养,发为肺痿。如《金匮要略·肺痿肺痈咳嗽上气病脉证并治》说:"热在上焦者,因咳为肺痿,肺痿之病……或从汗出,或从呕吐,或从消渴,小便利数,或从便难,又被快药下利,重亡津液,故得之。"

综上所述,本病总由肺虚,津气大伤,失于濡养,以致肺叶枯萎。其病位在肺,但与脾、胃、肾等脏腑密切相关。脾虚气弱,无以生化、布散津液,或胃阴耗伤,胃津不能上输养肺,土不生金,均可致肺燥津枯,肺失濡养;久病及肾,肾气不足,气化失司,气不化津,或因肾阴亏耗,肺失濡养,亦可发为肺痿。

因发病机制的不同,肺痿有虚热、虚寒之分。虚热肺痿,一为本脏自病所转归,一由失治误治,或它脏之病导致。因热在上焦,消亡津液,阴虚生内热,津枯则肺燥,肺燥且热,清肃之令不行,脾胃上输之津液转从热化,煎熬而成涎沫,或因脾阴胃液耗伤,不能上输于肺,肺失濡养,遂致肺叶枯萎。虚寒肺痿为肺气虚冷,不能温化布散脾胃上输之津液,反而聚为涎沫,复因治节无权,上虚不能制下,膀胱失于约束,而小便不禁。《金匮要略心典·肺痿肺痈咳嗽上气病》说:"盖肺为娇脏,热则气灼,故不用而痿;冷则气沮,故亦不用而痿也。遗尿,小便数者,肺金不用而气化无权,斯膀胱无制而津液不藏也。"指出肺主气化,为水之上源,若肺气虚冷,不能温化,固摄津液,由气虚导致津亏,肺失濡养,亦可渐致肺叶枯萎不用。

三、诊断

（1）有反复发作的特点。

（2）有肺系内伤久咳病史，如痰热久嗽，或肺痨久咳，或肺痈日久，或冷哮久延等。

（3）临床表现以咳吐浊唾涎沫、胸闷气短为主症。

四、病证鉴别

肺痿为多种慢性肺系疾病转化而来，既应注意肺痿与其他肺系疾病的鉴别，又要了解其相互联系。

（一）肺痈

肺痿以咳吐浊唾涎沫为主症，而肺痈以咳则胸痛，吐痰腥臭，甚则咳吐脓血为主症。虽然多为肺中有热，但肺痈属实，肺痿属虚，肺痈失治久延，可以转为肺痿。

（二）肺痨

肺痨主症为咳嗽，咯血，潮热，盗汗等，与肺痿有别。肺痨后期可以转为肺痿重症。

五、辨证

（一）辨证要点

主要辨虚热虚寒，虚热证易火逆上气，常伴咳逆喘息，虚寒证常见上不制下，小便频数或遗尿。

（二）辨证候

1.虚热证

咳吐浊唾涎沫，其质较黏稠，或咳痰带血，咳声不扬，甚则音哑，气急喘促，口渴咽燥，午后潮热，形体消瘦，皮毛干枯，舌红而干，脉虚数。

病机分析：肺阴亏耗，虚火内炽，肺失肃降，则气逆咳喘。热灼津液成痰，故咯吐浊唾涎沫，其质黏稠。燥热伤津，津液不能濡润上承，故咳声不扬，音哑，咽燥，口渴。阴虚火旺，灼伤肺络，则午后潮热，咳痰带血。阴津枯竭，内不能洒陈脏腑，外不能充身泽毛，故形体消瘦，皮毛干枯。舌红而干，脉虚数，乃是阴枯热灼之象。

2.虚寒证

咯吐涎沫，其质清稀量多，不渴，短气不足以息，头眩，神疲乏力，食少，形寒，小便数，或遗尿，舌质淡，脉虚弱。

病机分析：肺气虚寒，气不化津，津反为涎，故咯吐多量清稀涎沫。阴津未伤故不渴。肺虚不能主气，则短气不足以息。脾肺气虚则神疲食少。清阳不升故头眩。阳不卫外则形寒。上虚不能制下，膀胱失约，故小便频数或遗尿。舌质淡，脉虚弱，皆属气虚有寒之征。

3.寒热夹杂证

虚热及虚寒证状可以同时出现，或虚热证状较多，或虚寒证状较多，如咳唾脓血，咽干口燥，同时又有下利肢凉，形寒气短等，即是上热下寒之证。其他情况亦可出现，可根据临床证候分析之。

六、治疗

（一）治疗要点

治疗总以补肺生津为原则。虚热证，治当生津清热，以润其枯；虚寒证，治当温肺益气，而摄涎沫。寒热夹杂证,治当寒热平调,温清并用。

临床以虚热证为多见,但久延伤气,亦可转为虚寒证。治应时刻注意保护津液,重视调理脾肾。脾胃为后天之本,肺金之母,培土有助于生金;肾为气之根,司摄纳,温肾可以助肺纳气,补上制下。不可妄投燥热之药,以免助火伤津,亦忌苦寒滋腻之品碍胃,切勿使用峻剂驱逐痰涎,犯虚虚之戒。

(二)分证论治

1.虚热证

治法:滋阴清热,润肺生津。

方药:麦门冬汤合清燥救肺汤加减。前方润肺生津,降逆下气,用于咳嗽气逆,咽喉干燥不利,咳痰黏浊不爽。后方养阴润燥,清金降火,用于阴虚燥火内盛,干咳痰少,咽痒气逆。

药用麦门冬滋阴润燥;太子参益气生津;甘草、大枣、粳米甘缓补中;伍入半夏下气降逆,止咳化痰,以辛燥之品,反佐润燥之功;桑叶、石膏清泄肺经燥热;阿胶、麦冬、胡麻仁以滋肺养阴;杏仁、枇杷叶可化痰止咳。

如火盛,出现虚烦、咳呛、呕逆者,则去大枣,加竹茹、竹叶清热和胃降逆。如咳吐浊黏痰,口干欲饮,则可加天花粉、知母、川贝母清热化痰。津伤甚者加沙参、玉竹以养肺津。潮热加银柴胡、地骨皮以清虚热,退蒸。

2.虚寒证

治法:温肺益气。

方药:甘草干姜汤或生姜甘草汤加减。前方甘辛合用,甘以滋液,辛以散寒。后方则以补脾助肺,益气生津为主。

药用甘草入脾益肺,取甘守津回之意;干姜温肺脾,使气能化津,水谷归于正化,则吐沫自止。肺寒不著者亦可改用生姜以辛散宣通,并取人参、大枣甘温补脾,益气生津。

另可加白术、茯苓增强健脾之功;尿频、涎沫多者加煨益智;喘息、短气可配钟乳石、五味子,另吞蛤蚧粉。

3.寒热夹杂证

治法:寒热平调,温清并用。

方药:麻黄升麻汤加减。本方温肺散寒与清热润肺并用,适合于寒热夹杂,肺失润降之咽喉不利,咳唾脓血等症。

药用麻黄、升麻以发浮热;用当归、桂枝、生姜以散其寒;用知母、黄芩寒凉清其上热;用茯苓、白术以补脾;用白芍以敛逆气;用葳蕤、麦冬、石膏、甘草以润肺除热。

七、单方验方

(1)紫河车1具,研末,每天1次,每服3 g,适用于虚寒肺痿。

(2)熟附块、淫羊藿、黄芪、白术、党参各9 g,补骨脂12 g,茯苓、陈皮、半夏各6 g,炙甘草4.5 g,用于虚寒肺痿。

(3)山药30 g,太子参15 g,玉竹15 g,桔梗9 g,用于肺痿气虚津伤者。

(4)百合30 g煮粥,每天1次,适用于虚热肺痿。

(5)银耳15 g,冰糖10 g,同煮内服,适用于虚热肺痿。

(6)冬虫夏草10～15 g,百合15 g,鲜胎盘半个,鲜藕50 g,隔水炖服,隔天1次,连服10～

15 次为 1 个疗程。

(7)新鲜萝卜 500 g,白糖适量。将萝卜洗净切碎,用洁净纱布绞取汁液,加白糖调服。每天 1 次,常服。

(8)夏枯草 15~25 g,麦冬 15 g,白糖 50 g。先将夏枯草、麦冬用水煎 10~15 分钟,再加白糖煮片刻,代茶饮,每天 1 剂,常服。用于虚热肺痿。

八、中成药

(一)六味地黄丸

1.功能与主治

滋阴补肾。用于虚热肺痿。

2.用法与用量

口服,一次 8 粒,一天 3 次。

(二)金匮肾气丸

1.功能与主治

温补肾阳。用于虚寒肺痿。

2.用法与用量

口服,一次 8 粒,一天 3 次。

(三)补中益气口服液

1.功能与主治

补中益气,升阳举陷。用于肺痿脾胃气虚,见发热、自汗、倦怠等症者。

2.用法与用量

口服,一次 1 支,一天 3 次。

(四)参苓白术散

1.功能与主治

益气健脾,和胃渗湿。用于肺痿脾胃虚弱,见食少便溏,或吐或泻,胸脘胀闷,四肢乏力等症者。

2.用法与用量

口服,一次 5 g,一天 3 次。

(五)琼玉膏

1.功能与主治

滋阴润肺,降气安神。用于虚热肺痿。

2.用法与用量

口服,一次 1 勺,一天 2 次。

九、其他疗法

艾条点燃,对准足三里穴,并保持一定距离,使局部有温热感、皮肤微红为度。艾灸时间一般为 10~15 分钟,每天 1 次。用于虚寒肺痿。

(孙传河)

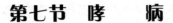

第七节 哮 病

哮病是由于宿痰伏肺,遇诱因引触,导致痰阻气道,气道挛急,肺失肃降,肺气上逆所致的发作性痰鸣气喘疾病。发时喉中哮鸣有声,呼吸气促困难,甚则喘息不能平卧。

一、病因病机

哮病的发生,乃宿痰内伏于肺,复因外感、饮食、情志、劳倦等诱因引触,以致痰阻气道,气道挛急,肺失肃降,肺气上逆所致。

(一)外邪侵袭

外感风寒或风热之邪;未能及时表散,邪气内蕴于肺,壅遏肺气,气不布津,聚液生痰而成哮病之因。

(二)饮食不当

饮食不节致脾失健运,饮食不归正化,水湿不运,痰浊内生,上干于肺,壅阻肺气而发哮病。

(三)情志失调

情志不遂。肝气郁结,木不疏土;或郁怒伤肝,肝气横逆,木旺乘土均可致脾失健运,失于转输,水湿蕴成痰浊,上干于肺,阻遏肺气,发生哮病。

(四)体虚病后

素体禀赋薄弱,体质不强,或病后体弱(如幼年患麻疹、顿咳,或反复感冒,咳嗽日久等)导致肺、脾、肾虚损,痰浊内生,成为哮病之因。若肺气耗损,气不化津,痰饮内生;或阴虚火盛,热蒸液聚,痰热胶固;脾虚水湿不运,肾虚水湿不能蒸化,痰浊内生,均成为哮病之因。

哮病的病理因素以痰为根本,痰的产生责之于肺不能布散津液,脾不能转输精微,肾不能蒸化水液,以致津液凝聚成痰,伏藏于肺,成为哮病发生的"夙根"。此后每遇气候突变、饮食不当、情志失调、劳累过度等诱因导致气机逆乱而发作。

二、辨证论治

(一)辨证要点

1.辨已发未发

哮病发作期和缓解期临床表现不同,发作期以喉中哮鸣有声,呼吸气促困难,甚则喘息不能平卧等为典型临床表现。缓解期无典型症状,若病程日久,反复发作,导致身体虚弱,平时可有轻度哮症,而以肺、脾、肾虚损为主要表现,或肺气虚、或肺气阴两虚、或脾气虚、肾气虚、肺脾气虚、肺肾两虚等。

2.辨证候虚实

哮病属邪实正虚之证,发作时以邪实为主,证见呼吸困难,呼气延长,喉中痰鸣有声,痰粘量少,咯吐不利,甚则张口抬肩,不能平卧,端坐俯伏,胸闷窒塞,烦躁不安,或伴寒热,苔腻,脉实。未发时以正虚为主,肺虚者,气短声低,咳痰清稀色白,喉中常有轻度哮鸣音,自汗恶风;脾虚者,食少,便溏,痰多;肾虚者,平素短气息促,动则为甚,吸气不利,腰酸耳鸣。

167

3.辨痰性质

发作期痰阻气道,气道挛急,肺失肃降,以邪实为主,痰有寒痰、热痰、痰湿之异,分别引起寒哮、热哮、痰哮。一般寒哮内外皆寒,其证喉中哮鸣如水鸡声,咳痰清稀,或色白如泡沫,口不渴,舌质淡,苔白滑,脉浮紧;热哮痰热壅盛,其证喉中痰鸣如吼,胸高气粗,咳痰黄稠胶黏,咯吐不利,口渴喜饮,舌质红,苔黄腻,脉滑数。寒热征象不明显,喘咳胸满,但坐不得卧,痰涎涌盛,喉如曳锯,咳痰黏腻难出者,为痰哮。

(二)类证鉴别

喘证:喘证与哮病的病因病机不同,喘证由外感六淫,内伤饮食、情志,或劳欲、久病,致邪壅于肺,宣降失司所致,或肺不主气,肾失摄纳而成;哮病乃宿痰伏肺,遇诱因引触,致痰阻气道,气道挛急,肺失肃降而成。临床表现亦有明显区别,哮病与喘证都有呼吸急促的表现,但哮必兼喘,而喘未必兼哮。哮指声响言,喉中有哮鸣声,是一种反复发作的独立性疾病;喘指气息言,为呼吸气促困难,是多种急慢性疾病的一个症状。

(三)治疗原则

发时治标,平时治本为哮病治疗的基本原则。发时攻邪治标,祛痰利气,寒痰宜温化宣肺,热痰当清化肃肺,痰浊壅肺应去壅泻肺,风痰当祛风化痰,表证明显者兼以解表;反复日久,正虚邪实者又当攻补兼顾,不可拘泥;平时扶正治本,阳气虚者应温补,阴虚者宜滋养,分别采取补肺、健脾、益肾等法,以冀减轻、减少或控制其发作。

(四)分证论治

1.发作期

(1)寒哮。①证候:呼吸急促,喉中哮鸣有声,胸膈满闷如塞。咳不甚,痰少咯吐不爽,或清稀呈泡沫状,口不渴,或渴喜热饮,面色晦暗带青,形寒怕冷。或小便清,天冷或受寒易发,或恶寒、无汗、身痛。舌质淡、苔白滑。脉弦紧或浮紧。②治法:温肺散寒,化痰平喘。③方药:射干麻黄汤。若病久,本虚标实,当标本同治,温阳补虚,降气化痰,用苏子降气汤。

(2)热哮。①证候:气粗息涌,喉中痰鸣如吼,胸高胁胀。咳呛阵作,咳痰色黄或白,黏浊稠厚,咯吐不利,烦闷不安,不恶寒,汗出,面赤,口苦,口渴喜饮。舌质红,舌苔黄腻,脉滑数或弦滑。②治法:清热宣肺,化痰定喘。③方药:定喘汤。若病久痰热伤阴,可用麦门冬汤加沙参、冬虫夏草,川贝、天花粉。

(3)痰哮。①证候:喘咳胸满,但坐不得卧,痰涎涌盛,喉如曳锯,咳痰黏腻难出。呕恶,纳呆。口粘不渴,神倦乏力,或胃脘满闷,或便溏,或胸胁不舒,或唇甲发绀。舌质淡或淡胖,或舌质紫暗或淡紫,舌苔厚浊,脉滑实或带弦、涩。②治法:化浊除痰,降气平喘。③方药:二陈汤合三子养亲汤。如痰涎涌盛者,可合用葶苈大枣泻肺汤泻肺除壅;若兼意识朦胧,似清似昧者,可合用涤痰汤涤痰开窍。

2.缓解期

(1)肺虚。①证候:气短声低,咳痰清稀色白,喉中常有轻度哮鸣音,每因气候变化而诱发。面色㿠白,平素自汗,怕风,常易感冒,发前喷嚏频作,鼻塞流清涕。舌质淡,苔薄白。脉细弱或虚大。②治法:补肺固卫。③方药:玉屏风散。

(2)脾虚。①证候:气短不足以息,少气懒言,平素食少脘痞,痰多,便溏,倦怠无力,面色萎黄不华,或食油腻易腹泻,或泛吐清水,畏寒肢冷,或少腹坠感,脱肛。舌质淡,苔薄腻或白滑,脉象细软。②治法:健脾化痰。③方药:六君子汤。若脾阳不振,形寒肢冷,便溏者,加桂枝、干姜或合用理中丸以振奋脾阳;若中气下陷,见便溏,少腹下坠,脱肛等,则可改用补中益气汤。

(3)肾虚。①证候:平素短气息促,动则为甚,吸气不利,劳累后喘哮易发。腰酸腿软,脑转耳鸣。或畏寒肢冷,面色苍白;或颧红,烦热,汗出粘手。舌淡胖嫩,苔白;或舌红苔少。脉沉细或细数。②治法:补肾摄纳。③方药:金匮肾气丸或七味都气丸。阴虚痰盛者,可用金水六君煎滋阴化痰。

(金　晶)

第八节　喘　证

喘证以呼吸困难,甚则张口抬肩,鼻翼翕动,难以平卧为特征。是肺系疾病常见症状之一,多由邪壅肺气,宣降不利或肺气出纳失常所致。

西医学中的喘息性支气管炎、肺部感染、肺气肿、慢性肺源性心脏病、心源性哮喘等,均可参照本篇进行辨证治疗。

一、病因病机

(一)外邪犯肺

外感风寒、风热之邪,或肺素有痰饮,复感外邪,卫表闭塞,肺气壅滞,宣降失常,肺气上逆而喘。

(二)痰浊内蕴

恣食肥甘油腻,过食生冷或嗜酒伤中,脾失健运,湿浊内生,聚湿成痰,上渍于肺,阻遏气道,肃降失常,气逆而喘。

(三)久病劳欲

久病肺虚,劳欲伤肾,肺肾亏损,气失所主,肾不纳气,肺气上逆而喘。

二、辨证论治

喘证的辨证,重在辨虚实寒热。实喘一般起病急,病程短,呼吸深长有余,气粗声高,脉有力;虚喘多起病缓慢,病程长,呼吸短促难续,气怯声低,脉无力;热喘胸高气粗,痰黄黏稠难咯,面赤烦躁、唇青鼻煽,舌红苔黄腻、脉数;寒喘面白唇青,痰涎清稀,舌苔白、脉迟。

治疗原则:实证祛邪降逆平喘;虚证培补摄纳平喘。

(一)实喘

1.风寒束肺

(1)证候:咳喘胸闷,痰稀色白,初起多兼恶寒发热,头痛无汗,身痛等表证,舌苔薄白,脉浮紧。

(2)治法:祛风散寒,宣肺平喘。

(3)方药:麻黄汤加减。方中麻黄、桂枝辛温发汗,散寒解表,宣肺平喘;杏仁、甘草降气化痰。若表寒不重,可去桂枝,即为宣肺平喘之三拗汤;痰白清稀量多起沫加细辛、生姜温肺化痰;痰多胸闷甚者加半夏、陈皮、白芥子理气化痰。

2.风热袭肺

(1)证候:喘促气粗,痰黄而黏稠,身热烦躁,口干渴,汗出恶风,舌质红,苔薄黄,脉浮数。

(2)治法:祛风清热,宣肺平喘。

(3)方药:麻杏石甘汤加减。方中麻黄、石膏相使为用疏风清热,宣肺平喘;杏仁、甘草化痰利气。若痰多黏稠、烦闷者加黄芩、桑白皮、知母、栝蒌皮、鱼腥草,增强清热泻肺化痰之力;大便秘结者加大黄、枳实泻热通便;喘甚者加葶苈子、白果化痰平喘。

3.痰浊壅肺

(1)证候:喘咳痰多,胸闷,呕恶,纳呆,口黏不渴,舌淡胖有齿痕,苔白厚腻,脉缓滑。

(2)治法:燥湿化痰,降逆平喘。

(3)方药:二陈汤合三子养亲汤加减。方中陈皮、半夏、茯苓、甘草燥湿化痰,理气和中;莱菔子、苏子、白芥子化痰降逆平喘,二方合用效专力宏。若痰涌、便秘、喘不能卧加葶苈子、大黄涤痰通便。

(二)虚喘

1.肺气虚

(1)证候:喘促气短,咳声低弱,神疲乏力,自汗畏风,痰清稀,舌淡苔白,脉缓无力。

(2)治法:补肺益气定喘。

(3)方药:补肺汤合玉屏风散加减。方中人参、黄芪补益肺气;白术、甘草健脾补中助肺;五味子、紫菀、桑白皮化痰止咳,敛肺定喘;防风助黄芪益气护表。若兼见痰少质黏,口干,舌红少津,脉细数者,为气阴两虚。治宜益气养阴,敛肺定喘。方用生脉散加沙参、玉竹、川贝、桑白皮、百合养阴益气滋肺。

2.肾气虚

(1)证候:喘促日久,气不得续,动则尤甚,甚则张口抬肩,腰膝酸软,舌淡苔白,脉沉弱。

(2)治法:补肾纳气平喘。

(3)方药:七味都气丸合参蛤散加减。方中熟地、山茱萸、山药、牡丹皮、泽泻、茯苓、五味子补肾纳气;人参大补元气,蛤蚧肺肾两补,纳气平喘。

3.喘脱

(1)证候:喘逆加剧,张口抬肩,鼻煽气促,不能平卧,心悸,烦躁不安,面青唇紫,汗出如珠,手足逆冷,舌淡苔白,脉浮大无根。

(2)治法:扶阳固脱,镇摄纳气。

(3)方药:参附汤送服黑锡丹。方中人参、附子回阳固脱、救逆;黑锡丹降气定喘。

三、针灸治疗

(一)实喘

尺泽、列缺、天突、大柱,针刺,用泻法。

(二)虚喘

鱼际、定喘、肺俞,针刺,用补法,可灸。

(三)喘脱

定喘、肺俞、关元、神阙,灸法。

四、护理与预防

饮食宜清淡而富有营养,忌油腻酒醴及辛热助湿生痰动火食物。室内空气要保持新鲜,避免烟尘刺激。痰多者要注意排痰,保持呼吸道通畅。慎起居,适寒温,节饮食,薄滋味,戒烟酒,节房事。适当参加体育活动,增强体质。保持良好的心态。

(金　晶)

第九节　失　声

失声是一个症状,凡是语声嘶哑,甚则不能发声者,统谓之失声。主要由于感受外邪,肺气壅遏,声道失于宣畅;或精气耗损,肺肾阴虚,声道失于滋润所致。古代将失声称为瘖或喑。

一、历史沿革

早在《黄帝内经》就已经对人体的发音器官有了认识。如《灵枢·忧恚无言》提到:"喉咙者,气之所以上下者也。会厌者,音声之户也。口唇者,音声之扇也。舌者,音声之机也。悬雍垂者,音声之关也。颃颡者,分气之所泄也。横骨者,神气所使,主发舌者也。"说明喉咙、会厌、唇舌、悬雍垂、颃颡、横骨均与发音有关。

关于失声,《黄帝内经》中指出有2种不同的情况:一是感受外邪。如《灵枢·忧恚无言》中提到"人卒然无音者,寒气客于厌,则厌不能发,发不能下,至其开阖不致,故无音",《素问·气交变大论篇》有"岁火不及,寒乃大行……民病……暴瘖",说明了在感受外邪的情况下,声门的开阖作用受到影响而病失声。二是脏气内伤。如《素问·宣明五气篇》中有"五邪所乱……搏阴则为瘖"。所谓阴者,五脏之阴也,手少阴心脉上走喉咙系舌本,手太阴肺脉循喉咙,足太阴脾脉上行结于咽、连舌本、散舌下,足厥阴肝脉循喉咙之后,上入颃颡而络于舌本,足少阴肾脉循喉咙系舌本,故皆主病瘖。五脏为邪所扰而失声,《灵枢·邪气脏腑病形》有"心脉……涩甚为瘖"。《素问·脉解篇》提出"内夺而厥,则为瘖痱,此肾虚也;少阴不至者;厥也",《素问·大奇论篇》有"肝脉骛暴,有所惊骇,脉不至若瘖,不治自已",《灵枢·忧恚无言》也有"人之卒然忧恚,而言无音"的记载。这些说明心气不足、肾精亏耗、突受惊扰等因素,皆可使心、肾、肝受损而失声;但是因情志变化而失声者,多可自愈。由此可见,《黄帝内经》所论述的两类失声,感受外邪者与肺有关,五脏内伤者,主要涉及心肝肾。

妇女因妊娠而失声者,称为"子瘖"。如《素问·奇病论篇》说:"人有重身,九月而瘖……胞之络脉绝也……胞络者系于骨,少阴之脉贯肾系舌本,故不能言……无治也,当十月复。"

隋代巢元方《诸病源候论·卷二·风冷失声候》指出:"声气通发,事因关户,会厌是音声之户,悬雍是音声之关。"宋代杨士瀛《仁斋直指方》指出:"心为声音之主,肺为声音之门,肾为声音之根。"说明发声虽然与会厌、悬雍等有关,但从脏腑经络整体观点来看,实与心肺肾三脏有关。

宋代钱乙《小儿药证直诀·肾怯失声相似》提到:"病吐泻及大病后,虽有声而不能言,又能咽药,此非失声,乃肾怯不能上接于阳故也,当补肾地黄丸主之,失声乃猝病耳。"将失声与重病大病之后无力发声的情况作了鉴别。

明代楼英《医学纲目》明确地将失声分为喉瘖及舌瘖2类,指出:"瘖者,邪入阴部也。《经》云:邪搏于阴则为瘖""邪入于阴,搏则为瘖,然有二证:一曰舌瘖,乃中风舌不转运之类,但舌本不能转运言语,而喉咽音声则如故也。二曰喉瘖,乃劳嗽失声之类,但喉中声嘶,而舌本则能转运言语也。"这种分法,对失声的鉴别具有重要的指导意义。舌瘖主要见于中风,而喉瘖则是本篇讨论的重点。

明代徐春甫《古今医统·卷四十六·声音候》对本症的认识较为深入,如说:"舌为心之苗,心痛舌不能转,则不能语言,暴病者尚可医治,久病者不可治也,故心为声音之主者此也。肺者属金,主清肃,外司皮腠,风寒外感者,热郁于内,则肺金不清,咳嗽而声哑,故肺为声音之门者此也。肾者人身之根本,元气发生之主也,肾气一亏,则元气寝弱而语言瘖者有之。"并指出病分3因:"有内热痰郁,窒塞肺金,而声哑及不出者,及有咳嗽久远,伤气而散者,此内因也。有外受风寒,腠理闭塞,外束内郁,嗽而口声哑……此外因也。又有忽暴吸风,卒然声不出者,亦外因也。有因争竞,大声号叫,以致失声,或因歌唱伤气而声不出,此不内外因也,养息自愈。"这3类原因引起的失声,均属喉瘖的范畴。明代李梴《医学入门·卷四·痨瘵》说"咽疮失声者死",指出了痨瘵出现喉头生疮而失声者,预后较差,难于治愈。

明代张景岳《景岳全书·声瘖》论述失声的辨证提到:"实者其病在标,因窍闭而瘖也;虚者其病在本,因内夺而瘖也。窍闭者,有风寒之闭,外感证也;有火邪之闭,热乘肺也;有气逆之闭,肝滞强也……此皆实邪之易治者也。至若痰涎之闭,虽曰有虚有实,然非治节不行,何致痰邪若此?此其虚者多而实者少,当察邪正分缓急而治之可也。内夺者,有色欲之夺,伤其肾也;忧思之夺,伤其心也;大惊大恐之夺,伤其胆也;饥馁疲劳之夺,伤其脾也;此非各求其属,而大补元气,安望其嘶败者复原,而残损者复振乎?此皆虚邪之难治也。"说明了,五脏皆可以为瘖,而以心、肺、肾三脏为主。失声的辨证要分虚实,实邪易治,虚邪难治。实邪为窍闭,可因风寒、火邪、气逆、痰涎所致;虚邪则有伤肾、伤心、伤胆、伤脾之分。并认为:"此外复有号叫、歌唱、悲哭,反因热极暴饮水,或暴吹风寒而致瘖者……但知养息,则弗药可愈,是皆所当辨者。"指出有些情况是饮食、起居、生活不慎所造成的一时性失声,养息可愈。另外还有些喉科疾病的恢复期,也可自愈,如说:"凡患风毒或病喉痛病既愈,而声则瘖者,此其悬雍已损,虽瘖无害也,不必治之。"张景岳对失声的辨证,亦将中风的舌强不语与之分开论治。

清代张璐《张氏医通·诸气门·瘖》指出:"失声,大都不越于肺,然须以暴病得之为邪郁气逆,久病得之为津枯血槁;盖暴瘖总是寒包热邪,或本内热而后受寒,或先外感而食寒物……若咽破声嘶而痛是火邪遏闭伤肺……肥人痰湿壅滞气道不通而声瘖……至若久病失声,必是气虚挟痰之故""更有舌瘖不能言者,亦当分别新久,新病舌瘖不能言,必是风痰为患……若久病或大失血后,舌萎不能言。"说明了失声与舌瘖有别,两者皆各有新病与久病之分,这对于辨证、治疗及预后的判断,均有一定意义。

清代还出现了不少喉科专著,如《重楼玉钥》《咽喉脉证通论》《咽喉经验秘传》《尤氏喉科秘书》《包氏喉证家宝》《焦氏喉科枕秘》等,均认识到失声在多种喉科病证中都可出现,如有喉中呼吸不通、言语不出的喉痹,风痰所致的哑瘴喉风,喉癣久则喉哑的失声,虚损劳瘵咳伤咽痛的声哑等。各书均未单独将失声列出,亦说明至清代已逐渐认识到失声仅是一个症状,可见于多种咽喉病证。

总之,对于失声一证,古代医家从脏腑经络的整体观点来看,以心、肺、肾三脏病变为主。其中属于中风的舌强不语(舌瘖),主要与心有关;属于喉瘖者,则与肺、肾有关。

二、范围

本篇内容以"喉瘖"为主。主要见于各种原因引起的急性喉炎、慢性喉炎、喉头结核、声带创伤、声带小结、声带息肉等,也见于癔症性失声。若其他疾病而兼有失声的,也可参照本节辨证治疗。

三、病因病机

失声的致病因素多端,主要与感受外邪、久病体虚、情志刺激和用声过度有关,导致肺、肾、肝等脏腑功能失调,声道不利。

(一)外邪犯肺

由于风寒外袭,邪郁于肺,肺气失于宣畅,会厌开合不利,音不能出,以致卒然声嘎。如感受风热燥邪,或寒郁化热,肺受热灼,清肃之令不行,燥火灼津,声道燥涩,均可导致发音不利。或因热邪灼津为痰,痰热交阻,壅塞肺气,而使声音不扬。此外也有因肺有蕴(痰)热、复感风寒、寒包热邪、肺气壅闭、失于宣肃而致失声者。

(二)肺肾阴虚

慢性疾病,久咳劳嗽,迁延伤正;或酒色过度,素质不强,以致体虚积损成劳,阴虚肺燥,津液被灼;或肺肾阴虚,虚火上炎,肺失濡润,而致声瘖。亦有因阴伤气耗、气阴两虚、无力鼓动声道而致失声者。如《古今医统》指出:"凡患者久嗽声哑,乃是元气不足,肺气不滋。"

(三)气机郁闭

此因忧思郁怒,或突受惊恐,而致气机郁闭,声暗不出。情志因素致瘖与内脏功能失调密切有关。

(四)声道受损

用声过多、过强,损伤声道,津气被耗,也可导致失声。

综上所述,失声可归纳为外感和内伤所致两大类。外感属实,为"金实无声";因感受外邪,阻塞肺窍,肺气壅遏,失于宣畅,会厌开合不利,而致声音嘶哑。内伤属虚,为"金碎不鸣";多系久病体虚、肺燥津伤,或肺肾阴虚、精气耗损,咽喉、声道失于滋润,而致发音不利。《临证指南医案·失音》亦有"金实则无声,金破碎亦无声"之说。一般说来,内伤失声临床表现多以阴虚为主,但因"声由气而发",因此常可同时有气虚的一面。如属情志致病,郁怒伤肝,肝气侮肺,或悲忧伤肺,肺气郁闭,不能发音者,又属内伤中的实证。其他如高声号叫引起的一时性失声,由于声道受损,亦常有津气耗伤之候。

就病位而言,失声虽属喉咙和声道的局部疾病,病变脏器主要在肺系,但同时与肾密切相关。因喉属肺系,肺脉通于会厌,肾脉上系于舌,络于横骨,终于会厌。肺主气,声由气而发,肾藏精,精足则能化气,精气充足,自可上承于会厌,鼓动声道而发音。若客邪闭肺,或肺肾阴气耗损,会厌受病,声道不利,皆可导致失声。

四、诊断与鉴别诊断

(一)诊断

1.发病特点

失声发病有急有缓,急者突然而起,常伴外感表证;缓者逐渐形成,持续加重,多有慢性病史可询,表现正虚之候,另外亦有呈发作性者。病情轻者,语声嘶哑,重者声哑不出;若慢性虚劳久病,全身衰竭而伴有失声者,为病情严重的征兆。

2.临床表现

本病以声音嘶哑或声哑不出为特征。

3.相关专科检查

如耳鼻咽喉科喉镜检查,神经科检查可协助诊断。

(二)鉴别诊断

失声一证,应当分喉瘖和舌瘖。本篇论述的为喉瘖,当与舌瘖相鉴别。喉瘖为喉中声嘶,或声哑不出,而舌本运转自如;舌瘖为舌本不能运转言语,而喉咽音声如故,每有眩晕、肢麻病史,或同时伴有口眼㖞斜及偏瘫等症。

五、辨证

(一)辨证要点

1.辨外感内伤

对失声的辨证,当从发病缓急、病程长短,区别外感内伤。凡急性发病,病程短者,多属外感引起;病起缓慢,病程长者,多因内伤疾病所致。

2.辨虚证实证

一般可分为暴瘖、久瘖2类。暴瘖为卒然起病,多因邪气壅遏,窍闭而失声,其病属实;久瘖系逐渐形成,多因肺肾阴虚,声道燥涩而失声,或兼肺肾气虚,鼓动无力所致,其病属虚。但内伤气郁致瘖者也可属实,外感燥热表现为肺燥津伤者也可属虚。

(二)证候

1.实证

(1)风寒:卒然声音不扬,甚则嘶哑;或兼咽痒,咳嗽不爽,胸闷,鼻塞声重,寒热,头痛等症,口不渴,舌苔薄白,脉浮。或兼见口渴,咽痛,烦热,形寒,气粗,舌苔薄黄,脉浮数者。或见卒然声喑,咽痛欲咳而咳不出,恶寒身困,苔白质淡,脉沉迟或弦紧。

病机分析:风寒袭肺,会厌开合不利,故卒然声音不扬,甚至嘶哑,肺被邪遏,气失宣畅,则咳嗽咽痒、胸闷、鼻塞声重;风寒束表,则见寒热头痛、舌苔薄白、脉浮。若邪热内郁,风寒外束,又可见口渴、咽痛、气粗、烦热、形寒等"寒包热"证。若肾虚受寒,太阳少阴两感,可见恶寒身困、苔白舌淡、脉沉迟或弦紧。

(2)痰热:语声嘎哑,重浊不扬,咳痰稠黄,咽喉干痛,口干苦,或有身热。舌苔黄腻,脉滑数。

病机分析:风热犯肺,蒸液成痰,肺失清肃,故语声嘎哑,重浊不扬;痰热壅肺,则咳痰稠黄;邪热灼津,故见咽喉干痛、口苦;若风热在表,可见身热;舌苔黄腻、脉滑数乃痰热郁肺之征象。

(3)气郁:突然声哑不出,或呈发作性。常因情志郁怒悲忧引发。心烦易怒,胸闷气窒,或觉咽喉梗塞不舒。舌苔薄,脉小弦或涩滞不畅。

病机分析:郁怒伤肝,肝气侮肺,悲忧伤肺,肺气郁闭,而致突然声哑不出;肝郁化火则心烦易怒;肝气上逆,肺气不降,则胸闷气窒,咽喉如物梗阻;脉小弦、涩滞不畅,是属肝郁之候。

2.虚证

(1)肺燥津伤:声嘶,音哑,咽痛,喉燥,口干;或兼咳呛气逆,痰少而黏。舌质红少津、苔薄,脉小数。

病机分析：燥火伤肺，声道燥涩而致声嘶、音哑；燥伤肺津，咽喉失于滋润，故咽喉干燥疼痛、口干；肺失清润，燥邪灼津为痰，则咳呛气逆、痰少质黏；舌红少津，脉象小数，乃属燥热蕴肺之象。

（2）肺肾阴虚：声音嘶哑逐渐加重、日久不愈，兼见干咳少痰，甚则潮热、盗汗、耳鸣、目眩、腰酸膝软、形体日瘦。舌质红，苔少，脉细数。

病机分析：肺阴不足，病损及肾，阴精不能上承，以致声音嘶哑日渐加重，久延不愈，肺失滋润，清肃无权，则干咳少痰；阴虚内热，阴不内守，故见潮热、盗汗；肾虚肝旺，而致耳鸣、目眩；肾虚，阴精不能充养腰脊，外荣形体，故腰膝酸软、形体日瘦；舌质红、苔少、脉细数为阴虚之象。

六、治疗原则

凡属暴瘖因邪气壅遏而致窍闭者，治当宣散清疏；久瘖因精气内夺所致者，治当清润滋养，或气阴并补。具体言之，实证则辨别风寒、痰热的不同，分别予以宣、清；久瘖应区分肺燥津伤与肺肾阴虚的轻重，或润或养。病缘气郁者，气郁化火，日久也可灼伤津液，导致肺肾阴虚，因此又当注意本虚与标实之间的关系，权衡施治。

凡失声日久，经治疗效果差者，可在辨证的基础上酌配活血化瘀之品，也可径以活血化瘀为主进行治疗，如《张氏医通》论失声中即有"若膈内作痛，化瘀为先，代抵当丸最妥"的记载。

七、治法方药

（一）实证

1.风寒

治法：疏风散寒，宣肺利窍。

方药：三拗汤、杏苏散加减。麻黄、苏叶、生姜功能疏风散寒；前胡、杏仁宣肺止咳；桔梗、甘草利咽化痰。

"寒包热"者，当疏风散寒，兼清里热，方用大青龙汤，或在疏风散寒的药物上配以石膏、黄芩、知母，并合蝉蜕、木蝴蝶以利咽喉、开声音。太阳少阴两感证，可用麻黄附子细辛汤。

2.痰热

治法：清肺泻热，化痰利咽。

方药：清咽宁肺汤加减。方中桔梗、甘草清利咽喉，桑白皮、黄芩、栀子清泻肺热；前胡、知母、贝母清宣肺气、化痰止咳。并可酌情选用蝉蜕、胖大海、牛蒡子、枇杷叶等清肺泻热、利咽开音之品。

若觉痰阻咽喉，哽痛不适，加僵蚕、射干消痰利咽；内热心烦，加石膏清热除烦；痰热伤阴，口渴、咽喉肿痛，加玄参、天花粉养阴清咽。

3.气郁

治法：疏肝理气，开郁利肺。

方药：小降气汤、柴胡清肝汤加减。前方中紫苏、乌药、陈皮理气，白芍、甘草柔肝，用于肝郁暴逆、气闭为瘖；后方中柴胡疏肝，黄芩、栀子、连翘清肝泻肺，桔梗、甘草清利咽喉，用于气郁化火，有清肝散郁之功，并可兼清肺热。

对于气郁失声,尚可酌情选用百合、丹参养心解郁闷;厚朴花、绿梅花、白蒺藜、合欢花疏肝解郁,川楝子泻肝降气,木蝴蝶解郁通音。

肺气郁闭,胸闷气逆,配苏子、瓜蒌皮降气化痰。忧思劳心,精神恍惚,失眠多梦者,酌配党参、远志、茯神、石菖蒲、龙齿、酸枣仁以安神定志。

气郁所致的失声,虽应理气解郁,但忌过用辛香之品,若病久气郁化火伤淬,当酌配润燥生津之品。

(二)虚证

1.肺燥伤津

治法:清肺生津,润燥利咽。

方药:桑杏汤、清燥救肺汤加减。方中沙参、麦门冬、梨皮有生津润燥之功;桑叶、枇杷叶、栀子皮清宣肺热;杏仁、贝母化痰止咳;桔梗、甘草清利咽喉。可加蝉蜕、木蝴蝶利咽喉、开声音。

若兼微寒、身热、鼻塞、头痛等表证,可酌配荆芥、薄荷以疏风透表;燥火上逆、咳呛气急加桑白皮以清润止咳;津伤较著,口咽干燥、舌红唇裂加天门冬、天花粉滋润肺燥。

2.肺肾阴虚

治法:滋养肺肾,降火利咽。

方药:百合固金汤、麦味地黄丸等加减。方中百合、麦门冬、熟地、玄参滋养肺肾,五味子、白芍滋阴敛肺,桔梗、甘草、贝母化痰利咽,当归养血活血。可酌加诃子肉、凤凰衣、木蝴蝶、蜂蜜等敛肺利咽、濡润声道之品。

虚火偏旺,潮热、盗汗、口干、心烦、颧红者,加知母、黄柏;兼有气虚、神疲、自汗、短气者,去玄参、生地,加黄芪,太子参。

如因用声过度,声道损伤,津气被耗而失声者,注意适当休息,避免大声说话。同时可用响声丸,每天含化1～2粒。或用桔梗、甘草、胖大海等泡茶服。也可配合养阴之剂内服,如二冬膏、养阴清肺膏等。

八、其他治法

(一)蒸汽吸入

风寒证用苏叶、藿香、佩兰、葱白各适量,水煎,趁热吸入其蒸汽。风热证用薄荷、蝉蜕、菊花、桑叶各适量,水煎,趁热吸入其蒸汽。

(二)针灸

主穴:天突、鱼际、合谷;配穴:尺泽、曲池、足三里。每天取主穴1～2个,配穴1～2个,暴瘖者用泻法,每天1次。

九、转归及预后

凡外感风寒、痰热蕴肺的失声,一般容易治疗。但燥热伤肺所致者,如迁延日久,需防其趋向肺虚劳损之途。

若肺肾阴虚,久瘖不愈,濒于虚损之境者,称为"哑劳",每为严重征兆。如《简明医彀》指出:"酒色过度,肾脏亏损,不能纳气归元,气奔咽嗌,嗽痰喘胀,诸病杂糅,致气乏失声者,俗名哑劳是也,神人莫疗。"(转引自《杂病广要·瘖》)当辨病求因,分别对待。其他如因情志所伤、气郁失声,

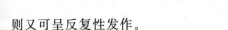

则又可呈反复性发作。

十、预防与护理

对失声患者,除药物治疗外,必须注意避免感冒,少进辛辣、厚味,并忌吸烟、饮酒。

风寒痰火所致者,宜宣宜清,切忌酸敛滋腻,以免恋邪闭肺,迁延不愈。

因痰热交结或肺燥津伤者,可食用梨子、枇杷、橙子等清润生津;肺肾两虚者,可以白木耳、胡桃肉作为食疗。

因于情志郁怒所致的失声,则应避免精神刺激。

如与用声有关者,又当避免过度及高声言语,以利恢复。

(金 晶)

第七章 脾胃科病证

第一节 呃 逆

呃逆是以喉间呃呃有声,声短而频,不能自控为主要临床表现的一种病证。古称"哕",又称"哕逆",俗称打嗝。

呃逆在《黄帝内经》中称"哕",并阐发了其病机,《素问·宣明五气》篇曰:"胃气上逆,为哕。"同时记载了三种简便的治疗方法,如《灵枢·杂病》云:"哕,以草刺鼻,嚏而已;无息而立迎引之,立已;大惊之,亦可已。"至元·朱丹溪始称"呃",《丹溪心法·呃逆》篇曰:"古谓之哕,近谓之呃,乃胃寒所生,寒气自逆而呃上。亦有热呃,亦有其他病发呃者。"至明代统称"呃逆",《景岳全书·呃逆》篇曰:"而呃之大要,亦惟三者而已,则一曰寒呃,二曰热呃,三曰虚脱之呃。"对本病分类可谓提纲挈领。清·李用粹《证治汇补·呃逆》篇,将呃逆分为火、寒、痰、虚、瘀五种,并对每种呃逆的临床表现进行了较详细的论述,至今仍有一定的临床指导意义。

现代医学的单纯性膈肌痉挛、胃肠神经官能症、食管癌、胃炎、胃扩张、肝硬化晚期、脑血管病、尿毒症等疾病,以及胃、食管手术后或其他原因引起的膈肌痉挛,出现呃逆的临床表现时,可参考本节进行辨证论治。

一、病因病机

呃逆的病因多为饮食不当、情志不舒和正气亏虚等,或突然吸入冷空气而引发呃逆。其病机主要是胃失和降,胃气上逆,动膈冲喉。

(一)外感寒邪

外感寒邪,胃中吸入冷气,寒遏胃阳,气机不利,气逆动膈,上冲于喉,发出呃呃之声,不能自制。

(二)饮食不当

由于过食生冷,或因病而服寒凉药物过多,寒气蕴结中焦,损伤胃阳,胃失温煦,或过食辛辣煎炒之物,或醇酒厚味,或因病过用温补之剂,燥热内生,胃火炽盛,胃失和降,反作上逆,发生呃逆。

(三)情志不舒

因恼怒太过,肝失条达,气机不利,以致肝气横逆犯胃,胃失和降,气逆动膈。或因肝气郁结,不能助脾运化,聚湿生痰;或因忧思伤脾,脾失健运,滋生痰湿;或因气郁化火,灼津成痰;或素有痰饮内停,复因恼怒,皆可致逆气挟痰,上犯动膈而发生呃逆。

(四)体虚病后

禀赋不足,年老体弱,久病肾虚,或劳累太过耗伤中气,脾阳失温,胃气虚衰,清气不升,浊气不降,气逆动膈冲喉而发生呃逆。或过汗、吐、下,虚损误攻,妇人产后,或热病伤阴,使胃阴不足,失于润养,和降失职,虚火上炎动膈冲喉而发生呃逆。

呃逆之病位在膈,病变关键脏腑在胃,与肺、肝、脾、肾诸脏有关。膈位于肺胃之间,膈上为肺,膈下为胃,二脏与膈位置邻近,经脉又相连属。若肺失肃降或胃气上逆,皆可致膈间气机不利,逆气动膈,上冲喉间,发出呃呃之声。手太阴肺之经脉,起于中焦,下络大肠,还循胃口,上膈属肺,将胃、膈、肺三者紧密相连。另外,胃之和降,还赖于肝之条达,若肝气郁滞,横逆犯脾胃,气逆动膈,亦成呃逆。肺胃之气的和降,又赖于肾气的摄纳,若久病伤肾,肾失摄纳,则肺胃之气不能顺降,上逆动膈而发呃逆。可见呃逆病机关键在于胃失和降,胃气上逆,动膈冲喉。胃气上逆,除胃本身病变外,同时与肺气肃降,肾气摄纳,肝气条达之功能紊乱等均有关系。

二、诊断要点

(一)症状

自觉气逆上冲,喉间呃呃连声,声短而频,不能自制为主证,其呃声或高或低,发作间隔或疏或密,间歇时间不定。伴有胸膈痞闷,胃脘不舒,嘈杂灼热,腹胀嗳气,心烦不寐等症状。多与受凉,过食寒凉、辛辣,或情志郁怒等诱发因素有关。偶发性的呃逆,或病危胃气将绝时之呃逆,为短暂症状,不列为呃逆病。

(二)检查

X线胃肠钡透及内镜等检查有助于诊断。必要时检查肝、肾功能,进行B超、心电图、CT等有助于鉴别诊断的检查。

三、鉴别诊断

(一)嗳气

嗳气与呃逆同属胃气上逆之证,嗳气声音低缓而长,可伴酸腐气味,气排出后自感舒适,病势较缓,多在饱食、情志不畅时发病。而不同于呃逆喉间呃呃连声,声短而频,不能自制。

(二)干呕

干呕与呃逆同属胃气上逆之证,干呕患者可见呕吐之状,但有声无物,或有少量痰涎而无食物吐出。干呕之声为呕声,也不同于呃逆的呃呃连声,声短而频。

四、辨证

辨证时首先要分清功能性呃逆、病理性呃逆。若因受寒或肝郁出现短暂的呃逆,又无明显兼症,可不治自愈。非器质性病变引起的呃逆为功能性疾病,经治可愈。若呃逆反复发作,并有明显的兼症,或出现在其他慢性病症的过程中,可视为病理性呃逆,当辨证治疗。首先辨清此病的寒热虚实。寒者呃声沉缓有力,得热则减,遇冷加重,伴胃脘不适,苔白脉缓;热者呃声洪亮,声高短促,伴口臭烦渴,便秘溲赤,苔黄脉大;虚者呃声低长,时断时续,体虚脉弱;实者呃声洪亮,连续发作,脉弦有力等。

(一)胃寒气逆

1.证候

呃逆声沉缓有力,得热则减,遇寒加重,喜食热饮,恶食冷饮,膈间及胃脘痞满不适,或有冷感,口淡不渴,舌质淡,苔白或白滑,脉象迟缓。多在过食生冷,受凉、受寒后发病。

2.分析

由过食生冷或受凉等,致寒积中焦,胃气为寒邪阻遏,胃失和降,上逆动膈冲喉而成呃逆;胃中实寒,故呃声沉缓有力;胃气不和,故脘膈痞闷不适。得热则减,遇寒更甚者,是因寒气得温则行,遇寒则凝之故;口淡不渴,舌苔白,脉迟缓者,均属胃中有寒之象。

(二)胃火上逆

1.证候

呃声洪亮,冲逆而出,口臭烦渴,多喜冷饮,尿黄便秘,舌红苔黄或黄燥,脉滑数。多在过食辛辣,或饮酒等后发病。

2.分析

由于嗜食辛辣烤制及醇酒厚味之品,或过用温补药物,或素体阳盛再加辛辣等品,久则胃肠积热化火,胃火上冲,故呃声洪亮,冲逆而出;阳明热盛,灼伤胃津,故口臭烦渴而喜冷饮;热邪内郁,肠间燥结,故大便秘结,小便短赤;舌苔黄,脉滑数,均为胃热内盛之象。

(三)气逆痰阻

1.证候

呃逆连声,呼吸不利,脘胁胀满,或肠鸣矢气,可伴恶心嗳气,头目昏眩,脘闷食少,或见形体肥胖,平时多痰,舌苔薄腻,脉象弦滑。常在抑郁恼怒后加重,情志舒畅时缓解。

2.分析

因七情所伤,肝气郁结,失于条达,横犯脾胃,胃气上冲动膈而成呃逆;肝郁气滞,故胸胁胀满不舒;气郁日久化火,灼津成痰,或因肝木克脾,脾失健运,聚湿成痰,痰气互结,阻于肺则呼吸不利,阻于胃则恶心嗳气,阻于肠则肠鸣矢气;清气不升,浊阴不降,故见头目昏眩;舌苔薄腻,脉象弦滑,皆为气逆痰阻之象。

(四)脾胃虚寒

1.证候

呃声低沉无力,气不得续,泛吐清水,面色苍白,手足欠温,伴有脘腹冷痛,食少乏力,或见腰膝无力,大便稀溏或久泻。舌淡苔白,脉沉细而弱。

2.分析

若饮食不节或劳倦伤中,使脾胃阳气受损;或素体阳虚,脾胃无力温养,脾胃升降失调,则胃气上逆,故呃声低弱无力,气不得续。脾胃俱虚,运化无力,则食少乏力;阳虚则水饮停胃,故泛吐清水;若久病及肾,肾阳衰微,则腰膝无力,便溏久泻;手足不温,舌淡苔白,脉沉而细,均为阳虚之象。

(五)胃阴不足

1.证候

呃声短促,气不连续,口干舌燥,烦渴少饮,伴不思饮食,或食后饱胀,大便干燥,舌质红少苔,或有裂纹,脉细而数。

2.分析

由于热病或郁火伤阴,或辛温燥热之品耗损津液,使胃中津液不足,胃失濡养,难以和降,气逆扰膈,故呃声短促,虚则气不连续;胃阴耗伤不能上润,则见口干舌燥,烦渴少饮;脾胃虚弱,运化无力,故见不思饮食,食后饱胀;津液耗伤,大肠失润,故大便干燥;舌质红,苔少而干,脉细数,均为阴虚之象。

五、治疗

呃逆治疗当以和胃、降逆、平呃为主。但要根据病情的寒热虚实之偏重不同,分别以寒则温之,热则清之,实则泻之,虚则补之。若重病中出现呃逆,治当大补元气,或滋阴养液以急救胃气。

(一)中药治疗

1.胃寒气逆

(1)治法:温中散寒,降逆止呃。

(2)处方:丁香散(《古今医统》)。方中丁香辛温,散寒暖胃为君;柿蒂味苦,下气降逆止呃为臣,二者相合,温中散寒,降逆止呃,两者相得益彰,疗效甚好,为临床治疗呃逆常用要药;佐以良姜温中散寒,宣通胃阳;使以炙甘草和胃益气。

若兼痰湿者,症见脘闷腹胀不舒,可加半夏、厚朴、陈皮等和降胃气,化痰导滞;兼表寒者,加苏叶、藿香以散寒解表,和胃降逆。

寒呃日久,中阳受伤可选用丁香柿蒂汤,以益气温中,降逆止呃;日久虚寒呃逆,可选用加味四逆汤,以补阳散寒,降逆止呃。

另可选用朴沉化郁丸,每次9 g,每天2次,温开水送服;或用荜澄茄、良姜各等分,研末,加醋少许调服,每天1剂,连用3天。

2.胃火上逆

(1)治法:清热和胃,降逆止呃。

(2)处方:竹叶石膏汤(《伤寒论》)。方中竹叶、生石膏辛凉甘寒,清泻胃火为主药;佐以法半夏和胃降逆;人参、麦冬养胃生津;粳米、甘草益胃和中。

若胃气不虚者去人参,常加柿蒂、竹茹降逆止呃;便秘者则合小承气汤,用大黄、枳实、厚朴通利大便,釜底抽薪,此乃上病下治之法;若中焦积热日久伤阴,可选用清胃散以清泻胃火,凉血养阴,降逆止呃。

另可用左金丸,每次9 g,每天2次,温开水送服;或柿蒂、黄连各10 g,水煎内服治疗热呃。

3.气逆痰阻

(1)治法:理气化痰,降逆止呃。

(2)处方:旋覆代赭石汤(《伤寒论》)方中旋覆花下气消痰,代赭石重镇降逆,二药相配,一轻一重,共成和降之功为主药;法半夏、生姜化痰和胃,佐以人参补中益气;甘草、大枣和中并引药归经。

如胃气不虚,可去人参、甘草、大枣,以防壅滞气机,加木香以行气止呃;若痰湿明显,可加陈皮、茯苓、浙贝以醒脾化痰;若兼热象,可加黄芩、竹茹以清热化痰。

本型还可选用木香顺气丸,每次6 g,每天2次,温开水冲服;疏肝丸,每次1丸,每天2次,温开水送服。

4.脾胃虚寒

(1)治法:温补脾胃,和中降逆。

(2)处方:理中丸(《伤寒论》)加减。方中干姜温中祛寒为主药;辅以人参、白术、炙甘草健脾益胃;加入刀豆甘温,温中下气,善治呃逆;丁香、白豆蔻辛温芳香,行气暖胃,宽膈止呃。

若寒甚者,加附子温中祛寒;肾阳不足者加肉桂、山萸肉等以温肾补脾。本型也可选用附子理中丸,每次 1 丸,每天 2 次,温开水送服。

5.胃阴不足

(1)治法:益气养阴,和胃止呃。

(2)处方:益胃汤(《温病条辨》)加减。方中沙参、麦冬、玉竹、生地、冰糖甘润养阴益胃;可酌加柿蒂、刀豆、枇杷叶等顺气降逆。全方合用以达益气养阴、和胃止呃之效。

若神疲乏力,气阴两虚者,可加沙参、白术、山药;若纳差腹胀加炒麦芽、炒谷芽等;若阴虚火旺,咽喉不利加石斛、芦根以养阴清热。

本型也可选用枇杷膏,每次 10 g,每天 3 次,温开水冲服;或用大补阴丸,每次 1 丸,每天 2 次,温开水送服。

(二)针灸治疗

1.基本处方

取穴:膈俞、内关、膻中、中脘、足三里。

膈俞利膈止呃;内关宽胸利膈,畅通三焦气机;膻中宽胸理气,降逆止呃;中脘、足三里和胃降逆。

2.加减运用

(1)胃寒气逆证:加梁门、气海以温胃散寒、疏通膈气、降逆止呃,针用补法,或加灸法。余穴针用平补平泻法,或加灸法。

(2)胃火上逆证:加内庭以清泻胃火、降逆止呃。诸穴针用泻法。

(3)气逆痰阻证:加太冲、阴陵泉以降逆化痰。诸穴针用平补平泻法。

(4)脾胃虚寒证:加关元、命门以温补中焦、和胃止呃。诸穴针用补法,或加灸法。

(5)胃阴不足证:加胃俞、三阴交以养阴止呃。诸穴针用补法。

3.其他

(1)耳针疗法:取耳中、胃、神门、肝、心,毫针强刺激,留针 30 分钟,每天 1 次;也可采用耳针埋藏或用王不留行籽贴压法。

(2)拔罐法:取中脘、梁门、气海,或用膈俞、肝俞、胃俞,每次留罐 15～20 分钟,每天 1～2 次。

(3)穴位贴敷法:用麝香粉 0.5 g,放入神阙穴内,用伤湿止痛膏固定,适用于实证呃逆,尤其以肝郁气滞者取效更捷;或用吴茱萸 10 g,研细末,用醋调成膏状,敷于双侧涌泉穴,胶布或伤湿止痛膏固定,可引气火下行,适用于各种呃逆,对肝、肾气逆引起的呃逆尤为适宜。

(4)指压疗法:翳风、攒竹、内关、天突,任取 1 穴,用拇指或中指重力按压,以患者能耐受为度,连续按揉 1～3 分钟,同时令患者深吸气后屏住呼吸,常能立即止呃;或取 T_2～L_1 双侧夹脊穴、肺俞-肾俞的膀胱经,先用拇指或掌根摩揉,再提捏膀胱经 3～5 遍,后用拇指点按双侧膈俞 1～2 分钟。

(陈凯吉)

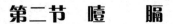

第二节 噎 膈

噎膈是指以吞咽食物哽噎不顺,重则食物不能进入胃腑,食入即吐为主要临床表现的一种病证。噎,指吞咽时梗塞不顺;膈,指格拒,食物不能下,下咽即吐。噎较轻,是膈之前期表现,在临床中往往二者同时出现,故并称噎膈。

膈之病名,首见于《黄帝内经》。《素问·阴阳别论》篇指出"三阳结,谓之膈"。《灵枢·上膈》篇曰:"脾脉……微急为膈中,食饮之而出,后沃沫。"在《黄帝内经》的许多章节中还记述了本病证的病因、病位、传变及转归,认识到其发病与精神因素、阳结等有关,所病脏腑多在胃脘,对后世治疗启迪很大。隋朝对此病有进一步的认识,如巢元方《诸病源候论·痞膈病诸候·气膈候》中认为:"此由阴阳不和,脏气不理,寒气填于胸膈,故气噎塞不通,而谓之气噎。"并将噎膈分为气、忧、食、劳、思五噎;忧、恚、气、寒、热五膈。唐宋以后将噎膈并称,孙思邈《备急千金要方·噎塞论》引《古今录验》,对五噎的证候,作了详细描述:"气噎者,心悸,上下不通,噎哕不彻,胸胁苦满。"至明清时期对其病因病机的认识较为全面,如李用粹在《证治汇补·噎膈》篇中曰:"有气滞者,有血瘀者,有火炎者,有痰凝者,有食积者,虽有五种,总归七情之变,由气郁化火,火旺血枯,津液成痰,痰壅而食不化也。"这些理论至今仍有重要的指导意义。

现代医学的食管癌、贲门癌、贲门痉挛、贲门弛缓、食管憩室、反流性食管炎、弥漫性食管痉挛、胃神经官能症等疾病,出现噎膈的临床表现时,可参考本节进行辨证论治。

一、病因病机

噎膈之病,主要为七情内伤,饮食不节,年老体弱等原因,致使气、痰、瘀相互交阻,日久津气耗伤,食管失于润养,胃失通降而见噎膈。

(一)七情内伤

由于忧思恼怒,情志不遂,肝郁气滞,肝气横犯脾胃,脾伤则气结,运化失司,水湿内停,滋生痰浊,痰气相搏,阻于食道,食管不利或狭窄而见噎膈;肝伤则气郁,气郁则血凝,瘀血阻滞食道,饮食噎塞难下而成噎膈。

(二)饮食不节

因过食肥甘辛辣燥热之品,或嗜酒过度,造成胃肠积热,则津伤血燥,以致食道干涩而成噎膈。或常食发霉、粗糙之品,损伤食管脾胃而致噎膈。

(三)久病年老

由于大病久病,或年老气虚,或阴损及阳,久则脾肾衰败,阳气虚衰,运化无力,浊气上逆,壅阻食管咽喉,则吞咽困难而成噎膈。

噎膈之病位在食道,属胃所主,其病变脏腑又与肝、脾、肾有密切关系,因三脏与胃、食道皆有经络联系。脾为胃行其津液,若脾失健运,可聚湿生痰,阻于食道。胃气之和降,赖于肝气之条达,若肝失疏泄,则胃失和降,气机郁滞,久则气滞血瘀,食管狭窄。中焦脾胃赖于肾阴的濡养和肾阳的温煦,若肾阴不足,失于濡养,或脾肾衰败,阳气虚弱,运化受阻,浊气上逆均可发为噎膈。

噎膈之病因病机复杂,但主要为七情内伤,饮食不节,日久则气郁生痰,气滞血阻,滞于食管而见噎膈;其次为年老体弱等原因,致阴津亏虚,气血枯燥,食管失于润养,干涩难下而见噎膈。但时常虚实交错,相互影响,互为因果,因而使病证极为复杂,病情缠绵难愈。

二、诊断要点

(一)症状

初起咽部或食道内有异物感,进食时有停滞感,继则咽下哽噎,重则食不得咽下或食入即吐。常伴有胃脘不适,胸膈疼痛,甚则形体消瘦,肌肤甲错,精神疲惫等。

(二)检查

口腔与咽喉检查,食管、胃的 X 线检查,食管与胃的内镜及病理组织学检查,食管脱落细胞检查、CT 检查有助于早期诊断。

三、鉴别诊断

(一)梅核气

噎膈与梅核气两者均见吞咽过程中梗塞不舒的症状。梅核气自觉咽喉中有物梗塞,吐之不出,咽之不下,但饮食咽下顺利,无噎塞感,系气逆痰阻于咽喉所致。噎膈则饮食咽下暗梗阻难下,甚则不通。

(二)反胃

噎膈与反胃两者均有食入复出的症状,但反胃饮食能顺利咽下入胃,经久复出,朝食暮吐,暮食朝吐,宿谷不化,病证较噎膈轻,预后较好。

四、辨证

首先辨清噎膈的虚实。气滞血瘀,痰浊内阻者为实;津枯血燥,气虚阳弱者为虚。新病多实,或实多虚少;久病多虚,或虚中夹实。吞咽困难,梗塞不顺,胸膈胀痛者多实;食道干涩,饮食难下,或食入即吐者多虚。然而临证时,多为虚实相杂,应注意详辨。噎膈以正虚为本,夹有气滞、痰阻、血瘀等为标实。初起以标实为主,可见梗塞不舒,胸膈胀满、疼痛等气血郁滞之证。后期以正虚为主,出现形体消瘦,皮肤枯燥,舌红少津等津亏血燥之候;面色㿠白,形寒气短,面浮足肿等气虚阳微之证。临证时应仔细辨明标本的轻重缓急,利于辨证施治。

(一)气滞痰阻

1.证候

咽食梗阻,胸膈痞满,甚则疼痛,随情志变化可加重或减轻,伴有嗳气呃逆,呕吐痰涎,口干咽燥,大便干涩,舌质红,苔薄腻,脉弦滑。

2.分析

由于气滞痰阻于食管,食道不利,则咽食困难,胸膈痞满,遇情绪舒畅可减轻,精神抑郁则加重;气结津液不能上承,且郁热伤津,故口干咽燥;津不下润则大便干涩;痰气交阻,胃气上逆,则嗳气呃逆,呕吐痰涎;舌质红,苔薄腻,脉弦滑,为气郁痰阻,兼有郁热伤津之象。

(二)瘀血阻滞

1.证候

吞咽梗阻,胸膈疼痛,食不得下,甚则滴水难进,食入即吐,或吐出物如赤豆汁,兼面色黯黑,肌肤枯燥,形体消瘦,大便坚如羊屎,或便血,舌质紫暗,或舌红少津,脉细涩。

2.分析

血瘀阻滞食道或胃口,道路狭窄,故吞咽困难,胸膈疼痛,食不得下,食入即吐;久病阴伤肠燥,故大便干结,坚如羊屎;久瘀伤络,血渗脉外,则吐物如赤豆汁,或便血;长期饮食不入,化源告竭,肌肤失养,故形体消瘦,肌肤枯燥;面色黯黑,为瘀血阻滞之征;舌质紫暗,少津,脉细涩为血亏瘀结之象。

(三)津亏热结

1.证候

进食时咽喉梗涩而痛,水饮可下,食物难进,或入食即吐,兼胸背灼痛,五心烦热,口干咽燥,形体消瘦,肌肤枯燥,大便干结,舌质红而干,或有裂纹,脉弦细数。

2.分析

由于胃津亏耗,不能上润,故进食时咽喉梗涩而痛;热结痰凝,阻塞食道,故食物反出;热结灼阴,津亏失润,则口干咽燥,大便干结;胃不受纳,无以化生精微,故五心烦热,形体消瘦,肌肤枯燥;舌红而干,或有裂纹,脉弦细而数,均为津亏热结之象。

(四)脾肾阳衰

1.证候

长期吞咽受阻,饮食不下,胸膈疼痛,面色㿠白,形瘦神衰,气短畏寒,面浮足肿,泛吐清涎,腹胀便溏,舌淡苔白,脉细弱。

2.分析

噎膈日久,阴损及阳,脾肾阳衰,饮食无以受纳和运化,浊气上逆,故吞咽受阻,饮食不下,泛吐涎沫;脾肾衰败,化源衰微,肌体失养,故面色㿠白,形瘦神衰;阳气衰微,寒湿停滞,气短畏寒,面浮肢肿,腹胀便溏;舌淡苔白,脉细弱,均为脾肾阳衰之象。

五、治疗

噎膈的治疗在初期重在治标,宜以行气化痰、活血祛瘀为主;中、后期重在治本,以滋阴润燥、补气温阳为主。但本病表现极为复杂,常常虚实交错,治疗时应根据病情区分主次,全面兼顾。

(一)中药治疗

1.气滞痰阻

(1)治法:化痰解郁,润燥降气。

(2)处方:启膈散(《医学心悟》)。方中丹参、郁金、砂仁理气化痰,解郁宽胸;沙参、贝母、茯苓润燥化痰,健脾和中;荷叶蒂和胃降逆;杵头糠治卒噎。

痰湿较重可加瓜蒌、天南星、半夏以助化痰之力;若津液耗伤加麦冬、石斛、天花粉以润燥;若郁久化热,心烦口干者,加黄连、栀子、山豆根;若津伤便秘者加桃仁、蜂蜜以润肠通便。

2.瘀血阻滞

(1)治法:活血祛瘀,滋阴养血。

(2)处方:通幽汤(《脾胃论》)。方中生地、熟地、当归身滋阴润肠,解痉止痛;桃仁、红花活血祛瘀,通络止痛;甘草益脾和中;升麻升清降浊。

若胸膈刺痛,酌加三七、丹参、赤芍、五灵脂活血祛瘀,通络止痛;胸膈闷痛,加海藻、昆布、贝母、瓜蒌软坚化痰,宽胸理气;若呕吐痰涎,加莱菔子、生姜汁以温胃化痰。

3.津亏热结

(1)治法:滋阴养血,润燥生津。

(2)处方:沙参麦冬汤(《温病条辨》)加减。方中沙参、麦冬、玉竹滋补津液;桑叶、天花粉养阴泻热;扁豆、甘草安中和胃;可加玄参、生地、石斛以助养阴之力;加栀子、黄连、黄芩以清肺胃之热。

若肠燥失润,大便干结,可加当归、瓜蒌仁、生首乌润肠通便;若腹中胀满,大便不通,胃肠热盛,可用人参利膈丸或大黄甘草汤泻热存阴,但应中病即止,以免耗伤津液;若食道干涩,口燥咽干,可用滋阴清膈饮以生津养胃。

4.脾肾阳衰

(1)治法:温补脾肾,益气回阳。

(2)处方:补气运脾汤(《统旨方》)加减。方中人参、黄芪、白术、茯苓、甘草补脾益气;砂仁、陈皮、半夏和胃降逆;加旋覆花降逆止呕;加附子、干姜温补脾阳;加枸杞子、杜仲温养肝肾,填充精血。若气阴两虚加石斛、麦冬、沙参以滋阴生津。

若中气下陷、少气懒言可用补中益气汤;若气血两亏、心悸气短可用十全大补汤加减。

在此阶段,阴阳俱竭,如因阳竭于上而水谷不入,阴竭于下而二便不通,称为关格,系开合之机已废,为阴阳离决的一种表现,当积极救治。

(二)针灸治疗

1.基本处方

取穴:天突、膻中、内关、上脘、膈俞、足三里、胃俞、脾俞。天突散结利咽,宽贲门;膻中、内关宽胸理气,降逆止吐;上脘和胃降逆,调气止痛;膈俞利膈宽胸;足三里、胃俞、脾俞和胃扶正。

2.加减运用

(1)气滞痰阻证:加丰隆、太冲以理气化痰,针用泻法。余穴针用平补平泻法。

(2)瘀血阻滞证:加合谷、血海、三阴交以行气活血,针用泻法。余穴针用平补平泻法。

(3)津亏热结证:加天枢、照海以滋补津液、泻热散结,针用补法。余穴针用平补平泻法。

(4)脾肾阳衰证:加命门、气海、关元以温补脾肾、益气回阳,诸穴针用补法,或加灸法。

3.其他

(1)耳针疗法:取神门、胃、食道、膈,用中等刺激,每天1次,10次为1个疗程,或贴压王不留行籽。

(2)穴位注射疗法:取足三里、内关,用维生素B_1、维生素B_6注射液,每穴注射1 mL,每3天注射1次,10次为1个疗程。

(陈凯吉)

第三节 反 胃

反胃是以脘腹痞胀、宿食不化、朝食暮吐、暮食朝吐为主要临床表现的一种病。

一、历史沿革

反胃又称胃反。胃反之名,首见于汉代张仲景《金匮要略·呕吐哕下利病脉证治》篇。宋代

《太平圣惠方·治反胃呕吐诸方》则称为"反胃"。其后亦多以反胃名之。

《金匮要略·呕吐哕下利病脉证治》中说："趺阳脉浮而涩，浮则为虚，涩则伤脾；伤脾则不磨，朝食暮吐，暮食朝吐，宿谷不化，名为胃反。"明确指出本病的病机主要是脾胃损伤，不能腐熟水谷。有关治疗方面，提出了使用大半夏汤和茯苓泽泻汤，至今仍为临床所常用。

隋代巢元方《诸病源候论·胃反候》对《金匮要略》之说有所发挥，将病因病机归纳为血气不足、胃寒停饮、气逆胃反，指出"荣卫俱虚，其血气不足，停水积饮，在胃脘则脏冷，脏冷则脾不磨，脾不磨则宿谷不化，其气逆而成胃反也"。

唐代王冰在《素问》注文中更将本病精辟总结为"食入反出，是无火也"。宋代《圣济总录·呕吐门》也说："食久反出，是无火也。"

金元时期，朱丹溪《丹溪心法·翻胃》提出血虚、气虚、有热、有痰之说，治法方药则更趋丰富全面。

明代张景岳对于反胃的病因、病机、辨证、治法、方药等有了系统性的阐发，他在《景岳全书·反胃》一节中说："或以酷饮无度，伤于酒湿，或以纵食生冷，败其真阳；或因七情忧郁，竭其中气；总之，无非内伤之甚，致损胃气而然。"又说："反胃一证，本属火虚，盖食入于胃，使胃暖脾强，则食无不化，何至复出……然无火之由，则犹有上中下三焦之辨，又当察也。若寒在上焦，则多为恶心或泛泛欲吐者，此胃脘之阳虚也。若寒在中焦，则食入不化，每食至中脘，或少顷或半日复出者，此胃中之阳虚也。若寒在下焦，则朝食暮吐，暮食朝吐，乃以食入幽门，丙火不能传化，故久而复出，此命门之阳虚也。""虚在上焦，微寒呕吐者，惟姜汤为最佳，或橘皮汤亦可，虚在中焦而食入反出者，宜五君子煎、理中汤……虚在下焦而朝食暮吐……其责在阴，非补命门以扶脾土之母，则火无以化，土无以生，亦犹釜底无薪，不能腐熟水谷，终无济也。宜六味回阳饮，或人参附子理阴煎，或右归饮之类主之。此屡用之妙法，不可忽也"。"反胃由于酒湿伤脾者，宜葛花解酲汤主之，若湿多成热，而见胃火上冲者，宜黄芩汤或半夏泻心汤之类主之"。其中补命门火之说是他对本病治疗上的一大创见。

明代李中梓根据临床实际，进一步丰富了反胃的辨证内容。他在《医宗必读·反胃噎膈》中说："反胃大都属寒，然不可拘也。脉大有力，当作热治，脉小无力，当作寒医。色之黄白而枯者为虚寒，色之红赤而泽者为实热，以脉合证，以色合脉，庶乎无误。"

清代李用粹《证治汇补·反胃》对七情致病认识较为深刻。他说："病由悲愤气结，思虑伤脾……皆能酿成痰火，妨碍饷道而食反出。"对反胃的病因病机，作了新的补充。清代陈士铎《石室秘录·噎膈反胃治法》说："夫食入于胃而吐出，似乎病在胃也，谁知肾为胃之关门，肾病而胃始病。"这种看法，与张景岳补命门以扶脾土的观点基本相同。清代沈金鳌《杂病源流犀烛·噎塞反胃关格源流》言："反胃原于真火衰微，胃寒脾弱，不能纳谷，故早食晚吐，日日如此，以饮食入胃，既抵胃之下脘，复返而出也。若脉数，为邪热不杀谷，乃火性上炎，多升少降也"。同时指出："亦有瘀血阻滞者，亦有虫而反出者，亦有火衰不能生土，其脉沉迟者。"进一步丰富了对反胃病因病机的认识。

以上所引各家之说，从不同的方面对反胃作了阐述，使本病的辨证论治内容日趋完善。

二、范围

西医学的胃十二指肠溃疡病、胃十二指肠憩室、急慢性胃炎、胃黏膜脱垂症、十二指肠郁积症、胃部肿瘤、胃神经症等，凡并发胃幽门部痉挛、水肿、狭窄，或胃动力紊乱引起胃排空障碍，而在临床上出现脘腹痞胀,宿食不化,朝食暮吐,暮食朝吐等症状者,均可参照本篇内容辨证论治。

三、病因病机

反胃多由饮食不节,酒色过度,或长期忧思郁怒,损伤脾胃之气,并产生气滞、血瘀、痰凝阻胃,使水谷不能腐熟,宿食不化,导致脘腹痞胀,胃气上逆,朝食暮吐,暮食朝吐。

(一)脾胃虚寒

饥饱失常,嗜食寒凉生冷,损及脾阳,以致脾胃虚寒,不能消化谷食,终至尽吐而出。思虑不解,或久病劳倦多可伤脾,房劳过度则伤肾,脾伤则运化无能不能腐熟水谷;肾伤则命火衰微,不能温煦脾土,则脾失健运,谷食难化而反。

(二)痰浊阻胃

酒食不节、七情所伤、房室、劳倦等病因,均可损伤脾胃,因之水谷不能化为精微而成湿浊,积湿生痰,痰阻于胃,逐使胃腑失其通降下行之功效,宿食不化而成反胃。

(三)瘀血积结

七情所伤,肝胃气滞,或遭受外伤,或手术创伤等原因可导致气滞血瘀。胃络受阻,气血不和,胃腑受纳、和降功能不及,饮食积结而成反胃。

(四)胃中积热

多由于长期大量饮酒,吸烟,嗜食甘肥浓、膏粱厚味,经常进食大量辣椒等辛烈之品,均可积热成毒,损伤胃气,而成反胃之证。抑或痰浊阻胃,瘀血积结,郁久化热。邪热在胃,火逆冲上,不能消化饮食,而见朝食暮吐,暮食朝吐。此即《素问·至真要大论篇》病机十九条中所说"诸逆冲上,皆属于火""诸呕吐酸……皆属于热"之意。

由此可见,本病病位在胃,脾胃虚寒、不能腐熟水谷是导致本病的最主要因素,但同时与肝、脾、肾等脏腑密切相关。除气滞、气逆外,还有痰浊、水饮、积热、瘀血等病理因素共同参与发病过程,而且各种病因病机之间往往相互转化。痰浊、水饮多为脾胃虚寒所致;痰浊、瘀血等可使气虚、气滞、食停,同时也可郁久化热;诸因均可久病入络,而成瘀血积结。

四、诊断与鉴别诊断

(一)诊断

1.发病特点

反胃在临床上较为常见,患者以成年人居多,男女性别差异不大,对老年患者要特别提高警惕,注意是否有癌肿等病存在。

2.临床表现

本病一般多为缓起,先有胃脘疼痛、吐酸、嘈杂、食欲不振,食后脘腹痞胀等症状,若迁延失治或治疗不当,病情则进一步加剧,逐渐出现脘腹痞胀加剧,进食后尤甚,饮食不能消化下行,停积于胃腑,终致上逆而呕吐。其呕吐的特点是朝食暮吐,暮食朝吐,呕出物多为未经消化的宿食,或伴有痰涎血缕;严重患者亦可呕血。

患者每因呕吐而不愿进食,人体缺乏水谷精微之濡养,日见消瘦,面色萎黄,倦怠无力。由于饮食停滞于胃脘不能下行,按压脘部则感不适,有时并可触及包块;振摇腹部,可听到漉漉水声。

脉象,舌质,舌苔,则每随其或寒或热,或虚或实而表现不同,可据此作为进一步的辨证依据。

（二）鉴别诊断

1.呕吐

从广义言，呕吐可以包括反胃，而反胃也主要表现为呕吐。但一般呕吐多是食已即吐，或不食亦吐，呕吐物为食物、痰涎、酸水等，一般数量不多。反胃则主要是朝食暮吐，暮食朝吐，患者一般进食后不立即呕吐，但因进食后，食物停积于胃腑，不能下行，至一定时间，则尽吐而出，吐后始稍感舒畅。所吐出的多为未经消化的饮食，而且数量较多。

2.噎膈

噎膈是指吞咽时哽噎不顺，饮食在胸膈部阻塞不下，和反胃不同。反胃一般多无吞咽哽噎，饮食不下是饮食不能下通幽门，在食管则无障碍。噎膈则主要表现为吞咽困难，饮食不能进入贲门。噎膈虽然也会出现呕吐，但都是食入即吐，呕吐物量不多，经常渗唾痰涎，据此亦不难作出鉴别。

五、辨证

（一）辨证要点

1.注意呕吐的性质和呕吐物的情况

反胃的主要特征是朝食暮吐，暮食朝吐，因此在辨证中必须掌握这一特点。要详细询问病史，例如呕吐的时间、呕吐的次数、呕吐物性状及多少等，这对于辨证很有价值。

2.要细辨反胃的证候

反胃的辨证可概括为寒、热、痰、瘀四个主要证型。除从呕吐物的性质内容判断外，其他症状、脉象、舌质、舌苔、患者过去和现在的病史、身体素质等，均有助于辨证。

（二）证候

1.脾胃虚寒

症状：食后脘腹胀满，朝食暮吐，暮食朝吐，吐出宿食不化及清稀水液，吐尽始觉舒适，大便溏少，神疲乏力，面色青白，舌淡苔白，脉细弱。甚者面色苍白，手足不温，眩晕耳鸣，腰酸膝软，精神萎靡。舌淡白，苔白滑，脉沉细无力。

病机分析：此证之主要病机是脾胃虚寒，即胃中无火。因胃中无火，胃失腐熟通降之职，不能消化与排空，乃出现朝食暮吐，暮食朝吐，宿食不化之症状，一旦吐出，消除停积，故吐后则觉舒适。《素问·至真要大论篇》云："诸病水液，澄澈清冷，皆属于寒。"患者吐出清稀水液，故云属寒，大便溏少，神疲乏力，面色青白，亦属脾胃虚寒；舌淡白，脉弱，均为阳气虚弱之症。其严重者面色苍白，手足不温，舌质淡白，脉沉细无力，为阳虚之甚；腰酸膝软，眩晕耳鸣属肾虚；精神萎靡属肾精不足神气衰弱之征。这些表现，是由肾阳衰弱，命火不足，火不生土，脾失温煦而致，此属脾肾两虚之证，较前述之脾胃虚寒更为严重。

2.胃中积热

症状：食后脘腹胀满，朝食暮吐，暮食朝吐，吐出宿食不化及混浊酸臭之稠液，便秘，溺黄短，心烦口渴，面红。舌红干，舌苔黄厚腻，脉滑数。

病机分析：朝食暮吐，暮食朝吐，宿食不化，是属反胃之症。《素问·至真要大论篇》说："诸转反戾，水液浑浊，皆属于热。"今患者吐出混浊酸臭之液，故属于热证。内热消烁津液，故口渴便秘，小便短黄；内热熏蒸，故心烦，面红。舌红干，苔黄厚，脉滑数，皆为胃中积热之征。

3.痰浊阻胃

症状：经常脘腹胀满，食后尤甚，上腹或有积块，朝食暮吐，暮食朝吐，吐出宿食不化，并有或

189

稠或稀之痰浊水饮，或吐白沫，眩晕，心下悸。舌苔白滑，脉弦滑，或舌红苔黄浊，脉滑数。

病机分析：有形痰浊，阻于中焦，故不论已食未食，经常都见脘腹胀满。呕吐白色痰涎水饮或白沫，乃痰浊之征；痰浊积于中焦，故可见上腹部积块；眩晕乃因痰浊中阻，清阳不升所致；心下悸为痰饮阻于心下；舌苔白滑，脉弦滑，是痰证之特征；舌红，苔黄浊，脉滑数者，是属痰郁化热的表现。

4.血瘀积结

症状：经常脘腹胀满，食后尤甚，上腹或有积块，朝食暮吐，暮食朝吐，吐出宿食不化，或吐黄沫，或吐褐色浊液，或吐血便血，上腹胀满刺痛拒按，上腹部积块坚硬，推之不移。舌质暗红或兼有瘀点，脉弦涩。

病机分析：有形之瘀血，阻于胃关，影响胃气通降下行，故不论已食未食，经常都见腹部胀满；吐黄沫或褐液，解黑便，皆由瘀血阻络，血液外溢所致；腹胀刺痛属血瘀；上腹积块坚硬，推之不移，舌暗有瘀点，脉涩等皆为血瘀之征。

六、治疗

(一)治疗原则

1.降逆和胃

以降逆和胃为基本原则，阳气虚者，合以温中健脾，阴液亏者，合以消养胃阴，气滞则兼以理气，有瘀血或痰浊者，兼以活血祛痰。病去之后，当以养胃气、胃阴为主。如此，方能巩固疗效，促进健康。

2.注意服药时机

掌握服药的时机，也是治疗反胃的一个关键。由于反胃患者，宿食停积胃腑，若在此时服药，往往不易吸收，影响药效。故反胃患者应在空腹时服药，或在宿食吐净后再服药，疗效较佳。

(二)治法方药

1.脾胃虚寒

治法：温中健脾，和胃降逆。

方药：丁蔻理中汤加减。方中以党参补气健脾，干姜温中散寒；寒多以干姜为君，虚多以党参为君；辅以白术健脾燥温；甘草补脾和中，加白豆蔻之芳香醒胃，丁香之理气降浊，共奏温阳降浊之功。

加减：吐甚者，加半夏、砂仁，以加强降逆和胃作用。病久脾肾阳虚者，可在上方基础上，加入温补命门之药，如附子、肉桂、补骨脂、吴茱萸之类；如寒热错杂者，可用乌梅丸。

除上述方药之外，尚可用丁香透膈散或二陈汤加味。如《证治汇补·反胃》说："主以二陈汤，加藿香、蔻仁、砂仁、香附、苏梗；消食加神曲、麦芽；助脾加人参、白术；抑肝加沉香、白芍；温中加炮姜、益智仁；壮火加肉桂、丁香，甚者用附子理中汤，或八味丸。"又介绍用伏龙肝水煎药以补土，糯米汁以泽脾，代赭石以镇逆。《景岳全书·反胃》用六味回阳饮，或人参附子理阴煎，或右归饮之类，皆经验心得之谈，可供临床参考。

2.胃中积热

治法：清胃泻热，和胃降浊。

方药：竹茹汤加减。方中竹茹、栀子清胃泄热，兼降胃气；半夏、陈皮、枇杷叶和胃降浊。

热重可加黄芩、黄连；热积腑实，大便秘结，可加大黄、枳实、厚朴以降泄之。

加减：久吐伤津耗气，气阴两虚，表现反胃而唇干口燥，大便干结，舌红少苔，脉细数者，宜益气生津养阴，和胃降逆，可用大半夏汤加味。《景岳全书·反胃》谓："反胃出于酒湿伤脾者，宜葛花解酒汤主之；若湿多成热，而见胃火上冲者，宜黄芩汤，或半夏泻心汤主之。"亦可随宜选用。

3.痰浊阻胃

治法：涤痰化浊，和胃降逆。

方药：导痰汤加减。方中以半夏、南星燥湿化痰浊；陈皮、枳实以和胃降逆；茯苓、甘草以渗湿健脾和中。

加减：痰郁化热者，宜加黄芩、黄连、竹茹；若体尚壮实者可用礞石滚痰丸攻逐顽痰。痰湿兼寒者，可加干姜、细辛；吐白沫者，其寒尤甚，可加吴茱萸汤；脘腹痞满、吐而不净者可选《证治汇补》木香调气散（白豆蔻、丁香、木香、檀香、藿香、砂仁、甘草）行气醒脾、化浊除满。

吐出痰涎如鸡蛋清者，可加人参、白术、益智仁，以健脾摄涎。如《杂病源流犀烛·噎嗝反胃关格源流》云："凡饮食入胃，便吐涎沫如鸡子白，脾主涎，脾虚不能约束津液，故痰涎自出，非参、术、益智不能摄也。"

4.瘀血积结

治法：祛瘀活血，和胃降浊。

方药：膈下逐瘀汤加减。方中以香附、枳壳、乌药理气和胃，气为血帅，气行则血行；复以川芎、当归、赤芍以活血；桃仁、红花、延胡索、五灵脂以祛瘀；牡丹皮以清血分之伏热。可再加竹茹、半夏以加强降浊作用。

加减：吐黄沫，或吐血，便血者，可加降香、田七以活血止血；上腹剧痛者可加乳香、没药；上腹结块坚硬者，可加鳖甲、牡蛎、三棱、莪术。

(三)其他治法

(1)九伯饼：天南星、人参、半夏、枯矾、枳实、厚朴、木香、甘草、豆豉为末，老米打糊为饼，瓦上焙干，露过，每服一饼，细嚼，以姜煎平胃散下，此方加阿魏甚效。

(2)壁虎(即守宫)1～2只(去腹内杂物捣烂)，鸡蛋1个。用法：将鸡蛋一头打开，装入壁虎，仍封固蒸熟，每天服1个，连服数天。

(3)雪梨1个、丁香50粒，梨去核，放入丁香，外用纸包好，蒸熟食用。

七、转归及预后

反胃之证，可由胃痛、嘈杂、泛酸等证演变而来，一般起病缓慢，变化亦慢。临床所分四证，可以独见，亦可兼见。

病初多表现为单纯的脾胃虚寒或胃中积热，其病变在无形之气，温之清之，适当调治，较易治疗。

患病日久，反胃频繁，除影响进食外，还可损伤胃阴，常在脾胃虚寒的同时并见气血、阴液亏虚；同时多为本虚而标实，或见寒热错杂，或合并痰浊阻胃或瘀血积结，其病变在有形之积，耗伤气血更甚，较难治疗。此时治疗时应注重温清同进，补泻兼施，用药平稳，缓缓图之。

久治不效，应警惕癌变可能。年高体弱者，发病之时已是脾肾两亏，全身日见衰弱，四种证候可交错兼见，进而发展为真阴枯竭或真火衰微之危症，则预后多不良。

八、预防与护理

要注意调节饮食,戒烟酒刺激之品,保持心情舒畅,避免房事劳倦。出现胃痛、嘈杂、泛酸之证者,应及时诊治,尽量避免贪食竹笋和甜腻等食品,以免变生反胃。得病之后,饮食宜清淡流质,避免粗哽食物;患者呕吐之时,应扶助患者以利吐出。药汁宜浓缩,空腹服。中老年患者一旦出现反胃,应注意排除癌肿可能。

(陈凯吉)

第四节 吐 酸

一、概念

吐酸是指胃中酸水上泛,随即吐出的病证,历代尚有"醋心""噫醋"之称。本病主要涵盖了西医学中的食管、胃十二指肠以吐酸为主要临床表现的疾病,如胃食管反流病、急性胃炎、慢性胃炎、功能性消化不良、胃及十二指肠球部溃疡等疾病。

二、病因病机

吐酸的病因主要与饮食、情志有关。"肝失疏泄、胃失和降、胃气上逆,酸水泛溢"是本病主要病机。

(一)病因

1.外感风寒

寒邪犯胃,胃阳被遏,湿浊内停,郁而化热为酸。

2.情志因素

郁怒伤肝,肝木疏泄失常,气机阻滞,横逆犯胃,肝郁化热;或思虑过度,损伤脾胃,脾阳不足,痰浊内聚,酿而成酸。

3.内伤饮食

饮食不洁,或过食肥甘厚味醇酒煎炸食物,损伤脾胃,食不消化,湿热内生;或过食生冷,中阳受伤,致胸膈痞塞,胃气不和而致本症。

4.脾胃虚弱

先天不足或劳倦内伤,脾胃受损,中焦失运,谷不消化,酿而为酸。

(二)病机

1.病位在脾胃,与肝胆关系密切

《灵枢·四时气》云:"邪在胆,逆在胃。"张景岳在《景岳全书·吞酸》曰:"腹满少食,吐涎呕恶,吞酸嗳气,谵语多思者,病在脾胃。"刘完素在《素问玄机原病式·六气为病·吐酸》中说:"酸者,肝木之味也。由火盛制金,不能平木,则肝木自甚,故为酸也。"《四明心传》云:"凡为吞酸,尽属肝木,曲直作酸也。"明·秦景明《症因脉治·外感吐酸水·内伤吐酸水》论及的"呕吐酸水之因,恼怒忧郁,伤肝胆之气,木能生火,乘克脾胃则饮食不能消化遂成酸水浸淫之患矣"。

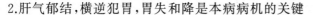

2.肝气郁结,横逆犯胃,胃失和降是本病病机的关键

《症因脉治》认为:"呕吐酸水之因,平时郁结,水饮不化,外被风寒所束,上升之气,郁而成积,积之既久,湿能生热,湿盛木荣,肝气太盛,遂成木火之化,因吞酸、吐酸之症作矣",而"恼怒忧郁,伤肝胆之气,木能生火,乘胃克脾,则饮食不能消化,停积于胃,遂成酸水浸淫之患矣"。

3.郁热与痰阻是本病的重要病理因素

《素问·至真要大论》指出:"诸呕吐酸,暴注下迫,皆属于热""少阳之胜,热客于胃,烦心心痛,目赤欲呕,呕酸善饥"。《医宗金鉴》云:"干呕吐酸苦,胃中热也。"《诸病源候论·噫醋候》认为"噫醋"是"上焦有停痰,脾胃有宿冷,故不能消谷,谷不消则胀满而气逆,所以好噫而吞酸,气息醋臭"。明·龚信在《古今医鉴·梅核气》中将其病机描述为:"始因喜怒太过,积热蕴隆,乃成厉痰郁结,致斯疾耳"。

三、诊断与病证鉴别

(一)诊断依据

(1)吐酸以酸水由胃中上泛,从口吐出为主要诊断依据。

(2)常伴有胃痛,嗳气,腹胀,嘈杂易饥等上消化道症状。

(3)多有反复发作病史,发病前多有明显的诱因,如外感风寒、饮食不当,情志不畅等。

(4)胃镜、上消化道钡餐等理化检查有明确的胃十二指肠疾病,并排除其他引起吐酸的疾病。

(二)辅助检查

电子胃镜、上消化道钡餐,可做急、慢性胃炎,胃十二指肠溃疡病,上消化道肿瘤等诊断;肝功能、淀粉酶化验和B超、CT、MRI等检查可与肝、胆、胰疾病作鉴别诊断。

(三)病证鉴别

1.吐酸与嘈杂

吐酸与嘈杂在病因病机上有许多相同之处,但临床表现不一致。吐酸是胃中不适,口吐酸水为主要临床表现的病证。嘈杂是胃中空虚,似饥非饥,似辣非辣,似痛非痛,胸膈懊憹,不可名状,或得食而暂止,或食已而复嘈为主要临床表现的病证。

2.吐酸与呕吐

吐酸与呕吐同属胃部疾病,吐酸即是呕吐酸水的临床表现,可属呕吐的范畴,但因其又有特殊的表现和病机,因此又当与呕吐相区别。呕吐是胃失和降,气逆于上,胃中之物从口吐出的病证,以有物有声为特征,病机为邪气干扰,胃虚失和所致。吐酸多由肝气郁结,胃气不和而发,属于热者,多由肝郁化热而致;属于寒者,可由寒邪犯胃,或素体脾胃虚寒而成;饮食停滞者嗳腐吞酸,是由食伤脾胃之故。

四、辨证论治

(一)辨证思路

本病多由肝气郁结,胃气不和而发,其中有偏寒、偏热之差异。属于热者,多由肝郁化热而致;属于寒者,可由寒邪犯胃,或素体脾胃虚寒而成;饮食停滞之泛酸噫腐者,是由食伤脾胃之故。临床首当辨寒热,次辨病在肝在胃,再辨是否兼夹食滞或痰湿。

(二)治疗原则

吐酸的临床治疗,常以调肝为其根本,但必须根据寒热证型,或泄肝和胃,辛开苦降,或温中

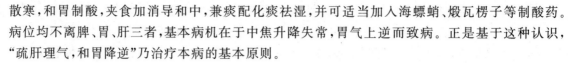

散寒,和胃制酸,夹食加消导和中,兼痰配化痰祛湿,并可适当加入海螵蛸、煅瓦楞子等制酸药。病位均不离脾、胃、肝三者,基本病机在于中焦升降失常,胃气上逆而致病。正是基于这种认识,"疏肝理气,和胃降逆"乃治疗本病的基本原则。

(三)分证论治

1.肝胃郁热证

症状:吐酸时作,胃脘灼热,口苦而臭,心烦易怒,两胁胀闷,舌红,脉弦数。

病机分析:肝郁化火,横逆犯胃,胃失和降,浊气上泛,故见吐酸时作;肝脉布胁肋,故两胁胀闷;肝火上炎则口苦、心烦易怒;胃火炽盛则口臭、胃脘灼热;舌红苔黄,脉象弦数乃肝胃火郁的征象。

治法:疏肝泄热,降逆和胃。

代表方药:逍遥散合左金丸。前方疏肝解郁,健脾和营适用于肝气不疏者;后方清泻肝火,降逆止呕适用于肝火犯胃者。方中柴胡疏肝解郁;当归、白芍养血柔肝;白术、茯苓健脾去湿;生姜、炙甘草温中益气;薄荷少许,助柴胡疏肝清热;黄连清肝火,泻胃热;吴茱萸疏肝解郁,和胃降逆。

加减:热甚者,可加黄芩、焦山栀;泛酸甚者,加煅瓦楞、海螵蛸;大便秘结者,加虎杖、全瓜蒌;不寐者,加珍珠母、夏枯草。

2.脾胃虚寒证

症状:吐酸时作,兼吐清水,口淡喜暖,脘闷食少,少气懒言,肢倦不温,大便时溏,舌淡苔白,脉沉弱或迟缓。

病机分析:脾胃虚寒,胃气不和,浊阴上逆故见吐酸时作、兼吐清水;脾阳不足,运化失健,则脘闷食少;脾胃气虚,纳运乏力,则少气懒言;阳虚阴盛,寒从中生,故口淡喜暖、肢倦不温;阴寒之气内盛,水湿不化,见大便溏泄。

治法:温中散寒,和胃制酸。

代表方药:吴茱萸汤合香砂六君子汤。前方温中补虚,降逆止呕适用于肝胃虚寒,浊阴上逆者;后方益气健脾,行气化痰适用于脾胃气虚,痰阻气滞者。方中人参致冲和之气,白术培中宫,茯苓清治节,甘草调五脏,陈皮以利肺金之逆气,半夏以疏脾土之湿气,木香以行三焦之滞气,砂仁以通脾肾之元气,吴茱萸温胃暖肝、和胃降逆,生姜温胃散寒、降逆止呕。

加减:胃气上逆者加旋覆花、代赭石;嗳气频繁者,加白蔻、佛手;若病久及肾,肾阳不足,腰膝酸软,肢冷汗出,可加附子、肉桂温补脾肾。

3.湿阻脾胃证

症状:吐酸时作,喜唾涎沫,时时欲吐,胸脘痞闷,嗳气则舒,不思饮食,舌淡红,苔白滑,脉弦细或濡滑。

病机分析:湿浊中阻,脾胃不和,升降失常,胃气上逆,故吐酸时作、时时欲吐;湿阻气滞,则胸脘痞闷、嗳气则舒;湿邪伤脾,脾运失健,则不思饮食;津液布散失常则喜唾涎沫;舌淡红,苔白滑,脉弦细或濡滑为脾虚湿滞的征象。

治法:化湿和胃,理气解郁。

代表方药:藿香正气散。方中藿香和中止呕;半夏曲、陈皮理气燥湿,和胃降逆以止呕;白术、茯苓健脾运湿;大腹皮、厚朴行气化湿;紫苏、白芷醒脾宽中,行气止呕;桔梗宣肺利膈,又助化湿;生姜、甘草、大枣,调和脾胃。

加减:湿浊留恋,苔腻不化者,可加苍术、佩兰化湿醒脾;湿郁化热,舌苔黄腻者,可加黄连、黄

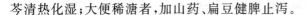

芩清热化湿;大便稀溏者,加山药、扁豆健脾止泻。

4.食滞胃腑证

症状:胃脘饱胀,嗳腐吞酸,甚至呕恶,宿食上泛,纳谷乏味或不思饮食,舌苔黄腻,脉滑实。

病机分析:暴饮暴食,损伤脾胃,脾胃纳化失常,中焦气机受阻。食浊内阻则胃脘饱胀、纳谷乏味或不思饮食;胃失和降,胃气上逆,胃中腐败谷物上泛,故嗳腐吞酸、甚至呕恶,宿食上泛;舌苔黄腻,脉滑实是食滞内停的征象。

治法:宽中行滞,健脾助消。

代表方药:保和丸。方中山楂消油腻肉积;神曲消酒食陈腐之积;莱菔子消面食痰浊之积;陈皮、半夏、茯苓理气和胃,燥湿化痰;连翘散结清热。诸药合用,有消食导滞、理气和胃之功。

加减:若积滞化热,腹胀便秘,可用小承气汤通腑泄热;胃中积热上冲,可用竹茹汤清胃降逆;若饮食停滞兼有脾胃虚弱者,可用枳术丸消食健脾;若饮食停滞兼有湿热内阻者,可用枳实导滞丸消积导滞,清利湿热。

(四)其他疗法

1.单方验方

(1)煅牡蛎、煅鸡蛋壳,研末口服,每次 4.5 g,每天 3 次,治胃酸过多。

(2)海螵蛸 120 g,砂仁 30 g,共研末,每次 3 g,每天 2 次,开水送服,治胃寒、吐酸。

(3)吴茱萸 9 g(开水泡去苦水),生姜 3 g,水煎服,治恶心吐酸。

2.常用中成药

(1)胃苏冲剂,每次 1 包,每天 3 次,口服。

(2)健胃愈疡片,每次 4 粒,每天 3 次,口服。

(3)舒肝片,每次 4 粒,每天 2 次,口服。

(4)温胃舒胶囊,每次 3 粒,每天 2 次,口服。

3.针灸疗法

针刺中脘、内关、足三里。热证加刺阳陵泉,用泻法;寒证用补法,并加艾灸。

五、临证参考

(一)辨属寒属热

本病属肝失条达,横逆犯胃,致胃气上逆为患,临床应首辨寒热。如《素问·至真要大论》云:"诸呕吐酸,暴注下迫,皆属于热。"明代《医灯续焰·吞酸吐酸》云:"吞酸与吐酸,是皆形寒胃冷……故统宜温中散寒,令郁滞开而病自愈矣。"提出以温中散寒为主治疗该病。《证治汇补·吐酸》云:"初因标寒,宜暂与辛温反佐以开发之;久成郁热,宜以寒凉清解,或分利之;结散热去,则气自通和,酸亦自已也。"指出本病应分阶段治疗。

(二)辨属虚属实

临床上应根据虚实的不同合理用药。如张璐《张氏医通》言:"嘈杂与吐酸一类……肝木摇动中土。故中土扰扰不宁……盖土虚不禁木所摇,故治法必当补脾运痰,土厚载物,则风木自安,不必用伐肝之剂,六君子汤为专药,火盛作酸,加吴茱萸、川黄连。"提出以六君子汤补脾运痰为主治疗本病。俞根初《重订通俗伤寒论·清凉剂》载:"或吐黏涎,或呕酸汁,或吐苦水,或饥不欲食,食即胃满不舒,甚则胀痛,或嘈杂心烦。故以芩、连、橘、半,苦降辛通,调和肝胃为君;臣以竹茹、枳实,通络降气;佐以赤苓、碧玉,使胃中积聚之浊饮从小便而泄;使以姜、沥二汁,辛润涤痰,以复其调畅之性。此为清肝和胃,蠲痰泄饮之良方。"提到应用清肝和胃法治疗该病。

六、预防调护

(1)进食应细嚼慢咽,避免吃刺激性及促进胃液分泌的食物,如多纤维的芹菜、韭菜、黄豆芽、海带和浓缩果汁等。辣椒、芥末、烈性酒、咖喱、胡椒粉、蒜、薄荷等也不宜食用。此外,甜食、红薯在胃内易产酸,也要尽量少食。

(2)避免吃生冷及不易消化的食物。饭菜要软、烂、容易消化,以减轻胃的负担。

(3)减少脂肪摄入,脂肪可延缓胃排空,刺激胆囊收缩与分泌,降低食管括约肌压力,烹调以煮、炖、烩为主,不用油煎炸。

(4)日常膳食中应有足够的营养素,如蛋白质和易消化的食物。因为蛋白质能中和胃酸,有利于减少胃酸和修复病灶。

(刘彦利)

第五节　呕　吐

呕吐是指胃失和降,气逆于上,胃内容物经食管、口腔吐出的一类病证。古代医家认为呕吐有别,谓"有物有声为呕""有物无声为吐"。但呕与吐常同时发生,很难截然分开,故并称为呕吐。呕吐可见于多种急慢性病证中,本篇讨论的是以呕吐为主症的病证。干呕、恶心病机相同,只是轻重有别,故合入本篇讨论。

《黄帝内经》对呕吐的病因论述颇详。如《素问·举痛论》曰:"寒气客于肠胃,厥逆上出,故痛而呕也。"《素问·六元正纪大论》曰:"火郁之发,民病呕逆。"《素问·至真要大论》曰:"诸呕吐酸,暴注下迫,皆属于热";"厥阴司天,风淫所胜……食则呕";"少阴之胜……炎暑至……呕逆";"燥淫所胜……民病喜呕,呕有苦";"太阴之复,湿变乃举,体重中满,食饮不化,阴气上厥……呕而密默,唾吐清液。"认为呕吐可由寒气、火热、湿浊等引起。另外,还指出呕吐与饮食停滞有关,对肝、胆、脾在呕吐发生中的作用等都有论述,奠定了本病的理论基础。

在治疗上古代医家创立了许多至今行之有效的方剂,并指出呕吐有时是机体排除胃中有害物质的反应,如《金匮要略·呕吐哕下利病脉证治》曰:"夫呕家有痈脓,不可治呕,脓尽自愈。"《金匮要略·黄疸病脉证并治》曰:"酒疸,心中热,欲吐者,吐之愈。"这类呕吐常由痰水、宿食、脓血所致,不可止呕,邪去呕吐自止。

西医学的急慢性胃炎、胃黏膜脱垂症、贲门痉挛、幽门梗阻、十二指肠壅积症、肠梗阻、肝炎、胰腺炎、胆囊炎、尿毒症、颅脑疾病及一些急性传染病等,当以呕吐为主要表现时,可参考本节辨证论治。

一、病因病机

胃主受纳和腐熟水谷,其气主降,以下行为顺,若邪气犯胃,或胃虚失和,气逆而上,则发生呕吐。《圣济总论·呕吐》曰:"呕吐者,胃气上逆而不下也。"

(一)外邪犯胃

感受风寒湿燥火之邪,或秽浊之气,邪犯胃腑,气机不利,胃失和降,水谷随逆气上出,发生呕吐。正如《古今医统大全·呕吐哕》所言:"无病之人猝然而呕吐,定是邪客胃府,在长夏暑邪所干,在秋冬风寒所犯。"由于感邪不同,正气之盛衰,体质之差异,胃气之强弱,外邪所致的呕吐,常因性质不同而表现各异,以寒邪致病居多。

(二)饮食不节

暴饮暴食,温凉失宜,或过食生冷油腻不洁之物,皆可伤胃滞脾,食滞内停,胃失和降,胃气上逆,发生呕吐。如《重订严氏济生方·呕吐论治》所曰:"饮食失节,温凉失调,或喜餐腥烩乳酪,或贪食生冷肥腻,露卧湿处,当风取凉,动扰于胃,胃既病矣,则脾气停滞,清浊不分,中焦为之痞塞,遂成呕吐之患焉。"

(三)情志失调

恼怒伤肝,肝失条达,横逆犯胃,胃失和降,胃气上逆;或忧思伤脾,脾失健运,食停难化,胃失和降,亦可致呕。《景岳全书·呕吐》云:"气逆作呕者,多因郁怒致动肝气,胃受肝邪,所以作呕。"

(四)脾胃虚弱

脾胃素虚,病后体虚,劳倦过度,耗伤中气,胃虚不能受纳水谷,脾虚不能化生精微,停积胃中,上逆成呕。《古今医统大全·呕吐哕》谓:"久病吐者,胃气虚不纳谷也。"若脾阳不振,不能腐熟水谷,以致寒浊内生,气逆而呕;或热病伤阴,或久呕不愈,以致胃阴不足,胃失濡养,不得润降,而成呕吐。如《证治汇补·呕吐》所谓:"阴虚成呕,不独胃家为病,所谓无阴则呕也。"

(五)其他因素

误食毒物或使用化学药物,伤及胃肠,加之情志因素及饮食调养失当,导致脾胃进一步损伤,脾胃虚弱、升降失常而出现恶心呕吐,脘腹胀满,纳呆,体倦乏力等症;后天之本受损,则气血化源不足,口久气阴亏虚。

呕吐的病因是多方面的,外感六淫,内伤饮食,情志不调,脏腑虚弱均可致呕。且常相互影响,兼杂致病。如外邪可以伤脾,气滞可以食停,脾虚或可成饮,故临床当辨证求因。

呕吐病位在胃,与肝、脾相关。胃气之和降,有赖于脾气的升清运化及肝气的疏泄条达,若脾失健运,则胃气失和,升降失职;肝失疏泄,则气机逆乱,胃失和降,均可致呕吐。

呕吐实者由外邪、饮食、痰饮等邪气犯胃,致胃失和降,气逆而发;虚者由气虚、阳虚、阴虚等正气不足,使胃失温养、濡润,胃气不降所致。一般说来,初病多实,呕吐日久,损伤脾胃,中气不足,由实转虚。基本病机在于胃失和降,胃气上逆。《景岳全书·呕吐》云:"呕吐一证,最当详辨虚实,实者有邪,去其邪则愈;虚者无邪,则全由胃气之虚也。所谓邪者,或暴伤寒凉,或暴伤饮食,或因胃火上冲,或因肝气内逆,或以痰饮水气聚于胸中,或以表邪传里,聚于少阳阳明之间,皆有呕证,此皆呕之实邪也。所谓虚证,或其本无内伤,又无外感,而常为呕吐者,此既无邪,必胃虚也。或遇微寒,或遇微劳,或遇饮食少有不调,或肝气微逆,即为呕吐者,总胃虚也。"

二、诊断

(1)以呕吐食物、痰涎、水液诸物为主症,一天数次不等,持续或反复发作,常兼有脘腹不适,恶心纳呆,泛酸嗜杂等症。

(2)起病或急或缓,常有先恶心欲吐之感,多由气味、饮食、情志、冷热等因素而诱发,或因服用化学药物,误食毒物而致。

三、相关检查

(1)胃镜、上消化道钡餐透视可了解胃、十二指肠情况。

(2)血常规、血尿淀粉酶、腹部 B 超对确定胰腺及胆囊病变的性质有意义。

(3)腹部透视、头部 CT 或 MRI 以了解有无肠梗阻、颅脑占位性病变。

(4)若患者面色萎黄,呕吐不止,伴有尿少、水肿,应及时检查肾功能,以确诊肾功能不全所致呕吐。

(5)育龄期妇女,应作尿液检查,查妊娠试验。

(6)呕吐不止,需检查电解质,了解有无电解质紊乱。

四、鉴别诊断

(一)反胃

反胃多系脾胃虚寒,胃中无火,难于腐熟,食入不化所致。表现为食饮入胃,滞停胃中,良久尽吐而出,吐后转舒,即古人称"朝食暮吐,暮食朝吐"。而呕吐是以有声有物为特征,病机为邪气干扰,胃腑失和所致。实者食入即吐,或不食亦吐,并无规律,虚者时吐时止,但多吐出当日之食。

(二)霍乱

急性呕吐当与霍乱鉴别。急性呕吐以呕吐为主,不伴腹泻;而霍乱则上吐下泻,或伴有腹痛如绞,吐泻剧烈者可出现肢冷、脉沉等危象。

(三)噎膈

呕吐与噎膈,皆有呕吐的症状。然呕吐之病,进食顺畅,吐无定时。噎膈的病位在食管,呕吐的病位在胃。噎膈之病,进食哽噎不顺或食不得入,或食入即吐,甚者因噎废食。呕吐大多病情较轻,病程较短,预后尚好。而噎膈多病情深重,病程较长,预后欠佳。

五、辨证要点

(一)辨可吐不可吐

降逆止呕为治疗呕吐的正治之法,但人体在应激反应状态下会出现保护性的呕吐,使胃内有害物质排出体外,不需要运用止吐的方法。如胃有痰饮、食滞、毒物、痈脓等有害之物发生呕吐时,不可见呕止呕,因这类呕吐可使邪有出路,邪去则呕吐自止。甚至当呕吐不畅时,尚可用探吐之法,切不可降逆止呕,以免留邪,与应该止吐之证区别清楚。

(二)辨实与虚

因外邪、饮食、七情因素,病邪犯胃所致,发病急骤,病程较短,呕吐量多,呕吐物多酸腐臭秽,或伴有表证,脉实有力,多为实证;因脾胃虚寒,胃阴不足而成,起病缓慢,病程较长,呕而无力,时作时止,吐物不多,酸臭不甚,常伴有精神萎靡,倦怠乏力,脉弱无力,多为虚证。

(三)辨呕吐物

吐物的性质常反映病变的寒热虚实、病变脏腑等。如酸腐难闻,多为食积内腐;黄水味苦,多为胆热犯胃;酸水绿水,多为肝气犯胃;痰浊涎沫,多为痰饮中阻;泛吐清水,多属胃中虚寒,或有虫积;黏沫量少,多属胃阴不足。

(四)辨可下与禁下

呕吐之病不宜用下法,病在胃不宜攻肠,以免引邪内陷。且呕吐尚能排除积食、败脓等,若属虚

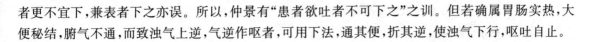

者更不宜下,兼表者下之亦误。所以,仲景有"患者欲吐者不可下之"之训。但若确属胃肠实热,大便秘结,腑气不通,而致浊气上逆,气逆作呕者,可用下法,通其便,折其逆,使浊气下行,呕吐自止。

六、治疗

呕吐的治疗原则以和胃降逆为主。实者重在祛邪,根据病因分别施以解表、消食、化痰、降气之法,辅以和胃降逆之品,以求邪去胃安呕止。虚者重在扶正,分别施以益气、温阳、养阴之法,辅以降逆止呕之药,以求正复胃和呕止之功。虚实夹杂者,应适当兼顾治之。

(一)实证

1.外邪犯胃

主证:发病急骤,突然呕吐。

兼次证:常伴发热恶寒,头身疼痛,或汗出,头身困重,胸脘满闷,不思饮食。

舌脉:苔白;脉濡缓。

分析:外感风寒之邪,或夏令暑秽浊之气,动扰胃腑,浊气上逆,故突然呕吐,胸脘满闷,不思饮食;邪束肌表,营卫失和,故恶寒发热,头身疼痛;伤于寒湿,则苔白,脉濡缓。

治法:解表疏邪,和胃降逆。

方药:藿香正气散加减。

加减:方中藿香辛散风寒,芳化湿浊,和胃悦脾;辅以半夏燥湿降气,和胃止呕;厚朴行气化湿,宽胸除满;苏叶、白芷助藿香外散风寒,兼可芳香化湿;陈皮理气燥湿,并能和中;茯苓、白术健脾运湿;大腹皮行气利湿;桔梗宣肺利膈;生姜、大枣和脾胃,共为佐药;使以甘草调和诸药。若风寒偏重,寒热无汗,可加荆芥、防风疏风散寒;若暑湿犯胃,身热汗出,可加香薷饮解暑化湿;如秽浊犯胃,呕吐甚剧,可吞服玉枢丹辟秽止呕;若风热犯胃,伴头痛身热,可用银翘散去桔梗之升提,加橘皮、竹茹清热和胃;若兼食滞,脘闷腹胀,嗳腐吞酸,可去白术、甘草,加神曲、鸡内金、莱菔子以消积导滞;若暑热犯胃,壮热口渴,可选用连朴饮。

2.饮食停滞

主症:呕吐酸腐,脘腹胀满,嗳气厌食,得食愈甚,吐后反快。

兼次症:大便或溏或结,气味臭秽。

舌脉:苔厚腻;脉滑实。

分析:食滞内阻,浊气上逆,故呕吐酸腐;食滞中焦,气机不利,故脘腹胀满,嗳气厌食;升降失常,传导失司,则大便不正常,化热与湿相搏,则便溏,热邪伤津,则便结;湿热内蕴,则苔厚腻,脉滑实。

治法:消食导滞,和胃降逆。

方药:保和丸加减。

加减:方中山楂为主药,以消一切饮食积滞;辅以神曲消食健脾,莱菔子消食下气;佐以半夏、陈皮行气化滞,和胃止呕;茯苓健脾利湿和中;食积易化热,故佐连翘清热而散结。若积滞化热,腹胀便秘,可合小承气汤通腑泄热,使浊气下行,呕吐自止;若食已即吐,口臭干渴,胃中积热上冲,可用大黄甘草汤清胃降逆;若误食不洁、酸腐败物,而见腹中疼痛,欲吐不得者,可因势利导,用瓜蒂散探吐祛邪。

3.痰饮内停

主症:呕吐多为清水痰涎,头眩心悸。

兼次症:胸脘痞闷,不思饮食,或呕而肠鸣有声。

舌脉:苔白腻;脉滑。

分析:脾不运化,痰饮内停,胃气不降,则胸脘痞闷,呕吐清水痰涎。水饮上犯,清阳之气不展,故头眩。水气凌心则心悸。苔白腻,脉滑,为痰饮内停之征。

治法:温化痰饮,和胃降逆。

方药:小半夏汤合苓桂术甘汤加减。

加减:前方重在和中止呕,为治痰饮呕吐的基础方;后方重在健脾燥湿,温化痰饮。方中半夏、生姜和胃降逆,茯苓、桂枝、白术、甘草温脾化饮。若气滞腹痛者,可加厚朴、枳壳行气除满;若脾气受困,脘闷不食,可加砂仁、白豆蔻、苍术开胃醒脾;若痰浊蒙蔽清阳,头晕目眩,可用半夏白术天麻汤;若痰郁化热,烦闷口苦,可用黄连温胆汤清热化痰。另还可辨证选用二陈汤、甘遂半夏汤等。

4.肝气犯胃

主症:呕吐吞酸,嗳气频作。

兼次症:胸胁胀满,烦闷不舒,每因情志不遂而呕吐吞酸更甚。

舌脉:舌边红,苔薄腻;脉弦。

分析:肝气不疏,横逆犯胃,胃失和降,因而呕吐吞酸,嗳气频作,气机阻滞,肝失疏泄,胸胁胀满,烦闷不舒;舌边红,苔薄腻,脉弦,为气滞肝旺之征。

治法:疏肝理气,和胃止呕。

方药:半夏厚朴汤合左金丸加减。

加减:前方以厚朴、紫苏理气宽中,半夏、生姜、茯苓降逆和胃止呕;后者黄连、吴茱萸辛开苦降以止呕。若气郁化火,心烦口苦咽干,可合小柴胡汤清热止呕;若兼腑气不通,大便秘结,可用大柴胡汤清热通腑;若气滞血瘀,胁肋刺痛,可用膈下逐瘀汤活血化瘀。还可辨证选用越鞠丸、柴胡疏肝散等。

(二)虚证

1.脾胃虚寒

主症:饮食稍有不慎,即易呕吐,大便溏薄,时作时止。

兼次症:胃纳不佳,食入难化,脘腹痞闷,口淡不渴,面色少华,倦怠乏力。

舌脉:舌质淡,苔薄白;脉濡弱。

分析:脾胃虚弱,中阳不振,水谷熟腐运化不及,故饮食稍有不慎即吐,时作时止,阳虚不能温布,则面白少华,倦怠乏力;中焦虚寒,气不化津,故口干而不欲饮。脾虚则运化失常,故大便溏薄。舌质淡,苔薄白,脉濡弱,乃脾阳不足象。

治法:益气健脾,和胃降逆。

方药:理中丸加味。

加减:方中人参甘温入脾,补中益气;干姜辛热温中;白术燥湿健脾;炙甘草和中扶正,以达益气健脾,和胃降逆。若胃虚气逆,心下痞硬,干噫食臭,可用旋覆花代赭汤降逆止呕;若中气大亏,少气乏力,可用补中益气汤补中益气,升阳举陷;若病久及肾,肾阳不足,腰膝酸软,肢冷汗出,可用附子理中汤加肉桂、吴茱萸等温补脾肾。

2.胃阴不足

主症:呕吐反复发作,时作干呕。

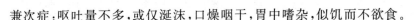

兼次症：呕吐量不多，或仅涎沫，口燥咽干，胃中嘈杂，似饥而不欲食。

舌脉：舌质红，少津；脉细数。

分析：胃热不清，耗伤胃阴，以致胃失濡养，气失和降，所以呕吐反复发作，时作干呕，似饥而不欲食。津液不能上承，故口燥咽干；舌质红少津，脉细数，为津液耗伤，虚中有热之象。

治法：滋养胃阴，降逆止呕。

方药：麦门冬汤加减。

加减：方以人参、麦门冬、粳米、甘草等滋养胃阴，半夏降逆止呕。若阴虚甚，五心烦热者，可加石斛、天花粉、知母养阴清热；若呕吐较甚，可加橘皮、竹茹、枇杷叶降气化痰止呕；若阴虚便秘，可加火麻仁、瓜蒌仁、白蜜润肠通便；阴虚呕吐者，去半夏加鲜芦根、刀豆子。

七、转归及预后

一般来说，实证呕吐病程短，病情轻，易治愈，虚证及虚实夹杂者，则病程长，病情重，反复发作，时作时止，较为难治。若失治误治，亦可由实转虚，虚实夹杂，由轻转重，久病久吐，脾胃衰败，化源不足，易生变证。所以，呕吐应及时诊治，防止后天之本受损。呕吐在其他各种病证过程中出现时也应重视。

（刘彦利）

第六节　嘈　杂

一、概念

嘈杂俗名"嘈心""烧心"，是指胃中空虚，似饥非饥，似辣非辣，似痛非痛，胸膈懊憹，莫可名状的一种病症，常兼有嗳气、吐酸等，亦可单独出现，常见于西医学的功能性消化不良、反流性食管炎、慢性胃炎和消化性溃疡等疾病中。因胃癌、胆囊炎等疾病引起的嘈杂不在本病证讨论范围。

二、病因病机

嘈杂主要由饮食不节、情志不和、脾胃虚弱和营血不足等因素导致痰热、肝郁、胃虚、血虚，从而发生嘈杂。

(一)病因

1.饮食不节

饮食不节，暴饮暴食，损伤脾胃；或过食辛辣香燥，醇酒肥甘，或生冷黏滑难消化之食物，积滞中焦，痰湿内聚，郁而化热，痰热内扰而成嘈杂。

2.情志不和

肝主疏泄，若忧郁恼怒，使肝失条达，横逆反胃，致肝胃不和，气失顺降而致嘈杂。

3.脾胃虚弱

由于脾胃素虚，或病后胃气未复，阴分受损，或过食寒凉生冷，损伤脾阳，以致胃虚气逆，扰乱中宫而致嘈杂。

4.营血不足

由于素体脾虚,或思虑过度,劳伤心脾,或因失血过多,皆能造成营血不足,使胃失濡润,心失所养,致嘈杂萌生。

(二)病机

1.病因病机脾胃虚弱为本,胃失和降为发病关键

脾胃虚弱,可导致痰饮内生,或土虚木乘,若湿热或痰热久恋,日久阴液暗耗,或热病之后津液受戕,胃阴不足,濡润失司,致和降无能;或体质素弱,形瘦胃薄,复加生冷伤胃,饥饱伤脾,中气更馁,运化无力,水饮留滞,亦可导致嘈杂发生。嘈杂的病因病机脾胃虚弱为本,痰湿、热邪、气郁等为标,胃失和降为发病关键。

2.嘈杂病位在胃,其发病与脾、肝关系密切

脾主运化,胃主受纳,脾为胃运化水谷精微,脾宜升则健,胃宜降则和,而脾胃土的健运又有赖于肝木的正常疏泄。大凡经常饥饱不一或饮食不节,日积月累,脾胃运化失常,致湿热或痰热中阻,胃失通降之职;或性格内向,常常郁郁寡欢,致肝失条达,横逆犯胃,肝胃不和,胃失和降,均可引发嘈杂。

三、诊断与病证鉴别

(一)诊断依据

(1)胃脘部空虚感,似饥非饥,似辣非辣,似痛非痛,胸膈懊憹等症状,可伴有上腹部压痛。

(2)可伴有泛酸,嗳气,恶心,食欲不振,胃痛等上消化道症状。

(3)多有反复发作病史,发病前多有明显的诱因,如天气变化、情志不畅、劳累、饮食不当等。

(4)胃镜、上消化道钡餐等理化检查有明确的胃十二指肠疾病,并排除其他引起上腹部疼痛的疾病。

(二)辅助检查

电子胃镜、上消化道钡餐,可做急、慢性胃炎,胃十二指肠溃疡病等的诊断,并可与胃癌做鉴别诊断;幽门螺杆菌(Hp)检测、血清胃泌素含量测定、血清壁细胞抗体测定、胃蛋白酶原测定及内因子等检查有利于慢性胃炎的诊断;肝功能、血尿淀粉酶、血脂肪酶化验和肝胆脾胰彩超、CT、MRI 等检查可与肝、胆、胰疾病做鉴别诊断;血常规、腹部 X 线检查可与肠梗阻、肠穿孔等做鉴别诊断。

(三)病证鉴别

1.嘈杂与胃痛

嘈杂是指胃内似饥非饥、似痛非痛,莫可名状的证候,常兼有嗳气、恶心、吐酸、干哕、胃痛等症。胃痛是指胃脘部感觉有隐痛、胀痛、刺痛、灼痛等不适的证候。嘈杂与胃痛的共同点是:两者均属于胃脘部不适之证,其病因病机为饮食劳倦、肝气犯胃等以致损伤脾胃而发病。而鉴别的关键在于能否准确表达出症状,也就是说,嘈杂者无法清楚地说明自己的痛苦,但一般比疼痛症状较轻,也可发生于疼痛的前期;而胃痛则能准确表达清楚其部位、性质,一般发病较急,时好时犯。

2.嘈杂与吞酸

《张氏医通·嘈杂》曰:"嘈杂与吞酸一类,皆由肝气不舒……中脘有饮则嘈,有宿食则酸。"指出嘈杂与吞酸病位相同,并具有相同的肝气不舒的病机,区别在于病因不同:嘈杂为饮邪所致,而吞酸的关键在于有宿食留滞。从临床实践来看,两者的临床表现明显不同,后者常自觉有酸水上

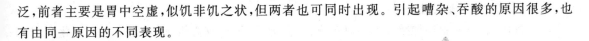

泛,前者主要是胃中空虚,似饥非饥之状,但两者也可同时出现。引起嘈杂、吞酸的原因很多,也有由同一原因的不同表现。

四、辨证论治

(一)辨证思路

1.辨虚实

本病首先当分虚实。实证分为胃热(痰热)证与肝胃不和证,虚证又可分为胃气虚、脾胃虚寒、胃阴虚及血虚。胃热者,嘈杂而兼恶心吐酸,口渴喜冷,舌质红,舌苔黄或干,脉多滑数;肝胃不和者,胃脘嘈杂如饥,似有烧灼感,胸闷懊憹,嗳气或泛酸,两胁不舒,发作与情绪关系较大,舌红,苔薄白,脉细弦;胃气虚者,嘈杂时作时止,兼口淡无味,食后脘胀,体倦乏力,舌淡,苔白,脉虚;脾胃虚寒者,嘈杂,多见泛吐清水或酸水,或兼恶心,呕恶,食少,腹胀,便溏,甚则形寒,舌淡,苔白,脉细弱;胃阴虚者,嘈杂时作时止,饥而不欲食,口干舌燥,舌质红,少苔或无苔,脉细数;血虚者,嘈杂而兼血虚征象。

2.辨寒热

次当辨寒热,胃热(痰热)证属实热证,胃阴虚证阴虚化热时,可出现五心烦热等而形成虚热证,胃气虚进一步发展,可见畏寒肢冷等而形成脾胃虚寒证。

3.辨脏腑

嘈杂痛病位主要在胃,但与肝、脾关系密切。辨证时要注意辨别病变脏腑的不同。如肝郁气滞致病导致肝胃不和嘈杂,其发病多与情志因素有关,痛及两胁,心烦易怒、嗳气频频;胃气虚证及脾气虚弱,中阳不振所致嘈杂,常伴纳差、便溏,面色少华,舌淡脉弱等脾胃虚弱或虚寒之征象;口苦、泛酸,食油腻后加重者,多为胃热(痰热)证。

4.辨病势缓急轻重顺逆

凡嘈杂起病急骤者,病程较短,多由饮食不节,过食生冷,暴饮暴食,饮酒恼怒、情绪激动诱发,致寒伤中阳,食滞不化,肝气郁结,胃失和降而致嘈杂;凡嘈杂起病缓慢,疼痛渐发,病程较长。多由脾胃虚弱,失于调治,或重病大病,损伤脾胃,造成中气不足,升降失司,脾虚不能运化滞浊,胃气不和而致嘈杂。

嘈杂经过正确的治疗,病邪祛除,正气未衰,嘈杂可很快好转,嘈杂持续时间缩短,复发减少,多为顺象。若治疗不能坚持,或延误诊治,或复感新病邪,急性嘈杂发展为慢性嘈杂,经常复发,间隔时间缩短,嘈杂时间可长达数年。嘈杂若失治则可延为便闭、三消、噎膈之症,故应及时诊治,谨防恶变可能。

(二)治疗原则

脾胃位居中焦,胃气宜通、宜降、宜和,通则胃气降,降则气机和,和则纳运正常,纳运和,则嘈杂自陈,故治疗嘈杂应抓住通、降、和三法。在治疗嘈杂的过程中,应时时注意顾护胃气。

(三)分证论治

1.胃热(痰热)证

症状:嘈杂而兼恶心吐酸,口渴喜冷,心烦易怒,或胸闷痰多,多食易饥,或似饥非饥,胸闷不思饮食,舌质红,舌苔黄或干,脉多滑数。

病机分析:胃热嘈杂,多由饮食伤胃,湿浊内留,积滞不化;或肝气失畅,郁而化热,气机不利,痰热内扰中宫,故出现心烦易怒、口渴、胸闷吞酸等症状;舌红苔黄,脉滑数,为热邪犯胃之象。

治法:清胃降火,和胃除痰。

代表方药:黄连温胆汤加减。方中以黄连、半夏为君,黄连直泻胃火,半夏降逆和胃化痰,与黄连配伍辛开苦降,宣通中焦;以寒凉清降的竹茹、枳实为臣清胆胃之热,降胆胃之逆,既能泄热化痰,又可降逆和胃;佐以陈皮理气燥湿,茯苓健脾渗湿,使湿祛而痰消;取少量生姜辛以通阳,甘草益脾和胃,调和诸药,共为使药。此方应去大枣不用,因大枣性味甘温,有滋腻之性。诸药合用,可使痰热清,胆胃和,诸症可愈。

加减:胃痛者加延胡索、五灵脂;腹胀者加川厚朴、莱菔子;嗳气者加代赭石、旋覆花;泛酸者加瓦楞子、海螵蛸;纳呆者加山楂、神曲;便秘者加大黄;舌红郁热者加黄芩;苔腻湿重者加苍术、佩兰;热盛者,可加黄芩、山栀等,以增强其清热和胃功效。

2.肝胃不和证

症状:胃脘嘈杂如饥,似有烧灼感,胸闷懊憹,嗳气或泛酸,两胁不舒,发作与情绪关系较大。妇女可兼经前乳胀,月经不调,舌质红,苔薄白,脉细弦。

病机分析:肝主疏泄,若忧郁恼怒,使肝失条达,横逆犯胃,致肝胃不和,气失顺降,而致嘈杂。

治法:抑木扶土。

代表方药:四逆散加减。方中佛手、枳壳、白芍、绿萼梅疏肝抑木,石斛、白术、茯苓、甘草健脾胃补中气,瓦楞子、蒲公英抑酸护膜清热。

加减:妇女兼经前乳胀,月经不调者,可予丹栀逍遥散,两胁胀痛明显者,可加香橼、延胡索以增强疏肝理气作用。

3.胃气虚证

症状:嘈杂时作时止,兼口淡无味,食后脘胀,体倦乏力,舌淡,苔白,脉虚。

病机分析:胃者水谷之海,五脏六腑皆禀气于胃,如因素体虚弱,劳倦或饮食所伤,以致胃虚气逆,扰乱中宫,故见嘈杂。

治法:补益胃气。

代表方药:四君子汤加味。方中党参、白术、茯苓、甘草长于补中气,健脾胃,怀山药、白扁豆增强健脾之效。

加减:兼气滞者,加木香、砂仁调气和中;胃寒明显者,加干姜温胃散寒。

4.脾胃虚寒证

症状:嘈杂,多见泛吐清水或酸水,或兼恶心,呕恶,食少,腹胀,便溏,甚则形寒,中脘冰冷感,水声辘辘。面色萎黄或少华,舌质淡,苔白,脉细弱。

病机分析:脾胃虚弱,失于调治,或重病大病,损伤脾胃,造成中气不足,升降失司,脾虚不能运化滞浊,胃气不和而致嘈杂。

治法:温中健脾,理气和胃。

代表方药:四君子汤合二陈汤加减。方中党参、白术、茯苓、甘草、怀山药、黄芪等益气健脾;陈皮、半夏、木香、砂仁理气和胃;炒薏苡仁、白扁豆健脾渗湿。

加减:若寒痰停蓄胸膈,或为胀满少食而为嘈杂者,宜和胃二陈煎,或和胃饮。若脾胃虚寒,停饮作酸嘈杂者,宜温胃饮,或六君子汤。若脾肾阴分虚寒,水泛为饮,作酸嘈杂者,宜理阴煎,或金水六君煎。

5.胃阴虚证

症状:嘈杂时作时止,饥而不欲食,食后饱胀,口干舌燥,大便干燥,舌质红,少苔或无苔,脉细数。

病机分析:胃阴不足,胃失濡养,胃失和降,胃虚气逆,故见嘈杂,饥而不欲食,食后饱胀,口干舌燥,大便干燥,舌红,少苔或无苔,脉细数为胃阴不足之象。

治法:滋养胃阴。

代表方药:益胃汤加减。方中沙参、麦冬、生地、玉竹、石斛、冰糖甘凉濡润,益胃生津,冀胃阴得复而嘈杂自止。

加减:胃脘胀痛者,可加玫瑰花、佛手、绿萼梅、香橼等理气而不伤阴之品;食后堵闷者,可加鸡内金、麦芽、炒神曲等以消食健胃;大便干燥者,加瓜蒌仁、火麻仁、郁李仁等润肠通便;阴虚化热者,可加天花粉、知母、黄连等清泄胃火;泛酸者,可加煅瓦楞子、海螵蛸等以制酸。

6.血虚证

症状:嘈杂而兼面黄唇淡,心悸头晕,夜寐多梦,善忘,舌质淡,苔薄白,脉细弱。

病机分析:营血不足,心脾亏虚,胃失濡养,故见嘈杂。心失血养,故心悸,夜寐梦多;脑失血濡,故头晕,善忘;面黄唇淡,舌淡,脉细弱均为血虚之征。

治法:益气补血,补益心脾。

代表方药:归脾汤加减。方中取四君子汤补气健脾,使脾胃强健而气血自生,乃补血不离健脾之意;木香理气,生姜、大枣调和营卫,龙眼、酸枣仁、远志养心安神,用于血虚嘈杂,甚为合拍。

加减:兼气虚者,可加黄芪、党参、白术、茯苓以健脾益气;泛吐清水者加吴茱萸、高良姜;便溏甚者加薏苡仁;腹胀明显者加枳壳、厚朴。

(四)其他疗法

1.单方验方

(1)煅瓦楞 30 g,炙甘草 10 g,研成细粉末,每次 3 g,每天 3 次口服。

(2)海螵蛸 15 g,浙贝母 15 g,研成细粉末,每次 2 g,每天 3 次口服。

(3)煅瓦楞 15 g,海螵蛸 15 g,研成细粉末,每次 2 g,每天 3 次口服。

(4)鸡蛋壳去内膜洗净,炒黄,研成细粉末,每次 2 g,每天 2 次口服。

(5)龙胆草 1.5 g,炙甘草 3 g,水煎 2 次,早晚分服。

2.常用中成药

(1)香砂养胃丸。①功用主治:温中和胃。用于胃脘嘈杂,不思饮食,胃脘满闷或泛吐酸水。②用法用量:每次 3 g,每天 3 次。

(2)胃复春。①功用主治:健脾益气,活血解毒。用于脾胃虚弱之嘈杂。②用法用量:每次 4 片,每天 3 次。

(3)养胃舒。①功用主治:滋阴养胃,行气消导。用于口干、口苦、纳差、消瘦等阴虚嘈杂证。②用法用量:每次 1~2 包,每天 3 次。

(4)小建中颗粒。①功用主治:温中补虚,缓急止痛。用于脾胃虚寒,脘腹疼痛,喜温喜按,吞酸的嘈杂。②用法用量:每次 15 g,每天 3 次。

3.针灸疗法

(1)胃热者选穴:足三里、梁丘、公孙、内关、中脘、内庭;脾胃虚寒者选穴:足三里、梁丘、公孙、内关、中脘、气海、脾俞;胃寒者选穴:足三里、梁丘、公孙、内关、中脘、梁门;肝郁者选穴:足三里、梁丘、公孙、内关、中脘、期门、太冲;胃阴不足者选穴:足三里、梁丘、公孙、内关、中脘、三阴交、太溪。

(2)操作:毫针刺,实证用泻法,虚证用补法,胃寒及脾胃虚寒宜加灸。

4.外治疗法

(1)取吴茱萸25 g,将吴茱萸研末,过200目筛,用适量食醋和匀,外敷涌泉穴,每天1次,每次30分钟。

(2)取吴茱萸5 g,白芥子3 g,研为细末,用纱布包扎,外敷中脘穴,每次20分钟,并以神灯(TDP治疗仪)照射。

五、临证参考

(一)明确诊断,掌握预后

明确诊断是采取正确治疗的前提。嘈杂所对应的相关疾病整体预后较好,但萎缩性胃炎、胃溃疡等疾病为胃癌前状态性疾病,有潜在恶变的可能性,应根据病变的轻重程度,及时复查,明确病情的转归,及时更改治疗方案。慢性胃炎伴重度异型增生患者需及时行内镜或手术治疗;消化性溃疡注意有无合并出血、幽门梗阻或癌变者,如出现这些合并症,当中西医结合治疗。

(二)判断病情的特点,注意辨证辨病相结合

嘈杂治疗上应注意辨证辨病相结合,辨证时必须注意辨别病情的轻重缓急、病性的寒热虚实,审察气血阴阳,观察整个病程中的症情转化,做到随证化裁。同时,采用理化检查以明确疾病诊断,病证结合,进一步判断疾病的特点,既不延误病情,又能针对性地指导治疗。如对于消化性溃疡,考虑到其致病因素主要为胃酸,在辨证施治的基础上可配合使用制酸护膜、生肌愈疡的药物,如白及、乌贼骨、瓦楞子、浙贝母等;对于萎缩性胃炎,应注意濡润柔养,兼以活血通络,切勿刚燥太过;对于胃食管反流病,则应注意泄肝和胃降逆。

(三)结合胃镜及组织病理特点选用药物

胃镜及组织病理检查为中医辨证施治提供了更客观、更丰富的临床资料,治疗时应不忘结合胃镜病理特点治疗。如伴有幽门螺杆菌(Hp)感染的患者,特别是根除失败的患者,在西医标准三联根除Hp治疗方案的基础上,我们可以配合黄连、黄芩、黄芪、党参等扶正清热解毒中药治疗,以冀提高Hp的根除率;对于慢性萎缩性胃炎伴有肠上皮化生或异性增生者,在辨证论治的基础上,可予健脾益气,活血化瘀中药,并适当选用白花蛇舌草、半枝莲、半边莲、藤梨根等抗癌中药,并告知患者定期复查胃镜及组织病理;伴有食管、胃黏膜糜烂者,在配伍三七粉、白及、乌贼骨、煅瓦楞等制酸护膜药物。

六、预防调护

(1)注意在气候变化的季节里及时添加衣被,防寒保暖。

(2)1天3餐定时定量,细嚼慢咽,避免进食过烫、过冷的食物和辛辣刺激性食品,避免进食过咸、过酸及甜腻的食物,戒烟酒等。

(3)慎用对胃黏膜有损伤的药物,如非甾体抗炎药、糖皮质激素、红霉素等。

(4)保持心情舒畅,保持正常的生活作息规律,避免劳累过度。

(张克江)

第七节　纳　呆

一、概念

纳呆是指胃的受纳功能呆滞,也称"胃呆",即消化不良、食欲不振的症状。如果胃口欠佳,常有饱滞之感,称为"胃纳呆滞"。胃的受纳功能降低,食欲减退,又称纳呆、纳少或食少。西医学中急性胃炎、慢性胃炎、消化性溃疡、功能性消化不良、胃下垂等疾病,若以食欲不振、消化不良等为主症时,均属于中医学纳呆范畴,均可参考本节进行辨证论治。肝硬化、肿瘤等患者可能出现食欲不振等类似主症,不属于该疾病范畴。

二、源流

古代文献对纳呆的专门记载不多。有关本病的论述,如《灵枢·脉度》云:"脾气同于口,脾和则口能知五味矣。"说明脾气调和,则知饥纳谷,食而知味。这一论述为本病奠定了理论基础。在病因方面,《诸病源候论·脾胃病诸候》云:"脾者脏也,胃者腑也。脾胃二气相为表里,胃为水谷之海,主受盛饮食者也。脾气磨而消之,则能食。今脾胃二气俱虚弱,故不能饮食也。"《脾胃论·饮食伤脾论》云:"夫脾者,行胃津液,磨胃中之谷,主五味也。胃既伤,则饮食不化,口不知味,四肢倦困,心腹痞满,兀兀欲吐而恶食,或为飧泄,或为肠澼,此胃伤脾亦伤明矣。"《赤水玄珠全集·伤饮伤食》云:"不能食者,由脾胃馁弱,或病后而脾胃之气未复,或痰客中焦,以故不思食,非心下痞满而恶食也。"《临证指南医案·不食》云:"其余一切诸症不食者,当责之胃阳虚,胃阴虚,或湿热阻气,或命门火衰,其他散见诸门者甚多,要知此症,淡饮淡粥,人皆恶之,或辛或咸,人所喜也,或其人素好之物,亦可酌而投之,以醒胃气,唯酸腻甜浊不可进。"在治疗方面,《奇效良方》载运脾散(人参、白术、藿香、肉豆蔻、丁香、砂仁、甘草)对脾虚失运者颇为适宜。《类证治裁·脾胃论治》云:"治胃阴虚不饥不纳,用清补,如麦冬、沙参、玉竹、杏仁、白芍、石斛、茯神、粳米、麻仁、扁豆子。"指出胃阴不足之纳呆宜清补而不宜腻补,并列举了具体用药。

三、病因病机

纳呆主要由感受时邪、饮食伤胃、情志失调和脾胃虚弱等因素导致胃失受纳,功能呆滞。《证治汇补·脾胃》云:"胃可纳受,脾主消导,一纳一消,运行不息,生化气液……若饮食饥饱,寒暑不调,则伤胃,胃伤则不能纳;忧思恚怒,劳役过度,则伤脾,脾伤则不能化。二者俱伤,纳化皆难。"

(一)病因

1.感受时邪

外感寒、热、暑、湿诸邪,内客于胃,皆可导致胃脘气机升降失常,运化失职。如因感受风寒之邪,风寒之邪客胃,使胃之受纳功能受损;或因感受暑热时邪,热邪干胃,胃气受损,亦可使胃之消化吸收功能障碍;若感受湿邪,湿性黏腻,最易伤害人体脾胃之消化吸收功能,同时脾主湿而恶湿,湿多则能郁遏脾阳,使脾运受损,胃气不开则不思饮食。

2.饮食所伤

若饮食有节,起居有常,不妄作劳,则能形与神俱。若生活起居有逆生理,或过食甘肥厚腻,以酒为浆,以妄为常,醇酒甘肥过度,伐伤脾胃,使胃气受伤,则胃气不能腐熟水谷精微,则不思饮食。

3.情志失调

抑郁恼怒,情志不遂,肝失疏泄,横逆犯胃,脾胃升降失常,或忧思伤脾,脾失健运,运化无力,胃腑失和,气机不畅,均发为本病。

4.脾胃虚弱

脾胃为后天之本,中运之轴。陈修园说:"中央健,四旁如。"讲的就是脾胃功能健旺。胃气受损,则恶闻食臭,导致纳差。胃中元气盛,则能食而不伤,过时而不饥,脾胃俱旺,则能食而肥,脾胃俱衰,则不能食而瘦。

(二)病机

1.纳呆的发病机制总为脾胃气机升降失常

其病理表现可有虚实之分,实证者因外邪、食滞、肝气等邪气犯胃,以致胃气痞塞升降失常;虚证为脾胃气阴亏虚,运化失常,脾不升清,胃失和降。一般初病多实,实证日久,脾胃受损,可致脾胃虚弱,由实转虚,若再次为饮食、外邪等所伤,可出现虚实夹杂之证。

2.病变脏腑主要在脾胃,与肝、肾等密切相关

外感寒、热、暑、湿诸邪,内客于胃,皆可致胃脘气机升降失常,运化失职,胃纳失和而致纳呆。若过食甘肥厚腻,伐伤脾胃,使胃气受伤,则胃气不能腐熟水谷精微,则不思饮食。肝气郁结,横逆犯胃,胃气失和;或肝气不足,木不疏土而致纳呆。肾为胃之关,脾胃运化腐熟,全赖肾阳之温煦,若肾阳不足,可致脾肾阳虚,中焦虚寒,胃失温养;或肾阴亏虚不能上济于胃,胃失濡养而纳呆。

3.病理性质有虚实之异,病情演变有轻重之别

由于病因、病程、体质的差异,证候有偏于脾胃运化功能的失调和偏于脾胃气阴的虚弱。纳呆一般属于脾胃病证,证候表现多与脾胃失调有关,全身症状不重,脾胃失调者病程迁延可演变为虚证。纳呆属实证者,如湿热、寒湿、食滞者,治疗较易,去除病因后,预后良好。而脾胃气阴亏虚、脾肾阳虚者,病情易反复,病程较长,较为难治。

四、诊断与病证鉴别

(一)诊断依据

(1)以食欲不振、不思饮食、脘腹胀满不适等为主症,可伴有嗳腐吞酸、呃逆、乏力、胸膈痞闷、情绪不畅、大便不调等症状。

(2)如明确与肿瘤相关、肝硬化失代偿期、尿毒症等疾病相关者,不属于此病范畴。

(3)注意其起病经过,与饮食、情志、受凉等关系,其他伴发症状,以资鉴别其不同病理性质。

(二)辅助检查

消化道钡餐、电子胃镜、肠镜等内镜检查可诊断胃肠道器质性疾病、胃炎、胃扩张、胃下垂、胃肠道肿瘤等;胃肠道压力测定有助于胃肠功能紊乱性疾病的诊断。肝肾功能、B超、CT等检查有助于确定病变部位及性质,亦可排除肝硬化、尿毒症、脑血管病及胸腹腔肿瘤等。

（三）病证鉴别

1.纳呆与疰夏

两者皆有食欲不振，同时疰夏可见全身倦怠，大便不调，或有身热，其特点为发病有严格的季节性，"春夏剧，秋冬瘥"，秋凉后自行转愈。纳呆虽可起病于夏，但秋后不会恢复正常，而是持久胃纳不开，且一般无便溏、身热等见症。

2.纳呆与反胃

两者都可以不思饮食为主症，都与胃肠气机升降失常密切相关。反胃是指饮食入胃，宿谷不化，经过良久，由胃反出之病。多因饮食不当，饥饱无常，或嗜食生冷，或忧愁思虑，损伤脾胃，中焦阳气不正，寒从内生，而致脾胃虚寒，不能腐熟水谷，饮食入胃，停留不化，逆而向上，终至尽吐而出，治当温中健脾，降逆和胃。

五、辨证论治

（一）辨证思路

1.辨虚实

凡起病急骤，病程较短，伴有脘腹胀痛，嗳气酸腐，大便不调，舌苔厚腻者，多属实证；凡病程较长，不思饮食，少气懒言，乏力，倦怠者，多属虚证。实有湿热、寒湿、食滞、气滞等因，虚有气虚、阴虚、阳虚之异。

2.辨脏腑

纳呆病变脏腑主要在脾胃，与肝、肾等密切相关，辨证时要注意辨别病变脏腑的不同。如嗳气、恶心、苔腻，多食后脘腹作胀呕吐，多属脾失健运；食而不化，大便偏稀，伴面色白形瘦，多汗易感者，多属脾胃气虚；食少饮多，大便干结，伴面色萎黄者多胃阴不足；与情志因素有关，痛及两胁，心烦易怒、嗳气频频，多肝气犯胃；伴肢冷、畏寒，小便清长，腰膝酸软者，多为久病及肾，脾肾两虚。

（二）治疗原则

纳呆的治疗原则为调整气机升降，兼顾活血和络，消补并用，润燥相宜，动静结合。具体治疗大法宜根据其病因及不同的证候特点，灵活运用。以湿热内蕴为主者，宜以清化湿热为主；寒湿盛者，宜温中散寒，理气化湿；食滞所致者，应着重消积导滞；肝气克犯脾胃者，宜疏肝理气和胃；脾胃虚弱者，宜健脾益气；胃阴不足者，养阴益胃为主；脾肾阳虚者，当温补脾肾。

（三）分证论治

1.湿热蕴结

（1）症状：纳呆，脘腹胀闷，呕恶便溏，胃脘灼痛，吞酸嘈杂，口干而苦，渴喜凉饮，而不欲饮，舌红苔黄，脉滑数。

（2）病机分析：湿热蕴中，脾胃气机升降失调，纳呆，脘腹胀满、呕恶便溏；湿热熏蒸，热郁于内，吞酸嘈杂，口干而苦；热中兼湿，渴喜凉饮，而不欲饮；舌红苔黄，脉滑数，均为湿热中阻之征。

（3）治法：清化湿热。

（4）代表方药：清中汤加味。药选制厚朴、川连（姜汁炒）、石菖蒲、制半夏、香豉（炒）、焦山栀、芦根。黄连清热燥湿，厚朴理气化湿，均为君药，焦栀、香豉清郁热，除烦闷，芦根清热生津，均为臣药，石菖蒲芳香化浊，制半夏化湿和中，均为佐使药。诸药相伍，共奏清热化湿，理气和中之效。

（5）加减：湿偏盛者可加藿香、苍术等以增化湿理气之功；热偏盛者可加黄芩、蒲公英等清泄胃热。

2.寒湿困脾

(1)症状:纳呆,脘腹胀闷,呕恶便溏,食少,舌淡黏腻,头身困沉,懒动懒言,脘腹隐痛,体虚水肿,面色皮肤晦黄。白带过多。舌胖苔白滑腻,脉濡缓或细滑。

(2)病机分析:寒湿内盛,中阳受困,湿邪或寒湿之邪阻碍脾的正常气机,致使运化失司,水湿内停,可见;又脾气虚,运化失司,湿自内生,致水湿停留。可见湿盛与脾虚互为因果,以致出现以上诸症。

(3)治法:健脾化湿。

(4)代表方药:藿香正气散加减。药选藿香、白术、半夏、厚朴、大腹皮、白芷、紫苏、茯苓、陈皮、桔梗、甘草等。方中藿香芳香化温,和中止呕,并能发散风寒,紫苏、白芷辛香发散,助藿香外散风寒,兼可芳香化浊;厚朴、陈皮、半夏曲行气燥湿,和中消滞;白术、茯苓健脾去湿;大腹皮行气利温;桔梗宣肺利膈;生姜、大枣、甘草调和脾胃,且和药性。诸药合用,共成健脾化湿,理气和中之功。

(5)加减:气逆不降,嗳气不止者,加旋覆花、代赭石、沉香等降气;兼脾胃虚弱者,加党参、砂仁加强健脾;痰湿郁久化热而口苦、舌苔黄者,改用清中汤等加减清化湿热。

3.食滞胃脘

(1)症状:脘腹胀满疼痛,拒按厌食、纳呆呃逆,恶心呕吐,嗳气吞酸,大便不畅,便下恶臭,舌苔厚腻,脉弦滑。

(2)病机分析:暴食多饮,饮停食滞,损伤脾胃,脾胃纳化失常,中焦气机受阻所致。食浊内阻则脘腹胀满,导致胃脘疼痛,纳呆,大便不畅或稀溏,便下恶臭,舌苔厚腻,脉滑。胃气不得下降则上逆故恶心、呕吐、呃逆、嗳气吞酸。

(3)治法:消食导滞。

(4)代表方药:保和丸加减。药用山楂、神曲、半夏、陈皮、茯苓、连翘、莱菔子。方中山楂、神曲、莱菔子合用,消肉、酒、麦、面诸积;半夏、陈皮既有辛散开结之效,又有降浊化气之功;茯苓健脾行湿;连翘辛凉开结,解郁热。诸药共成化滞开胃之剂,积去则胃纳自开。

(5)加减:米面食滞者,可加谷芽、麦芽以消食化滞;肉食积滞者,重用山楂,可加鸡内金以消食化积;伴脘腹胀甚者,加枳实、木香、青皮、槟榔等行气消滞;胃脘胀痛而便秘者,可合用小承气汤或改用枳实导滞丸以通腑行气;胃痛急剧拒按、伴苔黄腻而便秘者,为食积化热成燥,可合用大承气汤以泄热通腑。

4.肝气犯胃

(1)症状:纳呆腹胀,胃脘胀痛,以胀为主,或攻窜两胁,或胃脘痞满,恼怒生气则发作或加重,嗳气得舒,胸闷叹息,排便不畅,舌苔薄白或薄黄,脉弦。

(2)病机分析:"肝为起病之源,胃为传病之所。"肝主失疏泄,气机不调,肝木之气克犯脾土。导致胃脘气机升降失常,气滞不行则出现纳呆,腹胀,甚至胃痛,攻窜两胁,恼怒生气则发作或加重,嗳气得舒,常有胸闷叹息。

(3)治法:疏肝和胃。

(4)代表方药:柴胡疏肝散加减。药用柴胡、芍药、川芎、香附、陈皮、枳壳、甘草。方中柴胡主散能升,长于舒展气机,疏解郁结,此外柴胡在方中还具有引诸药入肝之长;枳壳行气导滞,与柴胡相配,一升一降,疏肝胃,导壅滞;柴胡配柔肝缓急之芍药,调肝护阴,刚柔相济,相辅相成,既除芍药之腻,又缓解柴胡之燥,体用兼顾,互为制约;芍药合甘草,缓急舒挛,止痛和中;香附、陈皮行气疏肝理脾;川芎为血中气药,善于行散开郁止痛,上述诸药共成疏肝和胃之剂。

(5)加减:若见肝郁化火,气火上逆,则兼有头痛头胀,目赤口苦,急躁易怒,胁肋灼痛等症,可加牡丹皮、川连、左金丸;胀痛甚加元胡、沉香、郁金;嗳气频作加旋覆代赭汤;腹中胀满加厚朴、槟榔;胸中痞闷加佛手、香元、砂仁、瓜蒌等。

5.脾胃气虚

(1)症状:食少纳呆,腹胀便溏。面色萎黄,肌肉消瘦,肢倦乏力,四肢水肿,小便清长等,或见脱肛,阴挺,内脏下垂,二便滑泄不禁等。舌淡嫩或有齿痕,苔白,脉缓无力。

(2)病机分析:脾失健运,生化无源,精微失布。脾主运化,脾气虚则胃气亦弱,腐熟不及,运化失健,不能升清降浊。脾虚不运,水湿停聚。中气下陷,升举不能,脏腑维系无力。

(3)治法:健脾益气。

(4)代表方药:补中益气汤加减。药用炙黄芪、党参、白术、陈皮、升麻、当归、柴胡、炙甘草。方中黄芪补中益气为君;人参、白术、甘草甘温益气,补益脾胃为臣;陈皮调理气机,当归补血和营为佐;升麻、柴胡协同参、芪升举清阳为使。综合全方,补气健脾,使后天生化有源,脾胃气虚诸证自可痊愈。

(5)加减:临床若见胃脘胀重加木香、佛手;大便稀加藿香、山药、肉豆蔻;食欲差加砂仁、鸡内金、焦三仙;脘腹冷痛用元胡配吴茱萸;泛酸加海螵蛸或煅瓦楞、苏叶;汗出不止加牡蛎,失眠多梦加酸枣仁、肢体酸痛加桂枝。

6.胃阴不足

(1)症状:饥不欲食,胃脘隐痛或灼痛,嘈杂嗳气,唇舌干燥,或干呕呃逆,脘痞不畅,便干溲短,舌光红少津,或剥苔,少苔,舌面有小裂纹,脉小弦或细数。

(2)病机分析:胃阴不足,阴虚生热扰于胃中,胃失津润,故脘痞不畅,饥不欲食,胃失和降则干呕呃逆;津伤胃燥而及于肠故便干溲短。

(3)治法:养阴益胃。

(4)代表方药:益胃汤加减,药用沙参、麦冬、生地、玉竹、石斛、甘草等。生地、麦冬味甘性寒,养阴清热,生津润燥,为甘凉益胃之上品。北沙参、玉竹养阴生津,以加强生地、麦冬益胃养阴之力,诸药共奏养阴益胃之功。

(5)加减:临床若见胃中嘈杂、反酸,可加左金丸;阴虚呕恶可加竹茹、芦根、半夏;胃酸减少可加乌梅、焦三仙;大便艰涩加瓜蒌、槟榔、大黄。

7.脾肾阳虚

(1)症状:食少脘痞,时呕清水或夹不消化食物,口淡不渴,倦怠乏力,手足不温,腰膝酸软,小便清长,大便溏薄,舌淡胖,脉沉弱。

(2)病机分析:火不暖土,脾运迟缓,水饮停留,胃虚通降无权,故食少脘痞,泛呕清水、宿食;脾阳不达四肢,则手足不温;肾阳失于温煦,故腰膝酸软,小便清长,大便溏薄,舌淡胖,脉沉弱,为中虚有寒、脾阳虚弱之象。

(3)治法:温阳健脾。

(4)代表方药:附子理中汤加减。药用党参、白术、附子、干姜、肉桂、甘草等。方中附子、干姜辛热,温中散寒共为主药;党参甘温入脾,补气健脾为辅药,白术健脾燥湿为佐药;甘草缓急止痛,调和诸药为使药。全方合用,共奏温阳健脾之功。

(5)加减:泛吐清水,加干姜、半夏、茯苓、陈皮;无泛吐清水或手足不温者,可改用香砂六君子汤。

(四)其他疗法

1.单方验方

(1)蒲公英 15～30 g,水煎服,用于湿热中阻。

(2)藿香 10～15 g,白术 10～15 g,水煎服,用于寒湿内蕴。

(3)莱菔子 15 g 水煎,送服木香面 4.5 g,用于食积胃脘。

(4)香附 6 g,水煎服,用于肝胃气滞者。

(5)党参 10～15 g,白术 10～15 g,水煎服,用于脾胃气虚。

(6)百合 30 g,玉竹 10 g,水煎服,用于胃阴亏虚。

(7)肉桂 3 g,巴戟天 10 g,白术 10 g,用于脾肾阳虚。

2.常用中成药

(1)香砂六君子丸。①功用主治:健脾理气,和胃化湿。用于脾虚气滞,嗳气食少,脘腹胀满,大便溏泄之胃痛者。②用法用量:每次 6 g,每天 2 次。

(2)保和丸。①功用主治:消食,导滞,和胃。用于食积停滞,脘腹胀满,嗳腐吞酸,不欲饮食。②用法用量:每次 1～2 丸,每天 2 次。

(3)胃苏冲剂。①功用主治:理气消胀,和胃止痛。用于胃脘胀痛。②用法用量:每次 15 g,每天 3 次。

(4)香砂养胃丸。①功用主治:温中和胃。用于不思饮食,胃脘满闷或泛吐酸水。②用法用量:每次 3 g,每天 3 次。

(5)温胃舒。①功用主治:温中健脾。用于脾胃虚寒,脘腹冷痛,呕吐泄泻,手足不温之胃痛。②用法用量:每次 1～2 包,每天 3 次。

(6)养胃舒。①功用主治:滋阴养胃,行气消导。用于口干、口苦、纳差、消瘦等阴虚胃痛证。②用法用量:每次 1～2 袋,每天 2 次。

(7)三九胃泰。①功用主治:清热化湿,理气和胃。用于湿热交阻,脾胃不和之胃痛。②用法用量:每次 1～2 包,每天 3 次。

3.针灸疗法

(1)体针:以取足阳明、手厥阴、足太阴经、任脉穴为主。①处方:脾俞、胃俞、内关、中脘、足三里。②操作:毫针刺,实证用泻法,虚证用补法,胃寒及脾胃虚寒宜加灸。

(2)耳针:取胃、肝、脾、神门、交感。毫针刺中等强度刺激,或用王不留行籽贴压或埋针。

(3)穴位注射:取脾俞、胃俞、中脘、足三里,每次选 2 穴,用黄芪、丹参或当归注射液,每穴注射药液 1 mL,每天 1 次。

4.外治疗法

(1)外敷法:①取藿香、佩兰、陈皮、山药、扁豆、白芷、白术各等分,研为细末,用纱布包扎,外敷神阙穴,7 天为 1 个疗程,每 2～3 天换药 1 次。②取高良姜、青皮、陈皮、苍术、薄荷、蜀椒各等量,研为细末,做成香袋,佩戴于胸前。

(2)推拿疗法:以健脾理气为治疗大法,用一指禅推、按、揉、摩、拿、搓、擦等法。

取穴及部位:脾俞、胃俞、中脘、合谷、天枢、手三里、内关、足三里、气海、胃脘部、背部、肩及胁部。

操作:①患者仰卧位,医者站于一侧。用轻快的一指禅推法在中脘、天枢、气海施术,每穴 2 分钟,四指摩胃脘部 1～2 分钟,按揉足三里 2 分钟。②患者俯卧位,用一指禅推法自肝俞至三焦俞,往返施术 5～10 遍,再用较重的按揉法在肝俞至三焦俞施术,时间约为 5 分钟。最后施以擦法,以透热为度。③患者坐位,较重力按揉手三里、内关、合谷,搓肩臂和两胁,往返 10～20 遍。

六、临证参考

(1)临证时需积极寻找纳呆病因,因该症状可见于西医学之多种疾病,如肿瘤等恶性消耗性疾病多有纳呆之证,需排除器质性病变,在辨证施治的同时,应结合辨病治疗。

(2)现代医学在单方验方药物的选择上有所研究,如和胃常用白芍、荷叶、陈皮等,益胃常选石斛、玉竹、沙参等,养胃常用麦冬、佛手、藿香等,清胃常用青皮、牡丹皮、黄连等,温胃常用桂枝、吴茱萸、细辛等,健胃常用白术、茯苓、山药、苍术等,开胃常用砂仁、厚朴、草豆蔻等。

(3)对于临床反复发作,药物疗效欠佳患者,可配合使用针灸治疗,采用针刺中脘、气海、双天枢、双足三里。中脘为六腑之会,胃之募穴。足三里为足阳明胃经之合穴。两穴相配伍调中益气、升清降浊、调理肠胃与气血的功用。

七、预防调护

(1)起居有常,生活有节,注意寒温适宜,避免外邪侵袭。

(2)一天三餐定时定量,细嚼慢咽,可少吃多餐,平常尽量不吃零食,避免进食过烫、过冷的食物和辛辣刺激性食品,避免进食不易消化的食物,如坚硬、粗糙、油腻及粗纤维的食品,戒烟酒等。

(3)保持精神舒畅,避免过喜、暴怒等不良情志刺激,对于肝气犯胃者,尤当注意。

(赵洪良)

第八节　痞　满

痞满是指以自觉心下痞塞,胸膈胀满,触之无形,按之柔软,压之无痛为主要症状的病证。按部位痞满可分为胸痞、心下痞等。心下痞即胃脘部。本节主要讨论以胃脘部出现上述症状的痞满,又可称胃痞。

一、病因病机

感受外邪、内伤饮食、情志失调等可引起中焦气机不利,脾胃升降失职而发生痞满。

(一)病因

1.感受外邪

外感六淫,表邪入里,或误下伤中,邪气乘虚内陷,结于胃脘,阻塞中焦气机,升降失司,遂成痞满。如《伤寒论》曰:"脉浮而紧,而复下之,紧反入里,则作痞,按之自濡,但气痞耳。"

2.内伤饮食

暴饮暴食,或恣食生冷,或过食肥甘,或嗜酒无度,损伤脾胃,纳运无力,食滞内停,痰湿阻中,气机被阻,而生痞满。如《伤寒论》云:"胃中不和,心下痞硬,干噫食臭";"谷不化,腹中雷鸣,心下痞硬而满"。

3.情志失调

抑郁恼怒,情志不遂,肝气郁滞,失于疏泄,横逆乘脾犯胃,脾胃升降失常,或忧思伤脾,脾气受损,运化不力,胃腑失和,气机不畅,发为痞满。如《景岳全书·痞满》言:"怒气暴伤,肝气未平而痞。"

(二)病机

脾胃同居中焦,脾主运化,胃主受纳,共司饮食水谷的消化、吸收与输布。脾主升清,胃主降浊,清升浊降则气机调畅。肝主疏泄,调节脾胃气机。肝气条达,则脾升胃降,气机顺畅。上述病因均可影响到胃,并涉及脾、肝,使中焦气机不利,脾胃升降失职,而发痞满。

痞满初期,多为实证,因外邪入里,食滞内停,痰湿中阻等诸邪干胃,导致脾胃运纳失职,清阳不升,浊阴不降,中焦气机阻滞,升降失司出现痞满;如外感湿热、客寒,或食滞、痰湿停留日久,均可困阻脾胃而成痞;肝郁气滞,横逆犯脾,亦可致气机郁滞之痞满。实痞日久,可由实转虚,正气日渐消耗,损伤脾胃,或素体脾胃虚弱,而致中焦运化无力;湿热之邪或肝胃郁热日久伤阴,阴津伤则胃失濡养,和降失司而成虚痞。因痞满常与脾虚不运、升降无力有关,脾胃虚弱,易招致病邪内侵,形成虚实夹杂、寒热错杂之证。此外,痞满日久不愈,气血运行不畅,脉络瘀滞,血络损伤,可见吐血、黑便,亦可产生胃痛或积聚、噎膈等变证。

总之,痞满的基本病位在胃,与肝、脾的关系密切。中焦气机不利,脾胃升降失职为导致本病发生的病机关键。病理性质不外虚实两端,实即实邪内阻(食积、痰湿、外邪、气滞等),虚为脾胃虚弱(气虚或阴虚),虚实夹杂则两者兼而有之。因邪实多与中虚不运,升降无力有关,而中焦转运无力,最易招致病邪的内阻。

二、诊断要点

(一)诊断依据

(1)临床以胃脘痞塞,满闷不舒为主症,并有按之柔软,压之不痛,望无胀形的特点。

(2)发病缓慢,时轻时重,反复发作,病程漫长。

(3)多由饮食、情志、起居、寒温等因素诱发。

(二)相关检查

电子胃镜或纤维胃镜可诊断慢性胃炎并排除溃疡病、胃肿瘤等,病理组织活检可确定慢性胃炎的类型及是否有肠上皮化生、异型增生,X线钡餐检查也可以协助诊断慢性胃炎、胃下垂等,胃肠动力检测(如胃肠测压、胃排空试验、胃电图等)可协助诊断胃动力障碍、紊乱等,幽门螺杆菌(Hp)相关检测可查是否为 Hp 感染,B 超、CT 检查可鉴别肝胆疾病及腹水等。

三、病证鉴别

(一)痞满与胃痛

两者病位同在胃脘部,且常相兼出现。然胃痛以疼痛为主,胃痞以满闷不适为患,可累及胸膈;胃痛病势多急,压之可痛,而胃痞起病较缓,压无痛感,两者差别显著。

(二)痞满与鼓胀

两者均为自觉腹部胀满的病证,但鼓胀以腹部胀大如鼓,皮色苍黄,脉络暴露为主症;胃痞则以自觉满闷不舒,外无胀形为特征;鼓胀发于大腹,胃痞则在胃脘;鼓胀按之腹皮绷急,胃痞却按之柔软。如《证治汇补·痞满》曰:"痞与胀满不同,胀满则内胀而外亦有形,痞满则内觉满塞而外无形迹。"

(三)痞满与胸痹

胸痹是胸中痞塞不通,而致胸膺内外疼痛之证,以胸闷、胸痛、短气为主症,偶兼脘腹不舒。如《金匮要略·胸痹心痛短气病脉证治》云:"胸痹气急胀满,胸背痛,短气。"而胃痞则以脘腹满闷不舒为主症,多兼饮食纳运无力之症,偶有胸膈不适,并无胸痛等表现。

(四)痞满与结胸

两者病位皆在脘部,然结胸以心下至小腹硬满而痛,拒按为特征;痞满则在心下胃脘,以满而不痛,手可按压,触之无形为特点。

四、辨证论治

辨证要点:应首辨虚实。外邪所犯,食滞内停,痰湿中阻,湿热内蕴,气机失调等所成之痞皆为有邪,有邪即为实痞;脾胃气虚,无力运化,或胃阴不足,失于濡养所致之痞,则属虚痞。痞满能食,食后尤甚,饥时可缓,伴便秘,舌苔厚腻,脉实有力者为实痞;饥饱均满,食少纳呆,大便清利,脉虚无力者属虚痞。次辨寒热。痞满绵绵,得热则减,口淡不渴,或渴不欲饮,舌淡苔白,脉沉迟或沉涩者属寒;而痞满势急,口渴喜冷,舌红苔黄,脉数者为热。临证还要辨虚实寒热的兼夹。

治疗原则:痞满的基本病机是中焦气机不利,脾胃升降失宜。所以,治疗总以调理脾胃升降、行气除痞消满为基本法则。根据其虚、实分治,实者泻之,虚者补之,虚实夹杂者补消并用。扶正重在健脾益胃,补中益气,或养阴益胃。祛邪则视具体证候,分别施以消食导滞、除湿化痰、理气解郁、清热祛湿等法。

(一)实痞

1.饮食内停证

脘腹痞闷而胀,进食尤甚,拒按,嗳腐吞酸,恶食呕吐,或大便不调,矢气频作,味臭如败卵,舌苔厚腻,脉滑。

(1)证机概要:饮食停滞,胃腑失和,气机壅塞。

(2)治法:消食和胃,行气消痞。

(3)代表方:保和丸加减。本方消食导滞,和胃降逆,用于食谷不化,脘腹胀满者。

(4)常用药:山楂、神曲、莱菔子消食导滞,行气除胀;制半夏、陈皮和胃化湿,行气消痞;茯苓健脾渗湿,和中止泻;连翘清热散结。

若食积较重者,可加鸡内金、谷芽、麦芽以消食;脘腹胀满者,可加枳实、厚朴、槟榔等理气除满;食积化热,大便秘结者,加大黄、枳实通腑消胀,或用枳实导滞丸推荡积滞,清利湿热;兼脾虚便溏者,加白术、扁豆等健脾助运,化湿和中,或用枳实消痞丸消除痞满,健脾和胃。

2.痰湿中阻证

脘腹痞塞不舒,胸膈满闷,头晕目眩,身重困倦,呕恶纳呆,口淡不渴,小便不利,舌苔白厚腻,脉沉滑。

(1)证机概要:痰浊阻滞,脾失健运,气机不和。

(2)治法:除湿化痰,理气和中。

(3)代表方:二陈平胃汤加减。本方燥湿健脾,化痰利气,用于脘腹胀满,呕恶纳呆之症。

(4)常用药:制半夏、苍术、藿香燥湿化痰;陈皮、厚朴理气消胀;茯苓、甘草健脾和胃。

若痰湿盛而胀满甚者,可加枳实、紫苏梗、桔梗等,或合用半夏厚朴汤以加强化痰理气;气逆不降,嗳气不止者,加旋覆花、代赭石、枳实、沉香等;痰湿郁久化热而口苦、舌苔黄者,改用黄连温胆汤;兼脾胃虚弱者加用党参、白术、砂仁健脾和中。

3.湿热阻胃证

脘腹痞闷,或嘈杂不舒,恶心呕吐,口干不欲饮,口苦,纳少,舌红苔黄腻,脉滑数。

(1)证机概要:湿热内蕴,困阻脾胃,气机不利。

(2)治法:清热化湿,和胃消痞。

(3)代表方:泻心汤合连朴饮加减。前方泻热破结,后方清热燥湿,理气化浊,两方合用可增强清热除湿,散结消痞,用于胃脘胀闷嘈杂,口干口苦,舌红苔黄腻之痞满者。

(4)常用药:大黄泻热散痞,和胃开结;黄连、黄芩苦降泻热和阳;厚朴理气祛湿;石菖蒲芳香化湿,醒脾开胃;制半夏和胃燥湿;芦根清热和胃,止呕除烦;栀子、豆豉清热除烦。

若恶心呕吐明显者,加竹茹、生姜、旋覆花以止呕;纳呆不食者,加鸡内金、谷芽、麦芽以开胃导滞;嘈杂不舒者,可合用左金丸;便溏者,去大黄,加扁豆、陈皮以化湿和胃。如寒热错杂,用半夏泻心汤苦辛通降。

4.肝胃不和证

脘腹痞闷,胸胁胀满,心烦易怒,善太息,呕恶嗳气,或吐苦水,大便不爽,舌质淡红,苔薄白,脉弦。

(1)证机概要:肝气犯胃,胃气郁滞。

(2)治法:疏肝解郁,和胃消痞。

(3)代表方:越鞠丸合枳术丸加减。前者长于疏肝解郁,善解气、血、痰、火、湿、食六郁,后者消补兼施,长于健脾消痞,合用能增强行气消痞功效,适用于治疗胃脘胀满连及胸胁,郁怒心烦之痞满者。

(4)常用药:香附、川芎疏肝散结,行气活血;苍术、神曲燥湿健脾,消食化滞;栀子泻火解郁;枳实行气消痞;白术健脾益胃;荷叶升养胃气。

若气郁明显,胀满较甚者,酌加柴胡、郁金、厚朴等,或用五磨饮子加减以理气导滞消胀;郁而化火,口苦而干者,可加黄连、黄芩泻火解郁;呕恶明显者,加制半夏、生姜和胃止呕;嗳气甚者,加竹茹、沉香和胃降气。

(二)虚痞

1.脾胃虚弱证

脘腹满闷,时轻时重,喜温喜按,纳呆便溏,神疲乏力,少气懒言;语声低微,舌质淡,苔薄白,脉细弱。

(1)证机概要:脾胃虚弱,健运失职,升降失司。

(2)治法:补气健脾,升清降浊。

(3)代表方:补中益气汤加减。本方健脾益气,升举清阳,用于治疗喜温喜按、少气乏力的胃脘胀满者。

(4)常用药:黄芪、党参、白术、炙甘草益气健脾,鼓舞脾胃清阳之气;升麻、柴胡协同升举清阳;当归养血和营以助脾;陈皮理气消痞。

若胀闷较重者,可加枳壳、木香、厚朴以理气运脾;四肢不温,阳虚明显者,加制附子、干姜温胃助阳,或合理中丸以温胃健脾;纳呆厌食者,加砂仁、神曲等理气开胃;舌苔厚腻,湿浊内蕴者,加制半夏、茯苓,或改用香砂六君子汤加减以健脾祛湿,理气除胀。

2.胃阴不足证

脘腹痞闷,嘈杂,饥不欲食,恶心嗳气,口燥咽干,大便秘结,舌红少苔,脉细数。

(1)证机概要:胃阴亏虚,胃失濡养,和降失司。

(2)治法:养阴益胃,调中消痞。

(3)代表方:益胃汤加减。本方滋养胃阴,行气除痞,用于口燥咽干、舌红少苔之胃痞不舒者。

(4)常用药:生地、麦冬、沙参、玉竹滋阴养胃;香橼疏肝理脾,消除心腹痞满。若津伤较重者,可加石斛、天花粉等以加强生津;腹胀较著者,加枳壳、厚朴花理气消胀;食滞者加谷芽、麦芽等消食导滞;便秘者,加火麻仁、玄参润肠通便。

五、护理与预防

(1)患者应节制饮食,勿暴饮暴食,同时饮食宜清淡,忌肥甘厚味、辛辣醇酒及生冷之品。

(2)注意精神调摄,保持乐观开朗,心情舒畅。

(3)慎起居,适寒温,防六淫,注意腹部保暖。

(4)适当参加体育锻炼,增强体质。

(赵洪良)

第九节　胃　　缓

一、概念

胃缓是由于长期饮食失调,或劳倦过度等,使中气亏虚,脾气下陷、肌肉瘦削不坚,固护升举无力,以致胃体下坠。以脘腹坠胀作痛,食后或站立时加重为主症的病证。本病主要指西医学中的胃下垂。各种慢性病中出现的胃肠功能障碍等类似病症者不在本病证范围。

二、源流

《黄帝内经》提出胃缓之名,《灵枢·本脏》有"脾应肉,肉坚大者胃厚,肉么者胃薄。肉小而么者胃不坚;肉不称身者胃下,胃下者下管约不利。肉不坚者,胃缓"的记载,明确指出肌肉瘦弱与身形不相称的胃的位置偏下,肌肉不够坚实的则胃缓。《灵枢·五癃津液别》云:"水谷入于口,输于肠胃,其液别为五……中热胃缓则为唾。"《灵枢·五味》云:"甘入于胃……而与谷留于胃中者,令人柔润者也,胃柔则缓,缓则虫动。"自《黄帝内经》以后,历代医家均未将其列入专论研讨。

《金匮要略》中有"其人素盛今瘦,水走肠间,沥沥有声,谓之痰饮"的论述,颇类似本病的症状。

朱良春认为:"久患胃疾,脾胃虚弱,中气久虚,水谷精微无力推动,日久则水湿中阻,故胃虚之证多见夹湿,湿浊不得宣化,清阳岂能上升。"自拟苍术饮配合补中益气汤、四逆散治胃缓。

徐景藩以胃下论治,认为其主要病机为脾胃中气虚弱,同时兼有气滞和痰饮的病理因素,久病之人,气虚、气滞而易兼血瘀。胃下病位在胃(脾),还涉及肝(胆)、肾等脏腑。治疗以"通补"为主,寓通于补,使气虚与气滞得以兼顾,应重视治肝和补益肾元。

三、病因病机

胃缓主要由饮食不节,内伤七情,劳倦过度,或先天禀赋薄弱等因素导致脾胃虚弱,中气下陷,升降失和,使形体瘦削,肌肉不坚所引起。

(一)病因

1.饮食不节,损伤脾胃

饮食不节,暴饮暴食,饥饱无常,损伤脾胃;或五味过极,辛辣无度,肥甘厚腻,过嗜烟酒,蕴湿生热,伤脾碍胃;或嗜食寒凉生冷,损伤脾阳,水谷不能化生精微,停痰留饮。均可因脾胃失和而致胃缓。《素问·痹论》云:"饮食自倍,肠胃乃伤。"

2.情志失调,内伤脾胃

情志拂逆,木郁不达,横逆犯胃,以致肝胃不和;忧思伤脾,脾失健运,胃失和降,升降失和致胃缓。

3.禀赋不足,脾胃虚弱

素体禀赋不足,或劳倦内伤,或久病产后等原因损伤脾胃,脾胃虚弱,中阳不足,虚寒内生,胃失温养;或因热病伤阴,或因胃热火郁,灼伤胃阴,或久服香燥之品,耗伤胃阴,或汗吐下太过,胃阴受损,胃失濡养;纳食减少,味不能归于形,形体瘦削,肌肉不坚而形成胃缓。

(二)病机

1.病机关键为脾胃失和,升降失常

脾主升,胃主降;脾主运化,胃主受纳,脾胃失和即表现为脾胃这一对矛盾的功能紊乱,或为脾气下陷,或为胃气上逆,或脾不运化,或胃不受纳。饮食不节,损伤脾胃,湿热痰饮内生;或情志失调,内伤脾胃;或禀赋不足,劳倦内伤、久病产后损伤脾胃,胃失温养或濡养,导致脾胃虚弱,中气下陷,升降失和而形成胃缓。

2.病位在胃,与肝脾肾密切相关

本病病位在胃,与肝、脾、肾相关。脾胃同居中焦,互为表里,共为后天之本。生理上两者纳运互用,升降协调,燥湿相济,阴阳相合,病理上也相互影响。肝与胃是木土乘克的关系,若肝气郁滞,势必克脾犯胃,致气机郁滞,胃失通降;肝气久郁,或化火伤阴,或成瘀入络,或伤脾生痰,使胃缓缠绵难愈。肾为胃之关,脾胃运化腐熟,全赖肾阳之温煦,若肾阳不足,可致脾肾阳虚,中焦虚寒,胃失温养;若肾阴亏虚不能上济于胃,则胃失于濡养。

3.病理性质有虚实寒热之异,且可相互兼夹

胃缓,本为虚证,脾胃气虚,脾肾阳虚或脾胃阴虚,脾胃脏腑功能失调,常导致气滞、热郁、血瘀、食积、湿阻、饮停,临床多见虚实夹杂。本病主要的病理因素气滞、热郁、血瘀、食积、湿阻、饮停等,可单一致病,又可相兼为病,亦可相互转化,出现如气病及血等情况。

四、诊断与病证鉴别

(一)诊断依据

(1)不同程度的上腹部饱胀感,食后尤甚,腹胀可于餐后、站立过久和劳累后加重,平卧时减轻,腹部疼痛呈隐痛或胀痛,无周期性及节律性。

(2)常伴有厌食、嗳气、便秘、腹痛及消瘦、头晕、乏力等胃肠功能失调的症状及全身虚弱表现。

（3）起病缓慢，多发生于瘦长体形，经产妇及消耗性疾病进行性消瘦等。饮食不节、情志不畅、劳累等均为诱发因素。

（4）上消化道 X 线钡餐造影检查可见胃小弯角切迹、胃幽门管低于髂嵴连线水平；胃呈长钩形或无张力型，上窄下宽，胃体与胃窦靠近，胃角变锐。胃的位置及张力均低，整个胃几乎位于腹腔左侧。

根据站立位胃角切迹与两侧髂嵴连线的位置，将胃下垂分为三度：轻度角切迹的位置低于髂嵴连线下 1.0～5.0 cm；中度角切迹的位置位于髂嵴连线下 5.1～10.0 cm；重度角切迹的位置低于髂嵴连线下10.1 cm以上。

（二）辅助检查

上消化道钡餐是目前诊断的主要方法，饮水 B 超检查也具有辅助诊断作用。电子胃镜、上消化道钡餐，可排除胃黏膜糜烂、胃十二指肠溃疡病、胃癌等病变并明确诊断；肝功能、淀粉酶化验和 B 超、CT、MRI 等检查可与肝、胆、胰疾病作鉴别诊断；血常规、腹部 X 线检查可与肠梗阻、肠穿孔等作鉴别诊断；血糖、甲状腺功能检查可与糖尿病、甲状腺疾病作鉴别诊断。

（三）病证鉴别

1.胃缓与胃痞

胃缓与胃痞均以脘腹痞满为主症，但胃缓的脘腹痞满多见于饭后，同时可兼见胀急疼痛，或胃脘部常有形可见，与一般的痞满不同。

2.胃缓与胃痛

胃缓可见脘腹痞满及疼痛，但胃缓之胃脘疼痛多为坠痛，餐后、站立过久和劳累后加重，平卧时减轻，呈隐痛或胀痛，无周期性及节律性，与一般胃痛不难鉴别。

五、辨证论治

（一）辨证思路

1.辨虚实

脾胃气虚者，病势绵绵，多伴有食欲欠振，纳后脘胀，神疲乏力，舌淡胖有齿印，脉弱；脾虚气陷者，脘腹重坠作胀，食后益甚，或便意频数，肛门重坠，或脱肛，或小便混浊，或久泄不止；脾肾阳虚者，脘腹胀满，食后更甚，喜温喜按，食少便溏，畏冷肢凉，胃中振水，呕吐清水，腰酸，舌淡胖，苔白滑，脉沉弱。脾虚阴损者，胃脘痞满，食后更显，神疲乏力，气短懒言，咽干口燥，烦渴欲饮，午后颧红，小便短少，大便干结，舌体瘦薄，苔少而干，脉虚数。脾胃脏腑功能失调，常导致气滞、热郁、血瘀、食积、湿阻、饮停；气滞者，痛无定处，时发时止，胃痛且胀，多由情志诱发；热郁者，舌红苔黄，口臭泛酸，得热则甚，脉数；血瘀者，病久痛有定处，痛如针刺，入夜尤甚，舌紫黯或有瘀斑，脉涩。食积者，多有饮食不节史，可伴嗳腐泛酸，大便秘结；湿阻者，苔厚而腻，脉滑；饮停者，胃中振水，泛吐涎沫或呕吐清水，舌淡胖，苔白滑；临床多见虚实夹杂，相兼为病。

2.辨寒热

脾虚气陷，脾肾阳虚多见虚寒征象，表现为病程较久，脘腹痞满，隐隐而痛，喜温喜按，伴泛吐清水，遇寒痛甚，得温痛减，饮食喜温，舌苔白滑，脉象弦紧或舌淡苔薄，脉弱等特点；气滞郁而化热，湿阻或食积久而化热，阴液不足等均可见热之征象，如脘腹胀满，按之不适，口苦，厌食，舌苔黄腻或咽干口燥，午后颧红，小便短少，大便干结，舌体瘦薄，苔少而干，脉虚数。

3.辨脏腑

胃缓病位主要在胃,但与肝、脾、肾密切相关,辨证时要注意辨别病变脏腑的不同。脾胃虚弱,中气下陷所致胃缓,常见脘腹重坠作胀,食后益甚,或便意频数,肛门重坠,或脱肛;脾肾阳虚胃缓,常伴喜温喜按,食少便溏,畏冷肢凉,胃中振水,呕吐清水,腰膝酸软;肝郁气滞、肝胃郁热等致病多与情志因素有关,脘腹胀满,胸胁满闷,心烦易怒,嗳气频频。

(二)治疗原则

根据胃缓的病机,其治疗原则以益气升阳,行气降逆为主。凡脾气虚弱,治以健脾益气;脾气不升或中气下陷,宜益气升阳;胃失和降,气机不利,上逆为呕、为哕,则宜行气降逆;胃缓多为虚中夹实,因脾阳不足而痰饮内停,治以温化痰饮;因气机阻滞,久而入络有瘀血者,治以活血化瘀;因脾胃升降失调,寒热夹杂或湿热蕴结者,治宜辛开苦泄。

(三)分证论治

1.脾虚气陷

症状:脘腹重坠作胀,食后益甚,或便意频数,肛门重坠,或脱肛,或小便混浊,或久泄不止,神疲乏力,食少,消瘦,便溏,眩晕,舌淡,脉弱。

病机分析:脾胃气虚,升降失司,中气下陷,故脘腹重坠作胀,食后益甚,或便意频数,肛门重坠,或脱肛,或久泄不止;脾虚运化无力,故食少便溏;脾胃为气血生化之源,脾主四肢,脾失健运,清阳不升,生化不足,故神疲乏力,消瘦,眩晕;舌淡,脉弱亦为脾虚之征。

治法:补气升陷。

代表方药:补中益气汤合升陷汤加减。黄芪、党参、白术、当归、炙甘草益气健脾生血,柴胡、升麻、桔梗升举清阳,枳壳、陈皮理气和胃降逆。

加减:兼肝郁气滞,加柴胡、香附、厚朴、槟榔;泛酸,加左金丸、乌贼骨、煅瓦楞;瘀血阻滞,加丹参、蒲黄、五灵脂、三七;湿热中阻,加茵陈、佩兰、豆蔻、黄连;食积纳呆,加焦山楂、麦芽、谷芽、神曲;泄泻便溏,加仙鹤草、炒山药、芡实、莲子。

2.脾肾阳虚

症状:脘腹胀满,食后更甚,喜温喜按,食少便溏,畏冷肢凉,胃中振水,呕吐清水,腰酸,舌淡胖,苔白滑,脉沉弱。

病机分析:脾主运化,脾主四肢,脾肾阳虚,运化失司,故脘腹胀满,食后更甚,喜温喜按,食少便溏;四肢失于温煦,故畏冷肢凉;脾胃虚寒,痰饮内生,胃失和降故胃中振水,呕吐清水;腰为肾之府,肾阳虚衰故腰酸;舌淡胖,苔白滑,脉沉弱亦为脾肾阳虚,痰饮内停之征。

治法:温补脾肾。

代表方药:附子理中汤合苓桂术甘汤加减。干姜、附子、党参温补脾肾,桂枝、白术、炙甘草、茯苓以温化水饮。

加减:腰酸明显,加杜仲、牛膝、淫羊藿、续断;呕吐清水,加陈皮、半夏;久泄不止,加石榴皮(壳)、煨河子、罂粟壳、芡实、莲子。

3.脾虚阴损

症状:胃脘痞满,食后更显,神疲乏力,气短懒言,咽干口燥,午后颧红,小便短少,大便干结,舌体瘦薄,苔少而干,脉虚数。

病机分析:脾胃气阴两虚,脾胃气虚,健运失常,故胃脘痞满,食后更显,神疲乏力,气短懒言;胃津不足,津液不能上承,故咽干口燥;阴虚内热,故午后颧红;阴液亏虚,化源不足,大肠失于濡润,故小便短少,大便干结;舌体瘦薄,苔少而干,脉虚数均为气阴亏虚,虚中有热之征。

治法:补脾益胃。

代表方药:参苓白术散合益胃汤加减。太子参、生黄芪、炙甘草、山药补脾益气,玉竹、麦冬、石斛益胃生津,佛手、桔梗理气和胃。

加减:失眠多梦,加夜交藤、酸枣仁、柏子仁、茯神;大便干结,加火麻仁、冬瓜仁、瓜蒌、杏仁。

(四)其他疗法

1.单方验方

(1)苍术15 g,加水武火煮沸3分钟,改用文火缓煎20分钟,亦可直接用沸水浸泡,少量频饮,用于脾虚湿阻者。

(2)枳实12 g,水煎服,用于脾虚气滞者。

(3)黄芪30 g,砂仁10 g(布包),乌鸡半只,共煲至烂熟,去砂仁,加盐调味,饮汤吃肉,用于脾虚气陷者。

(4)黄芪30 g,陈皮9 g,猪肚1只,猪肚洗净,将黄芪、陈皮用纱布包好放入猪肚中,麻线扎紧,加水文火炖煮,熟后去掉药包,趁热食肚饮汤,用于中气不足、脾胃虚弱者。

(5)桂圆肉30 g,加水煮沸后备用,将鸡蛋1个打入碗内,用煮好的桂圆肉水冲入蛋中搅匀,煮熟食用,每天早、晚各1次,用于脾胃阳虚者。

(6)乌龟肉250 g,炒枳壳15 g,共煲汤,加盐调味,吃肉饮汤,用于胃阴亏虚者。

2.常用中成药

(1)补中益气丸。①功用主治:补中益气,升阳举陷。用于脾胃虚弱、中气下陷所致的体倦乏力、食少腹胀、便溏久泻、肛门下坠。②用法用量:每次6 g,每天3次。

(2)枳术宽中胶囊。①功用主治:健脾和胃,理气消痞。用于脾虚气滞引起的脘胀、呕吐、反胃、纳呆、反酸等。②用法用量:饭后服用。每次3粒,每天3次。

(3)香砂养胃丸。①功用主治:温中和胃。用于不思饮食,胃脘满闷或泛吐酸水。②用法用量:每次3 g,每天3次。

(4)胃苏颗粒。①功用主治:理气消胀,和胃止痛。用于胃脘胀痛。②用法用量:每次15 g,每天3次。

(5)香砂六君子丸。①功用主治:健脾理气,和胃化湿。用于脾虚气滞,嗳气食少,脘腹胀满,大便溏泄者。②用法用量:每次6 g,每天2次。

(6)保和丸。①功用主治:消食,导滞,和胃。用于食积停滞,脘腹胀满,嗳腐吞酸,不欲饮食。②用法用量:每次8粒,每天2次。

(7)理中丸。①功用主治:温中祛寒,补气健脾。用于胃下垂属脾胃虚寒者。②用法用量:每次9 g,每天2~3次。

(8)金匮肾气丸。①功用主治:温补肾阳,化气行水。用于肾阳虚损引起的脘腹胀满,腰膝酸软,小便不利,畏寒肢冷。②用法用量:每次6 g,每天2次。

(9)胃乐宁。①功用主治:养阴和胃。用于胃阴亏虚引起的痞满,腹胀。②用法用量:每次1片,每天3次。

(10)达立通颗粒。①功用主治:清热解郁,和胃降逆,通利消滞,用于肝胃郁热所致痞满证,症见胃脘胀满、嗳气、纳差、胃中灼热、嘈杂泛酸、脘腹疼痛、口干口苦;运动障碍型功能性消化不良见上述症状者。②用法用量:温开水冲服,一次1袋,一天3次。于饭前服用。

3.针灸疗法

(1)针刺:针足三里、中脘、关元、中极、梁门、解溪、脾俞、胃俞等穴。

(2)灸法:灸足三里、天枢、气海、关元等穴。

(3)耳针:用毫针柄在耳郭的胃肠区按压,寻找敏感点,然后在此点上加压2~3分钟,每天1次。

4.外治疗法

(1)外敷法:①取升麻研粉与石榴皮适量捣烂,制成1枚直径1 cm的药球,置于患者神阙穴,胶布固定。患者取水平卧位,将水温60 ℃的热水袋熨敷肚脐,每次半小时以上,每天3次。②用蓖麻子仁98%、五倍子末2%,按此比例打成烂糊,制成每颗约10 g,直径1.5 cm的药饼备用。用时在百会穴剃去与药饼等大头发一块,将药饼紧贴百会穴上,纱布绷带固定,每天早、中、晚各1次,每次10分钟左右,以感觉温热而不烫痛皮肤为度。

(2)推拿疗法:患者先取俯卧位,医师双手由患者之第三胸椎至第五腰椎两侧揉捏2~3遍,用右肘尖分别在脊柱两旁按压肝俞、胆俞、脾俞、胃俞等穴2~3遍,双手掌根同时由腰部向背部弹性快速推按4~5遍。转仰卧位,医师双手掌自下而上反复波形揉压腹部2~3遍,然后用拇指点压中脘、天枢、气海、关元、气冲、足三里、内关各1分钟,每次约按摩30分钟,每天1次,2个月为1个疗程。

六、临证参考

(一)以虚为主,虚中兼实

临床上胃缓多以虚为主,脾胃气虚是其发病的根本,临床常见脾虚气陷,脾肾阳虚,脾虚阴损等证型。但可因体质、药物、饮食、情志、气候等多种因素,在疾病发展过程中易出现痰饮、食积、气滞、血瘀等证候,治疗应善于抓主症,解决主要矛盾,因虚致实者当以补虚为主,佐以祛邪;以实为著者当以祛邪为主,佐以补虚。

(二)病在脾胃,涉及肝肾

生理上,脾胃同居中焦,脾以升为健;胃以降为和,两者升降相因,为气机升降之枢纽。病理情况下,脾胃气机升降失常,脾气不能升清,则胃气不能降浊;胃气失于和降,则脾的运化功能失常。治疗时注意调畅中焦气机,恢复脾胃受纳运化之职,以合"治中焦如衡,非平不安"的用药原则,常用方法有补中益气法、益胃养阴法、辛开苦降法等。肝属木,脾胃属土,土壅木郁,土虚木乘,临床上常见肝脾不和及肝胃不和,故从肝论治胃缓也十分重要。叶天士提出"醒胃必先制肝""培土必先制木"的用药原则。在具体用药中,又当区分肝气郁滞、肝郁化火、肝阴不足等不同的病理机制,给予疏肝、清肝、泄肝、柔肝和平肝等治疗。肾为胃之关,脾胃运化腐熟,全赖肾阳之温煦,若肾阳不足,可致脾肾阳虚,中焦虚寒;若肾阴亏虚不能上济于胃,则胃失于濡养而脾虚阴损。胃缓久病勿忘补肾,适当参以补肾之品。

(三)内外兼治,综合治疗

胃缓多病程较长,以虚为主,患者餐后脘腹坠胀,纳差,消瘦,若单纯以汤药长期调养,患者的依从性较差。因此,治疗胃缓应内服与外治结合,内服以汤药浓煎,多次频服,或以膏散剂型;外治以敷贴、针灸、推拿,兼以自我锻炼。

（四）合理营养，增强信心

胃缓者多脘腹坠胀，纳差，消瘦，存在营养不良，久而影响康复的信心，出现焦虑或抑郁的情绪。膳食应荤素搭配，食材新鲜，营养合理，做工精细；忌肥甘厚腻、粗糙不易消化之物。也要注意调节患者的情绪，并得到患者家庭的支持，以增强康复的信心。

七、预防调护

（1）加强体育锻炼，如仰卧起坐、俯卧撑等可增加肌力，有助于防治本病。

（2）饮食营养丰富，烹调以蒸、煮、炖为主，宜少吃多餐，餐后宜平卧少许时间；进餐定时，细嚼慢咽，禁止暴饮暴食，避免进食不易消化的食物，如坚硬、粗糙、油腻及粗纤维的食品。

（3）经产多胎易致腹壁松弛，应计划生育，少生优生。

（4）保持心情舒畅，生活作息规律，避免过度劳累。

（赵洪良）

第十节　胃　　痛

胃痛是指以胃脘部近心窝处疼痛为主要临床表现的一种病证。又称胃脘痛。

《黄帝内经》对本病的论述较多，如《灵枢·邪气脏腑病形》曰："胃病者，腹䐜胀，胃脘当心而痛。"最早记载了"胃脘痛"的病名；又《灵枢·厥病》云："厥心痛，腹胀胸满，心尤痛甚，胃心痛也。"所论"厥心痛"的内容，与本病有密切的关系。

《黄帝内经》还指出造成胃脘痛的原因有受寒、肝气不舒及内热等，《素问·举痛论》曰："寒气客于肠胃之间、膜原之下，血不得散，小络急引故痛。"《素问·六元正纪大论》曰："木郁之发，民病胃脘当心而痛。"《素问·气交变大论》曰："岁金不及，炎火通行，复则民病口疮，甚则心痛。"迨至汉代，张仲景在《金匮要略》中则将胃脘部称为心下、心中，将胃病分为痞证、胀证、满证与痛证，对后世很有启发。如"心中痞，诸逆心悬痛，桂枝生姜枳实汤主之""按之心下满痛者，此为实也，当下之，宜大柴胡汤"。书中所拟的方剂如大建中汤、大柴胡汤等，都是治疗胃脘痛的名方。《仁斋直指方》对胃痛的原因已经认识到"有寒，有热，有死血，有食积，有痰饮，有虫"等不同。《备急千金要方·心腹痛》在论述九痛丸功效时指出，其胃痛有虫心痛、疰心痛、风心痛、悸心痛、食心痛、饮心痛、寒心痛、热心痛、去来心痛九种。

对于胃脘痛的辨证论治，《景岳全书·心腹痛》分析极为详尽，对临床颇具指导意义，指出："痛有虚实……辨之之法，但当察其可按者为虚，拒按者为实；久痛者多虚，暴病者多实；得食稍可者为虚，胀满畏食者为实；痛徐而缓，莫得其处者多虚，痛剧而坚，一定不移者为实；痛在肠脏，中有物有滞者多实，痛在腔胁经络，不干中脏，而牵连腰背，无胀无滞者多虚。脉与证参，虚实自辨。"除此之外，还须辨其寒热及有形无形。《丹溪心法·心脾痛》在论述胃痛治法时指出"诸痛不可补气"的观点，对后世影响很大，而印之临床，这种提法尚欠全面，后世医家逐渐对其进行纠正和补充。

《证治汇补·胃脘痛》对胃痛的治疗提出"大率气食居多，不可骤用补剂，盖补之则气不通而痛愈甚。若曾服攻击之品，愈后复发，屡发屡攻，渐至脉来浮大而空者，又当培补"，值得借鉴。

古代文献中所述胃脘痛,在唐宋以前医籍多以"心痛"代之,宋代之后,医家对胃痛与心痛相混谈提出质疑,至金元《兰室秘藏》首立"胃脘痛"一门,明确区分了胃痛与心痛,至明清时期胃痛与心痛得以进一步区别开来。如《证治准绳·心痛胃脘痛》就指出:"或问丹溪言心痛即胃脘痛然乎? 曰:心与胃各一脏,其病形不同,因胃脘痛处在心下,故有当心而痛之名,岂胃脘痛即心痛者哉!"《医学正传·胃脘痛》亦云:"古方九种心痛……详其所由,皆在胃脘,而实不在于心也。"

现代医学的急、慢性胃炎,消化性溃疡,胃神经官能症,胃癌等疾病,以及部分肝、胆、胰疾病,出现胃痛的临床表现时,可参考本节进行辨证论治。

一、病因病机

胃痛的发生,主要责之于外邪犯胃、饮食伤胃、情志不畅和先天脾胃虚弱等,致胃气郁滞,胃失和降,不通则痛。

(一)外邪犯胃

外邪之中以寒邪最易犯胃,夏暑之季,暑热、湿浊之邪也间有之。邪气客胃,胃气受伤,轻则气机壅滞,重则和降失司,而致胃脘作痛。寒主凝滞,多见绞痛;暑热急迫,常致灼痛;湿浊黏腻,常见闷痛。

(二)饮食伤胃

若纵恣口腹,过食肥甘,偏嗜烟酒,或饥饱失调,寒热不适,或用伤胃药物,均可伐伤胃气,气机升降失调而作胃痛。尤厚味及烟酒,皆湿热或燥热之性,易停于胃腑伤津耗液为先,久则损脾。

(三)情志不畅

情志不舒,伤肝损脾,亦致胃痛。如气郁恼怒则伤肝,肝失疏泄条达,横犯脾胃,而致肝胃不和或肝脾不和,气血阻滞则胃痛;忧思焦虑则伤脾,脾伤则运化失司,升降失常,气机不畅也致胃痛。

(四)脾胃虚弱

身体素虚,劳倦太过,久病不愈,可致脾胃不健,运化无权,升降转枢失利,气机阻滞,而致胃痛;或因胃病日久,阴津暗耗,胃失濡养,或伴中气下陷,气机失调;或因脾胃阳虚,阴寒内生,胃失温养,均可导致胃痛。

胃痛与胃、肝、脾关系最为密切。胃痛初发多属实证,病位主要在胃,间可及肝;病久常见虚证,其病位主要在脾;亦有虚实夹杂者,或脾胃同病,或肝脾同病。

胃痛病因虽有上述不同,病性尚有虚实寒热、在气在血之异,但其发病机制有其共性,即所谓"不通则痛"。胃为阳土,喜润恶燥,主受纳、腐熟水谷,以降为顺。胃气一伤,初则壅滞,继则上逆,此即气滞为病。其中首先是胃气的壅滞,无论外感、食积均可引发;其次是肝胃气滞,即肝气郁结,横逆犯胃所造成的气机阻滞。另外,气为血帅,气行则血行,气滞日久,必致血瘀,也即久患者络之意;"气有余便是火",气机不畅,可蕴久化热,火能灼伤阴津,或出血之后,血脉瘀阻而新血不生,致阴津亦虚,均可致胃痛加重,每每缠绵难愈。脾属阴土,喜燥恶湿,主运化,输布精微,以升为健,与胃互为表里,胃病延久,可内传于脾。脾气受伤,轻则中气不足,运化无权;继则中气下陷,升降失司;再则脾胃阳虚,阴寒内生,胃络失于温养。若胃痛失治误治,血络损伤,还可见吐血、便血等证。

二、诊断要点

(一)症状

胃脘部疼痛,常伴有食欲不振,痞闷或胀满,恶心呕吐,吞酸嘈杂等。发病常与情志不遂、饮食不节、劳累、受寒等因素有关。起病或急或缓,常有反复发作的病史。

(二)检查

上消化道X线钡餐造影、纤维胃镜及病理组织学检查等,有助诊断。

三、鉴别诊断

(一)胃痞

二者部位同在心下,但胃痞是指心下痞塞,胸膈满闷,触之无形,按之不痛的病证。胃痛以痛为主,胃痞以满为患,且病及胸膈,不难区别。

(二)真心痛

心居胸中,其痛常及心下,出现胃痛的表现,应高度警惕,防止与胃痛相混。典型真心痛为当胸而痛,其痛多刺痛、剧痛,且痛引肩背,常有气短、汗出等症,病情较急,如《灵枢·厥病》曰:"真心痛,手足青至节,心痛甚,旦发夕死,夕发旦死。"中老年人既往无胃痛病史,而突发胃脘部位疼痛者,当注意真心痛的发生。胃痛部位在胃脘,病势不急,多为隐痛、胀痛等,常有反复发作史。X线、胃镜、心电图及生化检查有助鉴别。

四、辨证

胃痛的主要部位在上腹胃脘部近心窝处,往往兼见胃脘部痞满、胀闷、嗳气、吐酸、纳呆、胁胀、腹胀,甚至出现呕血、便血等症。常反复发作,久治难愈。至于临床辨证,当分虚实两类。实证多痛急拒按,病程较短;虚证多痛缓喜按,缠绵难愈,这是辨证的关键。

(一)寒邪客胃

1.证候

胃痛暴作,得温痛减,遇寒加重;恶寒喜暖,口淡不渴,或喜热饮,舌淡,苔薄白,脉弦紧。

2.分析

寒凝胃脘,气机阻滞,则胃痛暴作,得温痛减,遇寒加重;阳气被遏,失去温煦,则恶寒喜暖,口淡不渴,或喜热饮;舌淡,苔薄白,脉弦紧,为内寒之象。

(二)饮食伤胃

1.证候

胃脘疼痛,胀满拒按,嗳腐吞酸,或呕吐不消化食物,其味腐臭,吐后痛减,不思饮食,大便不爽,得矢气及便后稍舒,舌苔厚腻,脉滑。

2.分析

饮食积滞,阻塞胃气,则胃脘疼痛,胀满拒按;食物不化,胃气上逆,则嗳腐吞酸,或呕吐不消化食物,其味腐臭,吐后痛减;胃失和降,腑气不通,则不思饮食,大便不爽,得矢气及便后稍舒;舌质淡,苔厚腻,脉滑,为饮食内停之征。

(三)肝气犯胃

1.证候

胃脘胀痛,连及两胁,攻撑走窜,每因情志不遂而加重,善太息,不思饮食,精神抑郁,夜寐不安,舌苔薄白,脉弦滑。

2.分析

肝气郁结,横逆犯胃,肝胃气滞,故胃脘胀痛;胁为肝之分野,故胃痛连胁,攻撑走窜;因情志不遂加重气机不畅,故以息为快;胃失和降,受纳失司,故不思饮食;肝郁不舒,则精神抑郁,夜寐不安;舌苔薄白,脉弦滑为肝胃不和之象。

(四)湿热中阻

1.证候

胃脘灼热而痛,得凉则减,遇热加重。伴口干喜冷饮,或口臭不爽,口舌生疮。甚至大便秘结,排便不畅,舌质红,苔黄少津,脉滑数。

2.分析

胃气阻滞,日久化热,故胃脘灼痛,得凉则减,遇热加重,口干喜冷饮或口臭不爽,口舌生疮;胃热久积,腑气不通,故大便秘结,排便不畅;舌质红,苔黄少津,脉象滑数,为胃热蕴积之象。

(五)瘀血停胃

1.证候

胃脘疼痛,状如针刺或刀割,痛有定处而拒按,入夜尤甚。病程日久,胃痛反复发作而不愈,面色晦暗无华,唇黯,舌质紫黯或有瘀斑,脉涩。

2.分析

气滞则血瘀,或吐血、便血之后,离经之血停积于胃,胃络不通,而成瘀血,瘀血停胃,故疼痛状如针刺或刀割,固定不移,拒按;瘀血不净,新血不生,故面色晦暗无华,唇黯;舌质紫黯,或有瘀点、瘀斑,脉涩,为血脉瘀阻之象。

(六)胃阴亏耗

1.证候

胃脘隐痛或隐隐灼痛,伴嘈杂似饥,饥不欲食,口干不思饮,咽干唇燥,大便干结,舌体瘦,质嫩红,少苔或无苔,脉细而数。

2.分析

气郁化热,热伤胃津,或瘀血积留,新血不生,阴津匮乏,阴津亏损则胃络失养,故见胃脘隐痛;若阴虚有火,则可见胃中灼痛隐隐;胃津亏虚则胃纳失司,故嘈杂似饥,知饥而不欲纳食;阴液亏乏,津不上承,故咽干唇燥;阴液不足则肠道干涩,故大便干结;舌体瘦舌质嫩红,少苔或无苔,脉细而数,皆为胃阴不足而兼虚火之象。

(七)脾胃虚寒

1.证候

胃脘隐痛,遇寒或饥时痛剧,得温或进食则缓,喜暖喜按。伴面色不华,神疲肢怠,四末不温,食少便溏,或泛吐清水。舌质淡而胖,边有齿痕,苔薄白,脉沉细无力。

2.分析

胃病日久,累及脾阳。脾胃阳虚,故胃痛绵绵,遇寒或饥时痛剧,得温熨或进食则缓,喜暖喜按;气血虚弱,故面色不华,神疲肢怠;阳气虚不达四末,故四肢不温;脾虚不运,转输失常,故食少便溏;脾阳不振,寒湿内生,饮邪上逆,故泛吐清水;舌质淡而胖,边有齿痕,苔薄白,脉沉细无力,为脾胃虚寒之象。

五、治疗

治疗以理气和胃止痛为主,审证求因,辨证施治。邪盛以祛邪为急,正虚以扶正为先,虚实夹杂者,则当祛邪扶正并举。虽有"通则不痛"之说,但决不能局限于狭义的"通"法,要从广义的角度理解和运用"通"法。属于胃寒者,散寒即所谓通;属于血瘀者,化瘀即所谓通;属于食停者,消食即所谓通;属于气滞者,理气即所谓通;属于热郁者,泻热即所谓通;属于阴虚者,益胃养阴即所谓通;属于阳虚者,温运脾阳即所谓通。

(一)中药治疗

1.寒邪客胃

治法:温胃散寒,行气止痛。

处方:香苏散合良附丸加减。方中高良姜、吴茱萸温胃散寒;香附、乌药、陈皮、木香行气止痛。

加减:如兼见恶寒、头痛等风寒表证者,可加苏叶、藿香等以疏散风寒,或内服生姜汤、胡椒汤以散寒止痛;若兼见胸脘痞闷,胃纳呆滞,嗳气或呕吐者,是为寒夹食滞,可加枳实、神曲、鸡内金、制半夏、生姜等以消食导滞,降逆止呕。若寒邪郁久化热,寒热错杂,可用半夏泻心汤辛开苦降,寒热并调。

中成药:可选用良附丸、胃痛粉等。

2.饮食伤胃

治法:消食导滞,和胃止痛。

处方:保和丸加减。方中神曲、山楂、莱菔子消食导滞;茯苓、半夏、陈皮和胃化湿;连翘散结清热。

加减:若脘腹胀甚者,可加枳实、砂仁、槟榔等以行气消滞;若胃脘胀痛而便闭者,可合用小承气汤或改用枳实导滞丸以通腑行气;胃痛急剧而拒按,伴见苔黄燥,便秘者,为食积化热成燥,则合用大承气汤以泻热解燥,通腑荡积。

中成药:可选用加味保和丸、枳实消痞丸等。

3.肝气犯胃

治法:疏肝解郁,理气止痛。

处方:柴胡疏肝散加减。方中柴胡、芍药、川芎、郁金、香附疏肝解郁;陈皮、枳壳、佛手、甘草理气和中。

加减:若胃痛较甚者,可加川楝子、延胡索以加强理气止痛作用;嗳气较频者,可加沉香、旋覆花以顺气降逆;泛酸者加乌贼骨、煅瓦楞子中和胃酸。痛势急迫,嘈杂吐酸,口干口苦,舌红苔黄,脉弦或数,乃肝胃郁热之证,改用化肝煎或丹栀逍遥散加黄连、吴茱萸以疏肝泻热和胃。

中成药:可选用气滞胃痛冲剂、胃苏冲剂等。

4.湿热中阻

治法:清化湿热,理气和胃。

处方:清中汤加减。方中黄连、栀子清热燥湿;制半夏、茯苓、草豆蔻祛湿健脾;陈皮、甘草理气和中。

加减:湿偏重者加苍术、藿香燥湿醒脾;热偏重者加蒲公英、黄芩清胃泻热;伴恶心呕吐者,加竹茹、橘皮以清胃降逆;大便秘结不通者,可加大黄(后下)通下导滞;气滞腹胀者加厚朴、枳实以理气消胀;纳呆少食者,加神曲、谷芽、麦芽以消食导滞。

中成药:可选用清胃和中丸。

5.瘀血停胃

治法:理气活血,化瘀止痛。

方药:失笑散合丹参饮加减。前方以五灵脂、蒲黄活血祛瘀,通利血脉以止痛;后方重用丹参活血化瘀,檀香、砂仁行气止痛。

加减:若因气滞而致血瘀,气滞仍明显时,宜加理气之品,但忌香燥太过。若血瘀而兼血虚者,宜合四物汤等养血活血之味。若血瘀而兼脾胃虚衰者,宜加炙黄芪、党参等健脾益气以助血行。若瘀血日久,血不循常道而外溢出血者,应参考吐血、便血篇处理。

中成药:可选用九气拈痛丸。

6.胃阴亏耗

治法:滋阴益胃,和中止痛。

处方:益胃汤合芍药甘草汤加减。方中沙参、玉竹补益气阴;麦冬、生地滋养阴津;冰糖生津益胃;芍药、甘草酸甘化阴,缓急止痛。

加减:若气滞仍著时,加佛手、香橼皮、玫瑰花等轻清畅气而不伤阴之品;津伤液亏明显时,可加芦根、天花粉、乌梅等以生津养液;大便干结者,加火麻仁、郁李仁、瓜蒌仁等润肠之品。若兼肝阴亦虚,症见脘痛连胁者,可加白芍、枸杞、生地等柔肝之品,也可用一贯煎化裁为治。

中成药:可选用养胃舒胶囊。

7.脾胃虚寒

治法:温中健脾。

方药:黄芪建中汤加减。方中以黄芪补中益气、饴糖益气养阴为君;以桂枝温阳气、芍药益阴血为臣;以生姜温胃、大枣补脾为佐;炙甘草调和诸药,共奏温中健脾,和胃止痛之功。

加减:若阳虚内寒较重者,也可用大建中汤化裁,或加附子、肉桂、荜茇等温中散寒;兼泛酸者,可加黄连汁炒吴茱萸、煅瓦楞、海螵蛸等制酸之品;泛吐清水时,可予小半夏加茯苓汤或苓桂术甘汤合方为治;兼见血虚者,也可用归芪建中汤治之。若胃脘坠痛,证属中气下陷者,可用补中益气汤化裁为治。

此外,临床上胃强脾弱,上热下寒者也不少见,症状除胃脘疼痛以外,还可见恶心呕吐,嗳气,肠鸣便溏或大便秘结,舌质淡,苔薄黄腻,脉细滑等,治疗时,可选用半夏泻心汤、黄连理中汤或乌梅丸等以调和脾胃,清上温下。

中成药:可选用人参健脾丸、参苓白术丸等。

(二)针灸治疗

1.基本处方

中脘、内关、足三里。中脘、足三里募合相配,内关属心包经,历络三焦,通调三焦气机而和胃,三穴远近结合,共同调理胃腑气机。

2.加减运用

(1)寒邪客胃证:加神阙、梁丘以散寒止痛,神阙用灸法。余穴针用平补平泻法。

(2)饮食伤胃证:加梁门、建里、璇玑以消食导滞。诸穴针用泻法。

（3）肝气犯胃证：加期门、太冲以疏肝理气，针用泻法。余穴针用平补平泻法。

（4）湿热中阻证：加阴陵泉、内庭以清利湿热，阴陵泉针用平补平泻法。余穴针用泻法。

（5）瘀血停胃证：加膈俞、阿是穴以化瘀止痛，针用泻法。余穴针用平补平泻法，或加灸法。

（6）胃阴亏耗证：加胃俞、太溪、三阴交以滋阴养胃。诸穴针用补法。

（7）脾胃虚寒证：加神阙、气海、脾俞、胃俞以温中散寒，神阙用灸法。余穴针用补法，或加灸法。

3.其他

（1）指针疗法：取中脘、至阳、足三里等穴，以双手拇指或中指点压、按揉，力度以患者能耐受并感觉舒适为度，同时令患者行缓慢腹式呼吸，连续按揉3～5分钟即可止痛。

（2）耳针疗法：取胃、十二指肠、脾、肝、神门、下脚端，每次选用3～5穴，毫针浅刺，留针30分钟；或用王不留行籽贴压。

（3）穴位注射疗法：根据中医辨证，分别选用当归注射液、丹参注射液、参附注射液或生脉注射液等，也可选用维生素B_1或维生素B_{12}注射液，按常规取2～3穴，每穴注入药液2～4 mL，每天或隔天1次。

（4）埋线疗法：取穴：肝俞、脾俞、胃俞、中脘、梁门、足三里。方法：将羊肠线用埋线针植入穴位内，无菌操作，每月1次，连续3次。适用于慢性胃炎之各型胃痛症者。

（5）兜肚法：取艾叶30 g，荜茇、干姜各15 g，甘松、山柰、细辛、肉桂、吴茱萸、延胡索、白芷各10 g，大茴香6 g，共研为细末，用柔软的棉布折成15 cm直径的兜肚形状，将上药末均匀放入，紧密缝好，日夜兜于中脘穴或疼痛处，适用于脾胃虚寒胃痛。

（周　浩）

第十一节　腹　痛

腹痛是指胃脘以下、耻骨毛际以上部位疼痛为主症的病证。感受六淫之邪，虫积、食滞所伤，气滞血瘀，或气血亏虚，经脉失荣等，均可导致腹痛。

一、历史沿革

腹痛首见于《黄帝内经》。其对腹痛的论述，多从寒热邪气客于肠胃立论。《素问·举痛论篇》谓："寒气客于肠胃之间，膜原之下，血不得散，小络急引故痛""热气留于小肠，肠中痛，瘅热焦渴，则坚干不得出，故痛而闭不通矣。"

《素问·气交变大论篇》还分别对雨湿、风气、燥气所致腹痛的症状作了描述。《灵枢·邪气脏腑病形》及"师传""胀论""经脉"等篇对感寒泄泻，肠鸣飧泄，胃热肠寒，热病挟脐急痛等腹痛亦有所论述。

汉代张仲景《金匮要略》在有关篇章中对腹痛辨证确切，并创立了许多有效治法方剂。如《金匮要略·腹满寒疝宿食病脉证治》谓："病者腹满，按之不痛为虚，痛者为实，可下之。舌黄未下者，下之黄自去。"指出按之而痛者，为有形之邪，结而不行，其满为痛，并以舌黄作为实热积滞之征象，治当攻下。对"腹中寒气，雷鸣切痛，胸胁逆满，呕吐"的脾胃虚寒，水湿内停的腹满痛证及寒邪攻冲之证分别提出附子粳米汤及大建中汤治疗,而"心下满痛"及"痛而闭"则有大柴胡汤、厚朴三物汤,提示了热结、气滞腹痛的治法。此外"疮痈肠痈浸淫病脉证治"篇还对"肠痈"加以论治。以上,在理论与实践方面,均有很大的指导价值。

隋代巢元方《诸病源候论》将腹痛专立单独病候,分为急腹痛与久腹痛。该书"腹痛病诸候"篇谓:"凡腹急痛,此里之有病""由府藏虚,寒冷之气客于肠胃膜原之间,结聚不散,正气与邪气交争,相击故痛""久腹痛者,藏府虚而有寒,客于腹内,连滞不歇,发作有时,发则肠鸣而腹绞痛,谓之寒中。是冷搏于阴经,令阳气不足,阴气有余也。寒中久痛不瘥,冷入于大肠,则变下利。"对病因、证候描述较之前人为详。

唐代孙思邈《备急千金要方》立"心腹痛门",该书提出注心痛、虫心痛、风心痛、悸心痛、食心痛、饮心痛、冷心痛、热心痛、去来心痛等9种心痛名称,其中包括某些上腹部疼痛。孙氏列有治心腹痛及腹痛方十多首,如有治虚冷腹痛的当归汤方、腹冷绞痛的羊肉当归汤方、腹痛脐下绞结的温脾汤方等。包括了温中、化瘀、理气止痛等治法。此外还包括若干熨法和刺灸法,反映了治疗手段日趋丰富。王焘《外台秘要》对许多心腹痛方进行了收集,如该书载有《广济秘籍》疗心腹中气时之痛等症的桔梗散方,《肘后备急方》疗心腹俱胀痛等症的栀豉汤方,《深师方》疗久寒冷心腹绞痛等症的前胡汤方,《小品方》疗心腹绞痛等症的当归汤方,《古今录验》疗心腹积聚寒中绞痛等症的通命丸方等,对急性腹痛提供了更多方剂。

宋代杨士瀛《仁斋直指方》对腹痛分寒热、死血、食积、痰饮、虫等,并对不同腹痛提出鉴别,如谓:"气血、痰水、食积、风冷诸症之痛,每每停聚而不散,惟虫病则乍作乍止,来去无定,又有呕吐清沫之可验。"对临床辨证颇有裨益。

金元时期,李杲将腹痛按三阴经及杂病进行辨证论治,尤其强调腹痛不同部位分经辨治,对后世颇有启发。如谓中脘腹痛太阴也,理中汤、加味小建中汤、草豆蔻丸之类主之;脐腹痛,少阴也,四逆汤、姜附汤或五积散加吴茱萸主之;少腹痛,厥阴也,当归四逆汤加吴茱萸主之;杂证腹痛以四物苦楝汤或芍药甘草汤等为主方,并依据不同脉象进行加减。尤其李氏在《医学发明·泄可去闭葶苈大黄之属》,明确提出了"痛则不通"的病机学说,并在治疗上确立了"痛随利减,当通其经络,则疼痛去矣"之说,给后世很大的影响。

《丹溪心法》对腹痛以寒、积热、死血、食积、痰湿划分,尤对气、血、痰、湿作痛提出相应的用药,强调对老人、肥人应该根据不同体质施治,并提出初痛宜攻,久痛宜升消的治则,立"痛忌补气"之说。此外,朱氏对感受外邪作痛及伤食痛,颠仆损伤腹痛亦分列了处方。

明代《古今医鉴》在治法上提出"是寒则温之,是热则清之,是痰则化之,是血则散之,是气则顺之,是虫则杀之,临证不可惑也"。《医学正传》亦提出"浊气在上者涌之,清气在下者提之,寒者温之,热者清之,虚者培之,实者泻之,结者散之,留者行之,此治法之大要也"等原则。

明代李梴《医学入门》对腹痛分证治疗及症状的描述则更加具体。如谓:"瘀血痛有常处,或忧思逆郁,跌扑伤瘀,或妇女经来产后,恶瘀不尽而凝,四物汤去地黄,加桃仁、大黄、红花。又血虚郁火燥结阻气,不运而痛者,四物汤倍芍药加炒干姜,凡痛多属血涩,通用芍药甘草汤为主。"

《医方考》则对治疗腹痛的丁香止痛散、三因七气汤、桂枝加大黄汤等有效方剂的组成、功用、配伍、适应症状等加以解说,以便于临床运用。张景岳对腹痛虚实辨证,尤为精详,认为暴痛多由食滞、寒滞、气滞;渐痛多由虫、火、痰、血。明确提出"多滞多逆者,方是实证,如无滞运则不得以实论也"。并从喜按与否、痛徐而缓、痛剧而坚,以及脉象和痛的部位等方面辨证。可以看出这一时期对腹痛的病因、病机及治疗,无论理论实践,均有了进一步的深化和提高。

清代医家对腹痛证治疗更有发展。如《张氏医通》对腹痛证候方要详备。其谓感暑而痛,或泻利并作,用十味香薷饮;腹中常热作痛,此为积热,用调胃承气汤;七情内结心腹绞痛选用七气汤;酒积作痛曲药丸等皆逐一叙述,并载有大寒腹痛,瘀血留结腹痛等验案,其理法方药均可体现。

叶天士《临证指南医案》对腹痛记载了发疹腹痛。该书对腹痛辨证强调:须知其无形为患者,如寒凝、火郁、气阻、营虚及夏秋暑湿痧秽之类;所谓有形为患者,如蓄血、食滞、癥瘕、蛔蛲内疝及平素嗜好成积之类。对其治疗方法则是强调以"通"为主,如用吴茱萸汤、四逆汤为通阳泄浊法;左金丸及金铃子散为清火泄郁法;四七汤及五磨饮为开通气分法;穿山甲、桃仁、归须、韭根及下瘀血汤为宣通营络法,芍药甘草汤加减及甘麦大枣汤为缓而和法;肉苁蓉、柏子仁、肉桂、当归之剂及复脉加减为柔而通法。至于食滞消之,蛔扰安之,癥瘕理之,内疝平之,痧秽芳香解之,均理法方药具备,形成了较为完整的理论。而《医林改错》《血证论》对瘀血腹痛的治则方剂,更有新的创见。如王清任少腹逐瘀汤即为治疗瘀血腹痛的名方。

二、范围

腹痛也是一个症状,西医学多种疾病,如急性胰腺炎、胃肠痉挛、嵌顿疝早期、肠易激综合征腹痛、消化不良腹痛,以及腹型过敏性紫癜、腹型癫痫等引起的腹痛均可参考本篇辨证论治。

三、病因病机

腹痛病因很多,外感风、寒、暑、湿,或内伤饮食,或手术外伤等均可导致腹痛,总体均可归纳为气机阻滞,或脏腑失养两端。

(一)感受寒邪,阻逆为痛

外受寒邪风冷,侵袭于中,或寒冷积滞阻结胃肠,或恣食生冷太过;中阳受戕,均可导致气机升降失常,阴寒内盛作痛。《素问·举痛论篇》指出:"寒气客于脉外则脉寒,脉寒则缩蜷,缩蜷则脉绌急,绌急则外引小络,故卒然而痛。"又说:"寒气客于肠胃,厥逆上出,故痛而呕也;寒气客于小肠,小肠不得成聚,故后泄腹痛矣。"均说明感受外寒与腹痛有密切的关系。

(二)素体阳虚,寒从内生

多有脾阳不运,脏腑虚而有寒;或因中阳虚馁,寒湿停滞;或因气血不足,脏腑失其温养而致腹痛。亦有房室之后为寒邪所中而导致阴寒腹痛者。

(三)饮食不节,邪滞内结

恣饮暴食,肥甘厚味停滞不化,误食腐馊不洁之物,脾胃损伤,为导致腹痛之因;里热内结,积滞胃肠,壅遏不通,或恣食辛辣,湿热食滞交阻,使气机失其疏利,传道之令不行而痛。此外暑热内侵,湿热浸淫使肠胃功能逆乱,亦可导致腹痛。

(四)情志失调,气滞不痛

情志怫郁,恼怒伤肝,肝失疏泄,气失条达,肝郁气滞,横逆攻脾,肝脾不和,气机失畅,可引起气滞腹痛。正如《类证治裁·腹痛》云:"七情气郁,攻冲作痛。"《证治汇补·腹痛》谓:"暴触怒气,则两胁先痛而后入腹。"可见,情志失调、气机郁滞是产生腹痛的重要因素之一。

(五)跌仆创伤,痹阻为痛

跌仆创伤,或腹部手术以致脏腑经络受损,气血瘀滞不通。如《丹溪心法·腹痛》说:"如颠仆损伤而腹痛者,乃是瘀血。"血络受损,络脉不通,则腹部疼痛如针刺,痛处固定不移,痛而拒按。

总之,腹痛最主要的病机特点是"不通则痛",或因邪滞而不通,或由正虚运行迟缓而不通。病机性质有虚有实。外邪侵袭、饮食不节、情志失调、跌仆创伤等因素导致腹内脏腑气机郁滞、血行受阻,或腹部经脉为病邪所滞,络脉痹阻,不通而痛,此属实痛。而素体阳虚,气血不足,脏腑失养所产生的腹痛,此属虚痛。与腹痛的相关病理因素有寒凝、湿热、瘀血、积食等。

腹痛之虚、实、寒、热、气、血之间常相互转化兼夹为病。如寒痛日久,郁而化热,可致郁热内结;气滞作痛,迁延不愈,由气入血,可致血瘀腹痛;实证腹痛,经久不愈,耗伤气血,可由实转虚,或虚实夹杂;虚痛感邪或夹食滞则成虚实夹杂,本虚标实之证。

四、诊断与鉴别诊断

(一)诊断

1.发病特点

本病发作多以外感、劳作、饮食不节或情志郁怒等为诱因。

2.临床表现

腹痛以脘以下、耻骨毛际以上部位疼痛为主要表现。急性发作时常伴有呕吐、腹泻、便秘、发热等症状。腹痛由癫病引起者,发作过程或中止后可出现意识障碍,嗜睡,腹部或肢体肌肉跳动或抽动,流涎,偏头痛和吞咽咀嚼动作表现。

(二)鉴别诊断

1.胃脘痛

胃居上脘,其疼痛部位在胃脘近心窝处。而腹痛在胃脘以下,耻骨毛际以上的部位。胃脘痛多伴嗳气、吐酸、嘈杂或得食痛减,或食后痛增等特征。而腹痛常少有这些症状,但胃痛与腹痛因部位相近,关系密切,故临证时需谨慎鉴别。

2.胁痛

胁痛的疼痛部位在一侧或双侧季肋下,很少有痛及脐腹及小腹者,故不难与腹痛鉴别。

3.淋证

淋证之腹痛,多属于小腹,并伴有排尿窘迫,茎中涩痛等症。

4.痢疾、霍乱、癥积

痢疾之腹痛与里急后重、下痢赤白黏冻同见;霍乱之腹痛往往卒然发病,上吐下泻互见;癥积之腹痛与腹内包块并见,但有时也可以腹痛为首发症状,须注意观察鉴别。

5.外科、妇科腹痛

内科腹痛常先发热,后腹痛,一般疼痛不剧,痛无定处,难以定位,压痛不明显,腹部柔软。而外科腹痛,一般先腹痛,后发热,疼痛较剧,痛有定处,部位局限,压痛明显,常伴有肌紧张或反跳痛。妇科腹痛多在小腹,常与经、带、胎、产有关。

五、辨证

(一)辨证要点

1.注意分别腹痛的性质

(1)寒痛:寒主收引,寒气所客,则痛多拘急,腹鸣切痛,寒实可兼气逆呕吐,坚满急痛;虚寒则痛势绵绵。

(2)热痛:多痛在脐腹,痛处亦热,或伴有便秘、喜饮冷等症。

(3)瘀血痛:多痛而不移其处,刺痛,拒按,经常在夜间加剧,一般伴有面色晦暗,口唇色紫。

(4)气滞痛:疼痛时轻时重,部位不固定,攻冲作痛,伴有胸胁不舒,嗳气,腹胀,排气之后暂得减轻。

(5)伤食痛:多因饮食过多,或食积不化,肠胃作痛,嗳腐,痛甚欲便,得便则减。

(6)虚痛:一般久痛属虚,虚痛多痛势绵绵不休,可按或喜按。

(7)实痛:暴痛多属实。实痛多有腹胀,呕逆,拒按等表现。

2.注意分别腹痛的部位

(1)少腹痛:腹痛偏在少腹,或左或右,或两侧均痛,多属于肝经症状。少腹痛偏于右侧,按之更剧,常欲蜷足而卧,发热,恶心,大便欲解不利,为"肠痈"。少腹近脐左右痛,按之有长形结块(按之大者如臂,如黄瓜,小者如指),劲如弓弦,往往牵及胁下,名为"疝瘕"。

(2)脐腹痛:肠内绞痛,欲吐不吐,欲泻不泻,烦躁闷乱,严重者面色青惨,四肢逆冷,头汗出,脉沉浮,名为"干霍乱"。时痛时止,痛时剧烈难忍,或吐青黄绿水,或吐出蛔虫,痛止又饮食如常,为"虫积痛",多见于小儿。腹中拘挛,绕脐疼痛,冷汗出,怯寒肢冷,脉沉紧者,名为"寒疝"。

(3)小腹痛:小腹痛偏在脐下,痛时拘急结聚硬满,小便自利,甚至发狂,为下焦蓄血。

(二)证候

1.实寒腹痛

症状:腹痛较剧烈,大便不通,胁下偏痛,手足厥逆。苔白,脉弦紧。

病机分析:寒实内结,升降之机痞塞,阳气不通,故腹胀或胁下痛;手足厥逆,为阳气不能布达之象;大肠为传导之官,寒邪积滞阻结于内,传化失司,故大便秘结;舌白为寒,脉弦主痛,紧主寒。

2.虚寒腹痛

症状:腹中时痛或绵绵不休,喜得温按,按之则痛减,伴见面色无华,神疲,畏寒,气短等症。舌淡苔白,脉细无力。

病机分析:中阳虚寒,络脉不和,故腹中时痛或绵绵不休,寒得温散则痛减,虚痛得按则松;中虚不运化源不足,则面色无华,伴见气短神疲;中阳不足,卫外之阳亦虚,故形寒畏冷。舌淡苔白,脉来无力,均为虚寒之征。

3.实热腹痛

症状:腹部痞满胀痛,拒按,潮热,大便不通,并见于口干渴引饮,手足汗出,矢气频转,或下利清水,色纯青,腹部作痛,按之硬满,所下臭秽。苔焦黄起刺或焦黑干燥,脉沉实有力。

病机分析:热结于内,腑气不痛,不通则痛,故腹痛拒按,大便不通,矢气频转;实热积滞壅结,灼伤津液,故口渴引饮,潮热,手足汗出;肠中实热积滞较甚,"热结旁流",故下利清水。苔黄,脉沉实有力,均可实热之象。

4.气滞腹痛

症状:腹痛兼胀闷不舒,攻窜不定,痛引少腹,嗳气则舒,情绪急躁加剧。苔薄白,脉弦。

病机分析:气机郁滞,升降失司,故腹痛且胀;病在气分,忽聚忽散,故攻窜不定,痛引少腹;嗳气后气机暂得疏通,故痛势稍减;若遇郁怒,肝气横逆,气聚为患,故痛势增重;脉弦为肝气不疏之象。

5.瘀血腹痛

症状:少腹痛积块疼痛,或有积块不疼痛,或疼痛无积块,痛处不移。舌质发绀,脉涩。

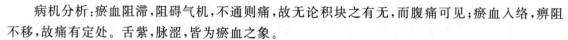

病机分析：瘀血阻滞，阻碍气机，不通则痛，故无论积块之有无，而腹痛可见；瘀血入络，痹阻不移，故痛有定处。舌紫，脉涩，皆为瘀血之象。

6.食积腹痛

症状：脘腹胀满疼痛，拒按，嗳腐吞酸，厌食呕恶，痛甚欲便，得大便痛减，或大便不通。舌苔厚腻，脉滑有力。

病机分析：饮食不节或暴饮暴食，以致食积不化，肠胃壅滞，故腹痛，胀满拒按；胃失和降，浊气上逆，故厌食呕恶，嗳腐吞酸；食滞中阻欲得外泄，故得便痛减；传化失司，腑气不行，故大便不通。苔腻脉滑，均为食积内停之象。

六、治疗

(一)治疗原则

治疗腹痛，多以"通"字为法。但"通"者，绝非单指攻下通利。正如《医学真传》说："夫通则不痛，理也。但通之之法，各有不同，调气以和血，调血以和气，通也；下逆者使之上行，中结者使之旁达，亦通也；虚者助之使之通，寒者温之使之通，无非通之之法也。若必以下泄为通则妄矣。"明代龚廷贤提出"寒者温之，热者清之，虚者补之，实者泻之"的治疗原则。由此可见，具体施治时，应视其证候的虚实寒热，在气在血，予以不同的治法。

1.注意补通关系

腹痛初起，邪实为主，元气未虚，当首推泻法，或祛邪，或导滞，或驱虫，通则不痛，所谓"痛随利减"。若妄投补气之法，必使邪留、食滞、虫积，气机不畅，腹痛益增。然久病体虚之人，可以温中补虚，缓急止痛之法，冀其中阳恢复，腹痛逐渐向愈。虚实夹杂者，审其虚实程度，或通利为主，或补虚为主，或攻补兼施，不可一味使用补气法。

2.寒热实证各有侧重

寒实腹痛，因阴寒凝滞所致，有大便秘结者，虽可加大黄等荡除积滞，通里攻下，以救其急，切勿过度，以免日久伤正。实热腹痛，在泄热通腑基础上，可选用理气和中之品，如木香、白蔻仁、陈皮、姜半夏之属，有助通滞。

3.暴痛重气、久痛在血

腹痛暴作，胀痛拒按，部位不定，乃气机阻滞所致。宜通利气机，通阳泄浊。腹痛缠绵不愈，痛如针刺，部位固定，或腹痛日久，邪滞经络，由气入血，血行不畅，气滞血瘀，正如叶天士所谓"久痛入络"。宜采用辛润活血通络之法，亦可加入理气之品，气血同治，冀气行则血行。

(二)治法方药

1.寒实腹痛

治法：温里散寒，通便止痛。

方药：大黄附子汤加味。本方主在温散寒凝而开闭结，通下大便以除积滞，故用附子辛热以温里散寒治疗心腹痛。大黄荡除积结，细辛辛温宣通，散寒止痛，协助附子以增加散寒作用，共成温散寒凝，苦辛通降之剂。寒实积腹痛，在非温不能避其寒，非下不能去其实时，使用本方，最为恰当。

加减：腹胀满，可加厚朴、木香以加强行气导滞作用；体虚而有积滞者，可用制大黄，以缓其峻下之力；如体虚较甚，可加党参、当归益气养血。恶寒腹痛，绵绵不已，手足厥冷者，亦可选五积散温通经脉。卒然心腹胀痛，痛如锥刺，口噤暴厥者，可用三物备急丸。

2.虚寒腹痛

治法:温中补虚,缓急止痛。

方药:小建中汤加减。本方以桂枝温阳,芍药益阳,饴糖补脾缓急,生姜辛温散寒,炙甘草、大枣甘温补中。其中芍药倍炙草为芍药甘草汤,有缓急止痛之效。

加减:若失血虚羸不足,腹中疼痛不止,或少腹拘急,痛引腰背,不能饮食,属营血内虚,可于本方加当归,名当归建中汤;若兼气虚,自汗,短气困倦者,本方加黄芪,名为黄芪建中汤。

若阴寒内盛,脘腹剧痛,呕不能食,上冲皮起,按之似有头足,上下攻痛,不可触近,或腹中漉漉有声,用大建中汤温阳逐寒,降逆止痛。

肠鸣腹痛,喜按喜湿,大便溏泻或反秘结,小便清长,手足不温,脉沉细或迟缓,舌淡苔白滑,属太阴寒痛,用理中汤。若厥阴寒痛,肢厥,脉细欲绝,用当归四逆汤。若大肠虚寒,冷积便秘腹痛,用温脾汤,温补寓以通下导滞。男女同房之后,中寒而痛,属于阴寒,用葱姜捣烂炒热,熨其脐腹,以解其阴寒凝滞之气,并用理阴煎或理中汤服之。

3.实热腹痛

治法:清热通肺。

方药:大承气汤加减。方中大黄苦寒泄热通便,荡涤肠胃;辅以芒硝咸寒泄热,软坚润燥;积滞内阻,每致气滞不行,故以厚朴,行气散结,消痞除满,使积滞迅速得以外泄,其痛自已。

加减:若属火郁腹痛,时作时止,按之有热感,用清中汤,或二陈汤、金铃子散加栀子、黄连、芍药、郁金;合并与紫癜者,可再加牡丹皮、失笑散等。伤暑腹痛宜香薷散加生姜、木瓜。

4.气滞腹痛

治则:疏肝解郁,理气止痛。

方药:四逆散加减。本方具疏肝行气解郁,调和肝脾之功。柴胡苦平,条达肝木而疏少阳之郁;芍药微苦寒,平肝止痛;枳实苦辛破积行滞;甘草性平,缓急而和诸药,共成疏肝理气,和中缓急之剂。本方加川芎、香附、枳实易枳壳,名柴胡疏肝散,兼有活血作用。

加减:若腹痛拘急可加芍药甘草汤缓急止痛;若少腹绞痛,腹部胀满,肠鸣漉漉,排气则舒,或阴囊疝痛,苔白,脉弦,用天台乌药散加减,或选五磨饮子、立效散等。若寒气滞痛而腹满者,用排气饮加砂仁去泽泻。

5.瘀血腹痛

治则:活血化瘀。

方药:少腹逐瘀汤加减。方中当归、川芎、赤芍养血和营,小茴香、肉桂、干姜温通下焦而止痛;生蒲黄、五灵脂、没药、延胡索活血化瘀,和络定痛。亦可选用活血汤和营通络止通。

加减:若瘀血积于腹部,连及胁间刺痛,用小柴胡汤加香附、姜黄、桃仁、大黄;若血蓄下焦,则季肋、少腹胀满刺痛,大便色黑,用手拈散加制大黄、桃仁,或用桃仁承气汤加苏木、红花。若合并癫痫者也可参照本型论治。

6.食积腹痛

治则:消食导滞。

方药:枳术汤加木香、砂仁送服保和丸。本方重用枳实行气消痞,辅以白术健脾,加木香、砂仁醒胃宽中,送服保和丸以助消食导滞之功。

加减:若胸腹痞满,下痢,泄泻腹痛后重,或大便秘结,小便短赤,舌红,苔黄腻,脉沉实等,可用枳实导滞丸。

（三）其他治法

1.针刺

（1）腹痛取内关、支沟、照海、巨阙、足三里。

（2）脐腹痛取阴陵泉、太冲、足三里、支沟、中脘、关元、天枢、公孙、三阴交、阴谷。

（3）腹中切痛取公孙；积痛取气海、中脘、隐白。

2.灸法

脐中痛、大便溏，灸神阙。

七、转归及预后

腹痛一证，病情复杂，如治不及时常可产生多种变证。如因暴饮暴食，进食大量肥甘厚味，或酗酒过度，致使湿热壅滞，宿食停滞，腑气不通，若治不及时，湿热蕴而化毒，气滞血瘀，腹痛益增，痛处固定拒按，腹肌紧张如板，痛引后背；因湿毒中阻，胃气上逆而呕吐频作；因湿热熏蒸而见黄疸、发热，可转为重症胆瘅、胰瘅，病情危急，预后难料。若腹痛日久，气机阻滞，血行不畅，气滞血瘀，邪滞经络，经久不散，可逐步形成积聚，预后欠佳。若虚寒腹痛，日久耗伤气血，脾胃中阳衰微，又可转为虚劳。

腹痛的预后尚取决于患者的体质、病程、病变的性质等因素。若感受时邪、饮食不节、情志抑郁，正气强盛，邪实不甚，治疗及时，则腹痛迅速缓解，预后较佳。若反复恼怒，肝郁气滞日久，或跌仆损伤、腹部手术后，血络受损，气滞血瘀，则腹痛时作时止，迁延难愈。

八、预防与护理

腹痛的发病，与感受寒邪、暴饮暴食、肝郁气滞关系最为密切。尤其是阳虚阴盛之体，在寒冷季节，更要加强腹部保暖，并避免生冷饮食，养成良好卫生习惯，不食不洁瓜果蔬菜，以防虫卵入侵。饮食须有节制，切忌暴饮暴食、过食辛辣厚味、酗酒过度。饭后不要剧烈运动。加强精神调摄，平时要保持心情舒畅，避免忧思过度、暴怒惊恐。

急性腹痛剧烈者，应卧床休息，视病情或禁食，或少量进半流质、流质饮食，一般以少油腻、高能量饮食为主；慢性腹痛者，应根据疾病性质，采用综合治疗，适当运动，避免过于劳作。对剧烈腹痛，或疼痛不止者，应卧床休息，并加强护理与临床观察。对伴见面色苍白、冷汗淋漓、肢冷、脉微者，尤应注意，谨防变端。

（周　浩）

第十二节　便　血

一、概念

便血又称泻血、下血、血便、结阴、肠风、脏毒等。是胃肠脉络受损，出现血液随大便而下，或大便呈柏油样为主要临床表现的病证。本病主要涵盖了西医学中的胃肠道炎症、溃疡、肿瘤、息肉、憩室炎等所致的便血。因某些血液病、急性传染病、肠道寄生虫病、中毒及维生素缺乏等疾病所致的便血不在本病证范围。

二、源流

有关便血的记载,最早见于《黄帝内经》。《素问·阴阳别论》指出:"结阴者,便血一升,再结二升,三结三升。"《灵枢·百病始生》提出:"阴络伤则血内溢,血内溢则后血。"认为便血是由于下部的络脉损伤,血液内溢所致。《素问·气交变大论》说:"岁金不及,炎火乃行,民病血便注下。"认为火热太甚可导致便血。

汉代张仲景在《金匮要略·惊悸吐衄下血胸满瘀血病脉证治》中提出:"下血,先便后血,此远血也,黄土汤主之""下血,先血后便,此近血也,赤小豆当归散主之"。指出便血的治疗当分远血、近血分别治之,开创了对便血的临床分型和治疗的先河,所列方剂,至今仍为临床所用。《中藏经》提出:"热极则便血,又风中大肠则下血。"认为热邪和风邪是便血的主要致病因素,并指出便血的病位在大肠,为后世对便血的治疗产生了较大的影响。

隋代巢元方在《诸病源候论》一书中对便血的病因病机做了较详细的论述,提出便血由"五脏伤损所为,脏气既伤,则风邪易入,热气在内,亦大便下血"。并认为便血的性质有寒热之别,属热者"大便下血鲜而腹痛",属寒者"大便血下其色如小豆汁,出时疼而不甚"。

宋代许叔微在《普济本事方》一书中提出便血有肠风、脏毒之分,并对其临床特点做了详细说明,指出应注意与痔漏相鉴别,"如下清血色鲜者,肠风也;血浊而色黯者,脏毒也;肛门射如血线者,虫痔也"。严用和《严氏济生方》对便血的病因做了较全面的论述,认为便血"多因过饱、饮酒无度、房室劳损"导致"荣卫气虚,风冷入侵,邪热内蕴,留注大肠"而引起便血。同时对便血的治疗方法做了概括,提出了"风则散之,热则清之,寒则温之,虚则补之"的治疗原则。

金代刘完素《素问玄机原病式》提出:"血泄,热客下焦,而大小便血也。"强调便血多由热邪所致。

元代朱震亨在《丹溪心法·肠风脏毒》一书中对便血的病因、病机及治疗方法做了进一步阐述,提出本病的病位"独在胃与大肠",认为便血是由于"坐卧风湿、醉饱房劳、生冷停寒、酒面积热,以致荣血失道,渗入大肠,此肠风脏毒之所由作也。挟热下血,清而色鲜,腹中有痛;挟冷下血,浊以色暗,腹中略痛。清则为肠风,浊则为脏毒……治法大要,先当解散肠胃风邪,热则用败毒散,冷者用不换金正气散,加川芎、当归,后随其冷热而治之"。并提出治疗"不可纯用寒凉药,必于寒凉药中加辛味为佐;久不愈者,后用温剂,必兼升举药中加浸炒凉药",以及"凡用血药,不可单行单止"的原则。

明代戴元礼《证治要诀·泻血》十分重视便血的辨证,并提出相应的治疗方法,认为:"泻血,当辨其色,色鲜为热,色瘀为寒。热血连蒲饮,寒血理物汤";"泻血或淡或浊,或鲜或瘀。亦宜胃风汤,吞驻车丸。或独泻血,或与粪俱出,当辨其色与所感施治"。此外,还将有无里急后重作为便血与痢疾的鉴别要点:"有腹痛者,乃是血不循理,故而作痛,却无里急后重及缠坠等患,不可因痛认为血痢。"张景岳在《景岳全书·便血论治》也谈到应将便血与痢疾作鉴别,"便血之与肠澼本非同类,盖便血者大便多实而血自下也,肠澼者因泻痢而见脓血,即痢疾也"。张景岳还对便血的出血部位做了较详细的论述,"血在便前者其来近,近者或在广肠,或在肛门;血在便后者其来远,远者或在小肠,或在于胃"。但以血在便前、便后分辨血的远近并不可靠,且不少情况下血和大便混杂而下,难辨先后,而便血的颜色却可作为判断便血部位远近的参考。一般情况下,便血色鲜红,其来较近;便血色紫黯,其来较远。李梴《医学入门·便血》把便血分为肠风、脏毒和结阴,并认为三者病因不同,临床表现各异。"自外感得者曰肠风,随感随见,所以色鲜,多在粪前,自大肠气分来也;自内伤得者曰脏毒,积久乃来,所以色黯,多在粪后,自小肠血分来也。"结阴则由于"邪犯五脏,则三阴脉络不和而结聚,血因停留,溢则渗入大肠"所致。

清代李用粹从临床出发,以便血之颜色来辨其病机。他在《证治汇补·便血》中以纯下清血、血色鲜红为热,色黯为寒,色黑为瘀,对临床有一定指导意义。吴谦《医宗金鉴》论述便血病因:"便血二证,肠风、脏毒,其本皆热伤阴络,热与风合为肠风,下血多清;热与湿合为脏毒,下血多浊。"认为热邪为便血的主要病因,因夹风、夹湿的不同而表现出不同的临床证候。《张氏医通·下血》对便血的治疗,提出"不可纯用寒凉,必加辛散为主。久之不愈,宜理胃气,兼升举药,故大便下血,多以胃药收功,不可徒用苦寒也",亦为经验之谈。

综上可知,早在《黄帝内经》即有便血的记载,张仲景将便血分为远血、近血分而治之,开创了对便血的临床分型和治疗的先河。唐宋时期对便血的病因病机有了进一步的认识,提出了很多治疗便血的有效方剂,并指出便血应与痢疾相鉴别。明清医家对便血的认识又有了进一步发展,辨证更加精细,治则及治法也日趋完善。

三、病因病机

便血主要由感受外邪、情志过极、饮食不节、劳倦过度、久病体虚等因素导致火热熏灼、迫血妄行或气虚不摄、血溢脉外,下渗肠道而成便血之证。

(一)病因

1.感受外邪

外感湿热诸邪,湿热蕴于大肠,灼伤阴络,迫血妄行,血逸脉外,下渗肠道,故见便血。《石室秘录·通治法》指出:"血之下也,必非无故,非湿热之相浸,即酒毒之深结。"

2.情志过极

情志不遂,忧思恼怒过度,肝之疏泄失常,肝气郁滞,气滞则血瘀,久之络破血溢,血液下渗大肠而成便血之证。如《血证论·便血》所说:"肝血下渗,从清道则尿血,从浊道则下血。"

3.饮食不节

嗜食辛辣厚味或饮酒过多,滋生湿热,久之则胃肠湿热蕴蓄而下注大肠,阴络灼伤,遂致便血。《医学入门·下血》指出:"酒面积热,触动脏腑,以致荣血失道,渗入大肠。"

4.劳倦过度

神劳伤心,体劳伤脾,房劳伤肾。劳欲过度可导致心、脾、肾气阴的损伤。若损伤于气,则气虚不能摄血,以致血液外溢而形成便血;若损伤于阴,则阴虚火旺,迫血妄行而致便血。

5.久病体虚

久病导致便血的机制主要有三个方面:久病使阴精伤耗,以致阴虚火旺,迫血妄行而致便血;久病使正气亏损,气虚不摄,血溢脉外而致便血;久病入络,使血脉瘀阻,血行不畅,血不循经而致便血。

(二)病机

1.病机关键为火盛迫血妄行或气虚血无所摄,血液下渗,溢入肠道而见便血

血液的正常运行有赖于气的推动作用、温煦作用和固摄作用,火热内盛,迫血妄行或脾胃气虚,血无所摄,均可导致便血的发生。便血初起多由于感受湿热之邪或饮食不当,湿热内蕴,热极生火,迫血妄行而致便血;或情志不调,肝气郁结,气滞血瘀,脉络瘀滞,血逸脉外而致便血;或过食生冷,损伤脾胃,脾不统血而致便血。病程日久,气血亏虚,气不摄血而致便血。

2.病位在胃与肠,与肝、脾、肾密切相关

本病病位在胃与肠,与肝、脾相关。肝主疏泄,主藏血,若肝气不足,收摄无力,或肝火亢盛,迫血妄行,均可导致肝脏藏血功能失常而出现便血。脾主统血,若脾气虚弱,运化无力,气生无源,气衰而固摄功能减退,血液失去统摄,溢于脉外,下渗肠道而见便血。肾主封藏,肾气虚失于封藏之本,血无所归,离于脉道,渗于肠间而见便血。

3.病理性质有虚实寒热之异,且可相互转化、兼夹

便血的病理演变,往往是虚实夹杂,且有偏于实和偏于虚的不同。偏于实者,多表现为湿热内蕴或气滞血瘀,日久由于血去正伤,可转化为虚证或虚实夹杂证。其偏于虚者,常见于出血量较大的患者,多表现为血虚气少,轻则头晕、面色苍白、心慌气怯;重则四肢冰冷、大汗淋漓、精神模糊、尿闭;亡血严重者,甚至气随血脱。

4.病程有新久之分

便血初起,多以邪实为主,常由外邪、饮食、情志所致,病位较浅;日久由于气随血脱,气血两虚而转为正虚,也可因复感外邪或脉络瘀阻而成虚实夹杂之证,病位较深。

5.病延日久,变证衍生

便血日久,可衍生变证,如肠道湿热初起为实证,日久阴血亏虚而邪热未尽,则成虚实夹杂之证,或因湿热留恋而使便血反复发作。气滞血瘀者,由于离经之血停于病所而为瘀,日久可形成阳明蓄血证,若瘀毒内扰神明,即可出现"恍惚、善忘、甚则谵语如狂"等精神障碍的证候。脾胃虚寒所致的便血多与气候变化有关,在寒暑转换时易复发。便血日久,气血亏虚,气不摄血,严重者可出现气随血脱之证。

四、诊断与病证鉴别

(一)诊断依据

(1)大便下血,色鲜红、黯红,或色黑如柏油样,或伴腹痛、大便次数增多。

(2)常有肝病或胃肠病史。

(3)可根据患者情况进行血常规、大便常规、肿瘤标志物、直肠指检、X线钡餐检查、钡剂灌肠造影、腹部CT、胃镜、肠镜、血管造影等检查,以明确出血部位及原因。

(二)辅助检查

少量出血时,血常规可无明显异常,中、大量出血早期因有周围血管收缩与红细胞重新分布等生理调节,血常规可无明显变化,出血3～4小时后,因组织液渗入血管内以补充失去的血浆容量,红细胞和血红蛋白因稀释而数值降低,出现失血性贫血。血常规检查可初步评估出血量的多少。便血时,大便常规可见红细胞,潜血试验阳性。肿瘤标志物有助于对胃肠道肿瘤所致便血的诊断。直肠指检有助于诊断直肠癌,以及痔疮、肛瘘、肛周脓肿等肛周疾病。胃、肠镜检查可更直观地了解胃肠道的出血情况。若持续出血,经胃、肠镜检查不能确诊者,可行血管造影检查以明确出血部位。对于不宜行胃、肠镜检查的患者,可考虑行X线钡餐检查、钡剂灌肠造影及腹部CT等检查。

(三)病证鉴别

1.便血与痢疾

痢疾初起有发热、恶寒等症,其便血为脓血相兼,且有腹痛、里急后重、肛门灼热等症。便血无里急后重,无脓血相兼,与痢疾不同。

2.便血与痔疮

痔疮属外科疾病,其大便下血特点为便时或便后出血,血色鲜红,常伴有肛门异物感或疼痛,做肛门直肠检查时,可发现内痔或外痔,与内科所论之便血不难鉴别。

3.远血与近血

便血之远近是指出血部位距肛门的远近而言。远血其病位在胃、小肠(上消化道),血与粪便相混,血色如黑漆色或黯紫色。近血来自乙状结肠、直肠、肛门(下消化道),血便分开,或是便外裹血,血色多鲜红或黯红。

4.肠风与脏毒

两者均属便血。肠风血色鲜泽清稀,其下如溅,属风热为患。脏毒血色黯浊黏稠,点滴不畅,因湿热(毒)所致。

五、辨证论治

(一)辨证思路

1.辨虚实

便血初病多为实证,久病多为虚证或虚实夹杂证。若便血证见大便干结,脘腹胀闷疼痛,口干口苦,舌红,或有紫斑或紫点,苔黄腻,脉数有力者,多为实证。证见大便稀溏,面色不华,脘腹隐痛,喜温喜按,食欲减退,神倦懒言,畏寒肢冷,心悸少寐,舌质淡,脉细缓无力者,多为虚证。一般而言,少量出血者多偏于实,中等量出血者多为虚实互见,大量出血者多表现为虚脱的证候。临床应根据患者具体情况四诊合参,方能明辨虚实。

2.辨寒热

寒为阴邪,易伤阳气,寒者多有畏寒肢冷表现,且多有受寒或饮食寒凉史,多在受凉后或寒热交替时出现,若有腹痛者,多喜温喜按,遇寒痛甚,得温痛减,舌质淡,苔白滑,脉象弦紧或细弱。热者多有大便干结,肛门灼热,口干口苦,饮食喜冷,舌红苔黄,脉弦数等表现。

3.辨脏腑

便血的病位在胃与肠,与肝、脾、肾密切相关,辨证时要注意辨别病变脏腑的不同。一般而言,大便颜色黯红,或黑而量多,与大便混杂而下,病位多在胃及小肠;便血颜色鲜红,或混杂鲜血,其病位多在大肠;如肝郁气滞,发病多与情志因素有关,常伴胸胁及脘腹胀闷不适,甚则刺痛;脾胃虚寒,气不摄血者常伴面色不华,食欲不振,体倦乏力,畏寒肢冷等;便血伴大便滑泄不禁,腰膝酸软,舌质淡胖,脉虚细无力者,多为久病及肾,肾阳虚衰。

4.辨病势缓急轻重顺逆

便血初起出血量少,病情较轻,正气尚盛者,一般预后较好,经过治疗多可在较短时间内使血止病愈。出血量多者,常吐血、便血并见。由于大量出血,以致形成气随血脱之危候,严重者甚至危及生命。但亦有出血量虽多而正气未衰,表现气虚血亏之证,经过恰当的治疗而痊愈者。

(二)治疗原则

便血的病机复杂,治疗应辨证求因,审因论治,急则治其标,缓则治其本。若病程较长,出血量较少,临床症状不明显者,以治本为主,兼治其标,肠道湿热者清化湿热,凉血止血;气滞血瘀者疏肝理气,化瘀止血;脾胃虚寒者温中健脾,养血止血;气虚不摄者健脾益气,养血摄血。若病程较短,出血量大,兼有神志恍惚、汗出肢冷、脉微欲绝者,当急以益气固脱止血为要,待病情缓解,再图治本。

(三)分证论治

1.肠道湿热

(1)症状:便血色红黏稠,大便不畅或稀溏,或有腹痛,口苦,舌质红,苔黄腻,脉濡数。

(2)病机分析:外感湿热诸邪,或嗜食辛辣厚味、长期过量饮酒等,滋生湿热,湿热蕴于大肠,灼伤阴络,血逸脉外,故见便血色红黏稠;湿热内蕴,肠道传化失常,故大便不畅或稀溏;肠道气机阻滞,故见腹痛;口苦,舌质红,苔黄腻,脉濡数均为湿热蕴蒸之象。

(3)治法:清化湿热,凉血止血。

(4)代表方药:地榆散合槐角丸加减。两方均能清热化湿,凉血止血,但两方比较,地榆散清化湿热之力较强,而槐角丸则兼能理气活血,可根据临床需要酌情选用或合用。方中地榆、茜草、槐角凉血止血;栀子、黄芩、黄连清热燥湿,泻火解毒;茯苓淡渗利湿;防风、枳壳、当归疏风理气活血。

(5)加减:大便不畅者,加大黄通腑泄热;气滞腹胀者加枳实、木香行气消胀;腹痛者,加制香附、白芍、甘草理气缓急止痛;大便夹有黏液者,加败酱草、金银花藤清热解毒;若日久不愈,湿热未尽而营阴已亏,可予驻车丸寒热并调,化湿坚阴;若下血过多,营阴亏损,可予六味地黄丸合脏连丸加槐花、地榆、墨旱莲以滋阴清热、养脏止血。

2.气滞血瘀

(1)症状:便血紫黯,胸胁及脘腹胀闷不适,甚则刺痛,面色晦暗,舌有紫斑或紫点,脉弦涩。

(2)病机分析:平素情志不畅,气机瘀滞,或久病入络,脉络瘀滞,血逸脉外,下流肠道而见便血紫黯;气血瘀滞不通,故胸胁及脘腹胀闷不适,甚则刺痛;气血不能上荣于面部,故面色晦暗,舌有紫斑或紫点,脉弦涩均为气滞血瘀之象。

(3)治法:疏肝理气,化瘀止血。

(4)代表方药:膈下逐瘀汤加减。方中当归、川芎、赤芍养血活血;桃仁、红花、五灵脂可活血化瘀,养血与祛瘀同施,可活血而不耗血;香附、乌药、枳壳、元胡行气止痛,与活血相伍,既行血分瘀滞,又解气分郁结;牡丹皮清热凉血;甘草调和诸药。

(5)加减:胁下有癥块者,可加服郁金、丹参、鳖甲以活血化瘀、消癥化积;若瘀血内停,郁而化热,热扰心营,可予犀角地黄汤凉血止血;如出血过多而致气阴两虚者,用生脉散益气养阴。

3.脾胃虚寒

(1)症状:便血紫黯,甚则黑色,腹部隐痛,喜温喜按,面色不华,神倦懒言,大便溏薄,舌质淡,脉细缓无力。

(2)病机分析:脾胃素虚,或饮食不节,过食生冷寒凉之品,寒客中焦,日久脾胃虚寒,统血无力,血溢肠胃故见便血;出血部位在肠之上端,因血来较远,故便血紫黯,甚则黑色;寒凝气滞,健运失司,故腹部隐痛,喜温喜按,大便溏薄;气血生化不足,失于温煦濡养,故面色不华,神倦懒言。舌质淡,脉细缓无力为脾胃虚寒之象。

(3)治法:温中健脾,养血止血。

(4)代表方药:黄土汤加减。本方可温阳健脾,养血止血。方中灶心土、炮姜温中止血;白术、附子、甘草温中健脾;地黄、阿胶养血止血;黄芩苦寒坚阴,起反佐作用;白及、乌贼骨收敛止血;三七、花蕊石活血止血。

(5)加减:阳虚较甚,畏寒肢冷者,去黄芩、地黄之苦寒滋润,加鹿角霜、炮姜、艾叶等温阳止血;若出血日久,脾虚及肾,脾肾阳虚而大便滑泄不禁,腰膝酸软,舌质淡胖,脉虚细无力者,加用仙茅、淫羊藿、补骨脂以温肾助阳。

4.气虚不摄

(1)症状:便血色红或紫黯,食少,体倦,面色萎黄,心悸,少寐,舌质淡,脉细。

(2)病机分析:由于劳倦过度或久病消耗,中气亏虚,气不摄血,血溢肠胃故见便血;中气不足,气血生化乏源,故见食少,体倦,面色萎黄;气血不足,心神失养,故心悸,少寐;舌质淡,脉细为气血不足之象。

(3)治法:健脾益气、养血摄血。

(4)代表方药:归脾汤加减。本方补气生血,健脾养心,适用于气虚不摄的便血。方中党参、茯苓、白术、甘草补气健脾;当归、黄芪益气生血;酸枣仁、远志、龙眼肉补心益脾,安神定志;木香理气醒脾。

(5)加减:出血较多者,加阿胶、槐花、地榆、仙鹤草养血止血;中气下陷,神疲气短,肛门坠胀者,加柴胡、升麻益气升陷;若见面色白,汗出肢冷,脉细弱者,乃气随血脱之证,急用独参汤益气固脱。

(四)其他疗法

1.单方验方

(1)五倍子(煅黑)、血余炭、益母草、陈藕节、乌梅肉各六钱,姜炭二钱,共研细末,每次二钱,于饭前一小时用白开水送下。不论肠风下血、痔疮出血皆可用。

(2)大黄炭研粉,每次3～6 g,每天2次,温水吞服。适用于便血轻证。

(3)茄子叶瓦上烘干研粉,每次6 g,每天2次。米汤吞服。适用于便血轻证。

(4)墨旱莲60 g,煎汤代茶。适用于便血轻证。

(5)槐花15 g,水煎服。凉血止血,适用于便血轻证。

(6)地榆、生地各15 g,水煎服。凉血止血,适用于便血轻证。

(7)仙鹤草30 g,水煎服。凉血止血,适用于便血轻证。

(8)墨旱莲30 g,蒲黄、生地各10 g,水煎服。滋阴凉血止血,适用于便血轻证。

(9)栀子、槐花、金银花各12 g,水煎服。清热凉血止血,适用于便血轻证。

2.常用中成药

(1)地榆槐角丸。①功用主治:疏风润燥,凉血泄热。用于痔疮便血,发炎肿痛。②用法用量:口服。一次1丸,一天2次。

(2)槐角丸。①功用主治:清肠疏风,凉血止血。用于肠风便血,痔疮肿痛。②用法用量:口服,水蜜丸一次6 g,小蜜丸一次9 g,大蜜丸一次1丸,一天2次。

(3)紫地宁血散。①功用主治:清热凉血,收敛止血。用于治疗胃及十二指肠溃疡或胃炎引起的吐血,便血,属胃中积热型者。②用法用量:口服。一次8 g,一天3～4次。

(4)脏连丸。①功用主治:清肠止血。用于肠热便血,肛门灼热,痔疮肿痛。②用法用量:口服,水蜜丸一次6～9 g,小蜜丸一次9 g,大蜜丸一次1丸,一天2次。

(5)荷叶丸。①功用主治:凉血止血。用于咯血,衄血,尿血,便血,崩漏。②用法用量:口服,一次1丸,一天2～3次。

(6)四红丹。①功用主治:清热止血。用于吐血,衄血,便血,妇女崩漏下血。②用法用量:口服。每次1丸,一天2次,温开水送服。

3.针灸疗法

(1)体针:以取手阳明、足阳明、足太阴、督脉穴为主。①处方:天枢、上巨虚、承山、长强、合谷。②配穴:湿热较甚者加曲池、阴陵泉;脾胃虚寒者加中脘、足三里;气虚不摄者加气海、百会。③操作:毫针刺,实证用泻法,虚证用补法,脾胃虚寒及气虚不摄者宜加灸。

(2)耳针:取耳部肛门穴为主穴,配以直肠、大肠、肺、脾、神门、皮质下。每次主穴均用,配穴根据患者症状及耳穴反应酌选2～3穴。毫针刺中等强度刺激,或用王不留行籽贴压或埋针。

(3)穴位注射:取大肠俞、上巨虚、足三里、承山,每次选2穴,用黄芪注射液,每穴注射药液1 mL,每天1次。

4.外治疗法

(1)脐疗法:生地黄64 g,白芍、黄芩、黄柏、山栀子、地榆、侧柏叶、生甘草各32 g,牡丹皮15 g,水牛角30 g,麻油500 g,黄丹222 g,石膏12 g。上药用麻油熬汁,黄丹、石膏收膏,贴于脐。每天1次,3～5天为1个疗程。

(2)灌肠法:云南白药30 g。溶于150～200 mL生理盐水中,做保留灌肠。每天1次,连用3～5天。主治原因不明之肠出血。(云南白药内含三七等药,具有明显的止血作用。本方为急性大量出血应急之用,止血后尚需查明病因,针对病因治疗)。

(周　浩)

第十三节　泄　泻

一、概念

泄泻是以排便次数增多,粪质稀薄或者完谷不化,甚至泻出如水样为主症的病证。大便溏薄而势缓者为泄,大便清稀如水而直下为泻。本病一年四季均可发生,但以夏秋两季为常见。本病主要涵盖消化器官发生功能或者器质性病变导致的腹泻,如急性肠炎、食物中毒、炎症性肠病、肠易激综合征、肠道肿瘤、肠结核等。而细菌性痢疾、阿米巴痢疾等病所引起的大便次数增多、粪质稀薄不在本病证范围。

二、病因病机

泄泻是由感受外邪、饮食所伤、情志失调及脏腑虚衰等因素导致脾病湿盛、脾胃运化功能失调、肠道分清泌浊、传导功能失司。

(一)病因

1.感受外邪

外感寒湿暑热之邪均可引起泄泻,其中以湿邪最为多见。湿邪易困脾土,寒邪和暑热之邪,既可侵袭皮毛肺卫,从表入里,使脾胃升降失司,亦能夹湿邪为患,直接损伤脾胃,导致运化失常,清浊不分,引起泄泻。

2.饮食所伤

误食馊腐不洁之物,使脾胃受伤,或饮食过量,停滞不化,或恣食肥甘辛辣,致湿热内蕴,或恣啖生冷,寒气伤中,均能化生寒、湿、热、食滞之邪,使脾运失职,升降失调,清浊不分,发生泄泻。

3.情志失调

忧虑忿愤,精神紧张,易致肝气郁结,木郁不达,横逆乘脾犯胃;或思虑过度,脾气受损,土虚木乘,均可使气机升降失调,肠道功能失常,清浊不分,相杂而下,遂成本病。

4.脏腑虚衰

调摄失宜,或久病之后,或年老体弱,均可导致脾胃虚弱,脾失升运,或肾阳不足,命门火衰,脾失温煦,水谷不能腐熟,运化失常,致水反为湿,食反为滞,湿滞内停,阻碍气机,升降失调,清浊不分,遂成泄泻。

(二)病机

1.病机关键为脾病与湿盛,致肠道功能失司而发泄泻

湿的产生一是感受外湿,二是湿从内生,两者都与脾病密切相关。脾病可以导致湿盛,湿盛又可加重脾病,在泄泻的发病过程中,往往互为因果。脾病湿盛是导致脾胃运化功能失调,肠道分清泌浊、传导功能失司而发生泄泻的重要病理环节。

2.病位在肠,主病之脏在脾,同时与肝、肾关系密切

脾之运化功能失常,气机升降失调,小肠分清泌浊失职,大肠传导失司,以致水谷不化,水湿不分,混杂而下,发生泄泻。此外,肝失疏泄,横逆乘脾;肾阳虚衰,不能上蒸脾土,腐熟分流水谷,亦能导致泄泻。

3.病理性质有虚实之分,又可互相转化夹杂

泄泻病理性质有虚实之分。一般来说,暴泻以湿盛为主,多因湿盛伤脾,或食滞生湿,壅滞中焦,脾为湿困所致,病属实证。久泻多偏于虚证,由脾虚不运而生湿,或他脏及脾,如肝木克脾,或肾虚火不暖脾,水谷不化所致。而虚实之间又可相互转化夹杂。以病机演变看,久泻往往由暴泻转归而成。既有从实转虚的病理变化过程,又有逐渐出现的脾阳亏损、脾气下陷、脾肾阳虚、肾气失固,甚至气虚及阴、阳虚及阴,出现气阴两虚、阴阳两虚等以虚为主的病理变化特点;还有在脾胃亏损、脾肾两虚的基础上,分别兼见湿食内停、肝郁犯脾甚或形成饮滞胃肠、瘀阻肠络等因虚致实而出现虚实夹杂,寒热交错,或本虚标实,甚至以邪气为主的病理变化情况。且久泻每在脾胃虚弱、脾肾两虚的基础上,因感受寒湿、湿热或饮食不节、情志失调而致病情加重或反复,或引起急性发作,亦可表现为脾虚夹湿、夹食或夹滞的证候。

4.病程有急慢之分,泄泻日久,变证衍生

急性腹泻,经及时治疗,绝大多数在短期内痊愈,有少数患者,暴泻不止,损气伤津耗液,可成痉、厥、闭、脱等危证,特别是伴有高热、呕吐、热毒甚者尤然。急性泄泻因失治或误治,可迁延日久,由实转虚,转为慢性泄泻。日久脾病及肾,肾阳亏虚,脾失温煦,不能腐熟水谷,可成命门火衰之五更泄。

三、诊断与病证鉴别

(一)诊断依据

(1)以大便粪质稀溏为诊断的主要依据,或完谷不化,或粪如水样,大便次数增多,每天三五次甚至十数次以上。

(2)常兼有腹胀、腹痛、肠鸣、纳呆。

(3)起病或急或缓。暴泻者多有暴饮暴食或误食不洁之物的病史。迁延日久,时发时止者,常有外邪、饮食或情志等因素诱发。

(4)并排除其他引起大便次数增多、粪质稀薄的疾病。

(二)辅助检查

粪便检查比较重要,应认真观察病者新鲜粪便的量、质及颜色;显微镜下粪检,进行粪便培养等。慢性泄泻可行 X 线钡剂灌肠、全消化道钡餐或肠道内镜检查;必要时可做腹部 B 超或 CT 检查。此外,一些全身性疾病如甲状腺功能亢进症、糖尿病、慢性肾功能不全等也可引起腹泻,可进行相关检查有助于明确诊断。

(三)病证鉴别

1.痢疾

泄泻与痢疾有许多共同点,如均好发于夏秋季节,病位均在胃肠,均可由感受外邪或内伤而致,都有腹痛、便次增多、粪便异常等症状。然而两者的主症各异,病机病性不同。从主症看,泄泻以排便次数增多,粪质稀薄,或完谷不化,甚至如水样为主症;痢疾以腹痛,里急后重,泻下赤白脓血或黏冻为主症。就腹痛而言,泄泻亦有腹痛,但往往与肠鸣并见,其痛多可缓减;而痢疾之腹痛,与里急后重同时出现,其痛便后不减,或虽减而旋即如故。从病机看,泄泻主要是湿盛与脾胃功能障碍,以致清浊不分,混杂而下;而痢疾为邪壅肠中,肠道传化失司,气血凝滞,脂络受损,腐败化为脓血。病理性质和演变来看,泄泻多属寒湿证,也有热证,但寒证多于热证,日久多损伤脾阳;痢疾多属热证,也有寒证但热证多于寒证,日久多损耗真阴。从两者的关系来看,泄泻与痢疾又可以互相转化。有先泻转为痢者,也有先痢转为泻者。有些痢疾病者,并不是一开始就便下脓血,而是先为泄泻,后转为泻下脓血。这是病情加重的表现。相反也有痢疾而转为泄泻者,这是病情好转的表现,但这是相对而不是绝对的。

2.霍乱

霍乱是指以起病急骤.猝然发生上吐下泻,腹痛或不痛为特征的一种病证。其病也有下泄,但与上吐并见,且病情凶险,来势急暴,变化迅速,挥霍撩乱。所吐之物均为未消化之食物,气味酸腐热臭,所泻之物多为黄色粪水,或吐下如米泔水,或如洗肉水。常伴有恶寒、发热,部分患者在吐泻之后,津液耗伤,迅速消瘦,或发生转筋,腹中绞痛。若吐泻剧烈,可致面色苍白,目眶凹陷,汗出肢冷等津竭阳衰之危候。而泄泻以大便稀溏,次数增多为特征,一般预后良好。

四、辨证论治

(一)辨证思路

1.辨暴泻与久泻

暴泻者起病较急,病程较短,泄泻次数颇多;久泻者起病较缓,病程较长,泄泻呈间歇性发作。

2.辨寒热

大便色黄褐色而臭,泻下急迫,肛门灼热者,多属热证;大便稀溏,或完谷不化者,多属寒证。

3.辨虚实

急性暴泻,泻下腹痛,痛势急迫拒按,泻后痛减,多属实证;慢性久泻,病程较长,反复发作,腹痛不甚,喜温喜按,神疲肢冷,多属虚证。

4.辨证候特征

外感泄泻,多兼表证;食滞泄泻,以腹痛肠鸣,粪便臭如败卵,泻后痛减为特点;肝气乘脾之泄泻,每因情志郁怒而诱发,伴胸胁胀闷,嗳气食少;脾虚泄泻,大便时溏时烂,伴神疲体倦;肾阳虚衰之泄泻,多发生于五更,大便溏泻,完谷不化,伴形寒肢冷。

(二)治疗原则

泄泻的治疗大法为运脾化湿。急性泄泻多以湿盛为主,重在化湿,佐以分利,再根据寒湿和湿热的不同,分别采用温化寒湿与清化湿热之法。夹有表邪者,佐以疏解;夹有暑邪者,佐以清暑;兼有伤食者,佐以消导。久泻以脾虚为主,当以健脾。因肝气乘脾者,宜抑肝扶脾。因肾阳虚衰者,宜温肾健脾。中气下陷者,宜升提。久泻不止者,宜固涩。暴泻不可骤用补涩,以免关门留寇;久泻不可分利太过,以防劫其阴液。若病情处于虚寒热兼夹或互相转化时,当随证而施治。

(三)分证论治

1.寒湿内盛证

(1)症状:泄泻清稀,甚则如水样,食少恶寒,腹痛肠鸣,或兼恶寒,发热,头痛,肢体酸痛等表证,舌苔白或白腻,脉濡缓。

(2)病机分析:寒湿内盛困脾,脾失健运,中阳不振,气机升降失调,肠道功能失职,使饮食清浊不分,混杂而下,故泄泻清稀,甚则如水样;寒湿内盛,肠道气机受阻,且寒主收引,故腹痛肠鸣;脾阳被遏则恶寒,健运失职则食少;若风寒湿束于肌表,营卫被遏,则恶寒,发热,头痛,肢体酸痛,舌苔脉象均为寒湿之征。

(3)治法:芳香化湿,解表散寒。

(4)代表方药:藿香正气散加减。方中藿香辛温散寒、芳香化浊;苍术、茯苓、半夏、陈皮健脾祛湿,和中止呕;厚朴、大腹皮理气除满;紫苏、白芷、桔梗解表散寒、疏利气机,加木香理气止痛。

(5)加减:若表寒重者,可加荆芥、防风疏风散寒;若外感寒湿,饮食生冷,腹痛,泻下清稀,可用纯阳正气丸温中散寒,理气化湿;若湿邪偏重,腹满肠鸣,小便不利,可改用胃苓汤健脾行气祛湿。

2.湿热伤中证

(1)症状:泄泻腹痛,泻下急迫,粪色黄褐,气味臭秽,肛门灼热,烦热口渴,小便短黄,舌质红,苔黄腻,脉滑数或濡数。

(2)病机分析:湿热浸淫,伤及脾胃,阻碍气机,传化失常,湿热下注,故腹痛泄泻,泻下急迫;热在中焦,故粪色黄褐,气味臭秽;邪热下注,故肛门灼热,小便短赤;湿热熏蒸,可见烦热口渴;舌苔脉象均为湿热伤中之征。

(3)治法:清热燥湿,分利止泻。

(4)代表方药:葛根芩连汤加减。本方有解表清里、升清止泻的作用。方中重用葛根,升举脾胃清阳之气而止下利;黄芩、黄连苦寒清热燥湿;加木香理气止痛,甘草甘缓和中;车前草、茯苓利水止泻。

(5)加减:若有发热、头痛、脉浮等表证,加用金银花、连翘、薄荷疏风清热;若夹食滞者,加神曲、山楂、麦芽消食导滞;若湿邪偏重者,加藿香、厚朴、茯苓、猪苓、泽泻健脾祛湿;若在夏暑之间,症见发热头痛,烦渴自汗,小便短赤,脉濡数,可用新加香薷饮和六一散表里同治,解暑清热,利湿止泻。

3.食滞肠胃证

(1)症状:腹满胀痛,泻下粪便臭如败卵,泻后痛减,嗳腐吞酸,不思饮食,舌苔垢浊或厚腻,脉滑。

(2)病机分析:食滞胃肠,导致脾胃运化失常,传化失司,气机阻滞水谷停为湿滞而成泄泻。食滞胃肠,故腹满胀痛;食物不化而腐败,故泻下粪便臭如败卵;内有积滞,故泻后痛减;脾胃不和故嗳腐吞酸,不思饮食;舌苔脉象均为宿食停滞之征。

(3)治法:消食导滞,和中止泻。

(4)代表方药:保和丸加减。方中神曲、山楂、莱菔子消食和胃;半夏、陈皮和胃降逆;茯苓健脾祛湿;连翘解郁清热;可加谷芽、麦芽增强消食功效。

(5)加减:若食积较重,脘腹胀满,可因势利导,根据"通因通用"的原则,用枳实导滞丸,用大黄、枳实推荡积滞,使邪去则正自安;食积化热可加黄连清热燥湿止泻;兼脾虚可加白术、扁豆健脾祛湿。

4.脾气亏虚证

(1)症状:大便时溏时泻,夹有不消化食物,迁延反复,纳差食少,食后脘闷不舒,稍进油腻食物,则大便次数增加,神疲倦怠,舌质淡,苔白,脉细弱。

(2)病机分析:脾气亏虚则不能升发,水谷不化,清阳下陷,升降失调,清浊混杂而下,故大便时溏时泻,夹有不消化食物;脾气虚弱,而油腻食物本不易消化,故稍进油腻食物则大便次数增加;脾气虚则神疲乏力;气虚运化失司,则纳差食少,食后脘闷不舒;舌脉均为脾气亏虚之征。

(3)治法:健脾益气,化湿止泻。

(4)代表方药:参苓白术散加减。方中人参、白术、茯苓、甘草健脾益气;砂仁、陈皮、桔梗、扁豆、山药、莲子肉、薏苡仁理气健脾化湿。

(5)加减:若脾阳虚衰,阴寒内盛,可用理中丸以温中散寒;若久泻不止,中气下陷,或兼有脱肛者,可用补中益气汤以益气健脾,升阳止泻。

5.肾阳虚衰证

(1)症状:黎明前脐腹作痛,肠鸣即泻,完谷不化,脐腹冷痛喜暖,形寒肢冷,腰膝酸软,舌淡苔白,脉沉细。

(2)病机分析:肾阳不足,命门火衰,不能温煦脾土,致脾运失司,清晨阳气未振,阴寒较盛,故见晨起腹痛肠鸣泄泻;命门火衰,不能助脾腐熟水谷,故大便夹有不消化食物;肾阳不足,致脾阳不足,故腰膝酸软,脐腹冷痛,喜暖;阳虚则外寒,故形寒肢冷;舌脉均为肾阳虚衰之征。

(3)治法:温肾健脾,固涩止泻。

(4)代表方药:四神丸加减。方中补骨脂温补肾阳;肉豆蔻、吴茱萸温中散寒;五味子收敛止泻;加附子、炮姜温脾逐寒。

(5)加减:若脐腹冷痛,可加附子理中丸温中健脾。若年老体衰,久泻不止、脱肛,为中气下陷,可加黄芪、党参、白术、升麻益气升阳。若泻下滑脱不禁,或虚坐努责者,可改用真人养脏汤涩肠止泻。若脾虚肾寒不著,反见心烦嘈杂,大便夹有黏冻,表现寒热错杂证候,可改服乌梅丸方。

6.肝气乘脾证

(1)症状:泄泻肠鸣,腹痛攻窜,矢气频作,泻后痛减,伴有胸胁胀闷,嗳气食少,每因抑郁恼怒,或情绪紧张而发,舌淡红,脉弦。

(2)病机分析:忧思恼怒,气机郁结,肝气横逆,乘脾犯胃,脾胃受限,气机失调,运化失常,清气不升,反而下降,而发生腹痛攻窜、肠鸣、泄泻;情志不畅则伤肝,肝郁加重,故每因抑郁恼怒,或情绪紧张而发,泻后气机稍畅,故泄后痛减;肝气郁结,气机郁闭则胸胁胀闷;脾胃受制,则嗳气食少;舌苔、脉象均为肝旺脾虚之象。

(3)治法:抑肝扶脾。

(4)代表方药:痛泻要方加减。方中白芍养血柔肝,白术健脾补虚,陈皮理气醒脾,防风升清止泻。

(5)加减:若胸胁脘腹胀闷疼痛,嗳气者,加可柴胡、木香、郁金、香附疏肝理气止痛;若兼神疲乏力,纳呆,脾虚甚者,加党参、茯苓、扁豆、鸡内金等益气健脾开胃;久泻反复发作可加乌梅、焦山楂、甘草酸苷敛肝,收涩止泻。

(四)其他疗法

1.单方验方

(1)车前子、马齿苋、蒲公英适量等分,水煎服,主治泄泻腹痛、恶寒发热者。

(2)生山楂、焦山楂适量等分,水煎服,治疗伤食泄泻。

(3)精制硫黄装入胶囊,每服 2 g,每天服 2 次。适用于肾阳虚衰之久泻。

(4)鲜马齿苋 100 g,鲜石榴皮 30 g,红糖 15 g,水煎温服。每天 1 剂,连服 2～3 天,主湿热留滞之泄泻。

(5)肉豆蔻 150 g,乳香 50 g,为末,陈米粉煮糊为丸,每服 6 g,米汤送下。治老人虚久泻。

(6)补骨脂 10 g,焙干为末,猪腰子 1 个,去白筋油膜,破开,将补骨脂末装入裹紧,蒸,不用着水,食之。治肾虚久泻。

2.常用中成药

(1)藿香正气丸。①功用主治:解表化湿,理气和中。治疗寒湿泄泻见发热恶寒、肠鸣泄泻者。②用法用量:口服,每次 9 g,每天 2～3 次。

(2)附子理中丸。①功用主治:温阳祛寒,益气健脾。治疗脾肾阳虚所致的泄泻,泄泻清稀,腹痛,手足不温。②用法用量:口服,每次 9 g,每天 2 次。

(3)葛根芩连微丸。①功用主治:清热燥湿,解肌止泻。治疗湿热泄泻,泻下秽臭,肛门灼热。②用法用量:口服,每次 3 g,每天 3 次。

(4)加味香连丸。①功用主治:清热祛湿。主治肠道湿热而致的腹痛泄泻。②用法用量:口服,每次 6 g,每天 3 次。

(5)枫蓼肠胃康颗粒。①功用主治:清热除湿化滞。用于急性肠胃炎,属伤食泄泻型及湿热泄泻型者,证见腹痛腹满、泄泻臭秽、恶心呕腐或有发热恶寒,苔黄脉数等。亦可用于食滞胃痛而证见胃脘痛、拒按。②用法用量:开水冲服。每次 1 袋,每天 3 次。

(6)胃肠安丸。①功用主治:芳香化浊,理气止痛,健胃导滞。用于消化不良引起的腹泻,肠炎,细菌性痢疾,脘腹胀满,腹痛,食积乳积。②用法用量:口服,每次 4 丸,每天 3 次。

3.针灸疗法

(1)取天枢、足三里、关元、公孙、三阴交、中脘、下脘、脾俞等穴。暴泻属湿热者,用泻法,留针 30～60 分钟;久泻属虚寒者,轻刺激,一般不留针。

(2)取神阙穴,用细盐将脐孔填平,上置大艾炷,做隔盐灸。治疗暴泻属于寒证者。

(3)耳针:取大肠、小肠、脾、胃、交感、神门。每次取 3～5 穴,暴泻留针 10 分钟,每天 2 次中强刺激;久泻留针 20 分钟,隔天 1 次,10 次为 1 个疗程。

(4)拔罐疗法:用口径 6 cm 火罐,于肚脐窝处拔罐,隔天 1 次,3 次为 1 个疗程。用于治疗各种泄泻。

4.外治疗法

(1)大蒜捣冠,贴足心或贴脐中。治久泻。

（2）胡椒、大蒜作饼,贴脐中。治寒泻。

（3）木土鳖半个,丁香四粒,麝香少许,共为细末,以水为丸如黄豆大,纳脐中,外用胶布固定,治疗水泻。

（4）附子15 g,生姜20 g,大葱2根,捣烂敷于足心。主治寒泻。

（5）肉桂、鸡内金各3 g,硫黄、枯矾、五倍子各6 g,白胡椒2 g,共研末,鲜葱头3根捣烂,与各药拌匀,以醋调为糊状,敷脐部。治久泻。

五、临证参考

（一）升阳助中气,风药胜湿邪

脾升则健,脾气升发,谷气上升,清阳四布,元气充沛,生机旺盛。脾病湿盛,脾为湿困,脾胃运化功能失调,中气下陷,清阳不升,肠道分清泌浊、传导功能失司,相杂而下,发为泄泻。"风能胜湿",其一是风药的功效多有祛风胜湿的作用,能解表散邪而发汗,使湿邪随汗而解,并通过宣肺化湿、调畅气机,利于气机的升降出入。阳气上升,浊阴下降,内停的湿邪化为汗尿而解。其二是风药多入肺肝两经,具宣肺疏肝的功效,肝气的疏泄功能,能调畅气机、促进胆汁的分泌,利于脾胃气机升降和纳运功能的协调。风能胜湿,即肝木的疏泄条达可以抑制脾土的壅郁,防止脾胃气机失调和湿困脾胃,湿邪致病。故健脾药常佐以风药。常用风药如羌活、防风、升麻、柴胡等,但风药不可量过大,否则可耗伤脾气。

（二）治湿不利小便非其治也

这是指泄泻来势急暴,水湿聚于肠道,洞泻而下,唯有分流水湿,利小便而实大便,故适用于暴泻。久泻多为脾虚失运或脏腑生克所致,虽有水湿,乃久积而成,非顷刻之病变,故久泻不可分利小便。湿轻者,芳香化之;湿重者,苦温燥之。如芳香化湿:藿香、佩兰、白豆蔻等;淡渗除湿:茯苓、薏苡仁、白扁豆等;苦温燥湿:半夏、厚朴、苍术、草果等;利水祛湿:猪苓、泽泻、车前子草等。

（三）暴泻不可骤涩,久泻未必纯虚

暴泻不可聚涩,恐闭门留寇也,须健脾、燥湿、消导、分利;久泻虽缠绵时日,但只要湿邪未尽,或夹寒、热、痰、郁、食等病史,万不可以久泻必虚,或急于求成,忙于补涩。若夹他邪,则恐"炉烟虽熄,灰中有火也",而变证接踵而至。久泻日久不愈,可用固涩。常用涩药如椿根皮、秦皮、石榴皮、乌梅、五倍子。

（四）寒热夹杂、虚实兼见需明辨

久泻多虚,常理也。但久泻原因复杂,在病程中寒热夹杂、虚实互见者常常有之,临证宜于复杂多变的症状中把握辨证关键,辨明何者为标,何者为本,治疗应掌握先后缓急、攻补时机,如辛开苦降、调和肝脾等法乃为此等病而设。乌梅丸、诸泻心汤、连理汤、柴芍二君汤、黄连汤等可随证选用。

（五）先消后补,以通为治

慢性泻泄不宜纯用温补,宜先投疏导通利以调理气机,先治标病,使邪有出路,再予健脾和中等法治之。泻久宜丸散,补脾先开胃,药补不如食补,药补食疗兼施。

（六）补脾不过甘,清热不过苦

泻泄多脾伤积湿,甘味虽利于脾,但不利于祛湿,暴泻少用纯甘,多用苦温燥脾、苦寒化湿。泄泻日久,脾气已衰,湿邪不盛,多用甘温悦脾,如黄芪、山药、扁豆、莲子、薏苡仁、芡实。清热燥湿用黄芩、黄连、黄柏,苦寒可败胃,故不宜过用久用。

(七)"健脾"与"运脾"酌情而用

临床治疗久泻应注意两个方面。①健脾化湿:脾虚失健则运化失常,湿邪内生,故当健脾以化湿,方如参苓白术散、四君子汤类。②运脾化湿:脾为湿困,则气化遏阻,清浊不分,此时应以运脾胜湿为务。运脾者,燥湿之谓,即芳香化湿、燥能胜湿之意,药如苍术、厚朴、藿香、白豆蔻等。临床因脾虚致泻者健脾,因湿邪困脾致泻者运脾,两者灵活应用最为关键。

六、预防调护

(1)起居有常,注意调畅情志,保持乐观心志,慎防风寒湿邪的侵袭。

(2)饮食有节,宜清淡、富营养、易消化为主,可食用一些对消化吸收有帮助的食物,如山楂、山药、莲子、扁豆、芡实等。避免进食生冷不洁及忌食难消化或清肠润滑食物。

(3)急性泄泻患者要给予流质或半流质饮食,忌食辛热炙煿、肥甘厚味、荤腥油腻食物;某些对牛奶、面筋等不耐受者宜禁食之。若泄泻而耗伤胃气,可给予淡盐汤、饭汤、米粥以养胃气。若虚寒腹泻,可予淡姜汤饮用,以振奋脾阳,调和胃气。

（周　浩）

第十四节　痢　疾

一、概述

痢疾为夏秋季之常见传染病之一,以腹痛、里急后重、下痢赤血为其主要特征,本病古时称为"肠游""滞下"等。多由饮食不洁、伤及肠胃、湿热蕴积、邪毒滞留所致。临床可分为湿热痢、疫毒痢、寒湿痢、噤口痢、虚寒痢及休息痢等,治疗以清热化湿、凉血解毒、温化寒湿、降逆开噤、温下固脱及补气温中等法为主。

二、辨证用药

(一)湿热痢

1.主要证候

腹痛、里急后重、下痢赤白相兼、便次频多、肛门灼热、小便赤涩,伴有发热口渴、烦躁不安,苔黄腻、脉滑数。

2.治则

清热除湿解毒。

3.方药

白头翁汤加味。白头翁 12 g,黄芩 9 g,黄连 5 g,黄柏 9 g,秦皮 9 g,当归 9 g,赤、白芍各 9 g,木香 9 g。

若有下血多加地榆炭、槐花炭;若食滞加枳术、山楂;若疫毒内盛而见壮热,腹痛剧烈可加金银花、赤芍、牡丹皮、生地;若面色苍白,四肢厥冷,汗出欲绝可加人参、附子、麦冬、五味子等品。

（二）寒湿痢

1.主要证候

痢下白多赤少，或纯白稍黏冻，胸腹痞痛，头身困重，纳呆无力，苔白腻质淡，脉濡缓。

2.治则

温中健脾，散寒化湿。

3.方药

胃苓汤加味。苍白术各9g，厚朴6g，桂枝9g，茯苓9g，陈皮6g，木香9g，槟榔9g，炮姜9g。

（三）休息痢

1.主要证候

下痢时发时止，缠绵难愈，食欲不振，神疲乏力，临厕里急后重，大便或硬或溏，时夹有黏液，或呈赤色，肛门重坠，苔腻质淡，脉濡软或虚大。

2.治则

若痢疾休止期以补气健脾，并以导滞为主，若在发作期，可参照以上分型论治。

3.方药

参苓白术散加减。党参12g，白术12g，茯苓9g，炙甘草9g，山药9g，莲子肉9g，炒扁豆9g，薏苡仁12g，砂仁6g，陈皮6g，桔梗6g。

（四）噤口痢

1.主要证候

饮食不进，恶心呕吐，下痢赤白或纯血、腹痛或胸腹胀满，神倦肌瘦，舌苔黄腻，脉濡数。

2.治则

和胃降浊，滋阴清热。

3.方药

开噤散加减。黄连6g，石菖蒲12g，丹参12g，茯苓9g，陈皮6g，冬瓜子9g，荷叶蒂9g，陈米30g，半夏9g，大黄9g。若汤水难下，可先用玉枢丹磨冲少量服之，再服上方；若食入即吐，加吴茱萸、竹茹；胸腹胀满加藿香、厚朴；如痢下呕吐，舌红而干，脉细数，加石斛、沙参、麦冬；若呕吐频繁，汤水不进，加人参、麦冬等。

三、单方验方

（1）北山楂15g，乌梅17g，白头翁3.3g。先加水浸泡，煎煮过滤，然后加糖14g，浓缩至40毫升，成人每天1剂，连服3天，儿童1～5岁每天服10毫升，6～10岁服20毫升，11～15岁服30毫升。预防细菌性痢疾。

（2）鲜紫花地丁120g，蒲公英90g。煮汤常服，预防痢疾。

（3）马齿苋60g，大蒜适量。共捣泥拌和，入米糊为丸，如龙眼大，春末夏初时，早晚各吞服1丸，连服1周。预防痢疾。如一方单用大蒜或加绿豆也有效，一方加黄芩更佳。

（4）旱莲草120g，糖30g（白痢用红糖，赤痢用白糖，赤白痢则红白糖各半）。水煎服，每天3次分服。治急性菌痢。

（5）鲜苦瓜花12朵。捣取汁和蜜适量。赤痢加红曲3g，白痢加入六一散10g，开水冲服。治急性痢疾。

(6)苦参 30 g。加水 200 毫升,煎至 100 毫升。每次服 50 毫升,每天 2 次。以苦参作丸敷脐也有效。

(7)新鲜黄瓜藤 60 g(或干品 30 g)。加水 300 毫升,煎至 200 毫升,每天服 4 次,每次 50 毫升,7 天为 1 个疗程,如无效,可再服 1 个疗程。如将藤煅烧存性,香油调做饼贴敷脐中也有效。

(8)石榴皮 60 g。加水 200 毫升,用陶瓷锅煎成 100 毫升,过滤去渣,即成 60％石榴皮煎剂。成人每天服 3 次,每次 20 毫升,饭后服,对慢性阿米巴痢疾,以连服 6 天为 1 个疗程,如无效,可继续服 1 个疗程。慢性痢疾以连服 2 周,停药 1 周,继续服 2 周为 1 个疗程。

(9)红茶叶 10 g,山楂干 15 g,木香 6 g,食醋 20 g(红痢用白糖,白痢用红糖,红白痢用红白糖各半)。煎汤 500 毫升,顿服,早晚各一剂。治菌痢。

(10)巴豆(去油)2 粒,绿豆 6 粒,胡椒 6 粒,枣肉 4 枚。前三味用布包住,捣油加枣肉捣泥状,贴肚脐眼上。分 2 次贴完,12 小时更换,止痢快速。治红白痢疾。

四、药膳食疗

(1)黄瓜、蜂蜜:各适量。嫩黄瓜同蜜食 10 余枚;或用黄瓜藤叶不拘量,水煎服,用黄瓜根 60 g,煎后加白糖饮服。

(2)马齿苋、萝卜、大蒜:鲜马齿苋、鲜萝卜叶各 250 g,大蒜 7 瓣,食醋少许。将前 3 味合在一起,洗净,捣烂,将汁液挤出滴在碗里,加食醋少许即可。病情轻者每天早中晚各服 1 次;病情重者上下午各增服1次,亦可少量频频饮服。

(3)苦瓜:生苦瓜 1 条。捣烂如泥,加糖 100 g 搅匀,两小时后将水滤出,冷饮服;或用苦瓜藤叶,晒干研末,每次 6 g,每天 2 次。治菌痢。

(4)杏:青杏(将熟者)适量。用水洗净,去核,碾榨取汁,过滤去渣,文火烧浓缩或太阳晒浓缩(不可用金属器皿)如膏状,装瓶备用。治菌痢、急性肠炎。

(5)乌梅、鸡蛋:乌梅 10 个,鸡蛋 1 只。煎汤服。治菌痢。如去鸡蛋加壳末 9 g,大枣 5 枚,加蜂蜜调服也验;另方以醋蛋治之也验。

(6)大蒜:大蒜头适量(以紫皮的为佳)。捣烂取汁 30 毫升,加入冷开水 300 毫升充分搅匀。用灌肠器将大蒜液从肛门缓缓注入肠内,每天 1 次,成人 300 mL/d,10～15 岁儿童 150 mL/d,10 岁以下儿童 75～100 mL/d,连用 3～5 天。如加红糖煎服或加大枣煎服也宜。另方将蒜捣烂如泥贴脐也可。菌痢加山楂、木香、苦参各 30 g 同煎服效佳。

(7)柿子:柿饼 50 g,青柿子 5 个。烘干研末,每服 6 g,早晚各服 1 次,开水冲服,红痢加白糖 15 g,白痢加红糖 15 g。治红白痢疾。

(8)黄花菜:黄花菜 30 g,红糖 60 g。水煮熟服用,每天 2 次。治痢疾、便血、腹痛。

(9)白扁豆:白扁豆花 20 g。水煎服。治下痢脓血或赤白带下。

(10)大枣、鸦胆子:大枣适量,鸦胆子 10～30 粒。去核,火边烤软,鸦胆子 10～30 粒,去壳,分装枣内,每天分 2～3 次吃,儿童酌减。

五、针灸治疗

(一)针法

天枢,上巨虚。

湿热痢加大肠俞、曲池、合谷;寒湿痢加三焦俞、阴陵泉;休息痢加脾俞、关元、血海;噤口痢加内关、中脘、足三里。

（二）耳针

大肠,小肠,胃,直肠下段,下脚端,神门。

六、推拿治疗

(1)推脐下任脉,胃经来回各五遍。

(2)重点点按关元、天枢、足三里、上巨虚各5分钟。

（周　浩）

第八章 肾内科病证

第一节 遗 尿

遗尿是指在睡眠中小便自遗,醒后方知的疾病。也称尿床。临床上,以儿童为多见,成年男女也可以有此疾病。有些成年人因不好意思就诊,故常常使病情拖延很长时间,造成治疗上十分困难。

现代医学认为,遗传、熟睡或做梦、精神因素、尿路病变、下尿路梗阻及不稳定性膀胱等均可引起遗尿。

《素问·宣明五气论》说:"膀胱不利为癃,不约为遗溺"。又《咳论》说:"膀胱咳状,咳而遗溺"。《灵枢·本输》说:"虚则遗溺,遗溺则补之"。遗溺与遗尿同。

遗尿一词最早见于《伤寒论》。在"辨阳明病脉证并治"中说:"三阳合病,腹满身重,难以转侧,口不仁,面垢,谵语遗尿"。又"辨太阳病脉证并治"中说:"若被下者,小便不利,直视失溲"。这种与高热昏迷联系在一起的"遗尿""失溲",主要是指外感热病危重阶段出现的尿失禁,实际上是属于广义之遗尿。

狭义之遗尿也称尿床。最早见于隋代巢元方《诸病源候论·尿床候》,且巢氏有指出:"夫人有于睡眠不觉尿出者,是其禀质阴气偏盛,阳气便虚也"。唐代孙思邈《备急千金要方》把遗尿、遗溺、小便失禁、尿床并列为名。至《仁斋直指附遗方论》提出了遗尿和尿床的不同概念,认为:"出而不禁为之遗尿;睡里自出,谓之尿床"。此处遗尿实际上就是指小便不禁。

明代张介宾所称为遗溺亦是广义的。《景岳全书·遗溺》说:"遗溺一症,有自遗者,以睡中而遗失也;有不禁者,以气门不固而频数不能禁也;又有气脱于上,则下焦不约而遗失不知者"。又如清代何梦瑶《医碥·遗尿小便不禁》说:"不知而出为遗;知而不能忍为不禁,比小便数为甚,故另为一类"。从内涵分析,"不知而出为遗"还包括睡熟中遗溺和昏迷中遗溺。

近代才把昏迷中的遗溺归入尿失禁,而遗尿只是指睡熟中的遗溺,即本篇所讨论之内容。

一、病因病机

根据历代医家所述,遗尿的病因病机可以归纳以下几个方面:①心肾虚热,心气亏损,或

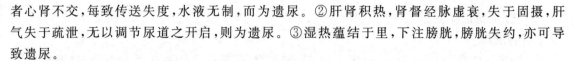

者心肾不交,每致传送失度,水液无制,而为遗尿。②肝肾积热,肾督经脉虚衰,失于固摄,肝气失于疏泄,无以调节尿道之开启,则为遗尿。③湿热蕴结于里,下注膀胱,膀胱失约,亦可导致遗尿。

遗尿的病因病机与五脏虚损关系密切。肺虚不能化气,脾虚中气下陷,心虚小肠传送失度,肝失疏泄而开启失常,最终使肾虚不能温化水液而尿出不知。

二、诊断要点

遗尿的诊断依据。

(1)三岁以上儿童,或成年人,在睡眠中小便自遗,或者有梦自遗,醒后方知。

(2)凡属功能性遗尿,中医有较好的疗效,但若经1个月左右的治疗,效果不显著者,应转西医进一步查明原因,以排除器质性病变。

三、类证鉴别

遗尿须与下列病证作鉴别。

(一)小便不禁

此为在平时清醒状态下,小便不随意流出。而一旦咳嗽较剧,直立过久,行走过多,心急,大笑,高声,惊吓时尿自出。大多数见于妇女及老年人。在昏迷时小便自遗亦属小便不禁,与睡熟中的小便尿床是容易鉴别的。

(二)膀胱咳

在咳嗽剧烈时,小便自遗,而咳嗽痊愈后,小便自遗亦见消失。

四、辨证论治

(一)辨证要点

1.辨病程之长短

遗尿多见于儿童。随着年龄的增长,肾气渐充而自愈。乃至成年尚未愈者,这与体质素弱或与大病以后气血亏损有关。因此,病程之长短常能反映病情的一定变化。

如幼年病程短者,系阳气未充。发病至年少者则为生长发育不够健全,理宜积极调理。而病程长于成年者,则为身体衰弱,气阳不能固守,当应积极治疗。所以,本病病程长者,病情多较重。

2.辨寒热虚实

遗尿以五脏虚亏见多,故常表现出阳衰寒象,如形体怯冷,小便清长,腰脊酸软而感寒冷,肢末不温,或者见有大便稀溏,舌质淡,苔白,脉象沉细无力。而心肾不交则表现热象,如阴虚潮热,心烦,口咽干燥,手心足心烦热,小便短黄,舌质红,苔少或光,脉象细数。因湿热下注而表现热象,口苦口干,心烦呕恶,胸腹胀满,舌苔黄腻,脉象濡滑而数。病程中也可出现虚实互见,寒热错杂,应注意详辨施治。

(二)治疗原则

遗尿的治疗,虚则以补,热则以清为原则。当然须佐以固涩之品。但补益固涩,又以无实邪,湿热清为前提,有时清中固涩,常常互用,可见用药配伍得当是十分重要的。

(三)分证论治

1.肾督虚损

证候:神疲怯寒,小便自遗,头晕眼花,腰膝酸痛,脊背酸楚,两足无力,舌淡苔白,脉细无力。

治法:补肾填精。

方药:菟丝子煎合缩泉丸加减:菟丝子、补骨脂各15 g,小茴香、桑螵蛸、覆盆子各10 g,益智仁、当归、乌药、山药各10 g。

若少腹不温,乏力恶寒,加制附片、肉桂各6 g;若脘腹作胀,纳食减少,加神曲、砂仁各10 g。

2.心肾虚热

证候:夜寐遗尿,精神不振,形体消瘦,寐不安宁,心烦而溲数淋沥,舌苔薄,舌尖有红刺,脉沉细而数。

治法:补心肾,清虚热。

方药:桑螵蛸散:人参、茯神、远志各15 g,菖蒲12 g,龟甲、桑螵蛸、龙骨各30 g。

若心肾不交,而夜寐不安者,可加交泰丸;若肾阴虚,而相火偏亢,加滋水清肝饮,另加益智仁、山药各10 g,五味子6 g。

3.湿热下注

证候:夜寐遗尿,小便频数,淋沥短涩,且有灼热感,舌偏红,苔薄腻,脉细滑而数。

治法:清利湿热。

方药:八正散加减:瞿麦、萹蓄、车前子各10 g,大黄6 g,山栀、滑石各12 g,生草梢5 g,灯芯草、山药、桑螵蛸、菟丝子各15 g。

若湿热较盛,加白茅根、石韦各15 g;若湿热伤阴,加知母、黄柏、麦冬各10 g。

五、其他疗法

(一)单方验方

(1)蜂房焙干研末,每服3～5 g,加白糖少许,开水冲服,每天2次。

(2)白薇散:白薇、白蔹、白芍各30 g。以上各药捣细末为散,每于食前以粥饮调下6 g。主要适用于湿热内盛或下注于膀胱之遗尿。

(3)秘元丹:白龙骨90 g,诃子10个去核,缩砂仁30 g去皮。上药为末,糯米粥丸梧桐子大,每服50 g,空心盐酒下。适用于内虚里寒之遗尿。

(4)遗尿汤:桑螵蛸、黄芪、龙骨各15 g,肉桂6 g,水煎服,每天1剂,分两次服。功效补肾固肾。主治肾气不足、下元虚冷、膀胱失约所致遗尿。

(5)固本止遗汤:党参、白术、菟丝子、枸杞子、当归各6 g,黄芪、山药、五味子、覆盆子各9 g,肉桂2 g,小茴香3 g。上药用于清水泡20分钟,再用文火煎30分钟,每剂煎2次。以上为10岁小儿用量,年龄小于10岁者酌减,大于10岁者酌增,每天1剂,将煎好的药液混匀,早晚各服1次。功效益气健脾,温肾止遗。主治小儿及成人遗尿。

(二)食疗

(1)鸡肠散:黄雄鸡肠4具,切碎,净洗,炙令黄熟;肉苁蓉、苦参、赤石脂、白石脂、黄连各150 g,捣罗同研匀细为散,每次服6 g,酒调,食前服,白天服2次,睡前服1次。适用于肾气不固,而心火偏盛之遗尿。

(2)猪肚1具,莲子150 g,同煮至稀烂,食用。主要适用于脾气不足之遗尿。

（3）洋参猪腰：西洋参、龙眼干各 15 g,猪腰 1 对。以上 3 样蒸熟食用。治疗小儿遗尿。

（4）龙骨鸡蛋：生龙骨 30 g,鸡蛋若干。将生龙骨加水适量煎煮,取汤煮荷包鸡蛋。3 岁以下每次 1 个,3 岁以上每次 2 个,每晚服 1 次。第 2 次煎龙骨时,可加入第 1 次煮后之龙骨汤煎,如此逐日加入,连用 3～6 天。功效镇心安神,收敛固涩。治疗小儿遗尿。

（5）复方猪脬汤：鲜猪脬 2 个,茯苓、桂圆肉各 30 g。将猪脬反复清洗干净,后 2 味药共研末,每取药末 30 g 装入猪脬内,置于碗上,上蒸笼蒸 2～3 小时。睡前将猪脬同药一起吃尽,第 2 天晚上再吃 1 次。功效健脾固肾。主治遗尿症。

（三）外治法

1.脐疗法

丁香、肉桂各 3 g。将两者研细,与米饭适量共捣成泥,作成小饼,每晚敷于肚脐上。功效补火助阳。治疗遗尿。

2.针灸疗法

针刺气海、太渊、足三里、三阴交,用补法,并配合艾灸,每天 1 次,适用于脾肺气虚所致遗尿。

3.穴位埋线疗法

在百会穴行常规消毒,埋入 000～001 号羊肠线 2 mm,30 天 1 次,1～2 次即可。

（王晶晶）

第二节　淋　证

淋证是指小便频数短涩、滴沥刺痛,欲出未尽,小便拘急,或痛引腰腹的病症。

淋之病证名称,最早见于《黄帝内经》,《金匮要略》称淋秘。"淋"是小便涩痛,淋沥不爽;"秘":指小便秘涩难通,又曰:淋之为病,小便如栗状,小腹弦急,痛引脐中。清·顾靖远《顾松园医镜》曰"淋者,欲尿而不能出,胀急痛甚;不欲尿而点滴淋沥。"对本病症状,作了形象的描述。

淋证的分类,在《中藏经》载:有冷、热、气、血、劳、膏、虚、实八种。《备急千金要方》提出"五淋"之名。《外台秘要》指出五淋是石淋,气淋,膏淋,劳淋,热淋。后代医家沿用五淋之名,现代医家分为气淋,血淋,热淋,膏淋,石淋,劳淋 6 种。

一、病因病机

淋证病位在于膀胱和肾,且与肝脾有关。中医认为,肾与膀胱通过静脉互为络属,膀胱的贮尿和排尿功能依赖于肾阳的气化,肾气充足,则固肾有权,膀胱开合有度,反之肾的气化失常,固摄无摄,则出现尿频尿急,尿痛或是小便不利等症。又肝主疏泄,有调畅气机,促进脾脏运化的功能。脾的运化水液功能减退,必致水液停滞在体内,产生湿浊等病理产物。

淋证的病因是以膀胱湿热为主,亦有因肾虚和气郁而发,其病机主要是湿热蕴结下焦,导致膀胱气化不利。

据临床所见,淋证以实证居多,若病延日久,又可从实转虚,或以虚实并见,多食辛辣肥甘之品,或嗜酒太过酿成湿热,影响膀胱的气化功能。若小便灼热刺痛者为热淋;若湿热蕴积,尿液受其煎熬,日积月累,尿中杂质凝结为砂仁,则为石淋;若湿热蕴结于下,以致气化不利,无以分清泌浊,脂液随小便而去,小便如脂如膏,则为膏淋,若热盛伤络迫血,妄行,小便涩痛有血,或肾阴亏虚,虚火灼络,尿中夹血,则为血淋;如久淋不愈,湿热之邪,耗伤正气或年老久病,房劳等可致脾肾亏虚,遇劳即发者,为劳淋;恼怒伤肝,气郁化火,或气火郁于下焦,或中气不足,气虚下陷者,则为气淋。肾气亏虚,下元不固,不能制约脂液,尿液混浊则为膏淋。

淋证多见于现代医学的泌尿系统感染,肾结核,尿路结石,肾盂肾炎,膀胱癌,前列腺炎,老年前列腺肥大,前列腺癌及各种原因引起的乳糜尿等疾病。

二、辨证论治

(一)热淋

症见:小便短数,灼热刺痛,溺色黄赤,小腹拘急胀痛,或有寒热等,舌苔黄腻,脉滑数。

治法:清热利湿通淋。

方药:用八正散加减。

处方:萹蓄,瞿麦,木通,车前子,滑石,大黄,山栀子,甘草梢,川楝子,土茯苓。加减:大便秘结者,可重用生大黄,并加枳实以通腑泄热,小便涩痛剧烈,可配用琥珀,川牛膝,天台乌,行气止痛。

(二)石淋

症状:尿中挟砂石,小便难涩,或突然中断,腰腹剧痛难忍,舌红,苔黄脉数。

治法:清热利湿,通淋排石。

方药:方选石韦散合三金汤。处方:石韦、冬葵子、金钱草、鸡内金、瞿麦、滑石、海金砂、川楝子、玄胡等。

加减:若体壮者,可重用金钱草50～80 g,如见尿中带血,可加小蓟,生地黄,藕节。

(三)气淋

症见:属肝郁气滞者,小便涩滞,淋沥不尽,少腹满痛,舌苔薄白,脉沉弦。

治法:利气疏导。

方药:可选用沉香散。

处方:沉香、石韦、滑石、当归、橘皮、白芍、王不留行籽,青皮等。如属中气不足者,可用补中益气汤。处方:黄芪、党参、白术、升麻、柴胡、大枣、川楝子、川牛膝等。

(四)血淋

症见:属湿热下注者,小便热涩刺痛,尿涩深红,或排出血丝,血块,舌红苔黄腻,脉滑数。

方药:方选小蓟饮子合导赤散。

处方:生地、小蓟、通草、滑石、蒲黄、竹叶、甘草梢、当归、瞿麦、白茅根、木通、侧柏炭、茜草炭、车前草、炒栀子炭。

属阴虚火旺者:方药用知柏地黄汤加味。

属心脾两虚者:方药归脾汤:处方:黄芪,党参,白术,茯苓,桂圆肉,枣仁,木香,当归,大枣,远志,仙鹤草,茜草炭,侧柏炭。

(五)膏淋

症状:属湿热下注者:小便混浊,如米泔水,尿道热涩疼痛,舌红,苔腻,脉滑数。治法:清热利湿,分清泌浊。

方药:萆薢分清饮加减。处方:川萆薢,石菖蒲,黄柏,茯苓,丹参,泽泻,薏仁,益智仁,车前

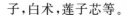

子,白术,莲子芯等。

属肾虚不固者:淋久不已,淋出如脂,涩痛虽见减轻,见形体日渐消瘦者。治法:补肾固涩。

方药:方选都气丸加味;处方:五味子,熟地黄,枣皮,山药,茯苓,泽泻,牡丹皮,芡实,金樱子,煅龙骨,煅牡蛎。

(六)劳淋

症状:尿涩痛不甚明显,但淋沥不已,时作时止,遇劳即发,腰酸膝软,神疲乏力,舌质淡,脉虚弱。

治法:健脾益肾。

方药:方用无比山药丸加减。处方:山药,茯苓,泽泻,熟地,枣皮,巴戟天,菟丝子,杜仲,怀牛膝,五味子,淡大云,赤石脂等。

属肾阴不足者,用六味地黄丸。属肾气虚者,用菟丝子汤(丸)。兼见畏寒肢冷者为肾阳虚,用金匮肾气丸。结语:淋证是多种原因引起的疾病。临床但见有小便淋漓而痛者,不论起病缓急,均可诊为淋病(证)。而六淋之症各有特殊。如石淋,以排出砂石为主;膏淋,排出小便混浊如米泔水,或滑利如晦膏;血淋,溺血而痛;气淋,则少腹胀满明显,尿有余沥;热淋,必见小便刺痛;劳淋:常遇劳复发,小便淋漓不已。淋证虽有六淋之分,但各淋之间,可互相转化,病情的转归亦有虚实相兼,故辨治上要分清虚实审查证候的标本缓急,并应注意以下几点。

(1)热淋多初起伴有发热恶寒,此为湿热熏蒸,邪正相搏所致,虽非外邪袭表,发汗解表自非所宜,况且热淋乃膀胱有热,阴液易耗,若妄投辛散发表之品,不仅不能退热,反有劫伤营阴之弊。故仲景曾告诫:"淋家不可发汗。"后世尚有"淋家忌补"之说。这是治疗淋证初起和虚实夹杂时,必须注意的。如若过早滥用温补,腻补,易造成湿热化燥,或寇邪留恋,使病情迁延难愈。若见本虚标实,也宜育阴清化,标本兼顾,方能奏效。

(2)淋证初起,多由下焦湿热引起,湿热交结,得热易发,故治疗剂量要足,要有连贯性,"祛邪务尽"。后期亦虚实夹杂居多,治疗应持续"祛邪扶正"发则,使之邪去正安。

(3)治疗气淋,石淋,可配用理气药,如沉香,木香,青皮,枳壳,乌药等。意在舒展宣通气机。另石淋兼有大便秘结者,可配用大黄、芒硝是取其通腑散结助排石之用。

(4)淋证在治疗期间,应嘱患者多饮开水,增加尿液使邪有出路。规劝患者饮食宜清淡,禁食肥腻,辛辣,香燥之品,防湿热内生,注意休息,节房事,防损肾气。保持外阴清洁,防外感以免病情反复影响治疗效果。

三、尿路感染的中医辨证论治

(一)概述

尿路感染统属于中医学"淋证"范畴。中医学对本病的定义为"小便频数短涩,滴沥刺痛,少腹拘急,痛引腰腹的病症"。"热"在本病发生发展中极为重要,或为湿热,或为郁热,或为虚热,总与"热"有关。因于此,《丹溪心法·淋》提出"淋有五,皆属于'热'"的观点,为后人称道。

但是对于本病,我们不得不正视其容易反复发作的特性。因为此特性,致久病而伤正,导致虚实夹杂,治疗时需要祛邪扶正兼顾。这也是巢元方《诸病源候论·淋病诸候》提出来"诸淋者,由肾虚而膀胱热故也"的原因。上述两种观点的有机结合也是现今治疗尿路感染的主要中医理论基石,临证不可不思。

(二)辨证论治

1.膀胱湿热型

(1)症见:小便频数,短涩刺痛,点滴而下,急迫灼热,溺色黄赤,少腹拘急胀痛,或发热恶寒,口苦呕恶,或腹痛拒按,大便秘结,舌红,苔黄腻,脉滑数。

(2)病机:多食辛辣肥甘之品,或嗜酒过度,酿成湿热,下注膀胱;或下阴不洁,湿热秽浊毒邪侵入膀胱,酿成湿热;或肝胆湿热下注皆可使湿热蕴结下焦,膀胱气化不利,发为淋证。甚至因湿热炽盛,可灼伤脉络,破血妄下,可导致血随尿出;另外湿热久蕴,煎熬尿液,日积月累,可结成砂石,同时湿热蕴结,膀胱气化不利,不能分清别浊,亦可导致脂液随小便而出。

(3)治法:清热解毒,利湿通淋。

(4)方药:八正散加减。

(5)基本方:丝通草 10 g,瞿麦 15 g,蓲蓄 15 g,车前草 30 g,滑石 30 g(包),炒山栀 10 g,制大黄 12 g,灯芯草 10 g,甘草 6 g。

(6)加减:如伴有砂石集聚,可加金钱草,海金沙,鸡内金各30 g以加强排石消坚,同时配合车前子,冬葵子,留行子加强排石通淋。如伴有尿血滴沥,可加小蓟草,生地黄,生蒲黄,白茅根等加强清热凉血,止血;如伴有尿中如脂如膏,可加用萆薢,菖蒲,黄柏,莲子心,茯苓等清利湿浊;如伴有少腹胀闷疼痛,可加用沉香,陈皮,小茴香利气,当归,白芍,柔肝,甚至可配合青皮,乌药,川楝子,槟榔加强理气止痛之力。

同时,大肠埃希菌仍是尿路感染主要的致病菌,按照现代药理学研究成果诸如红藤,败酱草,蒲公英等对此类细菌效果较好,临床亦可参照使用。

2.肝郁气滞型

(1)症见:小便涩痛,淋漓不尽,小腹胀满疼痛,苔薄白,脉多沉弦。兼虚者可表现为尿时涩滞,小便坠胀,尿有余沥,面色不华,舌质淡,脉虚细无力。

(2)病机:因情志失和,恼怒伤肝,肝失疏泄;或气郁于下焦,久郁化火,循经下注膀胱。均可导致肝气郁结,膀胱气化不利,发为本病。

(3)治法:实证宜利气疏导,虚证宜补中益气,实证用沉香散,虚证用补中益气汤。

(4)基本方 1(无虚证):沉香 5 g,橘皮 10 g,当归 10 g,白芍 15 g,甘草 6 g,石苇 15 g,冬葵子 15 g,滑石 30 g(包),王不留行籽 15 g,胸闷肋胀者,可加青皮,乌药,小茴香以疏肝理气;日久气滞血瘀者,可加红花,赤芍,川牛膝以活血化瘀。

(5)基本方 2(有虚证):生黄芪 15 g,党参 10 g,炙甘草 6 g,白术 15 g,当归 10 g,陈皮 10 g,升麻 6 g,柴胡 6 g,滑石 30 g,车前草 30 g,黄柏 10 g,土茯苓 30 g。

3.脾肾亏虚型

(1)症见:小便不甚赤涩,但淋沥不已,时感小便涩滞,时作时止,遇劳即发,腰膝酸软,神疲乏力,舌质淡,脉细弱。

(2)病机:久淋不愈,湿热耗伤正气;或劳累过度,房事不节或年老,久病,体弱,皆可致脾肾亏虚。脾虚而中气不足,气虚下陷;或肾虚而下元不固,肾失固摄,不能制约脂液,脂液下注,随尿而去;或肾虚而阴虚火旺,火热灼伤脉络,血随尿出;或病久伤正,遇劳即发者,发则为淋。

(3)治法:健脾补肾,佐以清化湿热。

(4)方药:知母地黄汤加减。

(5)基本方:知母 10 g,黄柏 10 g,生地 15 g,山药 15 g,枣皮 10 g,牡丹皮 12 g,茯苓 15 g,泽

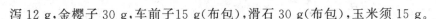

泻 12 g,金樱子 30 g,车前子15 g(布包),滑石 30 g(布包),玉米须 15 g。

(6)加减:如伴有阴虚火旺,尿血明显者,加女贞子,旱莲草各20 g,如神疲乏力明显,气短自汗,加用生黄芪 30 g,党参 15 g,生薏仁 30 g,竹叶 10 g。

(王晶晶)

第三节 癃 闭

癃闭主要是由于肾和膀胱气化失司而导致尿量减少,排尿困难,甚则小便闭塞不通为主症的一种疾病。其中又以小便不利、点滴而短少、病势较缓者称为"癃";以小便闭塞、点滴不通,病势较急者称为"闭"。癃和闭虽有区别,但都是指排尿困难,只有程度上的不同,因此多合称为癃闭。

一、病因病机

本病的发生,除与肾、膀胱密切相关外,还和肺、脾、三焦有关。若肺失肃降,不能通调水道;脾失转输,不能升清降浊;肾失蒸化,关门开合不利;肝郁气滞、瘀血阻塞影响三焦的气化,均可导致癃闭的发生。

(一)湿热蕴结

过食辛辣厚味,酿湿生热,湿热不解,下注膀胱,或湿热素盛,肾热下移膀胱,膀胱湿热阻滞,气化不利,而为癃闭。

(二)肺热气壅

肺为水之上源,热壅于肺,肺气不能肃降,津液输布失常,水道通调不利,不能下输膀胱;又因热气过盛,下移膀胱,以致上下焦均为热气闭阻,而成癃闭。

(三)脾气不升

劳倦伤脾,饮食不节,或久病体弱,导致脾虚而清气不能上升,则浊气难以下降,小便因而不利。

(四)肾元亏虚

年老体弱或久病体虚,肾阳不足,命门火衰,气不化水,是以"无阳则阴无以化",而致尿不得出;或因下焦积热,日久不愈,耗损津液,以致肾阴亏耗,水府枯竭而无尿。

(五)肝郁气滞

七情所伤,引起肝气郁结,疏泄不及,从而影响三焦水液的运化及气化功能,致使水道通调受阻,形成癃闭。且从经脉的分布来看,肝经绕阴器,抵少腹,这也是肝经有病,导致癃闭的原因。

(六)尿路阻塞

瘀血败精,或肿块结石,阻塞尿路,小便难以排出,因而形成癃闭。

二、辨证要点

(1)小便不利,点滴不畅,或小便闭塞不通,尿道无涩痛,小腹胀满。

(2)多见于老年男性,或产后妇女及手术后的患者。

三、类证鉴别

淋证:淋证以小便频数短涩,滴沥刺痛,欲出未尽为特征,其小便量少,排尿困难与癃闭相似,但淋证尿频而疼痛,每天排出小便的总量多正常。癃闭无排尿刺痛,每天小便总量少于正常,甚则无尿排出。

四、辨证论治

若尿热赤短涩、舌红、苔黄,脉数者属热;若口渴欲饮、咽干、气促者,为热壅于肺;若口渴不欲饮,小腹胀满者,为热积膀胱;若时欲小便而不得出、神疲乏力者,属虚;若年老排尿无力,腰膝酸冷,为肾虚命门火衰;若小便不利兼有少腹坠胀,肛门下坠者,为脾虚中气不足;若尿线变细或排尿中断、腰腹疼痛、舌质紫暗者,属浊瘀阻滞。

辨别虚实的主要依据:若起病较急,病程较短,体质较好,尿流窘迫,赤热或短涩,苔黄腻或薄黄,脉弦涩或数,属于实证;若起病较缓,病程较长,体质较差,尿流无力,精神疲乏,舌质淡,脉沉细弱,属于虚证。

治疗原则:癃闭的治疗应根据"腑以通为用"的原则,着眼于通。实证治宜清湿热、散瘀结、利气机而通水道;虚证治宜补脾肾、助气化、使气化得行,小便自通。此外,根据"上窍开则下窍自通"的理论,尚可应用开提肺气的治法,开上以通下,即所谓"提壶揭盖"之法治疗。若小腹胀急,小便点滴不下,内服药物缓不济急,应配合导尿或针灸以急通小便。

(一)实证

1.膀胱湿热

(1)证候:小便点滴不通,或量少而短赤灼热、小腹胀满。口苦口黏,或口渴不欲饮或大便不畅。舌苔根黄腻,舌质红,脉濡数。

(2)治法:清热利湿,通利小便。

(3)方药:八正散加减。若兼心烦,口舌生疮糜烂者,可合导赤散。若湿热久恋下焦,又可导致肾阴灼伤,可改用滋肾通关丸加生地、车前子、牛膝等,以滋肾阴,清湿热而助气化;若因湿热蕴结日久,三焦气化不利,小便量极少或无尿,面色晦滞,胸闷烦躁,恶心呕吐,口中尿臭,甚则神昏谵语,舌暗红、有瘀点、瘀斑等,治宜降浊和胃,清热化湿,方用黄连温胆汤加大黄、丹参、车前子、白茅根、泽兰叶等。

2.肺热壅盛

(1)证候:小便不畅或点滴不通、呼吸急促或咳嗽,咽干,烦渴欲饮。舌苔薄黄,脉滑数。

(2)治法:清肺热,利水道。

(3)方药:清肺饮。

3.肝郁气滞

(1)证候:小便不通或通而不爽、胁腹胀满,多烦善怒。舌苔薄黄,舌红,脉弦。

(2)治法:疏调气机,通利小便。

(3)方药:沉香散加减。可合六磨汤加减。

4.尿道阻塞

(1)证候:小便点滴而下,或尿如细线,甚则阻塞不通,小腹胀满疼痛,舌紫暗或有瘀点、瘀斑,脉细涩。

（2）治法：行瘀散结，通利水道。

（3）方药：代抵当丸。

（二）虚证

1.脾气不升

（1）证候：时欲小便而不得出，或尿量少而不爽利，小腹坠胀。气短，语声低微，精神疲乏，食欲缺乏，舌质淡，舌边有齿印，脉细弱。

（2）治法：升清降浊，化气利尿。

（3）方药：补中益气汤合春泽汤。若气虚及阴，脾阴不足，清气不升，气阴两虚，症见舌质红者，可改用补阴益气煎；若脾虚及肾，而见肾虚证候者，可加用《济生方》肾气丸，以温补脾肾，化气利尿。

2.肾阳衰惫

（1）证候：小便不通或点滴不爽，排出无力，畏寒怕冷，腰膝冷而酸软无力。面色㿠白，神气怯弱，舌质淡，苔白，脉沉细尺弱。

（2）治法：温补肾阳，化气利尿。

（3）方药：《济生方》肾气丸为主方。若兼有脾虚证候者，可合补中益气汤或春泽汤同用。若因肾阳衰惫，命火式微，致三焦气化无权，浊阴内蕴，症见小便量少，甚至无尿、呕吐、烦躁、神昏者，治宜《备急千金要方》温脾汤合吴茱萸汤，以温补脾肾，和胃降浊。

（王晶晶）

第四节 关 格

关格是以小便不通、呕吐不止为主要临床表现的病证。小便不通名曰关，呕吐不止名曰格，两者并见名曰关格。关格一般起病较缓，此前多有水肿、淋证、癃闭、消渴等慢性病史，渐进出现倦怠乏力，尿量减少，纳呆呕吐，口中气味臭秽及多种复杂兼症。晚期可见神昏、抽搐、出血、尿闭、厥脱等危候。

另有所述以大便不通兼有呕吐而亦称为关格者，不属本节讨论范围。

一、历史沿革

关格之名，始见于《黄帝内经》。其所论述的关格，一是指脉象，二是指病机。前者如《灵枢·终始》，其曰："人迎四盛，且大且数，名曰溢阳，溢阳为外格。"又曰："脉口四盛，且大且数者，名曰溢阴，溢阴为内关，内关不通死不治。人迎与太阴脉口俱盛四倍以上，命曰关格，关格者与之短期。"认为人迎与寸口脉均极盛，为阴阳决离的危象。后者如《灵枢·脉度》，其曰："阴气太盛，则阳气不能荣也，故曰关；阳气太盛，则阴气弗能荣也，故曰格；阴阳俱盛，不得相荣，故曰关格。关格者，不得尽期而死也。"旨在说明阴阳均偏盛，不能相互营运的严重病理状态。

汉代张仲景发展了《黄帝内经》的认识，《伤寒论·平脉法》谓："关则不得小便，格则吐逆。"明确提出关格的主要表现是小便不通和呕吐。并指出此证为邪气关闭三焦，而正气虚弱，不能通畅，既可见于急性疾病，也可见于慢性疾病，属于危重证候。

隋代巢元方《诸病源候论·大便病诸候》认为："大便不通谓之内关，小便不通谓之外格，二便俱不通，为关格。"所指有别于《伤寒论》，而其对病机阐述则遵从《黄帝内经》。此说一经提出，其影响沿至北宋。

唐代孙思邈《备急千金要方》把以上两说并列。王焘《外台秘要·卷二十七》补充了腹部痞块亦属于关格病的一个常见症状。

南宋张锐编著的《鸡峰普济方·关格》把上述概念合而为一，提出关格病为上有吐逆，下有大小便不通。并举例应用大承气汤有效，是对关格病较早的医案记载。

金元以后诸医家，对关格概念，以宗仲景说者为多。针对关格一证的多种含义，明代张景岳《景岳全书·关格·论证》有专门阐释："关格一证，在《黄帝内经》本言脉体，以明阴阳离决之危证也，如'六节藏象论''终始篇''禁服篇'及'脉度''经脉'等篇，言之再四，其重可知。自秦越人三难曰：'上鱼为溢，为外关内格；入尺为覆，为内关外格。'此以尺寸言关格，已失本经之意矣。又仲景曰：'在尺为关，在寸为格；关则不得小便，格则吐逆。'故后世自叔和、东垣以来，无不以此相传。"同时，明清以来，对关格的病因认识、临床证治及预后判断方面则有所发展。如王肯堂《证治准绳·关格》提出了临床应掌握"治主当缓，治客当急"的治疗原则。李用粹《证治汇补》指出："既关且格，必小便不通，旦夕之间，陡增呕恶，此因浊邪壅塞三焦，正气不得升降，所以关应下而小便闭，格应上而呕吐，阴阳闭绝，一天即死，最为危候。"何廉臣则进一步提出"溺毒入血"理论，《重订广温热论》描述："溺毒入血，血毒上脑之候，头痛而晕，视力朦胧，耳鸣耳聋，恶心呕吐，呼吸带有溺臭，间或猝发癫痫状，甚或神昏痉厥，不省人事，循衣摸床撮空，舌苔起腐，间有黑点。"不仅指出本病亦可见于急性热病，同时阐述了关格晚期或重症的证候学特征，均对临床有重要的指导意义。

二、范围

关格主要包括西医学所指各种原发性、继发性肾脏疾病引起的慢性肾衰竭。其他如休克、创伤、流行性出血热、败血症等疾病的晚期引起急性肾衰竭者，可参考本节内容进行辨证论治。

三、病因病机

关格是小便不通、呕吐和各种虚衰症状并见的病证，此由多种疾病发展到脾肾衰惫，浊邪壅塞所致。临证表现为本虚标实，寒热错杂，三焦不行，进而累及其他脏腑，终致五脏俱伤，气血阴阳俱虚。

（一）脾肾阳虚

水肿病程迁延，水湿浸渍，或饮食不调，脾失健运，湿浊内困，以致脾阳受损，生化无源；或因劳倦过度，久病伤正，年老体虚，以致肾元亏虚，命门火衰，肾关因阳微而不能开。脾肾俱虚，脏腑失养，故见神疲乏力，面色无华，纳呆泛恶，腰膝酸软，尿少或小便不通。脾肾阳气衰微，气不化水，阳不化浊，则湿浊益甚。末期精气耗竭，阳损及阴，而呈阴阳离决之势。《景岳全书·杂证谟·关格》谓："此则真阳败竭，元海无根，是诚亢龙有悔之象，最危之候也。"

（二）湿浊壅滞

脾肾虚损，饮食不能化为精微，而为湿浊之邪。湿浊壅塞，三焦不利，气机升降失调，故上而吐逆，下而尿闭。若属中阳亏虚，阳不化湿，湿浊困阻脾胃，则肢重乏力，纳呆呕恶，腹胀便溏，舌苔厚腻。若湿浊久聚，从阳热化，湿热蕴结中焦，胃失和降，脾失健运，则脘腹痞满，纳呆呕恶，口中黏腻,或见便秘。浊毒潴留上熏,则口中秽臭,或有尿味。湿浊毒邪外溢肌肤,症见皮肤瘙痒,或有霜样析出。湿浊上渍于肺,肺失宣降,肾不纳气,则咳逆倚息,短气不得卧。

(三)阴精亏耗

禀赋不足,素体阴虚,或劳倦久病,精气耗竭,阳损及阴,以致肾水衰少,水不涵木;水不济火,心肾不交;心脾两虚,水谷精微不化气血,则面色萎黄,唇甲色淡,心悸失眠;肝血肾精耗伤,失于滋养,则头晕耳鸣,腰膝酸软;阴虚火旺,虚火扰动,则五心烦热,咽干口燥。肾病日久累及他脏,乃至关格末期阴精亏耗,浊毒泛溢,五脏同病。肾病及肝,肝肾阴虚,虚风内动,则手足搐搦,甚则抽搐;肾病及心,邪陷心包,心窍阻闭,则胸闷心悸,或心胸疼痛,甚则神志昏迷。

(四)痰瘀蒙窍

脏腑衰惫,久病入络,因虚致瘀,或气机不畅,血涩不行,阻塞经脉,加之湿邪浊毒内蕴,三焦壅塞,气机逆乱,以致痰浊瘀血上蒙,清窍闭阻,神机失用,则神昏谵语,烦躁狂乱或意识朦胧。

(五)浊毒入血

痰瘀痹阻,脉络失养,络破血溢;或湿浊蕴结,酿生毒热,热入营血,血热妄行,以致吐衄便血。此乃脾败肝竭,关格病进入危笃阶段。

(六)毒损肾络

失治误治,未能及时纠偏,酿生浊毒;或久服含毒药物,以致药毒蓄积,侵及下焦,耗损气血,危害肾络,进而波及五脏。

总之,关格多由各种疾病反复发作,或迁延日久所致。脾肾阴阳衰惫为其本,浊邪内聚成毒为其标,在病机上表现为本虚标实,"上吐下闭"。病变发展则正虚不复,由虚至损,多脏同病,最终精气耗竭,内闭外脱,气血离守,脏腑功能全面衰败。

四、诊断与鉴别诊断

(一)诊断

1.发病特点

患者多有水肿、淋证、癃闭、消渴等基础病史,渐进出现关格见症。部分患者亦可由于急性热病、创伤、中毒等因素而突然致病。

关格一般为慢性进程,但遇外感、咳喘、泄泻、疮疡、手术等诱因引发,可致病情迅速进展或恶化。

2.临床表现

关格临床表现为小便不通、呕吐和各种虚衰症状并见,兼症极为复杂。一般而言,关格前期阶段以脾肾症状为主,后期阶段则渐进累及多脏,出现危候。

早期阶段:在原发疾病迁延不愈的基础上,出现面色晦滞,神疲乏力。白天尿量减少,夜间尿量增多。食欲缺乏,恶心欲呕,晨起较为明显,多痰涎,或有呕吐。部分患者可有眩晕、头痛、少寐。舌质淡而胖,边有齿印,舌苔薄白或薄腻,脉沉细,或细弱。

中末期阶段:早期阶段诸般症状加重乃至恶化,恶心呕吐频作,饮食难进,口中气味臭秽,甚至有尿味。尿量减少,甚至少尿或无尿。或见腹泻,一天数次至十数次不等,或有便秘。皮肤干燥或有霜样析出,瘙痒不堪,或肌肤甲错,甚则皱瘪凹陷。或有心悸怔忡,心胸疼痛,夜间加重,甚至不可平卧;或胸闷气短,动则气促,咳逆倚息,面青唇紫,痰声辘辘。或有肢体抖动抽搐,甚至瘛疭。或有牙宣、鼻衄、咯血、呕血、便血、皮肤瘀斑、月经不调。或烦躁不宁,狂乱谵语,意识朦胧。

或突发气急,四肢厥逆,冷汗淋漓,神志昏糊,脉微欲绝等。本证阶段患者脉象以沉细、细数、结或代为主。

(二)鉴别诊断

1.走哺

走哺以呕吐伴有大小便不通利为主症,相似于关格。但走哺一般先有大便不通,继之出现呕吐,呕吐物多为胃中饮食痰涎,或带有胆汁和粪便,常伴有腹痛,最后出现小便不通。故属实热证,其病位在肠,与关格有本质的区别。《医阶辨证·关格》说:"走哺,由下大便不通,浊气上冲,而饮食不得入;关格,由上下阴阳之气倒置,上不得入,下不得出。"两者相比,关格属危重疾病,预后较差。

2.转胞

转胞以小便不通利为临床主要表现,或有呕吐等症。但转胞为尿液潴留于膀胱,气迫于胞则伴有小腹急痛,其呕吐是因水气上逆所致,一般预后良好。

五、辨证

(一)辨证要点

1.判断临床分期

关格病的早期表现以虚证为主,脾肾气虚、脾肾阳虚或气阴两虚表现较为突出,由于原发病变不同及个体差异,部分患者可见阴虚证。此时兼有浊邪,但并不严重。把握前期阶段对疾病预后至关重要,须有效控制病情,延缓终末期进程。否则阳损及阴,浊邪弥漫,正气衰败。关格后期阶段虚实兼夹,病变脏腑已由脾肾而波及心、肺、肝诸脏,浊邪潴留,壅滞三焦,病趋恶化,以致出现厥脱等阴精耗竭、孤阳离别之危象。

2.详审原发病证

根据临床普遍规律,脏腑虚损程度与原发疾病密切相关。原发病为本,继发病为标,不同病因对脏腑阴阳气血构成不同程度的损伤,寒化伤阳,热化伤阴,至病变晚期由于机体内在基础不一,从而呈现不同的证候趋向。如水肿反复发作而致关格者,多以脾肾阳虚为主,很少单纯属于阴虚;淋证迁延而致关格者,由于病起于下焦湿热,湿可化热,热可伤阴,故常有阴虚见症。关格由癃闭发展而致者,转归差异很大。癃闭病因复杂,或外因感受六淫疫毒,或内因伤于饮食情志劳倦,以及砂石肿物阻塞尿路,湿热、气结、瘀血阻碍为病,涉及三焦。一般而言,渐进起病的虚性癃闭而致关格者,多以气虚、阳虚见证为先,其余者往往阴阳俱虚、寒热错杂。消渴的病机基础是肺燥、胃热、肾虚交互为病,病程经久,耗气伤阴,致关格阶段多属气阴两伤,阴阳俱虚。

3.区别在气在血

关格早期阶段病在气分,后期阶段病入血分。分辨在气在血须脉症互参,其中最重要的有两点:一是兼夹风寒、风热、寒湿、湿热等各种诱发因素,病在上焦肺卫和中焦脾胃者,多在气分。可伴有发热、恶寒,或咽喉干痛,咳嗽痰黄,或尿痛淋漓,或泄泻腹胀等。若病及心肝,则多属血分。二是不论有否外邪,凡见各种出血症状,表明病在血分,可使气血更虚,脾肾耗竭。

4.明辨三焦病位

关格病情危重,证候复杂,辨察三焦病位是论治的关键问题。本病后期由于浊邪侵犯上中下三焦脏腑各有侧重,预后不同。浊邪侵犯中焦为关格必见之证,症状又有浊邪犯胃、浊邪困脾之别。病在上焦心肺,临床表现为气急,倚息不能平卧,呼吸低微,心悸胸痛,甚则神昏谵语。浊邪

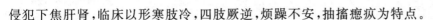

侵犯下焦肝肾,临床以形寒肢冷,四肢厥逆,烦躁不安,抽搐瘛疭为特点。

在关格的后期阶段,根据三焦病位可预察转归。偏于阳损者,多属命门火衰,不能温运脾土,故先见脾败,后见肝竭;偏于阴损者,多属肾阴枯竭,肝风内动,故先见肝竭,而后见脾败。至于心绝和肺绝等多数见于脾败或肝竭之后。浊邪侵犯上焦下焦,则关格病进入危重阶段,时时均可产生阴阳离决之象。

(二)证候

1.脾阳亏虚

症状:纳呆恶心,干呕或呕吐清水,少气乏力,面色无华,唇甲苍白,晨起颜面虚浮,午后下肢水肿,尿量减少,形寒腹胀,大便溏薄,便次增多。舌质胖淡,苔薄白,脉濡细或沉细。

病机分析:脾阳不振,气血生化无源,气不足则少气乏力;血不足则面色无华,唇甲苍白;中运失健,湿浊内生,则尿少水肿,腹胀便溏;浊邪上逆,则恶心呕吐;脉濡细,苔薄舌质淡为脾阳虚的征象。

2.肾阳虚衰

症状:腰酸膝软,面色晦滞,神疲肢冷,下肢或全身水肿,少尿或无尿,纳呆泛恶或呕吐清冷。舌质淡如玉石,苔薄白,脉沉细。

病机分析:下元亏损,命门火衰,脏腑失于温煦濡养,则腰酸膝软,面色晦滞,神疲肢冷,舌淡,脉沉而细;肾阳衰微,气不化水,阳不化浊,则湿浊潴留,壅塞水道,泛滥肌肤而为水肿;肾关因阳微而不能开,则少尿或无尿。

3.湿热内蕴

症状:恶心厌食,呕吐黏涎,口苦黏腻,口中气味臭秽,脘腹痞满,便结不通。舌苔厚腻,脉沉细或濡细。

病机分析:脾胃受损,纳化失常,湿浊内生,壅滞中焦。湿浊困脾,则脘腹痞满,纳呆厌食,舌苔厚腻,脉沉细或濡细;浊邪犯胃,胃失和降,故恶心呕吐;湿浊化热,则口苦黏腻,口中气味臭秽,便结不通。

4.肝肾阴虚

症状:眩晕目涩,腰酸膝软,呕吐口干,五心烦热,纳差少寐,尿少色黄,大便干结。舌淡红少苔,脉弦细或沉细。

病机分析:阴精亏耗,肾水衰少,水不涵木,肝肾失于滋养,则眩晕目涩,腰酸膝软,纳差少寐,舌淡红少苔,脉弦细或沉细;阴虚火旺,虚火扰动,则五心烦热,咽干口燥,尿少色黄,大便干结。

5.肝风内动

症状:头痛眩晕,手足搐搦或肢体抽搐,纳差泛恶,尿量减少,皮肤瘙痒,烦躁不安,甚则神昏痉厥癫痫,尿闭,舌抖或卷缩,舌干光红,或黄燥无津,脉细弦数。

病机分析:关格末期,肾病及肝,肝肾阴虚,肝阳上亢,则头痛眩晕,舌干光红,或黄燥无津,脉细弦数;浊毒阻闭心窍,则舌抖卷缩;浊毒泛溢,虚风内动,则肢体搐搦,皮肤瘙痒;阴分耗竭,阴不敛阳,阳越于外,故见烦躁不安,甚则神昏痉厥。

6.痰瘀蒙窍

症状:小便短少,甚则无尿,胸闷心悸,面白唇暗,恶心呕吐,痰涎壅盛或喉中痰鸣,甚则神志昏蒙,气息深缓。舌淡苔腻,脉沉缓。

病机分析:脏腑衰惫,浊毒壅塞,气机逆乱,瘀血阻滞经脉,以致痰浊瘀血上蒙,清窍闭阻,神机失用,则诸症蜂起。

7.浊毒入血

症状:烦躁或神昏谵语,尿少或尿闭,呕吐臭秽,或见牙宣、鼻衄、咯血、呕血、便血、皮肤瘀斑,或有发热,大便秘结。舌干少津,脉细弦数。

病机分析:关格病进入危笃阶段,肾病及心,邪陷心包,或脾败肝竭,浊毒入营动血,络破血溢,以致吐衄便血,烦躁神昏。

8.阳微阴竭

症状:周身湿冷,面色惨白,胸闷心悸,气急倚息不能平卧,或呼吸浅短难续,神昏尿闭。舌淡如玉,苔黑或灰,脉细数,或结或代,或脉微细欲绝或沉伏。

病机分析:肾者元气之根,水火之宅,五脏之阴非此不能滋,五脏之阳气非此不能发。肾阳衰微,阳损及阴,阴耗血竭,阴不敛阳,虚阳浮越,终至阳微阴竭,气脱阳亡,阴阳离决。

六、治疗

(一)治疗原则

1.治主当缓,治客当急

本病脾肾衰惫为其本,浊毒内聚为其标。前者为主,后者为客。脏腑虚损为渐进过程,不宜峻补,而需长期调理,用药刚柔相兼,缓缓图之。湿浊毒邪内蕴,宜及时祛除继发诱因,尽力降浊排毒,以防发生浊毒上蒙清窍,阻塞经脉,入营动血或邪陷心包之变。

2.虚实兼顾,把握中焦

关格是补泻两难的疾病。根据病程演变规律,早期宜侧重补虚,兼以化浊;后期阶段,浊邪弥漫,正气衰败,治疗宜虚实兼顾,用药贵在灵活。本病临床累及三焦脏腑虽有侧重,但浊毒壅滞中焦则贯彻病程始终,故把握中焦为治疗要务。上下交损,当治其中。其时患者尽管正气虚衰,若强用补益亦难以受纳,且更易助长邪实,加重病情。故调理脾胃,化浊降逆,缓解呕恶,增进饮食,才能为下一步治疗提供条件。

(二)治法方药

1.脾阳亏虚

治法:温中健脾,化湿降浊。

方药:温脾汤合吴茱萸汤加减。方中附子、干姜温运中阳,人参、甘草、大枣益气健脾,大黄降浊,吴茱萸温胃散寒,下气降逆,生姜和胃止呕。本方为补泻同用之法,适用于脾胃虚寒,浊邪侵犯中焦,以致上吐下闭者。大黄攻下降浊是权宜之计,以便润为度,防止久用反伤正气。

此外,人参的选用应注意原发病的内在基础,如关格由水肿发展而来,以红参为宜;若关格的本病为淋证、癃闭、血尿、肾痨,为阴损及阳,兼有湿热者,选用白参较为适当。

阳虚水泛而为水肿者,治宜健脾益气,温阳利水,化裁黄芪补中汤或防己黄芪汤,以人参、黄芪益气补中,白术、苍术、防己健脾燥湿,猪苓、茯苓、泽泻、陈皮利水消肿,甘草和中。其中,生黄芪益气利水而无壅滞中满之弊,治疗水肿较为适宜。脾虚湿因而泛恶者,可用理中丸加姜半夏、茯苓利湿和胃。若湿抑中阳较著,可加用桂枝,师《金匮要略》防己茯苓汤法。

2.肾阳虚衰

治法:温补肾阳,健脾化浊。

方药:《济生方》肾气丸化裁。方中肉桂、附子温补肾阳,地黄、山药、山茱萸滋养脾肾,茯苓、牡丹皮、泽泻、车前子、牛膝化湿和络,引药下行。

肾阳亏损而水肿较重者,选用真武汤。兼有中焦虚寒者,配伍干姜、肉豆蔻、吴茱萸温运中阳。呕吐明显者,加用生姜、半夏。肾阳虚衰者,往往肾阴亦亏,在应用温肾药时,应了解关格病的原发疾病,以及肾阴、肾阳虚损的情况。

若原发疾病有湿热伤阴基础乃至阴损及阳,温肾药物宜选用淫羊藿、仙茅、巴戟天等温柔之品,或选用右归饮,寓温肾于滋肾之中。若肾脏畸形,命火衰微,水湿潴留于肾,以致肾脏肿大,腹部瘕积者,治宜温补肾阳,同时配伍三棱、莪术、生牡蛎、象贝母等活血祛瘀软坚之品。

3.湿热内蕴

治法:清化湿热,降逆止呕。

方药:黄连温胆汤化裁。方用陈皮、半夏、竹茹、枳实、茯苓、黄连清化湿热,配用生姜降逆止呕。浊邪犯胃,和胃降逆化浊法的常用方剂尚有小半夏汤、旋覆代赭汤等,后者降逆止呕的作用较强。亦可加大黄通导腑气,使浊邪从大便而出。

4.肝肾阴虚

治法:滋养肝肾,益阴涵阳。

方药:杞菊地黄丸化裁。方用地黄、山茱萸滋养肝肾,山药补脾固精,茯苓、泽泻渗湿,牡丹皮凉肝泄热,枸杞子、菊花滋补肝肾,平肝明目。肝肾阴虚,肝阳偏亢,易引动肝风,可配伍钩藤、夏枯草、牛膝、石决明平肝潜阳,降泻虚火,以防虚风内动。本病兼夹湿热浊毒,用药不宜滋腻,以免滞邪碍胃。

5.肝风内动

治法:平肝潜阳,息风降逆。

方药:镇肝息风汤化裁。方用龙骨、牡蛎、代赭石镇肝降逆;龟甲、芍药、玄参、天门冬柔肝潜阳息风;牛膝引气血下行以助潜降;合茵陈、麦芽清肝舒郁。若出现舌干光红,抽搐不止者,宜用大定风珠,方用地黄、麦门冬、阿胶、生白芍、麻仁甘润存阴;龟甲、鳖甲、牡蛎育阴潜阳;五味子配甘草,酸甘化阴,滋阴息风。

6.痰瘀蒙窍

治法:豁痰化瘀,开窍醒神。

方药:涤痰汤化裁。本方适用于痰瘀蒙窍而偏于痰湿者,方中半夏、陈皮、茯苓健脾燥湿化痰;胆南星、竹茹、石菖蒲化痰开窍。若属痰瘀蒙窍而偏于痰热者,用羚羊角汤。该方以羚羊角、珍珠母、竹茹、天竺黄清化痰热;石菖蒲、远志化痰开窍;夏枯草、牡丹皮清肝凉血。以上二方化瘀力稍嫌不足,宜酌情配伍丹参、赤芍、蒲黄、桃仁、三七等化瘀之品。

痰瘀浊毒内盛,上蒙清窍而致神昏者,治宜利气开窍醒神。可用醒脑静或清开灵静脉滴注,或鼻饲苏合香丸。关格进入神昏危笃阶段,小便不通,治以开窍急救时,尤应注意禁用含毒药物,以免药毒蓄积,危害肾脏。

7.浊毒入血

治法:解毒化浊,宁络止血。

方药:犀角地黄汤、清宫汤化裁。适用于痰浊化热,热入血分而致鼻衄、咯血等出血证。组方宜以水牛角、生地黄、赤芍等解毒清热、凉血止血为主药,或酌情配合应用至宝丹或紫雪丹。治疗血证,要掌握"治火、治气、治血"基本原则,酌情选用收敛止血、凉血止血、活血止血药物。严密观察病情变化。

8.阳微阴竭

治法:温扶元阳,补益真阴。

方药:地黄饮子化裁。方用附子、肉桂、巴戟肉、肉苁蓉、地黄、山茱萸温养真元,摄纳浮阳;麦门冬、石斛、五味子滋阴济阳;石菖蒲、远志、茯苓开窍化浊。若出现呼吸缓慢而深,肢冷形寒,汗出不止,命门耗竭者,急宜温命门之阳,参附注射液静脉滴注。若正不胜邪,心阳欲脱,急用参麦注射液静脉滴注敛阳固脱。

凡浊邪侵犯上焦心肺,或下焦肝肾,为关格进入末期危重阶段,口服药物无法受纳者,应采用中西医结合的方法进行抢救。

(三)其他治法

1.单方验方

(1)冬虫夏草:临床一般用量3~5 g,水煎单独服用或另煎兑入汤剂中,亦可研粉装胶囊服用。20天为1个疗程,连服3~4个疗程。

(2)地肤子汤:地肤子30 g,大枣4枚,加水煎服,每天1剂,分2次服完。具有清热利湿止痒功效,适用于关格皮肤瘙痒者。

2.针灸治疗

主要选穴为中脘、气海、足三里、三阴交、阴陵泉、肾俞、三焦俞、关元、中极、内关。每次选主穴2~3个,配穴2~3个。可根据病情需要选择或增加穴位。虚证用补法,实证用泻法,留针20~30分钟,中间行针1次,每天针刺1次,10次为1个疗程。

3.灌肠疗法

降浊灌肠方:生大黄、生牡蛎、六月雪各30 g,浓煎200~300 mL,高位保留灌肠。2~3小时后药液可随粪便排出。每天1次,连续灌肠10天为1个疗程。休息5天后,可再继续1个疗程。适用于关格早中期。

4.药浴疗法

药浴方:由麻黄、桂枝、细辛、附子、红花、地肤子、羌活、独活等组成。将药物打成粗末,纱布包裹煎浓液,加入温水中,患者浸泡其中,使之微微汗出,每次浸泡40分钟,每天1次,10~15天为1个疗程。

七、转归及预后

本病为多种疾病渐进而来,病程发展趋势为由轻渐重,由脾肾受损而致五脏俱伤,正虚则邪实,邪盛则正衰,形成恶性循环。关格的转归和预后,取决于脾肾亏损程度和浊邪壅滞部位。若病限脾胃,邪在中焦,而治疗调摄得当,且避免复感外邪,尚可带病延年;若病变累及他脏,浊毒凌心射肺,入营动血,引动肝风,甚则犯脑蒙窍,最终正不胜邪,则预后较差。

八、预防和护理

积极治疗水肿、淋证、癃闭、消渴、眩晕、肾痨等原发疾病。注意消除外感、寒湿、劳顿等各种诱因。注意饮食调摄,不宜膏粱厚味。

(王晶晶)

第五节 遗 精

遗精是指不因性交而精液自行泄出,甚至频繁遗泄的病证。有梦而遗者,名为梦遗;无梦而遗,甚至清醒时精自滑出者,名为滑精,是遗精的两种轻重不同的证候。此外中医又有失精、精时自下、漏精、溢精、精漏、梦泄精、梦失精、梦泄、精滑等名称。

一、历史沿革

遗精之病早在《黄帝内经》中就有记载。如《灵枢·本神》有"恐惧而不解则伤精,精伤则骨酸痿厥,精时自下"之语,可见当时已认识到,惊恐等情志因素可致精液滑泄。汉代张仲景《金匮要略·血痹虚劳病脉证治》曰:"夫失精家,少腹弦急,阴头寒,目眩发落,脉极虚芤迟,为清谷、亡血、失精。脉得诸芤动微紧,男子失精……桂枝龙骨牡蛎汤主之。"文中指出了遗精得之于阴阳失调的证候及治疗方药,较《黄帝内经》更为全面。

隋代巢元方《诸病源候论·虚劳病诸候》明确提出遗精是由于肾气亏虚所致。如"虚劳失精候"说:"肾气虚损,不能藏精,故精漏失。""虚劳梦泄精候"又说:"肾虚,为邪所乘,邪客于阴则梦交接。肾藏精,今肾虚不能制精,因梦感动而泄也。"巢氏治疗多以补肾固精为主,为后世遗精多属肾虚的理论奠定了基础。

唐宋时期治疗遗精的方药已比较丰富。《备急千金要方·卷十九》载有治遗精方14首;《外台秘要·中卷十六》收录治虚劳失精5首,虚劳梦泄精方10首;《普济本事方·卷三·膀胱疝气小肠精漏》载有治遗精方4首,该书正式提出遗精和梦遗的名称,其论述病因较为详细。如说:"梦遗有数种,下元虚惫,精不禁者,宜服茴香丸;年壮气盛,久节淫欲,经络壅滞者,宜服清心丸;有情欲动中,经所谓所愿不得,名曰白淫,宜良方茯苓散。正如瓶中煎汤,气盛盈溢者,如瓶中汤沸而溢;欲动心邪者,如瓶之倾侧而出;虚惫不禁者,如瓶中有罅而漏,不可一概用药也。"此实为遗精辨证论治的雏形。

金元时期对遗精病因病机有了更进一步的认识。如朱丹溪对遗精的病因,除承袭前人主虚之说外,进一步认识到也有实证,为湿热遗精提供了理论根据,他在《丹溪心法·遗精》强调:"精滑专主湿热,黄柏、知母降火,牡蛎粉、蛤粉燥湿。"对湿热所致遗精提出了具体治疗方法。

明代对遗精的认识,渐臻完善。戴思恭在《证治要诀·遗精》一书中将遗精的病因归纳为:"有用心过度,心不摄肾,以致失精者;有因思欲不遂,精色失位,输泻而出者;有欲太过,滑泄不禁者;有年壮气盛,久无色欲,精气满泄者。"并且提出:"失精梦泄,亦有经络热而得者,若心虚冷用热剂,则精愈失。"楼英在《医学纲目·卷二十九·梦遗白浊》总结先贤治疗遗精的方法有五:"用辰砂、磁石、龙骨之类,镇坠神之浮游,是其一也;其二,思想结成痰饮,迷于心窍而遗者,许学士用猪苓丸之类,导利其痰是也;其三,思想伤阴者,洁古珍珠粉丸,用蛤粉、黄柏降火补阴是也;其四,思想伤阳者,谦甫鹿茸、苁蓉、菟丝子等补阳是也;其五,阴阳俱虚者,丹溪治一形瘦人,便浊梦遗,作心虚治,用珍珠粉丸、定志丸服之,定志丸者,远志、菖蒲、茯苓、人参是也。"张景岳对遗精的证治归纳,更为全面。《景岳全书·遗精》说:"遗精之证有九:凡有所注恋而遗者,此精为神动也,其因在心;有欲事不遂而梦者,此精失其位也,其因在肾;有值劳倦即遗者,此筋力不胜,肝脾之气弱也；有因心思索过度辄遗者，此中气有不足，心脾之虚陷也；有因湿热下流，或相火妄动而遗者，此脾肾之火不清也；有无故滑而不禁者，此下元亏虚，肺、肾之不固也；有禀赋不足，而精易滑者，此先天元气之单薄也；有久服冷利等剂，以致元阳失守而滑泄者，此误药之所致也；有壮年气盛，久节房欲而遗者，此满而溢者也。凡此之类，是皆遗精之病。然心主神，肺主气，脾主湿，肝主疏泄，肾主闭藏，则凡此诸病五藏皆有所主，故治此者，亦当各求所因也。"又说："凡心火盛者，当治心降火；相火盛者，当壮水滋阴；气陷者当升举；滑泄者当固涩；湿热相乘者，当分利；虚寒冷利者，当温补下元；元阳不足，精气两虚者，当专培根本。"这些论述和治疗法则至今仍有积极的临床意义。另外，明代王纶在《明医杂著·梦遗滑精》中指出："梦遗滑精，世人多作肾虚治，而为补肾涩精之剂不效，殊不知此证多由脾虚，饮食厚味、痰火湿热之人多有之。"提出了遗精由脾胃湿热所致的新观点。

清代医家在继承明代医家理论基础上有了进一步发挥。提出有梦为心病，无梦为肾病的观点。《医学心悟·遗精》说："梦而遗者，谓之梦遗；不梦而遗者，谓之精滑。大抵有梦者，由于相火之强，不梦者由于心肾之虚。然令人体薄火旺者，十中之一；虚弱者，十中之九。予因此二丸分主之，一天清心丸，泻火止遗之法也，一天十补丸，大补气血，俾气旺则能摄精也。"《临证指南医案·遗精》："以有梦为心病，无梦为肾病，湿热为小肠膀胱病。夫精之藏制虽在肾，而精之主宰则在心。"这种以有梦无梦定脏腑之法，虽有一定道理，但从临床来看，不能以此作为判定脏腑部位的唯一标准，否则将形成治疗上的僵化。《张氏医通》在本病的辨证论治上有较大发挥。尤为可贵的是提倡根据年龄、体质等详辨寒热虚实，颇为切合临床实际。如："壮年火盛，多有流溢者，若以虚冷用热剂，则精愈失，滋肾丸加生地、茯神、枣仁、菖蒲；梦遗而为肝热胆寒，以肝火淫于外，魂不内守，故多淫梦失精，或时心悸，肥人多此，宜清肝不必补肾，温胆汤加人参、茯神、枣仁、莲肉；遗精腰痛，六味地黄丸加杜仲、五味、菟丝子、苁蓉；中年以后，还少丹；精气不足，呼吸短气，滑泄不禁，兼心脾气虚，饮食少进者，金锁玉关丸加参芪；脾肾俱虚，败精失道，精滑不固者，九龙丹去当归加草薢、五味；然不若萃仙丸尤妙。"

综上所述，早在《黄帝内经》《伤寒杂病论》中对遗精就有了一定认识，历代医家对其病因病机不断完善和补充，至明清时期，在辨证论治方面更加具体，其治则和方药至今仍有临床意义。

二、范围

病理性遗精可见于西医学的性神经症、前列腺炎、阴茎包皮炎、精囊炎、精阜炎及某些慢性疾病，可以认为遗精只是某些疾病的临床症状，其临床表现与本证的特点相符者，均可参照本篇辨证论治。

三、病因病机

本病病因较多，病机复杂，但其基本病机可概括为两点。一是火热或湿热之邪循经下扰精室，开合失度，以致精液因邪扰而外泄，病变与心肝脾关系最为密切；二是因脾肾本身亏虚，失于封藏固摄之职，以致精关失守，精不能闭藏，因虚而精液滑脱不固，病变主要涉及脾肾。

（一）肾虚不藏

恣情纵欲：青年早婚，房事过度，或少年频犯手淫，导致肾精亏耗。肾阴虚者，多因阴虚火旺，相火偏盛，扰动精室，使封藏失职；肾气虚者，多因肾气不能固摄，精关失约而出现自遗。《医贯·梦遗并滑精》说："肾之阴虚则精不藏，肝之阳强则火不秘，以不秘之火，加临不藏之精，除不梦,梦即泄矣。"《证治要诀·遗精》说:"有色欲太过,而滑泄不禁者。"前者是属于阴虚阳亢,后者是属于阴阳两虚,下元虚惫。

禀赋不足:先天不足,禀赋素亏,下元虚惫,精关不固,易于滑泄。如《景岳全书·遗精》说:"有素禀不足,而精易滑者。此先天元气单薄也。"

(二)君相火旺

劳心过度:劳神太过,心阴暗耗,心阳独亢,心火不能下交于肾,肾水不能上济于心,心肾不交,水亏火旺,扰动精室而遗。如《证治要诀·遗精》说:"有用心过度,心不摄肾,以致失精者。"《折肱漫录·遗精》也说:"梦遗之证,其因不同……非必尽因色欲过度,以致滑泄,大半起于心肾不交。凡人用心太过则火亢而上,火亢则水不升,而心肾不交,士子读书过劳,功名心急者每有此病。"

妄想不遂:心有妄想,所欲不遂,心神不宁,君火偏亢,相火妄动,亦能促使精液自遗。正如《金匮翼·梦遗滑精》所说:"动于心者,神摇于上,则相遗于下也。"

(三)气不摄精

思虑过度,损伤心脾,或饮食不节,脾虚气陷,失于固摄,精关不固,精液遗泄。正如《景岳全书·遗精》说:"有因用心思虑过度辄遗者,此中气不足,心脾之虚陷也。"

(四)湿热痰火下注

饮食不节,醇酒厚味,损伤脾胃,酿湿生热,或蕴痰化火,湿热痰火,流注于下,扰动精室,亦可发生精液自遗。正如《杂病源流犀烛·遗泄源流》:"有因饮酒厚味太过,痰火为殃者……有因脾胃湿热,气不化清,而分注膀胱者,亦混浊稠厚,阴火一动,精随而出。"

综上所述,遗精的发病机制,主要责之于心、肝、脾、肾四脏。且多由于房事不节,先天不足,用心过度,思欲不遂,饮食不节等原因引起。

四、诊断与鉴别诊断

(一)诊断

每星期2次以上,或一天数次,在睡梦中发生遗泄,或在清醒时精白滑出,并有头昏、耳鸣、精神萎靡、腰酸腿软等症状,即可诊断为遗精。

(二)鉴别诊断

1.生理性溢精

一般未婚成年男子或婚后长期分居者,平均每月遗精1～2次或虽偶有次数稍增多,但不伴有其他症状者,均为生理性溢精。正如《景岳全书·遗精》说:"有壮年气盛,久节房欲而遗者,此满而溢者也。"又说:"若满而溢者,则去者自去,生者自生,势出自然,无足为意也。"此时无须进行治疗,应多了解性知识,消除不必要的紧张恐惧心理。病理性遗精则为每星期两次以上,甚则每晚遗精数次。

2.早泄

早泄是男子在性交时阴茎刚插入阴道或尚未进入阴道即泄精,以致不能完成正常性交过程。其诊断要点在于性交时过早射精。而遗精则是在非人为情况下频繁出现精液遗泄,当进行性交时,却可能是完全正常的。其诊断要点在于非人为情况下精液遗泄,但以睡眠梦中多见。有时临床上两者可同时并存。

3.小便尿精

小便尿精是精液随尿排出,或排尿结束后又流出精液,尿色正常而不混浊,古人将本症归于"便浊""白浊""白淫""淋浊"等疾病门中。其诊断要点是精液和尿同时排出或尿后流出精液。多因酒色无度、阴虚阳亢、湿热扰动精室、脾肾气虚等引起。

4.尿道球腺分泌物

当性兴奋时尿道外口排出少量黏稠无色的分泌物。其镜下虽偶见有精子,但并非精液,故要与遗精相鉴别。

5.前列腺溢液

某些中青年,因纵欲、酗酒、禁欲、手淫等,致使前列腺充血,腺泡分泌增加,腺管松弛扩张,在搬重物、惊吓、大便用力时,腹压增加,会阴肌肉松弛,会有数量不等的白色分泌物流出,称为前列腺溢液,亦称前列腺漏。

五、辨证

(一)辨证要点

1.审察病位

一般认为用心过度,或杂念妄想,君相火旺,引起遗精的多为心病;精关不固,无梦遗泄的多为肾病。故前人有"有梦为心病,无梦为肾病"之说。但还须结合发病的新久,以及脉证的表现等,才能正确地辨别病位。

2.分清虚实

初起以实证为多,日久则以虚证为多。实证以君相火旺及湿热痰火下注,扰动精室者为主;虚证则属肾虚不固,脾虚气不摄精,封藏失职。若虚而有热象者,多为阴虚火旺。

3.辨别阴阳

遗精属于肾虚不藏者,又当辨别偏于阴虚,还是偏于阳虚。偏于阴虚者,多见头昏目眩,腰酸耳鸣,舌质红,脉细数;偏于阳虚者,多见面白少华,畏寒肢冷,舌质淡,脉沉细。

4.洞察转归

遗精的发生发展与体质、病程、治疗恰当与否有密切关系。病变初期及青壮年患者多为火盛或湿热所致,此时若及时清泻则可邪退病愈;遗精日久必耗伤肾阴,甚则阴损及阳,阴阳俱虚,此时可导致阳痿、早泄、男子不育等。故对遗精日久不愈、有明显虚象或年老体衰者,治疗又当以补血为主。若治疗后遗精次数减少,体质渐强,全身症状减轻,则为病势好转,病将痊愈之象。

(二)证候

1.心肾不交

症状:每多梦中遗精,次日头昏且晕,心悸,精神不振,体倦无力,小便短黄而有热感。舌质红,脉细数。

病机分析:君火亢盛、心阴暗耗,心火不能下交于肾、肾水不能上济于心,水亏火旺,扰动精室,致精液走泄;心火偏亢,火热耗伤心营,营虚不能养心则心惊;外不能充养肌体,则体倦无力,精神不振;上不能奉养于脑,则头昏且晕;小便短黄而有热感,乃属心火下移小肠,热入膀胱之征;舌质红,脉细数,均为心营被耗,阴血不足之象。

2.肾阴亏虚

症状:遗精,头昏目眩,耳鸣腰酸,神疲乏力,形体瘦弱。舌红少津,脉弦细带数。

病机分析:恣情纵欲,耗伤肾阴,肾阴虚则相火妄动,干扰精室,致使封藏失职,精液泄出;肾虚于下,真阴暗耗,则精气营血俱不足,不能上承,故见头昏、目眩;不能充养肌肉,则形体瘦弱,神疲乏力;腰为肾之府,肾虚则腰酸;肾开窍于耳,肾亏则耳鸣;舌红少苔,脉弦细带数,均为阴虚内热之象。

3.肾气不固

症状:滑精频作,面白少华,精神萎靡,畏寒肢冷。舌质淡,苔白,脉沉细而弱。

病机分析:病久不愈,阴精内涸,阴伤及阳,以致下元虚惫,气失所摄,肾关因而不固,故滑精频作;其真阴亏耗,元阳虚衰,五脏之精华不能上荣于面,则面白少华,精神萎靡,畏寒肢冷;舌淡、苔白、脉沉细而弱,均为元阳已虚,气血不足之征。

4.脾虚不摄

症状:遗精频作,劳则加重,甚则滑精,精液清稀,伴食少便溏,少气懒言,面色少华,身倦乏力。舌淡,苔薄白,脉虚无力。

病机分析:脾气亏虚,精失固摄,而见遗精频作;劳则更伤中气,气虚不摄,精关不固,则见滑精;频繁遗滑,故精液清稀;脾气亏虚,不能化成气血,心脉失养故心悸,气短,面色无华;脾虚气陷,无力升举故食少便溏,少气懒言;舌淡苔薄白,脉虚无力,均为脾气亏虚之象。

5.肝火偏盛

症状:多为梦中遗泄,阳物易举,烦躁易怒,胸胁不舒,面红目赤,口苦咽干,小便短赤。舌红,苔黄,脉弦数。

病机分析:肝胆经绕阴器,肾脉上贯肝,两脏经络相连,如情志不遂,肝失条达,气郁化火,扰动精舍,则引起遗精;肝火亢盛,则阳物易举,烦躁易怒,胸胁不舒;肝火上逆则面红目赤,口苦咽干;小便短赤,舌红苔黄,脉来弦数,均为肝火偏盛之征。

6.湿热下注

症状:遗精频作,或尿时有精液外流,口苦或渴,小便热赤。苔黄腻,脉濡数。

病机分析:湿热下注,扰动精室,则遗精频作,甚则尿时流精;湿热上蒸,则口苦而渴;湿热下注膀胱,则小便热赤;苔黄腻,脉濡数,均为内有湿热之象。

7.痰火内蕴

症状:遗精频作,胸闷脘胀,口苦痰多,小便热赤不爽,少腹及阴部作胀。苔黄腻,脉滑数。

病机分析:痰火扰动精舍,故见遗精频作;痰火郁结中焦,故见胸闷脘胀,口苦痰多;痰火互结下焦,故见小便热赤不爽,少腹及阴部作胀;苔黄腻,脉滑数,均为痰火内蕴之征。

六、治疗

(一)治疗原则

遗精的基本病机包括两个方面,一是火邪或湿热之邪,扰及精室;二是正气亏虚,精关不固。治疗遗精切忌只用固肾涩精一法,而应该分清虚实,实证以清泄为主;虚证方可补肾固精。同时还应区分阴虚阳虚的不同情况,而分别采用滋养肾阴及温补肾阳的治法。至于虚而有热者,又当予以养阴清火,审证施治。

(二)治法方药

1.心肾不交

治法:清心滋肾,交通心肾。

方药：三才封髓丹加黄连、灯芯草之类。方中天门冬补肺，地黄滋肾，金水相生也；黄柏泻相火，黄连、灯芯草清心泻火，俾水升火降，心肾交泰，则遗泄自止。若所欲不遂，心神不安，君火偏亢，相火妄动，干扰精室，而精液泄出者，宜养心安神，以安神定志丸治之。

2.肾阴亏虚

治法：壮水制火，佐以固涩。

方药：知柏地黄丸合水陆二仙丹化裁。方中知母、黄柏泻火，牡丹皮清热，地黄、山药、山茱萸、茨实、金樱子填精止遗。若遗精频作，日久不愈者，用金锁固精丸以固肾摄精。

3.肾气不固

治法：补肾固精。

方药：偏于阴虚者，用六味地黄丸，以滋养肾阴；偏于阳虚者，用《济生方》秘精丸和斑龙丸主之。前方偏于温涩，后者温补之力尤胜。

4.脾虚不摄

治法：益气健脾，摄精止遗。

方药：妙香散合水陆二仙丹或补中益气汤加减。方中人参、黄芪益气健脾生精；山药、茯苓健脾补中，兼以安神，远志、辰砂清心调神；木香调气；桔梗升清；茨实、金樱子摄精止遗。若以中气下陷为主可用补中益气汤加减。

5.肝火偏盛

治法：清肝泻火。

方药：龙胆泻肝汤加减。方中龙胆草直折肝火，栀子、黄芩清肝，柴胡疏肝，当归、生地滋养肝血，泽泻、车前子、木通导湿热下行，肝火平则精宫自宁。久病肝肾阴虚者，可去木通、泽泻、车前子、柴胡等，酌加何首乌、女贞子、白芍等滋养肝肾之品。

6.湿热下注

治法：清热化湿。

方药：猪肚丸。猪肚益胃，白术健脾，苦参、牡蛎清热固涩，尚可酌加车前子、泽泻、猪苓、黄柏、草薢等，以增强清热化湿之力。

7.痰火内蕴

治法：化痰清火。

方药：猪苓丸加味。方中半夏化痰，猪苓利湿。还可加黄柏、黄连、蛤粉等泻火豁痰之品。如患者尿时不爽，少腹及阴部作胀，为病久夹有瘀热之征，可加败酱草、赤芍以化瘀清热。

七、转归及预后

遗精初起，尤其是青壮年、体质强壮者，多为实证，此时一经清泻，往往邪退遗精自止。若不及时治疗或用补益固涩则邪热更盛，反致遗精频作。遗精日久不愈，肾精亏耗，可逐渐转变为虚证。在病机演变过程中还可见虚实夹杂，或阴虚兼火旺，或脾肾虚兼湿热痰火等。日久阴损及阳，造成阴阳俱损，可进一步导致阳痿、早泄等性功能障碍。遗精若能及时用药物及精神调治，多可治愈，预后一般良好。

八、预防和护理

(1)注意精神调养，排除杂念，清心寡欲，是治疗本病的关键。

（2）避免过度的脑力紧张，丰富文体活动，适当参加体力劳动。

（3）注意生活起居，节制性欲，戒除手淫，夜晚进食不宜过饱，睡前用温水洗脚，养成仰卧的习惯，被褥不宜过厚，脚部不宜盖得太暖，衬裤不宜过紧。

（4）少食辛辣刺激性食品如烟、酒、咖啡等。

（5）正确对待遗精。出现遗精后，应首先分清是生理现象还是病理性遗精。生理性遗精可不必治疗；病理性遗精，则应及时就诊，弄清疾病的原因，针对其病因进行调理，一般效果均较理想。

（王晶晶）

第九章 肿瘤科病证

第一节 甲状腺癌

一、概述

甲状腺由两个侧叶和峡部构成,甲状腺侧叶的背面附有甲状旁腺,它产生的激素具有调节钙、磷代谢的重要作用。甲状腺有内外两层被膜包裹,内层被膜固定于气管和环状软骨上,故可随吞咽上下移动。甲状腺内被膜直接附于腺实质表面,并发出许多结缔组织小隔伸入腺实质,将甲状腺分隔成许多小叶,每个小叶由20~40个滤泡组成。滤泡上皮细胞分为滤泡主细胞和滤泡旁细胞两类。滤泡主细胞主要产生甲状腺激素,包括甲状腺素(T_4)和三碘甲状腺原氨酸(T_3)。滤胞旁细胞又称亮细胞、C细胞,是产生降钙素的细胞。甲状腺激素(T_3、T_4)作用。为促进机体各种细胞代谢过程,增强许多器官的生理活动,也影响胎儿发育,婴儿成长和骨骼的成熟等,对神经组织的生长和分化起重要作用。降钙素主要作用是通过防止骨质吸收来降低血清钙,恰与甲状旁腺素作用相反。

甲状腺的主要功能是摄取和储存碘,以及合成和分泌甲状腺激素。滤泡上皮细胞的功能受大脑皮质-下丘脑-脑垂体前叶系统的控制和调节,下丘脑分泌一种促甲状腺释放激素(TRH)促进垂体前叶分泌促甲状腺素(TSH),促进甲状腺素(T_3、T_4)合成和分泌,甲状腺激素的增加又对垂体有抑制作用,TSH便减少,从而维持甲状腺激素水平和人体内在活动的动态平衡。有些甲状腺肿瘤的生长对促甲状腺素(TSH)有依赖性,服甲状腺素后,可限制促甲状腺素的分泌,从而抑制肿瘤的生长。有些甲状腺肿瘤样疾病,由于体内甲状腺激素减少,促甲状腺素的分泌增加,促使甲状腺本身增生和肥大。

甲状腺癌属中医"瘿瘤"的范畴。《说文解字》说"瘿",颈瘤也。中医学根据不同的病因、病机及临床表现,分为各种不同的瘿瘤,中医文献多有"五瘿"之分。宋代陈无择著《三因方》对瘿瘤的分类,"坚硬不可移者名筋瘿;赤脉交结者名血瘿;随忧愁消长者名气瘿"。其中有关石瘿的描述与甲状腺癌相似。

二、病因病机

中医认为引起甲状腺癌的主要病因是情志内伤及饮食失调。

(一)情志内伤

由于长期忿郁恼怒或忧悉思虑,致肝郁不舒。肝为刚脏,喜条达舒畅,情志不舒,不能遂其条达之性,尽其疏泄之能,则气机郁滞,日久肝气横逆,木壅侮土,脾胃受伤,脾不健运,痰湿内聚,气机不畅,肝气夹痰、夹瘀循厥阴之脉,聚结颈前,留而不去,则成瘿瘤。《济生方》曰:"夫瘿瘤者,多由喜怒不节,忧思过度,而成斯病矣。"

(二)饮食失调

饮食水土宜致脾失健运,水湿内停,聚而成痰,痰浊内阻,导致气滞血瘀痰凝颈前而成本病。

(三)体质因素

妇女的经、孕、产、乳等生理特点与肝经气血有密切关系,遇有情志不遂、饮食失调、水土失宜等致病因素,更易损伤肝脾而起气郁痰结、气滞血瘀及肝郁化火等病理变化,故女性比男性易患甲状腺癌。

三、病理

甲状腺癌的病理分为分化型,未分化型和髓样型。分化型甲状腺癌又分为乳头状癌和滤泡状癌。分化型癌约占 90%,预后良好,术后 10 年生存率高。未分化型预后差,髓样癌居两者之间。

(一)乳头状腺癌

在甲状腺癌中最常见,占甲状腺癌的 60%~70%,女性和 40 岁以下患者较多。恶性度低,病程发展缓慢,从发现肿块到就诊时间,5 年以上者占 31.6%,病程最长者可达 20 年以上,肿瘤多在一侧,少数在双侧或峡部发生。多为单发,少数为多发。颈淋巴结转移具有发生率高,出现早,范围广,发展慢等特点。瘤体较大者常伴有囊性改变,穿刺可吸出浅棕黄色液体,易误诊为囊肿,血行较移少见。

(二)滤泡性腺癌

占甲状腺癌的 15%~20%,可见于任何年龄,多发于中老年女性。一般病程较长,生长缓慢,属中度恶性。原发瘤一般较大,一般为数厘米或更大,多为单发,少数为多发或双侧、实性、硬韧、边界不清。易发生远处转移,以血行转移为主,伴随远处转移率可达 33%,常见转移到肺和骨骼。较少发生淋巴结转移,发生淋巴结转移多为较晚期表现。

(三)髓样癌

占甲状腺癌的 5%~10%,本病于 1959 年 Hazard 正式命名为甲状腺髓样癌。临床上甲状腺髓样癌可分为散发性和家族性,后者为一特殊的常染色体显性遗传性内分泌综合征,属多发性内分泌腺瘤,同时患甲状腺髓样癌、嗜铬细胞瘤、甲状旁腺瘤、神经节瘤。

四、诊断与鉴别诊断

(一)临床表现

1.甲状腺肿大或结节

甲状腺肿大或结节为常见症状,早期发现甲状腺内有坚硬的结节,可随吞咽上下移动。

2.压迫症状

当肿瘤增大至一定程度时,常压迫气管,使气管移位,并有不同程度的呼吸障碍症状,当肿瘤侵犯气管时,可引起吞咽障碍,当肿瘤侵犯喉返神经时,可出现声嘶哑。

3.颈淋巴结肿大

当肿瘤发生颈淋巴结转移时,常见颈上、中、下淋巴结可触及肿大。甲状腺癌由于其病理类型不同,临床表现也有不同。甲状腺髓样癌多见于30~40岁,男女发病无明显差别;大多数以甲状腺肿块而就诊,病程较长,可10天至20年不等,肿块质地较硬,可有轻度压痛,家族性甲状腺髓样癌多累及双侧,而散发性甲状腺髓样癌常仅累及一叶甲状腺。

甲状腺髓样癌恶性程度高,转移率常发生颈淋巴结转移,也可血行转移至肺、肝和骨骼。甲状腺髓样癌来源于滤泡旁细胞(C细胞),能产生降钙素(CT)、前列腺素(PG)、5-羟色胺(5-HT)、肠血管活性肽(VIP)等,故患者可有顽固性腹泻,每天数次到十余次不等,便前可伴有腹痛和急迫感,多于饭后和夜晚加重,癌灶切除后,腹泻消失,复发或转移时腹泻又出现,可伴有面部潮红和多汗等颇似类癌综合征或其他内分泌失调的表现。

4.未分化癌

未分化癌又称间变癌,是一种高度恶性的肿瘤,约占甲状腺癌的8%。未分化癌由一系列分化不良的癌细胞所组成,包括梭形细胞癌、巨细胞癌、小细胞癌、鳞状细胞癌、巨细胞癌最多见。其发病以老年人居多,一般在60岁以上。未分化癌可由良性肿瘤及分化好的乳头状腺癌、滤泡状腺癌间变而来,因此患者常有多年甲状腺瘤或甲状腺肿大的病史,近期突然增大,病情进展迅速为其最重要的临床特征。肿块很快累及邻近器官而出现声嘶、咳嗽、吞咽困难及颈部疼痛等症状。检查时可见双侧甲状腺及颈部弥漫性巨大实性肿块、质硬、固定、边界不清,广泛侵犯邻近组织。颈部淋巴结转移率高,通常淋巴结可被甲状腺原发癌所累及包绕,故临床上多不易触及。易发生血行转移,具有转移快,死亡率高的特点。

(二)诊断要点

1.临床诊断

甲状腺癌患者,初诊时多以甲状腺结节为主诉,要判断为良恶性并不容易。因此当临床触及甲状腺肿大结节时,需要详细了解病史、症状和体征。对甲状腺肿块,应注意形态、大小、肿块为单发或多发、肿物质地、表面是否光滑、有无触痛、活动程度、是否随吞咽上下移动,还应注意颈部淋巴结有无肿大等,此外还需结合实验室、超声及CT、MRI检查等各方面资料进行综合分析,必要时可行穿刺活检、手术探查、颈淋巴结活检等进行病理检查,以明确诊断。

临床上,除未分化癌有明显的恶性体征易于诊断外,其他3型,有下列情况者,应考虑为甲状腺癌:①男性与儿童患者,癌的可能性大,儿童期甲状腺结节50%为癌,应高度警惕。②在非地方性甲状腺肿病区,青年尤其女性,曾在幼儿期接受过颈或上胸部放疗者。③有甲状腺髓样癌家族史,伴有腹泻、类癌综合征或阵发性高血压。④颈前肿块大小不论,质硬、凹凸不平、活动受限或固定。⑤肿块短期内突然增大为实性结节,或产生压延症状,如呼吸不畅或声哑,但应排除良性甲状腺囊腺瘤等合并囊内出血的情况。⑥肿物较大,外形不规则,活动度差,囊性,穿刺吸出棕黄色液体(甲状腺肿多为胶样物),X线片见肿物散在不整形较小的钙化。⑦颈淋巴结肿大。

2.穿刺细胞学检查

原发灶或颈淋巴结的穿刺活检常可得到确诊。有学者报道其确诊率可达95%,但诊断滤泡状癌有困难。

3.X 线检查

颈部正侧位片可显示肿瘤内的钙化影响为云雾状或砂粒状,边界不规则,如气管左右径狭窄,前后径正常,提示甲状腺癌浸润气管壁。吞钡检查,有助于了解食管是否受累。胸部及骨骼片,了解有无肺及骨转移。

4.放射性核扫描

应用放射性核素^{131}I 或^{99m}Tc 等的甲状腺扫描,正常甲状腺最高 30%,而甲状腺癌一般在 10% 以下,有助于协助判断甲状腺肿块的性质。甲状腺癌的扫描图像大多为冷、凉结节。但功能亢进的滤胞状腺癌,有较强的摄碘功能而显示温或热的结节。

5.B 超

可探测甲状腺肿块的形态、大小、数目,并确定其为囊性还是液性,实性或囊实性。内部回声不均匀,边界不清楚和不规则肿块,点状强回声常提示为恶性。B 超对鉴别良、恶性肿瘤,特别对甲状腺癌的筛选有一定的特异性。

6.CT 和 MRI 扫描

可清楚显示甲状腺肿块的形态、大小,以及周围组织、器官的关系;提示癌肿浸润范围,转移部,为确定手术方案提供依据。甲状腺癌典型 CT 表现为边界模糊,形态不规则、病灶密度不均匀,增强扫描呈明显不均匀强化,病灶与邻近结构间脂肪间隙消失。

7.实验室检查

较有特异性的是用放射免疫法测血清降钙素诊断髓样癌,正常人血清降钙素为 0.02～0.04 mg/mL,而髓癌患者可达 1～540 mg/mL,具有特异性和敏感性,也可作为术后复发或转移的指标而提示预后。

甲状腺球蛋白的测定来源于滤泡上皮的甲状腺癌、血中甲状腺球蛋白(Tg)的含量可异常增高。通过免疫法测定 Tg,对甲状腺癌的诊断有一定帮助,但缺乏特异性。一般认为 Tg 值在 1 000 mg/mL 以上对诊断恶性肿瘤有意义(髓样癌除外)。同时 Tg 对判断疗效有意义,肿瘤治愈 Tg 可恢复正常,有残留时,Tg 值不下降,而复发或远处转移时则又增高。

(三)鉴别诊断

1.甲状腺腺瘤

病理分为滤泡性腺瘤和乳头状腺瘤两类,多见于 20～30 岁的年轻人,多为单结节,边界清、表面光滑,生长缓慢,当瘤内出血时结节突然增大,局部腹痛,无颈淋巴结转移和远处转移,约 10% 会癌变。治疗原则应早期切除。

2.结节性甲状腺肿

多见于地方性甲状腺肿地区,沿海地区较少。一般在缺碘性甲状腺肿的基础上发展而来,多见于中年以上的妇女,病程很长可达数十年,病变累及双侧甲状腺,为多结节,大小不一,结节表面光滑,可随吞咽上下移动。可有囊性变、钙化区。一般不出现压迫症状,可有局部重坠感。部分患者可合并甲状腺功能亢进。少数可发生癌变,肿块迅速增大,并可出现向周围组织浸润现象。治疗:除恶性病变及产生并发症外,一般保守治疗。

3.慢性淋巴细胞性甲状腺炎

本病多发先在 45 岁以上的妇女,35 岁以下少见,为慢性进行性双侧甲状腺肿大,橡皮样硬实,扪诊时整个腺叶轮廓坚实,临床上与癌难鉴别。一般无症状,基础代谢常偏低,扫描甲状腺内碘分而普遍稀疏。颈部软组织 X 线照片无钙化灶,测定甲状腺自身抗体滴度升高,可帮助确诊。

本病对肾上腺皮质激素反应较敏感,一般口服泼尼松 5 mg,每天 3 次,不宜过多,避免术后发生黏液水肿。用少量 X 线(800~1 000 Gy)照射,效果好。

五、治疗

石瘿的发生主要由于情志内伤,饮食失调致痰浊内生、气郁痰聚、气血壅滞而成气滞血瘀,痰浊积久瘤结而成。气滞、痰浊、血瘀为本病的基本病理。疾病早期以邪实为主,即以肝郁气滞、痰凝湿聚、血脉瘀阻为主要矛盾,治疗以疏肝理气、健脾化湿、化痰散结、活血化瘀,以消、攻为主。中晚期由于病邪迁延,日久不愈,痰郁化火久耗伤气血,阴精受损,则痰浊、气滞、血瘀壅结愈甚,以致肿块增大,质坚根固、终成虚实夹杂之证,其时以正虚为主,治疗上以扶正祛邪,健脾益气,攻补兼施为原则。

(一)基本方治疗

中医认为石瘿的病因病理是由于情志不遂、饮食失调、伤及肝脾,导致肝脾气机失调,致气滞、痰凝、血瘀、凝于颈前,结而成不瘿。

治法:疏肝理气,软坚化瘀。

方药:软坚化瘤汤加味

生牡蛎 30 g,夏枯草 30 g,昆布 12 g,海藻 12 g,三棱 6 g,莪术 6 g,青皮 5 g,香附 9 g,玄参 12 g,浙贝母 10 g,山慈菇 10 g,黄药子 10 g,瓜蒌 30 g,蜈蚣 1~4 条。

本病早中期以消散、攻坚为基本大法,采用化痰散结法、化瘀散结法及解毒散结法等治之。化痰散结用生牡蛎、昆布、海藻、瓜蒌;化瘀散结使用三棱、莪术、蜈蚣;解毒散结用夏枯草、山慈菇、黄药子、玄参等,再配以疏肝理气药青皮、香附等诸药配伍使用而获效。

(二)辨证论治

基本分型:本病的辨证分型尚无统一标准,针对甲状腺癌的气滞、痰浊、血瘀的基本病理,以及病久耗伤气血、操作阴精等病理变化,现代医家一般据此辨分 3~4 型。

1.肝郁痰湿型

主症:颈前肿物,质硬,随吞咽上下移动,活动受限;可伴有胸胁胀闷,颈部胀满发憋或咳吐痰涎,舌质淡红苔白腻,脉弦或滑。

治法:理气消瘿,化痰散结。

方药:海藻玉壶汤合柴胡疏肝散加减。

柴胡 10 g,香附 10 g,夏枯草 30 g,昆布 15 g,海藻 15 g,生牡蛎 30 g(先煎),法半夏 15 g,黄药子 15 g,贝母 20 g,猫爪草 30 g,青皮 10 g,陈皮 10 g。

柴胡苦辛微寒,功擅条达肝气而疏郁结;香附微苦辛平,长于疏肝理气,并能行气止痛;青皮、陈皮理气行滞,诸药共奏疏肝解郁、行气止痛之功。化痰散结药昆布、海藻、生牡蛎、浙贝母、法半夏,以及解毒散结药夏枯草、猫爪草、黄药子,诸药合用共奏理气消瘿、化痰散结之功。

2.痰瘀毒结型

主症:颈前瘿瘤质硬、肿痛如针刺、入夜更甚,或见肿物青筋显露、声音嘶哑、胸闷气憋,呼吸及吞咽困难,舌质紫黯或有瘀斑、脉弦涩。

治法:化痰解毒,活血化瘀。

方药:化痰散瘀汤。

夏枯草 90 g,海藻 30 g,玄参 15 g,浙贝 15 g,猫爪草 15 g,白花蛇舌草 30 g,蒲公英 15 g,三棱 15 g,莪术 15 g,丹参 15 g,赤芍 15 g,钩藤 25 g(后煎),甘草 10 g。

方中以大剂夏枯草、海藻化痰散结,夏枯草微寒,功效清肝散结,主治瘰疬、淋巴结及甲状腺肿瘤,有明显消除颈块作用,并伍用玄参,散、养结合,适宜久服。瘀血积久化毒,故白花蛇舌草、蒲公英、猫爪草清热解毒。由于本证系顽痰、瘀血交阻凝结成癌,痰中有瘀、瘀中有痰,故破瘀与化痰并行,用三棱、莪术、丹参、赤芍活血化瘀以攻坚。用钩藤取本义平肝热化痰,药性轻扬走上,且有舒筋活络功用,用之有引经报使之意。本方特取大剂海藻软坚化痰散结,并伍用甘草,使二药之性相激,以提高本方化痰散结的功效,且甘草有调和诸药之效。

3.气血双亏型

主症:瘿瘤晚期或经手术、放疗、化疗后复发而见全身乏力、形体消瘦、头晕目眩、心悸气短、口干欲饮、自汗盗汗、纳呆食少、舌质黯淡、苔少、脉沉细无力或细涩。

治法:益气养阴,解毒消瘿。

方药:生黄芪 30 g,太子参 30 g,当归 10 g,石斛 30 g,麦冬 15 g,五味子 10 g,白芍 15 g,白术 10 g,茯苓 15 g,夏枯草 15 g,海藻 15 g。

病久必耗伤气血,损伤阴精而出现气血或气阴亏损等病理变化,治疗以扶正为主。生黄芪、太子参、当归、白芍、白术、茯苓益气补血,五味子、石斛、麦冬养阴生津,由于毒热未清,予夏枯草、海藻解毒散结。

(三)辨病选药

1.常用中草药

辨病选药是指在辨证论治的基础上,可适当选用一些对甲状腺癌有抗癌作用的药物。甲状腺癌的基本病理为痰聚、血瘀、毒结,以下有散结、化瘀、解毒的中药都有较好的治疗作用。

软坚散结药:昆布、海藻、海带、夏枯草、山慈菇、七叶一枝花、猫爪草、威灵仙、生牡蛎、蛤粉、蜈蚣、全蝎、僵蚕、露蜂房、半夏、胆南星、贝母、杏仁、莱菔子、皂角刺、穿山甲(代)、全瓜蒌、白芥子。

活血化瘀药:生蒲黄、五灵脂、丹参、赤芍、三七、土鳖虫、穿山甲(代)、三棱、莪术、乳香、没药、地龙、守宫。

清热解毒药:白花蛇舌草、半枝莲、天花粉、山豆根、猕猴桃根、半边莲、蒲公英、土大黄、鱼腥草、黄药子、白药子、了哥王、大小蓟等。

2.辨病专方治疗

五海丸:海螺、海蛤粉各 20 g,海藻、海螵蛸各 15 g,昆布、龙胆草、青术香各 10 g。共研细末,蜂蜜为丸,每丸 6 g,每次 2 丸,每天 3 次,用治各型甲状腺癌。

消坚丸:蜈蚣 6 条,全蝎 30 个,僵蚕、山甲珠、炙蜂房、皂角刺各 9 g,共为细末,炼蜜为丸,金箔为衣,每次 3 g,每天 3 次,用治甲状腺癌痰瘀互结为主型。

黄白汤:夏枯草 15 g,山豆根 15 g,生牡蛎 15 g,黄药子、白药子各 15 g,结核 12 g,留行子 12 g,天葵子 12 g,炮甲珠 9 g,苏梗 9 g,射干 9 g,马勃 9 g,昆布 30 g。水煎服,每天一剂,分两次服用。用治各型甲状腺癌。

补藤汤:女贞子 30 g,旱莲草 30 g,补骨脂 30 g,骨碎补 30 g,透骨草 30 g,鸡血藤 30 g,海藻 30 g,肉苁蓉 30 g,怀山药 30 g,牛膝 15 g,木瓜 15 g。水煎服,每天一剂,分两次服用,用治甲状腺癌并骨转移者。

(刘 猛)

第二节 食 管 癌

一、概述

食管癌是发生在食管上皮组织的恶性肿瘤,占所有恶性肿瘤的 2%。全世界每年约有 22 万人死于食管癌,我国是食管癌高发区,食管癌死亡率仅次于胃癌,发病年龄多在 40 岁以上,男性多于女性。食管癌在中医学上多属"噎膈"的范畴,明朝著名中医学家张景岳讲到:"噎膈者,膈塞不通,食不能下,故曰噎膈"。

二、病因病机

现代医学认为长期吸烟与饮酒、长期进食过烫过快、食物粗糙、质硬等均可引起经久不愈的食管炎,导致食管癌的前期病变。此外真菌、病毒、亚硝胺及其前体物、营养素、微量元素和遗传因素等,均与食管癌的发病有相关性。

中医学认为,本病主要与饮食、精神和正气内虚有关。其病机为情志不遂,肝郁气滞,久而脾胃受伤,运化功能不健,津液失于正常输布与转化而内聚成疾。肝郁气滞,失于宣畅,致血液不能畅流,渐瘀为死血,痰瘀互结为有形之块阻塞于食管,妨碍饮食下咽而发为本病。

三、病理

食管癌的病变部位,我国各地报道不一,但均以中段最多(52.69%～63.33%),下段次之(24.95%～38.92%),上段最少(2.8%～14%)。食管癌以鳞状细胞癌最多见。腺癌较少见,又可分为单纯腺癌、腺鳞癌、黏液表皮样癌和腺样囊性癌。未分化癌较少见,但恶性程度高。食管上、中段癌肿绝大多数为鳞状细胞癌,食管下段癌肿则多为腺癌。

食管壁内扩散是癌瘤的表面扩散方式之一。癌细胞还常沿食管固有膜黏膜下层的淋巴管浸润。直接浸润邻近器官食管上段癌可侵入喉部、气管及颈部软组织,甚至侵入支气管,形成支气管-食管瘘;也可侵入胸导管、奇静脉、肺门及肺组织,部分可侵入主动脉而形成食管-主动脉瘘,引起大出血而致死。下段食管癌常可累及贲门及心包。淋巴转移比较常见,约占病例的 2/3。中段食管癌常转移至食管旁或肺门淋巴结,也可转移至颈部、贲门周围及胃左动脉旁淋巴结。下段食管癌常可转移至食管旁、贲门旁、胃左动脉旁及腹腔等淋巴结,偶可至上纵隔及颈部淋巴结。淋巴转移部位依次为纵隔、腹部、气管及气管旁、肺门及支气管旁。血行转移多见于晚期患者。最常见转移至肝(约占 1/4)与肺(约占 1/5),其他脏器依次为骨、肾、肾上腺、胸膜、网膜、胰腺、心、肺、甲状腺和脑等。

四、诊断与鉴别诊断

(一)临床表现

(1)吞咽疼痛,进食后出现吞咽困难的同时,可有胸骨后烧灼痛,钝痛,特别在进食过热或酸性食物后为明显。

（2）消瘦甚至恶病质、声嘶及食管癌穿孔引起的并发症均为晚期症状。

（3）进行性吞咽困难是本病最典型的症状，表现为进食不顺或困难，一般为经常性，但时轻时重。至病发侵及食管全周时，则进展非常迅速，甚至滴水不入。

（4）食管反流多出现在晚期。

（二）诊断要点

除上述临床表现外，以下辅助检查亦有助于本病的诊断。

1.实验室检查

（1）鳞状细胞癌相关抗原（SCC）：SCC 是一种特异性很好的鳞癌标志物。SCC 在不同肿瘤大小、侵袭深度、淋巴结数量、远处转移的个体中，其血清浓度差异有显著性（$P<0.01$），是重要的预后指标。SCC 对食管鳞癌特异性最高，可作为食管鳞癌的第一标志物。

（2）血清 midkine（S2MK）：S2MK 是一种肝素黏合生长因子。S2MK 是食管癌诊断中极具价值的肿瘤标志物。

（3）血清中 CEA 或 AFP 的显著升高对食管癌的早期诊断及预后也具一定意义，并可作为食管癌诊断的辅助指标应用于临床。

2.影像学检查

（1）食管钡餐检查：食管黏膜紊乱、断裂，局部管腔狭窄或充盈缺损，食管管壁僵直，蠕动消失，或见软组织阴影。

（2）EUS（超声内镜）检查：病变浸润管壁的深度和周围有无肿大淋巴结是 EUS 检查的最大特点。EUS 能较准确显示食管癌的侵犯深度（T）；EUS 对于肿瘤淋巴结转移（N）的诊断远优于 CT 检查，EUS 可以发现 2～3 mm 大小的淋巴结。目前对淋巴结行 EUS 引导下的细针吸取细胞学检查是术前判断淋巴结良恶性的最佳方法。总而言之，在食管癌的 TNM 分期中，对于 T 和 N 的判断，EUS 明显优于 CT 和磁共振成像检查。

（3）食管 CT 扫描检查：可以清晰显示食管与邻近纵隔器官的关系。正常食管与邻近器官分界清楚，食管壁厚度不超过 5 mm，如食管壁厚度增加，与周围器官分界模糊，则表示食管病变存在。

（4）MRI 检查：用于食管癌术前检查，可显示食管癌的管壁增厚，对器官、支气管受侵敏感性、特异性及准确性分别为 100％、84％、87％。

（5）腹部 B 超：包括肝、胆、脾、胰、肾、肾上腺、腹膜后淋巴结等，必要时可行腹部增强 CT 扫描以辅助诊断是否有相关脏器转移。

（6）电子胃镜检查：可直接观察癌肿的形态，并可在直视下做组织病理学检查，以确定诊断。

3.病理及细胞学检查

（1）食管脱落细胞学检查：吞咽困难的患者应列为常规检查，对早期诊断有重要意义，阳性率可达 90％以上。

（2）颈部淋巴结活检阳性。

（3）食管镜检查及活组织病理证实：食管镜检查总是放在 X 线钡餐检查和食管脱落细胞学检查之后仍不能定性或定位的时候方才进行。

（三）鉴别诊断

1.中医鉴别诊断

食管癌这一病名虽在中医学中未有记载但与之类似的病症却多有描述，如《素问·至真要大论》中说的：:"饮食不下,噎膈不通,食则呕。"《灵枢·邪气脏腑病形》记载:"膈中,食饮入而还出,后沃沫。"等。本病该与胸痹相鉴别。本病常见胸痛、吞咽困难,呕吐等症状,进行性加重。胸痹可向左肩或左臂内侧等部位放射,常因受寒、饱餐、情绪激动、劳累而突然发作,历时短暂,休息或用药后得以缓解。

2.西医鉴别诊断

(1)食管炎及食管上皮细胞重度增生:患者常有类似早期食管癌的症状,X线检查常无异常发现,可以通过食管拉网细胞学检查,内镜染色及内镜超声检查进行鉴别,但常需要定期复查。

(2)贲门失弛缓症:患者表现为吞咽困难,X线上表现食管体部无收缩和蠕动、食管黏膜光滑、贲门部呈"鸟嘴"样狭窄,发作常为间歇性,病程较长,症状进展缓慢。

(3)食管外压性改变:食管邻近的血管先天性异常、主动脉瘤、胸内甲状腺、纵隔肿瘤、纵隔淋巴结肿大、主动脉弓纡曲延长等,患者虽有吞咽困难,但食管黏膜完好。

(4)食管良性狭窄:食管良性狭窄多为化学性灼伤的后遗症,也可能是食管炎所引起的瘢痕狭窄。

(5)食管良性肿瘤:食管良性肿瘤以平滑肌瘤最常见,可发生食管的任何部位。内镜检查可见食管腔内有隆起性肿物,表面黏膜有色泽改变,但黏膜光整无糜烂和溃疡。内镜超声检查表现为境界清晰、外形光滑、轮廓规整的低回声声像。

五、治疗

(一)基本治疗原则

食管癌病机之根本为阳气虚弱,机体功能下降,主张治疗温补阳气,扶助正气,提高机体功能,所以治疗主方要体现这一中医治疗原则。关于食管癌的分证各有不同,立法用药亦随之而异。但治法总不离疏肝理气、降逆化痰、活血化瘀、软坚散结、扶正培本、生津润燥、清热解毒、抗癌止痛、温阳益气等。食管癌属本虚标实证,治疗初期重在治标,宜理气、化痰、行瘀、消积为主,但均应加入滋阴养血润燥之品。后期重在治本,宜滋阴养血,温补脾肾疗法,但亦需结合开郁理气,化痰行瘀之法。

(二)辨证论治

1.痰气交阻型

主症:食入不畅,吞咽不顺,嗳气不舒,胸脘痞闷,胃脘隐痛阵作,口干。脉细弦,舌淡质红,苔薄白。

治法:降气开郁,化痰散结。

方药:启膈散加味。

柴胡 10 g,枳壳 10 g,白芍 10 g,旋覆花 10 g,代赭石 15 g,法半夏 10 g,郁金 10 g,陈皮 10 g,山豆根 10 g,草河车 15 g。

本型多为病变初起,情志不畅,肝失调达,肝郁气滞,气滞血瘀,阻滞于食管,则见吞咽不利;"见肝之病,知肝传脾",肝郁乘脾则纳食不行,脉弦细;肝经布胸胁,肝郁则胸胁胀闷;舌质淡红,舌苔薄白,脉细弦为痰气交阻之佐证。方中以旋覆花降气消痰、代赭石重镇降逆为君,枳壳、郁金、白芍疏肝开郁,陈皮、半夏祛湿化痰为臣;山豆根、草河车解毒散结为佐;柴胡和解理气为使。若郁久化热,心烦口干者,可加山栀 15 g,大黄 10 g,山豆根 10 g,以清热解毒。若津伤便秘,可配增液汤加白蜜 20 mL(冲服),以助生津润燥之力。若胃失和降,泛吐痰涎者,加陈皮 10 g,旋覆花 15 g,以和胃降逆。

2.痰阻血瘀型

主症:吞咽困难,伴胸背疼痛不适,饮水难下,食后即吐,大便燥结,小便黄赤,形体消瘦,肌肤甲错,舌质黯红,少津或有瘀斑点,苔黄薄,脉细涩或细滑。

治则:化痰散结,解毒祛瘀。

方药:通幽汤加味。

当归 10 g,生地 10 g,桃仁 10 g,红花 10 g,枳壳 10 g,赤芍 10 g,川芎 10 g,桔梗 6 g,柴胡 10 g,急性子 15 g,半夏 10 g,瓜蒌皮 30 g。

七情内伤,嗜酒无度,或过食肥甘辛辣,致生痰化瘀,日久痰瘀互结于食管成积,表现为吞咽困难,甚则饮水难下,食后即吐,吐物如豆汁。"不通则痛",食管走行于胸骨后,肿块阻滞于食管,可引起胸背部疼痛。血瘀化热,煎熬津液,致大便燥结,小便黄赤。肌肤甲错为血瘀之特征。舌质黯红,少津或有瘀斑、瘀点,黄白苔,脉细涩或细滑为血瘀痰滞之候。方中以桃仁、红花、当归活血祛瘀为君药;川芎、赤芍活血行气为臣;生地、当归养血活血为佐药;柴胡、枳壳、桔梗理气共为使药。酌加急性子、半夏、瓜蒌皮以化痰散结。如若气滞血瘀,胸膈胀痛者可用血府逐瘀汤。如若服药即吐,难于下咽,可先服玉枢丹,或用烟斗盛该药,点燃吸入,以开膈降气后再服汤剂。

3.阴虚内热型

主症:进食哽噎,形体虚羸,潮热盗汗,五心烦热,大便秘结,舌干红少苔,或有裂纹,脉细数。

治法:清热养阴,生津润燥。

方药:沙参麦门冬汤加减。

沙参 30 g,麦冬 15 g,生地 20 g,石斛 15 g,玉竹 15 g,当归 10 g,川楝子 10 g,枸杞子 10 g。

本型多见于年迈肾虚,或病变日久入于阴络,伤阴化热者。肿块日久渐大,则进食哽噎不顺;阴虚化热伤津,则见咽喉干痛,潮热盗汗,五心烦热,大便秘结;舌干红少苔,或舌有裂纹,脉细而数为阴虚内热之候。方中以沙参、生地滋养肝肾为君药;麦冬、枸杞子滋阴养肝以加强养阴作用为臣药;当归养血活血为佐药;川楝子疏肝泄热为使药。阴虚口干者,加石斛、玉竹滋养胃津。若肠燥失润,大便干结,可加火麻仁 15 g,瓜蒌仁 10 g,何首乌 10 g 润肠通便。若腹中胀满,大便不通,胃肠热盛,可用大黄甘草汤泄热存阴,但要中病即止,以免中伤阴津。若食管干涩,口燥咽干,可用五汁安中饮生津养胃。

4.气虚阳微型

主症:病入晚期,饮食不下,泛吐清水痰涎,形体消瘦,气短乏力,面色苍白,行寒肢冷,面足水肿,舌质淡,脉虚细无力。

治法:益气养血,温阳开结。

方药:补气运脾汤加减。

黄芪 30 g,当归 10 g,干姜 10 g,党参 20 g,白术 10 g,熟地 15 g,白芍 15 g,桂枝 10 g,急性子 10 g,半夏 10 g。

疾病日久,正气大伤,阳气衰微,肿块结聚,故饮食不下;脾肾阳虚,温煦失职,则泛吐清涎或泡沫;阳虚则寒,故形寒肢冷,面色苍白;阳虚水泛,则面足水肿。正气虚衰,故形体消瘦,乏力气短;舌质淡,脉虚细无力为气虚阳微之佐证。方中以黄芪、党参、白术补脾益气为君药;当归、熟地、白芍补血和营为臣药;干姜温运中阳为佐药;桂枝温通经络为使药。酌加急性子、半夏化痰开结。泛吐呕恶重,可加旋覆花 15 g,代赭石 10 g 降逆止吐。若气阴两虚加石斛 15 g,麦门冬

15 g,沙参 20 g 以益气滋阴生津。

(三)辨病选药

辨病用药是指在辨证论治的基础上,可适当选用一些对食管癌有抗癌作用的药物,如冬凌草、黄药子、生南星、龙葵、白术、刺五加、壁虎、斑蝥、柘木、生半夏、牛黄、猴头菇等。

(刘　猛)

第三节　胰　腺　癌

一、概述

胰腺是既有内分泌细胞,又有外分泌细胞的腺体。胰腺癌绝大部分发生于外分泌细胞,且主要来源于胰腺导管细胞。胰腺癌早期多无典型临床症状,且由于胰腺位于腹膜后,难以早期发现早期治疗。胰腺癌发病迅速,至确诊时大多已属晚期。手术切除率低(10%～20%),总体术后5年生存率仅为 1%～9%。现代西医的放疗、化疗、免疫治疗等疗效有限,是预后最差的癌种之一。本病多发于 40 岁以上,最高峰在 70 多岁,2/3 在 65 岁以上的人群,男性较多见。我国胰腺癌自改革开放以来呈上升趋势,20 年间约增长 6 倍。中医古代文献并无胰腺癌之名,然而类似胰腺癌的临床表现散见于历代文献"伏梁""积聚""癥瘕""黄疸"等篇章之中。

二、病因病机

中医学认为,本病主要与饮食不节、嗜烟好酒、过食肥甘厚味等有关。中医学对胰腺癌病机的认识认为,内因包括七情失调,肝气郁结,致肝脾失和,脾失健运,湿浊内停;以及饮食失节,恣食肥腻,醇酒原味等,损伤脾胃,脾虚生湿,湿邪化热,热毒内蓄。外因为湿、热、毒、等外邪直接侵入人体。内外因所致的湿、热、毒邪互结,久之积而成癌。中医学认为胰腺癌的病机是由于正气亏虚,肝郁气滞,湿、热、毒蕴积于肝胆脾胃所致,病变与肝胆脾胃功能失调有关,其病位在胰。

三、诊断与鉴别诊断

(一)临床表现

胰腺癌早期往往缺乏典型症状,待典型临床表现出现而明确诊断时,已属晚期,常见症状有腹痛、黄疸、体重减轻,其次是消化道症状,发热、呕血、便秘等。

1.上腹疼痛

几乎所有患者都有不同程度、性质的上腹疼痛,可有饭后加重,常平卧时加重,坐位或前屈体位时缓解,此种情况是胰腺癌特别是胰体、尾癌的特点。腹痛多因肿瘤侵犯或压迫胰管或胆管内压力升高导致,或者刺激内脏神经感受器引起。早期常为定位不清楚的隐痛或钝痛,可有饭后加重,随着病情的进一步发展,可有阵发性腹痛或持续性剧痛,可放射到腰背部。若肿瘤侵及腹腔神经丛,腹痛多伴有腰背痛。

2.黄疸

约 70%患者有阻塞性黄疸。黄疸可以是胰腺癌的首发症状,但并不是早期症状。约 90%的胰头癌会出现黄疸,胰头癌的黄疸出现较早,胰体、胰尾癌晚期侵犯胰头亦出现黄疸。黄疸呈持续性加深,并伴浓茶样尿、陶土样大便,皮肤是深黄色及瘙痒。

3.消瘦

90%的患者可能体重减轻,在确诊数月前即开始发生,随病情进展而呈进行性消瘦,至晚期可出现恶病质。

4.消化道症状

可见食欲减退,厌食肥腻、恶心、呕吐、腹泻、便秘、脂肪泻等,主要是因为胆汁、胰液等浓化液消化液减少或不能进入肠道引起消化功能紊乱导致。

5.腹部包块

晚期胰腺癌腹部触诊时可扪及上腹固定肿块,以及肝、脾、胆囊肿大。

6.其他

可有发生、呕血、黑便、腹水,胰体、尾癌可突发血糖升高。

(二)诊断要点

除上述临床表现外,以下辅助检查有助于明确本病的诊断。

1.实验室检查

(1)肝功能:当胰腺癌引起阻塞性黄疸时,血清胆红素明显升高,还可见血清碱性磷酸酶、谷酰转肽酶等升高,但这些指标对胰腺癌诊断并无特异性。

(2)血清淀粉酶及脂肪酶:当肿瘤组织阻塞胰管或并发胰腺炎时,两者在血清中的含量可明显升高。

(3)血糖:当胰岛细胞被癌肿破坏时,可引起血糖升高或糖耐量试验阳性。

(4)肿瘤标志物:CA19-9被认为是诊断胰腺癌最具有价值的重要指标,正常值<37 U/mL,诊断准确率可达90%。70%~80%的胰腺癌患者可出现血清癌胚抗原CEA升高。胰腺癌胰胚抗原POA对诊断胰腺癌也有一定参考价值。但上述标志物并非胰腺癌所特有,其他腺癌也可阳性。它们都可作为胰腺癌治疗前后动态随访的指标。

(5)癌基因:有多种癌基因和抑癌基因在胰腺癌中表达,基因研究将对胰腺癌的诊治带来广阔前景。有报道胰腺癌确诊前三年半已发现胰液中癌基因K-ras基因突变。有报道胰腺癌患者外周血浆中K-ras基因突变率为80%左右,对诊断具有一定临床价值。虽然胰液中K-ras基因突变并不能诊断胰腺癌,但对胰腺癌的高危人群进行监测,有助早期发现胰腺癌。

2.影像学检查

(1)B超检查:B超为本病的首选检查方法,尤其适用于普查的筛选,本法的优点是迅速、准确、价廉、无创伤性、可重复检查,其阳性率可达80%~90%,但对2 cm以下胰腺癌检出率仅为33%~55%。胰腺癌B超的征象是胰腺内可见不均匀回声占位或胰腺局部肿大,外形不规则,胆管和胰管扩张,胆囊肿大等;亦可检查腹主动脉旁淋巴结及肝转移。若使用纤维胃镜的超声探头(EUS),紧贴胃后壁,对胰腺做全面检查,可提高本病及局部淋巴结转移的诊断,对于≤2 cm小胰腺癌阳性检出率达73.7%~100%,优于普通B超和CT。亦可行诊断性穿刺活检,对诊断胰腺癌最具价值。

(2)CT检查:CT检查尤其螺旋CT是诊断胰腺癌的主要方法,准确率达80%。CT可清晰显示胰腺是局部性肿大,轮廓不规则,病变区密度不均匀,胰管、胆管扩张、胆囊增大,胰周组织和大血管受侵情况,以及淋巴结和肝转移情况等。常规CT对诊断≤2 cm胰腺癌的敏感性为

27％～64.5％，与B超基本相似。若能配合增强扫描、薄层扫描及扫描后三维成像等，更能提高胰腺癌的诊断率，并为分期及治疗提供依据。

（3）MRI检查：胰腺癌的MRI表现大致与CT相似，但MRI对显示小胰腺癌及有无胰周扩散、血管侵犯和淋巴结转移方面较CT为佳。磁共振胰胆管成像（MRCP）为无创检查，能反映肝内外胆管、胰管系统的全貌，对胆管梗阻的存在及其水平、范围和病因的诊断准确率达90％～100％，对医师判断手术切除率有帮助。

（4）经内镜逆行胆胰管成像（ERCP）：ERCP在纤维内镜下进行胰管造影，可显示胰管有无狭窄、阻塞、变形、断裂、扩张、管壁僵硬或移位等情况。胰头癌常阻塞胰管开口，造影剂难以进入而造成失效，但如癌肿侵入十二指肠乳头，内镜可以看到并行活检确诊。ERCP对胰腺癌诊断的敏感性和准确性可达95％，是诊断胰腺癌的较好手段，且通过ERCP还可以采集胰液和刷取脱落细胞进行细胞学、癌基因突变和肿瘤标化物等检查，是近年胰腺癌早期诊断的一项重要进展。ERCP由于不良反应多，多用于B超和CT不能确诊而临床又高度怀疑的病例。

（5）正电子发射断层扫描（PET/CT）：（PET/CT）对诊断胰腺癌比常规影像学方法更为准确，尤其对胰腺癌和胰腺炎的鉴别诊断更为有效，还能发现有否远处转移，但对早期诊断尚有一定的局限性。

3.病理及细胞学检查

胰腺癌病理诊断的标本主要来自：①细针穿刺活检组织。胰头癌可用较粗的活检针从十二指肠外侧壁进行穿刺活检，本法阳性率较高，且可避免胰瘘的发生。②腹腔镜及术中居检组织。③胰液及十二指肠引流液。④腹水及腹腔冲洗液。⑤血液。病理学检查是胰腺癌诊断的金标准，其特异性几乎达100％。

（三）鉴别诊断

1.中医鉴别诊断

本病以上腹部包块为主症，相当于中医的"积聚"，应与"痞满"相鉴别。痞满无论病之轻重，均触之无形，按之柔软，压之无痛，系自觉症状，如《伤寒论》中言"但满而不痛者，此为痞"。另外痞满的部位多位心下胃脘处；而积聚除疼痛胀满等症外，尚有聚证发时有形可视，积证扪及有物可及，消瘦明显等症，更有甚者会出现腹部胀大如鼓，至死不消。

本病还应与"消渴"现鉴别，两者都会有消瘦，但消渴多有多食、多尿的伴随症状。而本病消瘦的同时还有上腹部包块、疼痛，食欲不振、黄疸、呕血、黑便、腹水等症状。

本病还需与"黄疸"相鉴别，两者皆有眼黄、面黄、身黄、小便黄等症状。然而本病在黄疸的基础上还有逐渐消瘦、上腹部包块、疼痛、食欲不振、呕血、黑便、腹水等症。

2.西医鉴别诊断

胰腺癌与黄疸型肝炎、胆囊炎、胆石症、慢性胰腺炎和vafer壶腹癌等相鉴别。

（1）黄疸型肝炎：黄疸型肝炎常有肝炎接触史，黄疸时血清转氨酶升高，碱性磷酸酶不高，随着病情好转，黄疸多在2～3周后逐渐消退。

（2）胆囊炎、胆石症：胆囊炎、胆石症的腹痛多呈阵发性绞痛，反复发作，急性发作时常伴有发热、白细胞升高等。黄疸于腹痛发作后48小时内出现，一般比较轻，而且经抗炎等治疗后短期内消退或有波动。体重多无明显变化。腹部B超、CT检查等有助于鉴别。

（3）慢性胰腺类：可出现胰腺肿块和黄疸酷似胰腺癌。而胰腺癌压迫胰管周围组织也可引起慢性胰腺炎。慢性胰腺类有不同程度的胰功能减退，CT及X线腹部平片显示胰腺有钙化点，联

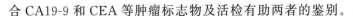

合 CA19-9 和 CEA 等肿瘤标志物及活检有助两者的鉴别。

（4）Vater 壶腹癌：主胰管和胆总管形成壶腹共同开口于十二指肠。壶腹癌和胰头癌解剖位置邻近，临床表现十分相似。黄疸是最常见症状，肿瘤发生早期即可以出现黄疸。壶腹癌可因肿瘤坏死脱落，出现间断性黄疸。十二指肠镜可以见到肿瘤并作病理活检，B 超、CT、MRI、CRCP 等检查有助鉴别诊断。

四、治疗

胰腺癌的临床表现往往为全身属虚，局部属实，虚实夹杂的证候。虚者多见脾胃气虚或气血两虚；实者多见为气滞血瘀、热毒蕴结，湿热黄疸之证。临证时抓住其主要病机，分清标本虚实，灵活运用益气健脾、清热利湿、清热解毒、祛瘀散结等治则。

（一）基本方治疗

根据胰腺癌患者主要以腹痛、黄疸为主要临床表现。中医学认为，其发病与饮食不节；脾气虚弱，情志失调，肝气郁结；湿热毒内蕴，久之积而成癌，为本虚标实之证。治宜疏肝理气、健脾利湿、清热解毒、散瘀止痛。疏肝理气选用柴胡、郁金、枳壳、八月札等；清热利湿退黄选用茵陈蒿、龙胆草、金钱草、车前子等；清热解毒选用有抗癌作用的白花蛇舌草、半枝莲、石见穿、龙葵等；祛瘀散结选用三棱、莪术、穿山甲（代）等；益气健脾选用黄芪、党参、白术、茯苓等。

基本方：生黄芪 30 g，党参 15 g，白术 16 g，茯苓 15 g，半枝莲 30 g，白花蛇舌草 30 g，茵陈 30 g，金钱草 30 g，三棱 15 g，莪术 15 g，柴胡 10 g，郁金 15 g，石见穿 30 g。

方中党参、黄芪、白术、茯苓益气健脾；柴胡、郁金疏肝解郁，半枝莲、白花蛇舌草、茵陈、金钱草清热解毒，利湿退黄；三棱、莪术祛瘀散结、石见穿清热利湿，尤擅治肿瘤疼痛，诸药配伍，清热解毒，利湿退黄，散瘀止痛，延缓病情发展。

（二）基本分型

本病的辨证分型尚无统一标准，多数医家分为 3～4 型，归纳起来不外正虚、热毒、湿阻、血瘀为主辨治。本病分为以下 4 型。

1.脾虚湿阻型

主症：上腹不适或腹胀疼痛、面浮色白、纳呆、便溏、消瘦、乏力、舌质淡、苔薄或薄白腻、脉细或沉细。

治法：健脾理气，燥湿抑痛。

方药：六君子汤加减。

党参 30 g，白术 15 g，云苓 15 g，法半夏 15 g，陈皮 10 g，厚朴 15 g，半枝莲 30 g，藤梨根 30 g，山楂 15 g，怀山药 30 g，麦芽 30 g，炙甘草 6 g。

脾主运化，脾失健运则湿浊内生，湿困脾胃，阻塞气机，胃失和降则脘腹胀满疼痛胸膈满闷，纳呆进而消瘦；湿邪下注大肠则便溏，苔白腻，脉细滑，为湿阻中焦之象。方中党参、法半夏健脾益气，燥湿和胃共为君药；白术苦温健脾燥湿，茯苓甘淡，利渗湿浊，厚朴、陈皮理气行滞而和胃止痛、共为臣药；半枝莲、藤梨根，清热解毒抗癌；山药、麦芽健胃和胃为佐；甘草调和诸药为使。诸药合用，使湿浊得化，脾胃健运。

2.肝胆湿热型

主症：面目身黄、胁肋疼痛、小便黄赤、皮肤瘙痒、腹胀、口苦口臭、食欲不振、大便色如陶土、发热绵绵、口渴不喜饮、舌红苔红腻，脉弦滑数。

治法:清肝利胆,通腑解毒。

方药,茵陈蒿汤加减。

茵陈 20 g,大黄(后下)10 g,栀子 15 g,厚朴 15 g,枳壳 15 g,黄芩 15 g,半枝莲 30 g,龙胆草 10 g,败酱草 30 g,柴胡 15 g,金钱草 30 g。

由于过食肥甘厚味产生湿热或肝胆感受湿热外邪,湿热既成,壅滞中焦,熏蒸肝胆,疏泄不畅,胆汁外溢肌肤则面目身黄,下流膀胱则尿黄,胆道阻塞,胆汁不能入大肠,则大便如陶土;湿热内蕴,胃失和降而见腹胀满闷疼痛;湿热壅阻脾胃,纳运失常,则纳呆、口苦、口臭;湿热阻滞肝经则胁肋疼痛、腹背痛。方中茵陈蒿苦寒降泄,清利肝胆湿热,为阳黄之要药,用为君药,大黄泄热逐瘀,通利大便,伍茵陈使湿热瘀滞从大便而去;栀子泄热降火,利三焦湿热,合金钱草可使湿热从小便而去,共为臣药;黄芩、半枝莲、龙胆草、败酱草清热解毒,抗癌消肿;柴胡苦辛微寒,入肝胆经,功擅条达肝气而疏郁结、止痛;厚朴、枳壳行气导滞以疏理肝脾,共为佐药。身热不退酌加金银花、白花蛇舌草、连翘、黄柏等。黄疸较深者加车前子、滑石利尿退黄。腹胀甚酌加大腹皮,莱菔子行气除胀。舌苔白腻而湿重者去大黄、栀子加猪苓、茯苓、泽泻、白蔻仁、砂仁等甘淡利湿药,使湿从小便而去。

3.气血瘀滞型

主症:上腹疼痛、痛如针刺、痛处固定、拒按、胁下包块、脘腹胀满、恶心呕吐、纳呆面色晦暗或黧黑、消瘦、舌质发绀、瘀斑、脉弦细或细涩。

治法:活血化瘀,软坚散结。

方药:膈下逐瘀汤加减。

桃仁 10 g,红花 10 g,川芎 10 g,赤芍 10 g,半枝莲 30 g,白花蛇舌草 30 g,藤梨根 30 g,三棱 15 g,莪术 15 g,五灵脂 10 g,乌药 10 g,枳壳 10 g。

湿热郁积肝胆,气机不畅,日久膈下气血瘀滞,形成结块。又胆经行于人身之侧,故有胁肋疼痛及上腹痛、背痛。湿热困脾,阻塞气机,胃失和降则脘腹胀满、纳呆、恶心呕吐等。方中桃仁破血行滞,红花活血祛瘀而止痛共为君药;赤芍、川芎助君药活血祛瘀,枳壳行滞消积共为臣药;半枝莲、白花蛇舌草、藤梨根清热解毒、抗癌,合三棱、莪术破血消癥,消癥散结共为佐药。

4.阴虚毒结型

主症:上腹胀满疼痛不适、胁下包块、低热盗汗、口苦咽干、纳呆消瘦、便结溺黄、舌红少苔或光剥苔,脉细数。

治法:养阴涵木,消癥散结。

方药:一贯煎合鳖甲煎丸加减。

生地 20 g,沙参 15 g,麦冬 15 g,枸杞子 15 g,川楝子 6 g,白花蛇舌草 30 g,半枝莲 30 g,白芍 30 g,鳖甲 15 g,地骨皮 30 g,甘草 6 g。

肝肾同源,肝阴不足,阴液不能上承而见口干;形体得不到阴液滋养而见形体消瘦;阴虚相火无制而见低热盗汗,湿热困脾胃,阻塞气机,则脘腹胀满、不思饮食;肝阴不足,不能濡养肝脉,肝气不舒导致气滞血瘀,久则结为癥瘕,又肝经循行两胁,故有胁痛、上腹痛及腰背痛等。方中生地需重用,生地甘寒;枸杞子,甘,平,均有滋养肺肾阴血,涵养肝木作用共为君药;沙参、麦冬滋养肺胃之阴,养肺阴则清金制木,养胃阴以培土荣木,共为臣药;白花蛇舌草、半枝莲清热解毒,抗癌化癥,鳖甲咸,微寒,滋阴潜阳软坚散结;川楝子疏肝泄热,理气止痛;白芍、甘草柔肝止痛,共为佐药,甘草调和诸药为使用。

（三）辨病选药

辨病用药是指在辨证论治的基础上，可适当选用一些对胰腺癌有抗癌作用的药物，如白花蛇舌草、半枝莲、龙葵、藤梨根、山慈菇、生薏仁、三棱、莪术、全蝎、土鳖虫、鳖甲、蜈蚣、壁虎、八月札、生南星、生半夏等。

（四）针灸治疗

1.腹痛明显者取穴

足三里、中脘、内关、中渚、天突、章门、涌泉。配穴：纳呆、恶心或呕吐者加脾俞、胃俞。方法：若虚证为主，则用毫针刺，补法，可加灸，每天1次；若实证为主或虚实夹杂，则用毫针刺，泻法或平补平泻，不灸，每天1次。

2.黄疸明显者取穴

至阳、腕骨、足三里、中渚、大陵。配穴：胆囊穴、胆俞、阳陵泉。方法：毫针刺，泻法，每天1次，2周为1个疗程。

（刘　猛）

第四节　肾　　癌

一、概述

肾癌是泌尿系统常见的肿瘤之一，约占人类恶性肿瘤的3％，位居发达国家恶性肿瘤前十位。20％～30％的肾癌初诊时已发生远处转移，20％患者术后随访出现复发或转移。转移性肾癌预后很差，已成为世界范围肿瘤卫生健康的重大问题。在中医的文献中，没有肾癌病名记载，但散见于"血尿""腰痛""癥积"等论述中。

二、病因病机

现代医学认为肾癌的病因尚未明确，其发病与吸烟、肥胖、长期血液透析、长期服用解热镇痛药物等有关；某些职业如石油、皮革、石棉等产业工人患病率高；少数肾癌与遗传因素有关，占肾癌总数的4％。

中医学认为，素体内虚，过度劳累，年老体弱而致肾气亏损，水湿不化，湿毒内生，结于腰腑；或外感六淫，寒湿内蕴，化热蓄毒，气滞血瘀，阻结水道，致成本病。日久由肾及脾，脾肾两虚，正气衰败，病位在肾，牵及心脾。病性多表现为虚实相夹，早期以实为主，中晚期正虚而邪实，根治术后为正虚邪未尽。

三、诊断与鉴别诊断

（一）临床表现

大多数肾癌患者是由于健康查体时发现的无症状肾癌，这些患者占肾癌患者总数的50％～60％以上。有症状的肾癌患者中最常见的症状是腰痛和血尿，少数患者是以腹部肿块来院就诊。10％～40％的患者出现副瘤综合征，表现为高血压、贫血、体重减轻、恶病质、发热、红细胞增多

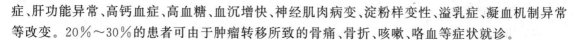

症、肝功能异常、高钙血症、高血糖、血沉增快、神经肌肉病变、淀粉样变性、溢乳症、凝血机制异常等改变。20%～30%的患者可由于肿瘤转移所致的骨痛、骨折、咳嗽、咯血等症状就诊。

(二)诊断要点

除以上临床表现外,下列辅助检查亦有利于帮助明确本病的诊断。

1.实验室检查

(1)血常规:当肾癌肿瘤较大,引起促红素生成不足,血常规可出现血红蛋白下降。

(2)肾功能:对于独肾患者,当肿瘤组织大量侵犯实体肾组织时,血清尿素氮及肌酐升高。

(3)尿液细胞学检查肾癌患者,当肿瘤累及集尿系统时,尿常规可有不同程度的红细胞,癌细胞的阳性率不高。

(4)血沉快常为预后不良的征兆。

2.影像学检查

(1)X线是一种很直观的可以诊断肾癌的常用方法,它非常的简便。特别是随着设备技术不断更新,X线检查的准确性也在明显提高。尿路平片:在平片上可见患者患侧肾影不规则增大,腰大肌影模糊,有10%肾癌肿块内或肿块周围可见钙化。肾盂造影:静脉肾盂造影或逆行肾盂造影是诊断肾脏肿瘤的最基本方法。

(2)超声也是诊断肾癌的一种常用方法,而且准确率比较高。由于超声检查方法简便,无创伤性,因而在肾脏肿瘤的诊断中已被广泛应用。超声图象还能显示肾癌的范围、癌肿有无侵入邻近器官、肝脏或脾脏有无转移、肾蒂及腹膜后淋巴结是否肿大。因此,对肾癌的临床分期有一定帮助。此外,肾癌患者应常规行胸片、肝 B 超、骨扫描等检查,因有 25%～47%的患者在确诊时已有远处转移。

(3)MRI 检查:MRI 检查肾脏是比较理想的。肾门和肾周间隙脂肪产生高信号强度。肾外层皮质为高信号强度,其中部髓质为低信号强度,可能由于肾组织内渗透压不同,两部分对比度差 50%,这种差别可随恢复时间延长和水化而缩小,肾动脉和静脉无腔内信号,所以为低强度。集合系统有尿为低强度。肾癌的 MRI 变异大,由肿瘤血管、大小、有无坏死决定。MRI 不能很好地发现钙化灶,因其质子低密度。MRI 对肾癌侵犯范围、周围组织包膜,肝、肠系膜、腰肌的改变容易发现查明。尤其是肾癌出现肾静脉、下腔静脉内癌栓和淋巴结转移。

(4)CT 扫描:可清晰地看到肿瘤的大小、性状,是否外凸或外侵,肾的轮廓、外形、破坏等情况。增强后通过肾实质时期肿瘤密度均低于肾实质者呈低密度肿块,密度较增强前更加不均匀,有利于更清楚地观察肿瘤,钙化斑块、肾静脉或下腔静脉瘤栓等均可分辨

(5)正电子发射断层扫描(PET/CT):PET/CT 对诊断肾癌比常规影像学方法更为准确,还能发现有否远处转移,但对早期诊断尚有一定的局限性。

3.病理及细胞学检查

肾癌病理诊断的标本主要来自:①尿细胞学检查,收集患者尿液作液基细胞学检查,检查癌细胞。②B 超定位下行肾脏肿物穿刺活检术。

(三)鉴别诊断

肾癌与肾囊肿、肾错构瘤、肾脏淋巴瘤、肾脏黄色肉芽肿和肾脏炎性假瘤等相鉴别。

1.肾囊肿

典型的肾囊肿从影像检查上很容易与肾癌相鉴别,但当囊肿内有出血或感染时,往往容易被误诊为肿瘤。而有些肾透明细胞癌内部均匀,呈很弱的低回声,在体检筛查时容易被误诊为肾囊

肿。对于囊壁不规则增厚、中心密度较高的良性肾囊肿,单独应用上述任何一种检查方法进行鉴别都比较困难,往往需要综合分析、判断,必要时可行穿刺活检。

2.肾错构瘤

肾错构瘤又称肾血管平滑肌脂肪瘤,是一种较为常见的肾脏良性肿瘤。在 B 超和 CT 图像上都有特征性表现,临床上容易与肾细胞癌进行鉴别,典型的错构瘤内由于有脂肪成分的存在,B 超示肿块内有中强回声区,CT 示肿块内有 CT 值为负值的区域,增强扫描后仍为负值,血管造影显示注射肾上腺素后肿瘤血管与肾脏本身血管一同收缩;肾细胞癌 B 超示肿块为中低回声,肿块的 CT 值低于正常肾实质,增强扫描后 CT 值增加,但不如正常肾组织明显,血管造影显示注射肾上腺素后肾脏本身血管收缩,但肿瘤血管不收缩,肿瘤血管特征更明显。但有时遇到不典型的肾错构瘤,脂肪成分很少,这时很难与肾癌相鉴别。此外,核磁扫描也是诊断错构瘤的好方法。在临床上对于脂肪成分少的错构瘤往往需要结合 B 超,CT 和核磁扫描三种方法来联合明确诊断。

3.肾脏淋巴瘤

肾脏淋巴瘤少见但并不罕见。肾脏淋巴瘤在影像学上缺乏特点,呈多发结节状或弥漫性湿润肾脏,使肾脏外形增大,腹膜后淋巴结多受累。

4.肾脏黄色肉芽肿

它是一种少见的严重慢性肾实质感染的特殊类型,形态学上有两种表现:一种为弥漫型,肾脏体积增大,形态失常,内部结构紊乱,不容易与肿瘤混淆;另一种为局灶性肾脏出现局限性实质性结节状回声,缺乏特异性,有时与肿瘤难以鉴别,但这部分患者一般都具有感染的症状,肾区可及触痛性包块,尿中有大量白细胞或脓细胞,只要仔细观察,鉴别诊断并不困难。

5.肾脏炎性假瘤

本病临床表现主要为腰痛、低热和血尿,腰部有时可扪及包块,也可无任何症状于体检时发现,和肾癌的临床表现极为相似。临床上较为少见,IVP、B 超、CT 等影像学检查诊断正确率低,有以下情况值得注意:肿块边界不整齐,包膜不完整,形态不规则;肿块与相邻的肾周围有炎症图像或肾周有血肿、积液等,提示有非恶性肿瘤的可能性。对于疑有肾脏炎性假瘤者,应常规做尿培养,可试用抗生素治疗,观察病情变化,症状改善者可避免手术。对于不能避免手术者,术前应尽量在 B 超引导下行多点肾穿刺活检。术中应行快速冷冻病理切片检查,然后再决定是否施行肾切除术,这是最后明确诊断的依据,以避免不必要的肾切除。

四、治疗

中药治疗可贯穿肾癌治疗的全过程,适用于各期肾癌,联合手术、生物治疗、放化疗,减毒增效,改善症状,防止复发转移,提高生活质量,延长生存期。本病病机分为虚实两类,早期以标实为主,多为湿热、气滞、血瘀。后期以本虚为主或本虚标实兼见。

(一)基本方治疗

中医学认为,本病多因肾气亏虚,外受湿热邪毒,入里蓄毒,蕴结于水道所致。肾癌病位在肾,以尿血、腰痛为主症,肾虚是发病的关键所在,而与脾、肝关系密切,本病的主要病机为内有肾虚毒蕴,脾肾阳虚,气血双亏;外有湿热蕴困,邪凝毒聚日久成积所致。治宜扶正攻邪为主,兼顾其他脏腑,始终注重保护正气,攻伐不宜太过。

基本方以六味地黄丸为主:生地 30 g,山药 30 g,山茱萸 30 g,牡丹皮 10 g,泽泻 10 g,茯苓

30 g,鳖甲 30 g(先煎),冬虫夏草 6 g,贝母 15 g,甘草 5 g。

方中生地、山药、山茱萸、鳖甲、冬虫夏草滋阴补肾,凉血健脾为君药,泽泻宣泄痰浊,牡丹皮清肝火,茯苓利水湿,共为臣药,佐以贝母清热解毒,散瘀止痛。使以甘草调和诸药。

辨证加减:血尿频频可加仙鹤草;疼痛者加白芍、延胡索;出血量大加阿胶、仙鹤草;纳呆加谷芽、麦芽、山楂、神曲等;腹水加赤小豆、葶苈子、猪苓、车前子。

(二)辨证论治

基本分型:按照中医的辨证分型特点,大体把肾癌分为湿热蕴结、肺郁痰瘀、阴虚痰热、气阴两虚 4 个常见的临床证型。其辨证要点和治疗方法分述如下。

1.瘀血内阻型

主症:肉眼血尿,有时尿中夹有血丝或血块,腰部或腹部可触及肿块,腰痛,多呈刺痛或钝痛,痛处固定,面色或眼眶周围晦暗,伴乏力,舌质紫黯,或见瘀斑或瘀点,苔白或偏腻,脉弦或涩或沉细无力。

治法:活血祛瘀,扶正抑瘤。

方药:桃红四物汤加减。

仙鹤草 15 g,茜草 10 g,桃仁 15 g,红花 10 g,熟地 20 g,川芎 15 g,赤芍 15 g,当归 15 g,黄芪 30 g,白术 15 g,鹿角霜 20 g,鳖甲 15 g,菟丝子 15 g,女贞子 15 g,莪术 10 g,三七粉 3 g(冲)。

2.湿热蕴结型

主症:尿血鲜红,或尿急、尿频、尿灼热疼痛,腰痛或坠胀不适,伴发热,口渴,纳少,便秘,舌质红,舌苔黄腻,脉滑数或弦数。

治法:清热利湿,散结消积。

方药:八正散加减。

小蓟 15 g,白茅根 15 g,茜草 10 g,车前草 15 g,瞿麦 10 g,萹蓄 15 g,滑石 30 g(先煎),栀子 10 g,炙甘草 10 g,大黄 10 g(后下),鹿角霜 20 g,鳖甲 15 g,菟丝子 15 g,女贞子 15 g,浙贝 20 g,牡蛎 30 g。

3.气血亏虚型

主症:无痛性持续血尿,腰腹肿块日见增大,疼痛加剧,心悸气短,神疲乏力,面色苍白,形体消瘦,纳呆食少,舌质淡或见瘀斑、瘀点,苔薄白或淡黯,脉沉细或虚大无力。

治法:益气生血,扶正抑瘤。

方药:八珍汤加减。

党参 20 g,茯苓 20 g,白术 20 g,熟地 30 g,当归 20 g,白芍 15 g,炙甘草 10 g,仙鹤草 15 g,淫羊藿 15 g,鹿角霜 20 g,鳖甲 15 g,菟丝子 15 g,女贞子 15 g,牡蛎 30 g。

4.脾肾两虚型

主症:无痛性血尿,腰膝酸软,畏寒肢冷,纳呆食少,腹痛便溏,小便不利,两下肢水肿,舌淡,苔白腻。脉沉细无力或沉涩。

治法:温补脾肾,消肿散结。

方药:肾气丸合四君子汤加减。

制附子 10 g(先煎),桂枝 10 g,干姜 5 g,党参 20 g,茯苓 20 g,白术 20 g,仙鹤草 15 g,茜草 15 g,熟地 20 g,山茱萸 30 g,怀山药 30 g,薏苡仁 30 g,猪苓 20 g,紫河车 15 g,牡蛎 30 g(先煎)。

（三）辨病选药

辨病用药是指在辨证论治的基础上，可适当选用一些对肾癌有抗癌作用的药物。

1.选用对肾癌有一定的治疗作用的药材

在临床治疗时除参照辨证立法用药外，还要根据整体与局部的具体表现，把辨证与辨病相结合，酌情选用具有抗癌活性的中草药，可以提高抗癌疗效，常用的有一定抗肾癌的草药有：白英、蛇莓、龙葵、紫河车、半枝莲、半边莲、商陆、苦参、黄柏、大黄、黄芩、土茯苓、海金砂、莪术、猪苓、瞿麦、萹蓄、黄芪、琥珀、白茅根、大蓟、小蓟、土贝母等。

建议用传统中药：虫草、猪苓、明党参、桑寄生、青阳参、香菇、红豆蔻、桑白皮、杜仲、降香、茯苓、白术、八月札、知母、片姜黄、制南星、山萸肉、木瓜、仙茅、制半夏、补骨脂、独活、石菖蒲、仙鹤草、大蓟、枸杞子、薏苡仁、地榆、白前、牡丹皮、射干、当归、土鳖虫、青黛、肉桂、苦参、金精粉、胡芦巴、白鲜皮、赤芍、山豆根、远志、泽泻、金银花、乌术粉、制鳖甲、连翘、紫草、桃仁、三七治疗。见效快，疗效确切，对肾癌术后的巩固治疗效果非常好，其功效能在短期内缩小肿块，控制转移，减轻痛苦，稳定病情，延长生存期，甚至达到临床治愈。这些药物能够增强机体免疫功能以达到抑制癌细胞生长，同时又不产生不良反应，均在治癌抗癌的同时，增强机体免疫力，不仅能直接杀死癌细胞，更重要的是这些药物的有效成分可立即激活人体正常的生命活力，增强人体的免疫系统，从而使细胞生成信息传导系统恢复正常，最终达到战胜癌症的目的。

2.有效单方验方

半边莲：味辛、甘，性微寒。清热解毒，利水消肿。半边莲有抗癌活性作用，洛贝林对癌细胞有抑制作用，临床上多用于消化道和泌尿系统肿瘤。煎服 15～30 g。

猪苓：味甘、淡，性平。利水渗湿，除痰散结。《本草纲目》云："开腠理，治淋肿，脚气，白浊，带下，妊娠子淋，胎肿，小便不利。"猪苓有抗癌及提高机体免疫功能的作用，可用于多种肿瘤，对各种肿瘤伴有水肿或恶性积液效果尤佳。煎服 15～30 g。

土贝母：味苦，性凉。清热解毒，消肿散结。《纲目拾遗》："治乳岩""治瘰串"。能诱导肾癌细胞发生凋亡；土贝母不造成白细胞减少，反而有升白细胞作用。煎服 15～30 g。

无花果 30 g，木通 15 g。水煎服，每天 1 次。

天葵 10 g，薏苡仁 30 g，赤小豆 200 g，水煎服，每天 2 次，连服 3 个月。

3.复方

肾癌无苦味复方：红豆蔻 10 g，生卷柏 10 g，炙鳖甲 20 g，山茱萸 20 g，木瓜 10 g，黄精 10 g，旱莲草 10 g，当归 10 g，杜仲 10 g，天麻 10 g，炙龟甲 20 g。

肾癌苦味复方：败酱草 10 g，佛手柑 10 g，石菖蒲 10 g，补骨脂 10 g，大蓟 10 g，白及 10 g，仙鹤草 10 g，白芍 10 g，延胡索 10 g，制首乌 10 g，女贞子 10 g。

肾癌优选复方：红豆蔻 10 g，山茱萸 20 g，炙鳖甲 20 g，补骨脂 10 g，石菖蒲 10 g，生地黄 30 g，仙鹤草 10 g，杜仲 10 g，延胡索 10 g，天麻 10 g，炙龟甲 20 g，制首乌 10 g，女贞子 10 g。

肾癌优化复方：红豆蔻 10 g，山茱萸 20 g，败酱草 10 g，佛手柑 10 g，石菖蒲 10 g，生地黄 30 g，仙鹤草 10 g，杜仲 10 g，当归 10 g，白芍 10 g，天麻 10 g，女贞子 10 g。

（刘　猛）

第五节 结 直 肠 癌

一、概述

结直肠癌是常见恶性肿瘤之一。结肠癌是指结肠黏膜上皮在环境或遗传等多种致癌因素作用下发生的恶性肿瘤。直肠癌是指发生于肛缘至直肠乙状结肠交界处之间的恶性肿瘤。临床以腹痛、大便带血、大便变细、腹泻等为主要表现,随病情的进展会出现转移所造成的临床表现。目前认为结直肠癌主要是环境因素与遗传因素综合作用的结果,其中高脂肪、高蛋白摄入和食物纤维摄入不足是重要的致病因素,过食煎炸食品也是导致结直肠癌的一个原因。据统计在20%～30%的结直肠癌患者中,遗传因素可能起着重要作用。结直肠癌患者的家族成员发生结直肠癌的危险性也较大。早期发现、早期诊断、早期治疗是结直肠癌取得良好疗效的重要前提。

在中医古籍文献中并无"肠癌"病名,结直肠癌属于"肠覃""积聚""脏毒""锁肛痔""肠风""下痢""肠癖"等疾病范畴。《灵枢·水胀》记述:"肠覃何如?岐伯曰:寒气客于肠外与卫气相搏,气不得荣,因有所系癖而内著,恶气乃起,息肉乃生。"说明此病与外邪入侵、营卫失调有关。《外科大成》称:"锁肛痔,肛门内外犹如竹节锁紧,形如海蛇,里急后重,粪便细而带扁,时流臭水。"这里中医所说"痔"不单是指现今的内痔、外痔、混合痔,还包括其他一些直肠、肛门病变。至清代《医宗金鉴》中论述脏毒时说:"此病有内外阴阳之别。发于外者,由醇酒厚味,勤劳辛苦,蕴注于肛门,两旁肿突,形如桃李,大便秘结,小水短赤,甚者肛门重坠紧闭,下气不通,刺痛如锥……发于内者,兼阴虚湿热下注肛门,内结蕴肿,刺痛如锥……大便虚闭……"从以上叙述中,可以看到中医关于积聚、脏毒、锁肛痔等症状的描写与直肠癌、肛管癌很相似,同时指出其难治性和不良预后。

二、病因病机

结直肠癌的发生以正气虚损为内因,邪毒入侵为外因,两者相互影响。正气虚损,易招致邪毒入侵,更伤正气,且正气既虚,无力抗邪,致邪气留恋,气、瘀、毒留滞肠道,壅蓄不散,大肠传导失司,日久则积生于内,发为癌瘤。

(一)外感湿热

久居湿地,外感湿邪,导致水湿困脾,脾失健运,则内外之水湿日久不去,可引发本病。

(二)饮食不节

恣食膏粱厚味、酒酪之品,或过食生冷,或暴饮暴食,均可损伤脾胃,滋生水湿,水湿不去,化热而下迫大肠,与肠中之糟粕交阻搏击,日久成毒,损伤肠络而演化为本病。

(三)情志所伤

所愿不遂,肝气郁结,肝木太过克伐脾土,脾失健运,水湿内生,郁而化热,湿热合邪,下迫大肠,也可诱生本病。

(四)正气亏虚

先天不足或年高体虚之人,脾虚肾亏。肾为先天之本,脾为后天之本,两者与水湿的运化也

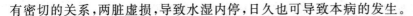

有密切的关系,两脏虚损,导致水湿内停,日久也可导致本病的发生。

本病病位在肠,但与脾、胃、肝、肾的关系尤为密切。其病性早期以湿热、瘀毒邪实为主,晚期则多为正虚邪实,正虚又以脾肾(气)阳虚、气血两虚、肝肾阴虚多见。外感湿热或脾胃损伤导致水湿内生,郁久化热,是发病的重要原因;而湿热久羁,留连肠道,阻滞气机,热渐成毒,损伤脉络,致使气滞、湿热、毒聚、血瘀,在肠道结积成块是发病的主要病机环节。

三、诊断

(一)临床表现

1.症状

结直肠癌早期无明显症状,病情发展到一定程度才出现临床症状,主要有下列几个方面的表现。

(1)排便习惯与粪便性状改变:多以血便为突出表现,或有痢疾样脓血便伴里急后重;有时表现为顽固性便秘,大便形状变细。

(2)便血:肿瘤破溃出血,黯红或鲜红,量一般不多,间歇出现。肿瘤位置较高时,血与大便相混则呈柏油样大便。

(3)腹痛:多见于右侧结直肠癌,表现于右侧钝痛,或同时涉及右上腹、中上腹。

(4)腹部肿块:常以右半结肠癌多见(95%)。初期推之可活动,侵及周围组织后多固定。

(5)直肠肿块:多经直肠指诊发现,质地坚硬,表面呈结节状,常伴有肠腔狭窄。直肠指诊可检出低位直肠癌、肛管癌。

(6)全身情况:可有贫血、低热,多见于右侧结直肠癌,晚期患者有进行性消瘦、恶病质、腹水等。

2.体征

局部可以用直肠指检扪及、乙状结肠镜或纤维结肠镜看到肠腔肿块,腹部亦常扪及包块;全身检查可以发现贫血及转移征象,如锁骨上淋巴结肿大、肝肿块等。

(二)辅助检查

1.实验室检查

(1)便潜血检查:该检测为结直肠癌普查的初筛方法和诊断的辅助检查,20%~30%的结直肠癌患者大便潜血试验阳性,不到1/3的息肉病患者的大便中查到潜血。

(2)肿瘤标志物:癌胚抗原(CEA)为结直肠癌较为敏感的标志物,是一种结直肠癌细胞产生的糖蛋白,其分子表面具有不同的抗原决定簇,对结直肠癌诊断的敏感性及特异性不理想,除结直肠癌以外,在乳腺癌、肺癌、胚胎性肿瘤也可出现血清 CEA 水平增高,故该指标可作为诊断及肿瘤复发转移的监测指标。糖类抗原 CA19-9 是一种黏蛋白型的糖类蛋白肿瘤标志物,在结直肠癌患者检出阳性率为 18%~58%,同时测定 CEA 可提高敏感度,并与肿瘤分期有关,因此可用来监测肿瘤的复发。

2.影像学检查

(1)结肠钡剂灌肠检查:目前结肠气钡双重对比造影是诊断大肠癌的常用方法。对于距肛门5 cm 以上的结肠癌有重要的诊断意义,对直肠癌的诊断价值较小。此技术可清晰显示肠黏膜的肿物、溃疡和狭窄等病变,但<0.5 cm 的息肉有可能漏诊。该检查准确率较高,但容易发生假阴性,多发生在盲肠、脾曲及乙状结肠的悬雍垂部。

(2)内镜检查:检查前需做彻底的肠道准备,其优点是可弥补钡剂灌肠的不足,并对同时多发的病变和较小的病变有诊断价值。肠镜检查最常见的并发症是穿孔和出血,据美国内镜协会的资料,其穿孔发生率为 $0.2\%\sim0.3\%$,出血发生率为 $0.07\%\sim0.1\%$。肠镜检查也有局限性,如遇到其他原因或肿瘤所致的肠腔狭窄时,即不能继续进镜,有可能遗漏狭窄部位以上的多发肿瘤。因此在肠镜确诊肿瘤后,特别是在直肠和左半结肠癌管腔有狭窄而不能检查全结肠时,应辅助钡剂灌肠。此外结直肠癌有 $5\%\sim10\%$ 为多发癌,且术后可发生第二原发结直肠癌,手术时可能遗漏同时存在的第二处癌,故术后 $3\sim6$ 个月即应首次结肠镜检查。

(3)CT、MRI 及 PET-CT 检查:CT、MRI 检查可以很好的显示肿瘤的大小、部位、形态及其与周围组织的关系、是否有系膜淋巴结受累及远处脏器转移等,为判断肿瘤分期,了解周围组织转移情况,制订治疗计划和判断预后提供依据。PET-CT 在肿瘤的定性及了解全身转移情况有重要意义,但价格较高,必要时可行该项检查。

(4)B 超检查:普通超声检查可帮助发现结直肠癌肝转移和腹腔淋巴结转移的情况。直肠内B 超检查,可检测肿瘤的范围及侵犯邻近脏器如膀胱、前列腺等的情况。

3.病理学检查

活检诊断为浸润性癌的病例进行规范性结直肠癌治疗。如因活检取材的限制,活检病理不能确定浸润深度,诊断为高级别上皮内瘤变的病例,建议临床医师综合其他临床情况,确定治疗方案。

4.基因学检测

基因学检测包括粪便和癌组织的癌基因或癌基因产物的检测,据研究显示:结直肠癌患者往往存在 P53 和 K-ras 基因的阳性高表达,部分患者存在 K-ras 基因和 B-raf 基因的突变,因此基因检测为结肠癌的早期临床诊断提供了崭新的手段,同时为分子靶向药的治疗提供依据。

(三)临床分型

1.以肿瘤发生部位分型

我国结直肠癌一般以直肠为最多,约占结直肠癌的 60%。结肠癌中 20% 位于乙状结肠,其余依次为盲肠、升结肠、降结肠、横结肠。近年来,右半结肠癌的发病率有所增加而直肠癌发病率下降。

2.以组织学分型

(1)腺癌:①乳头状腺癌;②管状腺癌;③黏液腺癌;④印戒细胞癌。

(2)未分化癌。

(3)腺鳞癌。

(4)鳞状细胞癌。

(5)小细胞癌。

(6)类癌。分为:①Gx,分级无法评估;②G1,高分化;③G2,中分化;④G3,低分化;⑤G4,未分化。

3.以病理形态学分型

分为早期结直肠癌和进展期结直肠癌,前者是指癌瘤局限于大肠黏膜及黏膜下层,后者是指肿瘤已侵入固有肌层。

早期结直肠癌:分以下 3 型。①息肉隆起型(Ⅰ型):肿瘤向肠黏膜表面突出形成有蒂、短蒂或广基底型的隆起,又可进一步分为有蒂型(Ip)、亚蒂型(Is)及广基型;此型多为黏膜内癌。

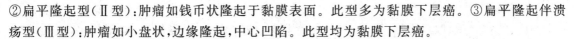

②扁平隆起型（Ⅱ型）：肿瘤如钱币状隆起于黏膜表面。此型多为黏膜下层癌。③扁平隆起伴溃疡型（Ⅲ型）：肿瘤如小盘状，边缘隆起，中心凹陷。此型均为黏膜下层癌。

进展期结直肠癌分为4型。①隆起型：凡肿瘤主体向肠腔内凸出者均为此型。肿瘤与周围组织分界清楚，浸润较为表浅、局限。②溃疡型：肿瘤表面形成较深的溃疡者属此型。③浸润型：肿瘤向肠壁内各层弥漫浸润，常累及肠壁大部或全周，肠壁局部增厚，但表面常无明显溃疡或隆起。此型常有肠腔环状狭窄，预后差。④胶样型：肿瘤外形不一，或隆起，或并有溃疡形成，但外观及切面均呈透明胶冻状。此型多为黏液腺癌或印戒细胞癌，预后差。

四、治疗

（一）辨证论治

1.湿热积滞型

主症：腹痛阵作，胀气肠鸣，大便黏溏，便中带血，肛门灼热，里急后重，身热胸闷，或恶心欲呕，舌苔黄腻，舌质红，脉滑数。

治法：清热利湿。

方药：白头翁汤、槐花地榆汤、葛根芩连汤加减。

白头翁10 g，黄柏10 g，秦皮10 g，地榆10 g，槐花10 g，败酱草10 g，黄连6 g，木香6 g，葛根10 g，赤芍10 g，马齿苋10 g，黄芩10 g，甘草6 g。

2.瘀毒蕴结型

主症：腹中积块，腹痛持续，作胀不适，烦热口渴，泻下脓血，色紫量多，里急后重。舌苔薄，质暗或有瘀斑，脉细涩。

治法：化瘀解毒。

方药：桃红四物汤加减。

桃仁6 g，红花6 g，牡丹皮10 g，丹参10 g，栀子10 g，归尾6 g，生地10 g，红藤20 g，藤梨根20 g，龙葵20 g，赤芍10 g，薏苡仁30 g，半枝莲20 g，炮山甲10 g。

3.脾虚湿胜型

主症：大便泄泻，稀便溏泻，日行数次，完谷不化，或油脂漂浮，腹胀矢气，肛门作坠，饮食不香，神疲无力，面色少华。舌苔薄腻，舌质淡，脉细。

治法：健脾化湿。

方药：参苓白术散加减。

党参10 g，黄芪30 g，茯苓10 g，猪苓10 g，扁豆10 g，山药10 g，薏苡仁30 g，砂仁3 g，木香6 g，苍术10 g，法半夏10 g，陈皮6 g，鸡内金10 g，佩兰10 g，藿香10 g，焦三仙10 g。

4.脾肾阳虚型

主症：面色淡白，身倦乏力，畏寒肢冷，腹泻频频，五更泄泻，肠鸣隐痛。舌苔薄白，舌胖，脉细沉无力。

治法：温补脾肾。

方药：理中汤、四神丸加减。

党参10 g，炒白术10 g，干姜6 g，制附子3 g，茯苓10 g，薏苡仁30 g，补骨脂10 g，吴茱萸3 g，肉豆蔻3 g，五味子10 g，陈皮6 g，山药10 g，甘草6 g。

5.阴虚血热型

主症:放疗之后,肛门灼热,下坠不适,便意频频,或伴疼痛,反复便血,甚则量多,或便溏带血,或便干带血,贫血外貌,身觉内热,消瘦体虚。舌苔少,舌质红,脉细数。

治法:养阴凉血。

方药:黄连阿胶鸡子黄汤、二至丸、真人养脏汤等加减。

黄连 6 g,阿胶 10 g,龟甲胶 10 g,女贞子 10 g,旱莲草 10 g,诃子 10 g,当归炭 10 g,茜草炭 10 g,白术 10 g,白芍 10 g,党参 10 g,黄芪 30 g,升麻 6 g,木香 6 g,地榆炭 15 g,侧柏炭 10 g,仙鹤草 30 g,乌梅 10 g,石榴皮 15 g。

6.临床加减用药

清热燥湿:黄芩、黄柏、黄连、苦参。

清热利湿:猪苓、竹叶、瞿麦、木通。

分利止泻:车前草、泽泻、腹皮、猪苓。

化食导滞:山楂、焦三仙、内金、熟军。

固涩止泻:石榴皮、椿根皮、肉豆蔻、诃子肉、儿茶、赤石脂、禹余粮。

止血消肿:地榆、槐花、仙鹤草、大小蓟、三七、血余炭、蜂房。

止痛消胀:延胡索、白屈菜、生蒲黄、五灵脂、沉香、乳香、赤芍、莪术、腹皮、厚朴。

里急后重:木香、槟榔、秦皮、延胡索。

(二)单方验方

1.扶正化瘀解毒散

黄芪 30 g,白术 15 g,薏苡仁 30 g,白芥子 10 g,墓头回 15 g,莪术 15 g,鸡血藤 30 g,白花蛇舌草 30 g,葛根 10 g,仙鹤草 30 g。随症加减:便血加槐花炭、侧柏炭;里急后重加广木香、枳壳;酸胀疼痛加延胡索、川楝子;肛门坠胀加葛根、升麻;大便不爽加火麻仁、莱菔子;纳谷不馨加鸡内金、谷麦芽等。水煎,每天 1 剂,分 2 次服用。

2.清藏固本汤

黄芪 30 g,黄精 15 g,鸡血藤 30 g,女贞子 15 g,仙鹤草 15 g,白花蛇舌草 30 g,半枝莲 30 g,薏苡仁 60 g,土茯苓 15 g,败酱草 30 g,丹参 15 g,三七 10 g。

3.参苓白术汤

党参 15 g,黄芪 20 g,白术 30 g,茯苓 15 g,炒薏苡仁 30 g,砂仁 10 g,山药 30 g,扁豆 10 g,陈皮 10 g,半夏 10 g,鸡内金 15 g,炒麦芽 30 g。若腹胀明显加厚朴 15 g,枳壳 10 g,乌药 10 g;睡眠差加炒酸枣仁 20 g,远志 10 g 等。

4.十济汤

青黛 2 g,板蓝根 15 g,虎杖 10 g,苦参 8 g,枸杞 12 g,斑蝥 0.02 g,仙鹤草 10 g,薏苡仁 20 g,甘草 5 g,百部 10 g。

5.加味升血汤

生黄芪 30 g,太子参 30 g,鸡血藤 30 g,白术 10 g,茯苓 10 g,枸杞子 15 g,女贞子 15 g,菟丝子 15 g,补骨脂 15 g,赤芍 10 g,水蛭 3 g。

6.健脾消瘤方

党参 15 g,黄芪 30 g,白术 15 g,八月札 15 g,茯苓 30 g,薏苡仁 30 g,菝葜 30 g,莪术 30 g,郁金 15 g,土茯苓 30 g,野葡萄藤 30 g,蜈蚣 2 g,天龙 6 g,煅瓦楞 30 g,天葵子 12 g,黄精 30 g,山萸

肉 15 g,淫羊藿 15 g,菟丝子 15 g,并随症加减,每天 1 剂,3 个月为 1 个疗程。

7.健脾消积汤

党参(或太子参)15 g,白术 12 g,茯苓 12 g,甘草 6 g,陈皮 6 g,白花蛇舌草 15 g,薏苡仁 30 g,枳壳 12 g,黄芪 15 g,麦芽 10 g。

(三)其他中医治法

1.中药外治法

中药外治法是指将药物配制加工成散剂(外用散剂)、膏药剂(又称硬膏)、油膏(又称软膏)、药捻、洗剂、栓剂、灌肠剂、雾剂、糊剂、滴剂等剂型,涂敷、粘贴、撒布、点滴、灌导、拭洗于体表穴位或病灶局部。在选用时,应在辨证论治原则指导下,根据病证不同而使用不同方药加以配制。中医外治法治疗结直肠癌形式多样,临床应用以灌肠居多,另有针灸、外敷等。临床研究表明,中医外治法对结直肠癌具有良好的治疗效果。

(1)中药灌肠疗法:中药灌肠法是将药液从肛门灌入或滴入肠道,达到治疗疾病的一种外治方法。有单独使用者,有配合化疗者,也有联合内服中药者。其方法简单,应用方便,通过辨证与辨病相结合用药,可治疗局部疾病,亦可用于治疗全身疾病。

注意事项:①肛门、直肠和结肠等手术后或大便失禁患者,不宜使用该疗法。②操作前先了解患者的病变部位,掌握灌肠的卧位和肛管插深度,一般视病情而定。③为减轻肛门刺激,宜选用小号肛管,压力宜低,药量宜小;为促进药物吸收,插入不能太浅,操作前须嘱排空大便,必要时先做不保留灌肠。④一般用量 200 mL 以内,小剂量药液灌肠时应加倍稀释,以增加吸收率。⑤灌肠筒、洗器用后应消毒灭菌。肛管尽量采用一次性用品。

中药灌肠方。①中药灌肠治疗出血,组方成分:生大黄、地榆炭各 15 g,三七、五倍子各 10 g,白花蛇舌草、藤梨根各 30 g。功能主治:收敛止血,可以有效控制出血。用法用量:浓煎至 100 mL,取汁放置后用纱布过滤,装入输液瓶内,温度保持在 38～41 ℃,导管插入肛门 15～30 cm,滴药速度为 30～40 滴/分,于每晚睡前行保留灌肠,1 剂/天。10 天为 1 个疗程,疗程间隔 3～5 天。②中药灌肠治疗癌性肠梗阻,组方成分:生大黄(后下)10 g,芒硝(分冲)9 g,枳实 12 g,厚朴 15 g,白花蛇舌草 30 g,半枝莲 30 g。功能主治:泄热通便解毒。用法用量:两次煎液后取 100～150 mL,2 次/天,药液温度 39～41 ℃,导管插入肛门 15～20 cm,快速导入。灌后嘱患者先左侧卧,后右侧卧,最后平卧 30 分钟,再起床,保留 1 小时以上。③中药灌肠配合化疗,组方成分:白花蛇舌草 30 g,半枝莲、虎杖、炒地榆各 20 g,山慈菇 15 g,炒大黄 6 g,延胡索 10 g。功能主治:减轻化疗不良反应。用法用量:1 剂/天,煎取 50～100 mL,早、晚用 50 mL 注射器、橡皮导尿管灌肠,温度以 38 ℃为宜。化疗:以氟尿嘧啶为主的常规化疗,对部分静脉化疗反应重者可将化疗药(如氟尿嘧啶,每次 0.125 g)加入中药内灌肠。

(2)中药贴敷疗法:将药物贴敷于身体某部,病在内者贴敷要穴或循经取穴,病在局限浅表者贴于局部,通过药物透皮吸收,刺激穴位发挥作用,达到改善症状,调节免疫,控制病灶,以及康复保健等目的。

注意事项:①贴敷前要详细询问病史及皮肤过敏史。有皮肤溃烂及过敏者、慢性湿疹禁用外敷治疗。②穴位贴药时,敷贴穴位不宜过多,每穴药量宜小,敷贴面积不宜过大,时间不宜过久,以免引起其他不良反应。③注意温度要适当,避免过凉粘贴不牢,过热烫伤皮肤。

中药贴敷方:①降逆止吐贴,取穴:神阙、双足三里。药物:降逆止吐膏。(半夏、茯苓、泽泻、白豆蔻,各药粉按 1∶1∶1∶1 比例混合,用生姜汁、蜂蜜调如膏状)作用:化疗期间在神阙、双足三里进行穴位贴敷中药"降逆止吐膏",防治化疗引起的呕吐。用法:将穴位皮肤洗净,把中药膏2 g摊在磁疗贴上,立即贴附在穴位上,4～6小时后揭去,每天1次。②行气通腑贴,取穴:神阙、双涌泉。药物:行气通腑膏。(生大黄粉100 g,厚朴粉100 g,冰片研粉20 g,以食醋搅拌成糊状,分装成盒,每盒10 g)作用:化疗期间在神阙、双涌泉进行穴位贴敷中药,防治化疗引起的便秘;也可以用于口服吗啡制剂引起的便秘。用法:将穴位皮肤洗净,把中药膏2 g摊在磁疗贴上,立即贴附在穴位上,4～6小时后揭去,每天1次或中病即止。

2.针灸

针灸是针法和灸法的合称,针法是把毫针按一定穴位刺入患者体内,运用捻转与提插等针刺手法来治疗疾病;灸法是把燃烧着的艾绒按一定穴位熏灼皮肤,利用热的刺激来治疗疾病。循证医学研究表明,对于结直肠癌患者,针刺治疗可以改善肿瘤患者的临床症状,减轻放化疗不良反应,例如缓解疼痛,减轻化疗相关恶心呕吐。

(1)注意事项:①过度劳累、饥饿、精神紧张的患者,不宜立即针刺,需待其恢复后再治疗。②胸、背穴位应斜刺和浅刺,有重要血管均不宜深刺,避免做大幅度的提抽、捻转,针刺时患者不要转动体位。③局部皮肤有瘢痕、溃烂者均不宜针刺。

(2)针刺方案。①止痛,穴位组成:耳部的阿是穴。功能主治:镇痛。用于肿瘤本身或者治疗引起的周围性或中枢性神经源性疼痛。用法用量:耳针及耳穴局部75%乙醇溶液消毒,针直刺入穴0.7 mm,持续按压25～55分钟,以局部微痛为度。②促进肠蠕动,穴位组成:足三里、上巨虚、内关。功能主治:促进肠蠕动。用于促进结直肠癌根治术后肠蠕动的恢复。用法用量:结直肠癌根治术后第1天开始,将电针针刺在以上穴位,电针治疗仪输出功率调至1挡位置,输出波为连续波,每天针刺2次(早、晚8∶00时各1次),每次每穴针15分钟。

(刘　猛)

第六节　宫　颈　癌

一、概述

宫颈癌是原发于子宫颈的恶性肿瘤,是妇科常见的恶性肿瘤,也是我国最常见的恶性肿瘤之一。在我国近20多年发病率呈下降趋势,但年轻患者发病率上升。任何年龄妇女都可发生宫颈癌,但20岁以前少见。30～60岁增长较快,40～60岁为发病高峰,近10年25～34岁的宫颈癌发病率增加77%。早期病例预后良好。在我国宫颈癌多发生于经济条件较差的边远地区和农村,而经济条件较好的大城市发病率较低。在古代医籍中,宫颈癌类似于"五色带下""带下""崩漏"等疾病。

二、病因病机

现代医学认为宫颈癌主要与下列因素相关。

(一)行为危险因素

绝大多数宫颈癌患者为已婚妇女,在未婚女子,特别是修女中极少见。首次性生活过早及性伴侣过多均与宫颈癌关系密切。根据流行病学调查,患宫颈癌的未产妇仅占 10％。初产年龄早,宫颈癌发病率高。

（二）生物学因素

多种病原体与宫颈癌关系密切,尤其是人乳头状病毒（HPV）、单纯疱疹病毒Ⅱ型、人巨细胞病毒、衣原体及 EB 病毒。HPV 与宫颈癌的关系研究较多。HPV 感染是一种通过性生活传播的疾病,通常没有症状,感染的高峰年龄在 18～28 岁,一般在感染后 8～10 个月消失,10％～15％的 35 岁以上的妇女因持续感染增高了患宫颈癌的风险。多宗流行病学研究结果显示 HPV 感染与宫颈癌有明显的相关性,99.7％的宫颈癌患者 HPV 阳性,97％子宫颈上皮内瘤变（CIN）Ⅱ／Ⅲ阳性,61.4％CIN1 阳性。

（三）其他因素

HPV 感染能否发展为宫颈癌除病毒因素外、宿主因素和环境因素的协同作用也很重要,最重要的宿主因素是免疫功能。环境协同因子如阴茎包皮垢、宫颈阴道慢性炎症、吸烟、口服避孕药等为宫颈癌的发生创造了条件。

中医学认为,本病的发病由脾、肝、肾脏腑功能虚损,致冲任失调,督带失约而成。它是多种因素的综合结果。七情所伤,肝郁气滞,怒伤肝,忧思伤脾,疏泄失常,五脏气血乘逆而瘀滞;冲任损伤,肝脾肾诸脏虚损为内因,肝藏血主疏泄,疏泄失职,带漏淋漓。肝肾阴虚,虚火妄动而生崩漏;外受湿热,或湿郁化热,或积冷结气,血寒伤络,郁阻胞络所致。也可因先天肾气不足,或后天损伤肾气,导致肾虚而影响冲任功能。故本病病机以正虚冲任失调为本,湿热瘀毒聚而成。

三、诊断与鉴别诊断

（一）临床表现

早期宫颈癌常无明显症状,也无特殊体征,与慢性宫颈炎无明显区别,一旦出现相应的症状者,其病程已发展到中晚期。

1.症状

（1）阴道出血:早期为少量的接触性阴道出血,常见于性生活后和妇科检查后。

（2）阴道流液:早期为白带增多,是由于宫颈腺体受癌灶刺激或伴有炎症,分泌亢进所致。随着病情发展,流液增多,稀薄似水样,呈腥臭,合并感染时伴有恶臭或呈脓性。

（3）疼痛:多发生于中、晚期患者或合并感染者。常位于下腹、臀部、下肢或骶尾部。主要是由于合并感染或肿瘤压迫或浸润或宫腔积液、积脓所致。

（4）泌尿道症状:常为感染引起,可出现尿频、尿急、尿痛。随着癌的发展,可侵犯膀胱,出现血尿、脓尿,以致形成膀胱阴道瘘。

（5）消化道症状:当宫颈癌灶向主韧带、骶韧带扩展时,可压迫直肠,造成排便困难,肿瘤侵犯直肠,可产生血便,最后可形成直肠阴道瘘。

（6）全身性症状:精神减退,乏力,发热,消瘦,贫血,水肿。

2.体征

在老年妇女宫颈病灶常位于宫颈管内,宫颈阴道段光滑,易被漏诊。宫颈原位癌及早期浸润癌时,宫颈上可出现糜烂、小溃疡或乳头状瘤状。随着瘤的发展,肿瘤向外生长,可形成菜花、乳头、息肉状,组织脆,易出血和流液;肿瘤向内生长,可形成结节型病灶,外观呈不规则结节,向深部浸润,表面可呈糜烂状,阴道出血较少;肿瘤合并感染时可形成溃疡灶,可为小溃疡或较深在火山口状溃疡,宫颈癌灶浸润深和癌组织大量坏死脱落,宫颈外形被破坏,形成空洞状。宫颈腺癌的患者,病灶往往位于宫颈管内,早期宫颈外观正常,碰触宫颈管时有出血,病灶进一步发展,宫颈可均匀性增大、增粗、变硬。晚期时宫颈肿瘤可脱落形成溃疡以致空洞。

(二)诊断要点

除上述临床表现外,以下辅助检查亦有助于明确本病的诊断。

1.实验室检查

肿瘤标志物:有报道 CEA、CMA26 和 M29 在宫颈癌中出现一定比例的阳性,但特异性不高。自近年发现鳞状上皮癌肿瘤相关抗原(SCC)以来,SCC 敏感性在原发性宫颈癌为 44%～67%,复发率为 67%～100%,特异性为 90%～96%。SCC 的表达率随临床分期 I(29%)到 IV 期(89%)而逐渐递增,并与肿瘤分化程度有关。在宫颈鳞癌根治术后 SCC 明显下降,复发时活性重新出现,故可用于疗效的监测和疾病的复发。

2.其他检查

(1)宫颈部刮片:是一种无明显损伤、简单、易行的检查方法,用于宫颈癌的筛查及早期诊断。

(2)液基薄层细胞学检查(TCT):与传统宫颈细胞学涂片相比,TCT 对于检测宫颈异常上皮方面有明显的优势,它降低了假阴性的比例,提高了识别的灵敏度和特异性。用于宫颈癌及癌前病变的筛查及早诊。

(3)HPV DNA 检测:已证实 HPV 感染是宫颈癌及其癌前病变的主要原因,检测 HPV 高危型是目前筛查宫颈癌及其癌前病变的一种手段,结合细胞学检查可预测受检者的发病风险,决定其筛查间隔时间,并用于宫颈上皮内瘤变(CIN)及宫颈癌治疗后的监测。

(4)阴道镜检查:阴道镜在强光源下用双目立体放大镜直接观察子宫颈、阴道的病变,是早期诊断宫颈癌及癌前病变的重要辅助方法之一。对细胞学检查异常或临床可疑者需行阴道镜检查。该检查可发现肉眼未发现的亚临床病灶,并在可疑部位活检,提高活检的阳性率及准确性。

(5)宫颈活检和宫颈管刮取术:目的为明确诊断 CIN 及宫颈癌,早期宫颈癌病灶不明显,为能准确取得癌组织,应宫颈上采用多点活检,分送病理。为提高活检的准确率,目前常用碘试验、阴道荧光检测灯、阴道镜等方法协助取材。

3.病理及细胞学检查

在宫颈移行带区刮取脱落细胞涂片,做细胞学检查。选择颈鳞-柱交接部的 3、6、9、12 点处取 4 点组织做活检,或在碘试验、阴道镜观察到的可疑部位取活组织做病理检查以明确诊断。

(三)鉴别诊断

1.中医鉴别诊断

中医学中没有宫颈癌这一病名,但有关"石瘕"的描述与之相似。石瘕之病名源于《灵枢·水胀》曰"石瘕生于胞中,寒气客于子门,子门闭塞,气不得通,恶血当泻不泻,衃以留止,日以益大,状如怀子,月事不以时下"。

而本病应与"肠覃"相鉴别,肠覃在《灵枢·水胀》描述为:"寒气客于肠外,与卫气相搏,气不得营,因有所系,癖而内著,恶气乃起,息肉乃生。其始生也,大如鸡卵,稍以益大,至其成,如怀子之状,久者离岁,按之坚硬,推之则移,月事以时下,此其候也。"两者皆有下腹部包块,按之坚硬。前者包块位于胞中,月事不以时下,后者包块位于胞外,月事以时下。

2.西医鉴别诊断

本病与子宫颈糜烂、子宫颈外翻、宫颈湿疣、子宫内膜癌、子宫黏膜下骨瘤或内膜息肉、原发性输卵管癌、老年性子宫内膜炎合并宫腔积脓和功能失调性子宫出血等相鉴别。

（1）子宫颈糜烂：可有月经间期出血，或接触性出血，阴道分泌物增多，检查时宫颈外口周围有鲜红色小颗粒，擦拭后也可以出血，故难以与早期宫颈癌鉴别。

（2）子宫颈外翻：外翻的黏膜过度增生，表现也可呈现高低不平，容易出血。但外翻的宫颈黏膜弹性好，边缘较整齐。阴道脱落细胞学检查或活检可鉴别。

（3）宫颈湿疣：现为宫颈赘生物，表面多凹凸不平，有时融合成菜花状。

（4）子宫内膜癌：有阴道不规则出血，阴道分泌物增多。确诊需做分段刮宫送病理检查。

（5）子宫黏膜下骨瘤或内膜息肉：多表现月经过多或经期延长，或出血同时可伴有阴道排液或血性分泌物，通过探宫腔，分段刮宫，子宫碘油造影，或宫腔镜检查可作出鉴别诊断。

（6）原发性输卵管癌：阴道排液、阴道流血和下腹痛，阴道涂片可能找到癌细胞。可通过腹腔镜检查确诊。

（7）老年性子宫内膜炎合并宫腔积脓：表现阴道排液增多，浆液性、脓性或脓血性。子宫正常大或增大变软，扩张宫颈管及诊刮即可明确诊断。

（8）功能失调性子宫出血更年期常发生月经紊乱，尤其子宫出血较频发者，不论子宫大小是否正常，必须首先做诊刮，明确性质后再进行治疗。

以上疾病通常有类似宫颈癌的症状，如阴道流液、阴道不规则出血等，可通过活体组织检验、宫颈细胞涂片与宫颈癌鉴别。

四、治疗

（一）治疗原则

手术、放疗、化疗是目前宫颈癌常规治疗的三板斧，中医作为一种全身性疗法，在宫颈癌的治疗中有着独特的优势，中药的配合可在减轻这三板斧毒副作用上产生特殊的疗效，大幅提高患者的存活期及生存质量。宫颈癌患者在手术治疗后如能及时配合中药治疗，扶正固本，改善患者的饮食与睡眠状况，增强患者的体质，那么对防止宫颈癌的复发和转移会大有益处。倘若在宫颈癌化疗的同时或在化疗后配合健脾和胃、益气生血、补益肝肾、软坚化瘀等中药治疗，则可以较好地缓解化疗反应，有助于化疗的顺利进行；如果在宫颈癌放疗期间及放疗后配合补益气血等中药治疗，对增加白细胞的数量、增强免疫功能均有较好的效果，从而保证放疗顺利进行。根据宫颈癌的根本病机是正气虚损，邪毒内结而成，宫颈癌的辨证施治须将局部及全身症状表现综合分析，根据病邪盛虚及脏腑虚实来治疗。

（二）辨证论治

1.肝郁气滞型

主症：白带量多，阴道流血夹有瘀块，胸胁胀满，情绪郁闷或心烦易怒，少腹胀满，口苦咽干，伴有接触性出血，色鲜无块，舌质黯红，苔薄白或微黄，脉弦。

治法：疏肝理气，凉血解毒。

方药：逍遥散加减。

柴胡 10 g，当归 9 g，白芍 15 g，白术 10 g，牡丹皮 6 g，栀子 10 g，茯苓 25 g，炙甘草 12 g。

宫颈属冲任之脉，冲脉隶属于肝，肝气郁结则见胸胁胀满，情绪郁闷或心烦易怒，少腹胀满；肝木乘脾，湿浊下注则成白带；舌质黯红，苔薄白或微黄，脉弦，为肝郁脾虚，气机失调之候。方中柴胡疏肝解郁，使肝气得以条达为君药；白芍酸苦微寒，养血敛阴柔肝缓急，当归甘辛苦温养血活血,归芍与柴胡同用,补肝体而助肝用,使血和则肝和,共为臣药;白术、茯苓、甘草健脾益气,实土抑木,使营血生化有源,共为佐药。血色鲜红,热象明显者,可加半枝莲 30 g,蛇舌草 30 g,生地 20 g 以解毒。纳少、腹胀者,加炒麦芽 30 g,鸡内金 10 g 以消食助运。神疲、乏力者,加黄芪 15 g,党参 12 g 以健脾益气。少腹胀或痛甚者,加川楝子 12 g,醋延胡索 6 g 以行气止痛。

2.湿热瘀毒型

主症:带下赤白或赤色,或如米泔,气味腥臭,阴道流血量多色瘀,少腹坠痛,腰胁隐痛,小便短赤,大便秘结,舌黯,舌苔黄腻,脉弦数。

治法:清热利湿,化瘀解毒。

方药:龙胆泻肝汤加减。

龙胆草 10 g,黄芩 12 g,栀子 12 g,泽泻 15 g,木通 12 g,炙甘草 6 g,车前子 12 g,当归 6 g,茯苓 20 g,生地黄 12 g,柴胡 9 g。

本型为外受湿热邪毒成瘀,损伤冲任,带脉失约,故带下量多色如米泔,污秽腥臭;湿热下注则尿黄便干,督脉失护则腰酸困痛;舌红苔黄或腻,脉滑数为湿热之象。方中以龙胆草、黄芩、栀子清热泻火,利水通淋为君药;木通、泽泻、车前子清热利湿通淋,共为臣药;大黄清热泻火,导湿热下行,当归、生地清热养阴,为佐药;甘草调和诸药而为使药。阴道流血,色或鲜或黯者,加三七粉(冲服)3 g,牡丹皮 10 g 以凉血止血。大便秘结甚者,加大黄 10 g,厚朴 10 g 以行气通便。头昏、恶心欲呕者,加法半夏 10 g,姜竹茹 12 g 以降逆止呕。

3.肝肾阴虚型

主症:白带量多,头晕目眩,时有阴道流血,量多色红,耳鸣,腰酸,心烦易怒,失眠多梦,手足心热,咽干舌燥,便秘,舌红少苔或光剥,或有裂纹,脉弦细。

治法:滋补肝肾,解毒养阴。

方药:知柏地黄丸加减。

熟地 20 g,山药 12 g,山茱萸 12 g,泽泻 15 g,牡丹皮 12 g,茯苓 25 g,知母 15 g,黄柏 15 g。

冲任受损,肝肾两亏,临床表现为头晕耳鸣,腰背酸痛;湿热瘀毒耗伤阴液,阴虚则生内热,症见手足心热,低热盗汗,舌红少苔,脉细数;热伤冲任,可见带下增多,阴道不规则出血。方中熟地滋肾养阴为君药;山茱萸、山药滋肾补肝健脾为臣药;佐以泽泻泻肾降浊,牡丹皮配山茱萸泻肝火,茯苓配山药渗脾湿,知母、黄柏滋肾泻火,共奏滋养肝肾,滋阴降火之功。少腹痛、或如针刺、口干欲频频少饮者,加鳖甲(先煎)15 g,乳香 10 g,没药 10 g 以滋阴活血祛瘀。小便数、疼痛者,加木通 10 g,萹蓄 10 g 清热利尿。胸闷心烦、易怒较甚,加郁金 10 g,柴胡 15 g,龙胆 10 g 疏肝清热。

4.脾肾阳虚型

主症:神疲乏力,腰膝冷痛,白带清稀,阴道流血量多色淡,小腹坠胀,纳差,便溏或先干后溏,舌体胖,边有齿印,苔薄白,脉脉细弱。

治法:健脾温肾,补中益气。

方药:右归丸加减。

熟地 25 g,山药 12 g,山茱萸 12 g,枸杞子 12 g,肉桂 12 g,当归 12 g,菟丝子 12 g,鹿角胶 12 g,杜仲 12 g,制附子 9 g。

宫颈癌后期脾肾虚损,阳气受损,脾主运化,肾主水液,脾肾阳虚则水湿潴留致神疲乏力,纳食甚少,大便溏薄,白带清稀;脾主四肢,脾阳不振致腰膝冷痛;命门火衰,固摄无权,故见小腹坠胀;舌体胖,边有齿印,苔薄白,脉脉细弱为阳虚之舌脉。方中以附子大辛大热,与肉桂、鹿角胶共为君药,温补肾阳,填精补髓。臣以熟地黄、枸杞子、山茱萸、山药滋阴益肾,养肝补脾。佐以菟丝子补阳益阴,固精缩尿;杜仲补益肝肾,强筋壮骨;当归补血养肝。诸药配合,共奏温补肾阳,填精止遗之功。带下多者,可加补骨脂、牡蛎以温肾固涩止带。腰膝冷痛甚者,加狗脊 10 g,杜仲 10 g,续断 10 g 以补肝益肾。纳差、腹胀者,加神曲 10 g,鸡内金 10 g,砂仁 3 g 以健胃消食助运。白带过多不止,内服汤剂加生龙骨、牡蛎各 25 g,苍术 20 g,海螵蛸 30 g。流血不止,人参 3 g,田七 6 g 或用云南白药 2 g,冲服;汤剂中加仙鹤草 30 g,地榆炭 9 g,阿胶 9 g,益母草 20 g。腹痛不止,白芍 20 g,甘草 6 g,延胡索 12 g

(三)辨病选药

(1)辨病用药是指在辨证论治的基础上,可适当选用一些对宫颈癌有抗癌作用的药物,如苦参、莪术、三棱、薏苡仁、白英、紫草、土茯苓、山慈姑、龙葵、猪苓、半夏、南星、白花蛇舌草、半边莲、败酱草、蒲公英等。

(2)有效单方验方:①酒黄柏 6 g,生杭芍 9 g,当归 15 g,椿根炭 6 g,醋香附 9 g,阿胶 6 g,龟甲 15 g,水煎服,适用于宫颈癌血瘀蕴结型。②全当归 9 g,赤石脂 5 g,麦冬 9 g,川芎 6 g,连翘 6 g,香附炭 6 g,炒蒲黄 9 g,炒砂仁 6 g,生地黄 12 g,熟地黄 12 g,柴胡 15 g,酒黄芩、炒枳壳各 6 g,酒续断 9 g,大枣 3 枚,黑玄参 5 g。水煎服,适用于宫颈癌肾阴亏损者。③白花蛇舌草 60 g,山豆根 30 g,板蓝根 30 g,脐带 30 g。将上药制成浸膏,干燥后研末过筛装胶囊,每丸装 0.3 g。每次服 3 丸,每天 3 次。适用于宫颈癌湿热带下者。④桂枝、红花、牛膝各 15 g,茯苓 20 g,桃仁、紫石英、三七各 12 g,牡丹皮、制三棱、制莪术、鹿角胶、水蛭、穿山甲(代)各水煎,每天 1 剂,分 2 次服。适用于宫颈癌寒湿痰瘀互结者。⑤土茯苓 50 g,白花蛇舌草 30 g,紫草 15 g,薏苡仁 20 g,旱莲草、板蓝根、熟地黄、蛇床子各 10 g,酒制香附 12 g,鲜核桃树枝 20 cm 者 7 根。水煎,每天 1 剂,分两次服。适用于宫颈癌偏于湿毒下注,气虚血瘀者。

(3)常用中成药。①六味地黄丸:滋阴补肾。适用于宫颈癌肾阴亏损,症见:头晕耳鸣,腰膝酸软,骨蒸潮热,盗汗遗精。口服,每次 9 g,每天 2 次。1 个月为 1 个疗程。②宫颈癌片(又名掌叶半夏片):有化痰镇痉,消肿软坚散结之功。适用于宫颈癌前期病变及宫颈癌。片剂口服,每次 2～3 片,每天 3 次;宫颈癌栓又名掌叶半夏栓,外用,用前先洗净患处,阴道栓每次 1 枚,每天 1～2 次。宫颈管栓每次 1 枚,每天 1～2 次。注意一般口服片剂与栓剂需配合运用。③桂枝茯苓丸:由桂枝、茯苓、牡丹皮、桃仁、芍药各等份组成。活血化瘀,缓消癥块。适用于宫颈癌盆腔转移、下腹部包块硬实者。每天服 1～2 丸,温开水送服。

(四)特色治疗

1.针灸

取穴气海、子宫、三阴交。带下多者,加丰隆、地机;尿频、尿血者,加中极,以平补平泻手法为主,留针 15 分钟,每天 1 次,针刺 10～12 次为 1 个疗程。

2.外治

外治法是中药治疗本病的一大特色,可以使肿瘤坏死、脱落、溶解、促进溃疡面愈合。

治癌散:碘仿 40 g,枯矾 20 g,冰片适量,研成粉末,用甘油明胶做成 15％的治癌散、栓剂。

三品一条枪:由明矾、砒石、雄黄、乳香组成。诸药经适当炮制,插入患处。可适用于宫颈癌早期。

(刘　猛)

第七节 卵 巢 癌

一、概述

卵巢癌是严重威胁妇女健康的恶性肿瘤之一,死亡率居妇科恶性肿瘤的首位,城市中女性卵巢癌的发病率排在妇科肿瘤第一位,早期卵巢癌治愈率在 90% 左右,约 80% 的晚期卵巢癌首次治疗可获得满意的效果,约 20% 的晚期卵巢癌虽然经过积极的手术和化疗,肿瘤仍迅速发展。目前还没有有效的巩固治疗手段,约 80% 的晚期卵巢癌首次治疗后在不同时间段内出现肿瘤复发,致使其死亡率居高不下。

中医古代文献对于卵巢癌的记载可以追溯到 2000 多年前的《黄帝内经》,"寒气客于肠外,与卫气相搏,气不得营,因有所系,癖而内著,恶气乃起,息肉乃生。"卵巢癌在传统中医中称谓不一,中医属"癥瘕""肠覃""腹痛"等范畴。

二、病因病机

外因主要是六淫外袭,以寒邪为主,内因主要为饮食不节、情志不舒、久病劳伤或先天不足。

(一)六淫外袭

主要以寒邪多见,妇人经前或经期或产后,感受风寒,或过食生冷,致寒邪客于胞络,阻滞气血运行,致胞络瘀滞,日久形成癥瘕。《灵枢·水胀》:"石瘕生于胞中,寒气客于子门,子门闭塞,气不得通,恶血当泻不泻,血以留止,日以益大,状如怀子"。

(二)情志不舒

卵巢为肝经经脉所过之处,发病与肝密切相关,情志不畅,肝气郁结,血脉凝涩,发为癥瘕。如《灵枢·百病始生》:"猝然外中于寒,若内伤于忧怒,则气上逆,气上逆则六俞不通,温气不行,凝血蕴裹而不散,津液涩渗,著而不去,而积皆成矣"。

(三)饮食不节

饮食不节,损伤脾胃,脾虚运化不及,痰湿内生,凝结不化,或湿郁化热,湿热蕴结不散,郁久成毒,结成积聚痞块。《妇人大全良方》:"妇人痞,由饮食失节,脾胃亏损,邪正相搏,积于腹中,牢固不动,故名曰痞"。

(四)劳伤羸弱

先天正气不足,产后失养,久病或劳伤,致使脏腑虚损,阴阳不调,为卵巢癌发病基础,正如《黄帝内经》:"邪之所凑,其气必虚"。

卵巢癌发病关键在正气不足,邪气内聚,以虚实夹杂,本虚标实,全身为虚,局部为实。虚以气虚、阴虚、气阴两虚,实为气滞、血瘀、痰凝、毒聚。病位在卵巢,涉及肝、脾、肾三脏,早期以实证为主,实多虚少,气滞血瘀,痰瘀内结,后期以虚为主,虚多实少,气血两虚。

三、诊断与鉴别诊断

(一)临床表现

多数卵巢癌无明显症状。不易引起警觉,往往是在妇科检查时偶然被发现。卵巢癌主要因盆腔肿块、腹水或胸腔积液产生一些不典型症状。

1.下腹部不适

下腹部不适或盆腔下坠感,纳差,恶心,胃部不适等症状。

2.腹部膨胀感

肿瘤性腹水引起腹胀,或肿瘤生长超出盆腔在腹部可以摸到肿块。

3.压迫症状

由于增大的肿瘤或腹水,可使横膈抬高,导致呼吸困难、不能平卧、心悸;并由于腹腔内压力增加,影响下肢静脉回流,可引起腹壁或下肢水肿,如压迫膀胱、直肠,可有排尿困难、肛门坠胀或便秘;压迫输尿管引起输尿管梗阻、腰痛等;压迫髂血管,引起下肢疼痛或水肿。

4.疼痛

卵巢癌很少引起疼痛,少数患者因肿瘤破裂、出血、坏死或感染,可产生腹痛、腰痛等。

5.月经紊乱及内分泌失调症状

能产生激素的卵巢肿瘤可导致月经紊乱或持续阴道流血,还常伴有子宫内膜病变,如子宫内膜增生过长或子宫内膜癌。

6.因转移产生的相应症状

如胸膜转移产生胸腔积液,引起呼吸困难;肺转移产生干咳、咯血;肠道转移可以产生便秘或肠梗阻症状,甚至出现恶病质表现;骨转移产生转移局部剧烈疼痛,局部有明显的压痛点。

体征主要包括盆腔肿块和腹水,或两者兼有。实质不规则的盆腔肿块需要高度怀疑卵巢癌,子宫直肠凹或阴道直肠隔质地较硬的肿块应考虑转移癌可能。但仍然有少数患者没有任何体征。

(二)临床诊断

1.术前临床诊断

卵巢癌诊断主要分为肿块型和腹水型。

(1)肿块型见于:①早期或低度恶性卵巢癌。②部分分化差的进展型卵巢癌。③少数晚期卵巢癌。

(2)腹水型见于:①多数晚期卵巢癌。②少数早期卵巢癌。前者主要表现于直径>8 cm 的盆腔肿块,而大网膜转移病灶不一定很大。后者由于腹水随着呼气运动或因体位关系,并随时间迁延,大量运送癌细胞至上腹部,以大网膜肿块明显,呈饼块状。

消瘦并不是卵巢癌的主要表现和诊断的主要依据,相反绝大多数卵巢癌患者不会出现消瘦。消瘦加上盆腔实质性肿块,特别是子宫直肠凹或阴道直肠隔结节,需要考虑消化道肿瘤盆腔转移。消瘦加上重度贫血,需考虑胃癌可能。

三合诊检查肿块呈囊性,边界清楚,直径不超过 5 cm,通常可以 2 个月后随诊,肿块增大者可手术治疗。绝经后妇女,任何附件肿块应注意进一步检查,直径<5 cm 肿块中约 3%为恶性。肿块直径>5 cm,需要手术治疗。

2.术前辅助诊断

阴道超声检查是卵巢癌诊断的基本措施。彩色多普勒通过血液成像,判断瘤内血供分布,诊断恶性肿瘤有特异性。肿块为混合性或实质性,无论大小,应注意检查子宫直肠凹有无结节感,做胃肠道钡餐检查,排除胃肠道肿瘤后,超声检查发现肿块内回声不均、边界不清、多个分隔,恶性肿瘤可能性大。上述情况应注意排除内膜囊肿和盆腔炎性包块。因此,未绝经妇女有怀疑病灶,如肿块较大、实质、较固定或不规则,以及绝经后任何大小的混合性肿块应剖腹探查。有明确包块者CT、MRI检查并没有价值。CA125诊断上皮性卵巢癌的阳性率>80%。其敏感性较高,但特异性不强。CEA对卵巢黏液性囊腺癌的阳性率为87.5%。AFP是否升高取决于肿瘤组织中是否有内胚窦成分,对内胚窦瘤有特异性鉴别诊断价值。

3.术中诊断

术前诊断存在非常大的困难,而有高度怀疑恶性肿瘤者,需要剖腹探查或腹腔镜探查手术。探查术前,需行胸片、胃肠道检查、盆腹腔CT或MRI检查、血CA125检测,以判断有无其他脏器转移病灶存在。

(三)辅助诊断

1.细胞学检查

主要是进行腹水细胞学检查,卵巢癌腹水为渗出液,多可找到腺癌细胞,该检查对提高卵巢癌的术前诊断至关重要。

2.腹腔镜检查

腹腔镜有助于卵巢癌的早期诊断,当妇科检查和彩超检查或血CA125检查疑为卵巢癌的盆腔肿块;大量腹水难以鉴别为结核、肝硬化和卵巢癌者,可通过腹腔镜确诊。另有助于卵巢原发癌或转移癌的鉴别及卵巢癌的正确分期等。

(四)鉴别诊断

1.中医鉴别诊断

本病应与"腹痛"相鉴别。卵巢癌以腹痛,腹部积块,推之则移,按之痛甚,消瘦等为主要临床表现,正如《灵枢·水胀》所言:"寒气客于肠外,与卫气相搏,气不得营,因有所系,癖而内著,恶气乃起,息肉乃生。其始生也,大如鸡卵,稍以益大,至其成,如怀子之状,久者离岁,按之坚硬,推之则移,月事以时下,此其候也"。多因气血亏虚,气滞血瘀,痰瘀聚而成积。腹痛是患者自觉脘腹部疼痛,一般无腹部积块,腹痛或喜温、或喜按、或喜冷,可伴胃纳差、腹泻等症状。多因外感寒邪、饮食不节、脾虚湿困、肝脾不和等所致。故可予以鉴别。

2.西医鉴别诊断

卵巢恶性肿瘤缺乏特异性表现,易与一些疾病混淆,主要以下几种疾病。

(1)卵巢良性肿瘤:良性肿瘤呈膨胀性生长,体积可很大,肿物表面光滑,大多数为囊性,囊壁薄,无腹水。CA125值<35 U/mL。确诊需手术切除肿瘤进行病理检查。

(2)盆腔炎性肿瘤:包括卵巢和盆腔脓肿,输卵管积脓等。患者可有发热和下腹痛病史,肿块固定,结节感,与周围组织粘连。血清CA125值正常或稍高。抗感染治疗后肿物可能缩小,确诊也需剖腹探查。

(3)腹膜结核:可产生腹块或盆块,多伴有腹水、消瘦、低热等。检查腹部有特征性的柔韧感,腹水细胞学检查和抗酸菌检查有助于此病诊断,必要时行腹腔镜和剖腹探查,术中即使见到典型结核病变,仍需行冰冻病理检查。

(4)子宫内膜异位症:常累及卵巢,易在子宫直肠窝种植,并随月经周期反复出血机化,病灶不断增大、变硬,与周围组织粘连,可形成与卵巢癌非常相似的病灶。这些患者多较年轻,有或无痛经史。血 CA125 值轻度增高，一般不超过 100 U/mL。可通过腹腔镜和剖腹手术而确诊。

四、治疗

(一)治疗原则

卵巢癌的病因病机是脏腑虚损，正气先伤，七情郁结，木旺克土，水湿内聚，邪毒瘀阻，湿瘀互结所致。临床有虚证及实证，实证有气滞血瘀，痰湿凝滞，治以活血化瘀，涤痰软坚为主，虚证有脏腑气血亏虚，治以扶正益气养血为主，临证上往往虚实夹杂，治疗上需扶正祛邪兼顾。

(二)辨证论治

1.气滞血瘀型

主症：少腹包块，坚硬固定，腹胀痛或刺痛，面色无华，肌肤甲错，形体消瘦，舌质紫黯有瘀斑，脉细涩。

治法：行气活血，软坚消积。

方药：蓬莪术散加减。

当归、枳壳、桃仁、鳖甲各 15 g，桂心、三棱、木香、柴胡、琥珀各 10 g，大黄、赤芍各 9 g，莪术 12 g。

蓬莪术散主治妇人气禀虚弱，经断太早，瘀血来散，腹中常有块痛，头晕眼花，饮食少进，加入桃仁、鳖甲、木香等行气活血化瘀、散结通络消积之品，气行则血亦行，瘀血得散，积滞得消，故旨在消散腹中包块。

2.湿热毒结型

主症：身重困倦，腹胀满有块，少腹疼痛，口干不欲饮，大便干燥，尿黄灼热，舌质黯，苔厚腻，脉弦滑或滑数。

治法：清热利湿，解毒散结。

方药：甘露消毒丹加减。

茵陈 15 g，滑石 30 g，黄芩 10 g，藿香 10 g，连翘 15 g，白蔻仁 6 g，木通 6 g，半夏 10 g，厚朴 12 g，菖蒲 12 g。

甘露消毒丹具有利湿化浊，清热解毒之功效。湿热交蒸，蓄于下焦，胶着难去，日久化为邪毒，变生胞络结块，故以此方清利湿浊，加用半夏、厚朴，化痰除湿，下气通腹，给湿热邪气以去路。

3.痰湿凝聚型

主症：少腹胀满膨隆，可触及包块，口渴少饮，面虚水肿，全身乏力，舌质黯淡，苔白腻，脉滑。

治法：健脾祛湿，化痰软坚。

方药：导痰汤加减。

党参 15 g，茯苓 20 g，枳壳 15 g，三棱 20 g，莪术 20 g，陈皮 10 g，胆星 10 g，生半夏 10 g，香附 6 g，生姜 10 g。

痰之为病，无处不到，留踞胁肋、少腹则为症积痃癖，《济生方》导痰汤主治一切痰厥，加用药对三棱、莪术能破血行气、消积止痛，其中三棱破血力较强，莪术长于破气，两者相须为用，治疗妇科癥瘕积聚，半夏为燥湿化痰，消痞散结之品，生半夏性峻猛，擅长化痰散结，方中生姜可解生半夏毒，枳壳与香附理气化痰，助祛除痰湿，痰湿邪去则腹胀减，正气复。

4.气血亏虚型

主症：腹痛绵绵，或有少腹包块，伴消瘦乏力，面色苍白，心悸气短，动则汗出，纳呆，舌淡红，脉沉细。

治法:补气养血,滋补肝肾。

方药:人参养荣汤加减。

人参 15 g,川芎 15 g,黄芪 20 g,白芍 20 g,熟地 20 g,五味子 10 g,茯苓 20 g,甘草 5 g,大枣 10 g,白术 15 g,枸杞子 20 g,怀山药 30 g,龙眼肉 20 g。

人参养荣汤为补手少阴、手足太阴气血药。其中,熟地、当归、芍药为养血之品。人参、黄芪、茯苓、白术、甘草、陈皮为补气之品,血不足而补其气,此阳生则阴长之义。人参、黄芪、五味子补肺气,甘草、陈皮、茯苓、白术健脾气。当归、白芍养肝,熟地滋肾阴,五脏交养互益。加入枸杞、怀山药、龙眼肉加强滋肾、健脾、养心功效。

(三)特殊兼症的治疗

1.卵巢癌腹水

腹水是卵巢癌常见的症状之一,是因肿瘤细胞向腹腔转移、种植的结果,可用内服和外敷的方法来消除。①卵巢癌内服:防己黄芪汤合五苓散加减。药用薏苡仁、黄芪、茯苓、水红花子、马鞭草、龙葵、大腹皮、猪苓、白术、汉防己、陈葫芦、牵牛子、桂枝等。②卵巢癌外敷方:活血利水方。

2.卵巢癌腹痛

腹痛与腹胀是由于肿瘤压迫或腹水产生所引起,为增强止痛效果可内外兼治。①卵巢癌内服方:金铃子散加味,药用延胡索索、川楝子、白芍、乳香、没药、小茴香、白术、徐长卿等。②卵巢癌外敷方,卵巢止痛外用方:药用红藤、延胡索、芒硝、三七粉、败酱草、川楝子、白芍、乳香、没药等加减,打粉外敷。

3.卵巢癌下肢、腹壁水肿

通过中药的外洗和外熏有明显利水消肿的作用。①卵巢癌内服方:五苓散加减。药用薏苡仁、黄芪、茯苓、大腹皮、猪苓、白术、汉防己、陈葫芦、牵牛子等。②卵巢癌外用方:消肿外洗方:以蒲公英、地肤子、芒硝、三七粉、莪术等加减。

(四)辨病选药

1.卵巢癌早期

早期卵巢癌正气尚存,正邪相争,表现为邪实为主,治当攻邪为主,此时多见气滞血瘀及湿热蕴结,治以行气化瘀,利湿解毒为主。肝气郁滞,胸胁作胀治以疏肝行气,加用川楝子、香附、延胡索;心烦易怒,口苦咽干治以疏肝泻火,加用柴胡、黄芩、龙胆草、夏枯草;腹部包块,坚硬固定,肌肤甲错,为血瘀,治以活血化瘀,加用桃仁、土鳖虫、水蛭;腹水腹胀者加用大腹皮、木香、车前草;腹部胀甚加用槟榔、枳实;热毒甚者加白花蛇舌草、半枝莲、半边莲、土茯苓;不规则阴道出血者加用大蓟、小蓟、茜草;大便秘结者加生大黄;尿黄灼热、口苦、口干不欲饮加用泽泻、车前子、木通。

2.卵巢癌中期

此期正气不足,邪实正虚,多见脾虚痰湿,治当健脾益气,化痰散结,行气利水。腹块坚硬者,加鳖甲、山甲(代)、三棱、莪术;腹股沟肿物,加用猫爪草、八月札、山慈菇;纳谷不馨、不思饮食,酌加焦三仙、内金;大便溏泄,加党参、白术;胃脘胀满,加用枳壳、厚朴、陈皮、半夏;腹胀甚者,加用大腹皮、木香;腹水伴有腹胀、气短、纳呆、少尿、水肿者加用黄芪、党参、茯苓、泽泻、薏苡仁、大腹皮、红豆杉等。

3.卵巢癌晚期

患者邪盛正虚,治当扶正为主,祛邪为辅。大剂量使用党参、黄芪、五指毛桃。食欲差、羸弱无力,加用茯苓、白术、怀山药、稻芽、内金;腹痛绵绵、或有小腹部包块,加用白芍、当归、川芎、红豆杉;面色苍白、精神萎靡、全身无力,动则汗出,加用鸡血藤、红参、肉桂;大肉渐脱、心悸气短,加用红参、附子、白术、茯苓。

4.有效单方验方

(1)穿山甲散:炒穿山甲 60 g,醋炒莪术 15 g,醋炒三棱 15 g,醋炒五灵脂 15 g,炒黑丑 15 g,醋延胡索 15 g,川牛膝 15 g,当归 30 g,川芎 30 g,醋大黄 15 g,丹参 30 g,肉桂 15 g,麝香 0.06 g。功能活血破瘀,软坚消癥。主治卵巢肿瘤。上药如法炮制,除麝香外,共焙干研成极细粉末,再加麝香和匀,用瓷瓶密封待用,也可炼蜜为丸。麝香有困难者,不用也可。每天 3 次,每次 6～9 g,饭前白开水送下。服药期间可加强营养,勿忌口。体质较弱者兼服乌鸡白凤丸或丹参逍遥散,对肿瘤较大,二便有困难者,兼用大黄甘遂汤通利二便。

(2)地鳖蟾蜍汤:地鳖虫、蟾蜍、茯苓、猪苓、党参各 15 g,白花蛇舌草、薏苡仁、半枝莲各 18 g,三棱、白术各 10 g,莪术 12 g,甘草 3 g。水煎 3 次,分 3 次服。如无明显反应可连服 2 个月以上。

(刘　猛)

第十章 妇科病证

第一节 阴 道 炎

阴道炎是指阴道黏膜及黏膜下结缔组织的炎症，是妇科常见疾病，各年龄组均可发病。正常健康妇女由于解剖及生理生化特点，阴道对病原体的侵入有自然防御功能。当阴道的自然防御功能遭到破坏，则病原体易于侵入，导致阴道炎症。外阴阴道与尿道、肛门毗邻，局部潮湿，易受污染；生育年龄妇女性活动较频繁，且外阴阴道是分娩、宫腔操作的必经之道，容易受到损伤及外界病原体的感染；绝经后妇女及婴幼儿雌激素水平低下，局部抵抗力下降，也易发生感染。

阴道炎临床常见的有滴虫阴道炎（trichomonal vaginitis，TV）、外阴阴道假丝酵母菌病（vulvovaginal candidiasis，VVC，亦称外阴阴道念珠菌病）、细菌性阴道病（bacterial vaginosis，BV）、老年性阴道炎。2005 年北京大学第一医院妇产科感染协作组总结全国 62 家医院妇科与计划生育门诊共 1 853 例阴道炎，其中细菌性阴道病为 23.65%，外阴阴道假丝酵母菌病为 39.31%，滴虫阴道炎为 10.42%。

阴道炎属于中医学的"带下病""阴痒"等病范畴。

一、病因病机

（一）滴虫阴道炎的病因病机

本病主要多因湿邪为病，湿热蕴结，虫蚀阴中所致。

1.湿热下注

湿热之邪有内外之分。如久居湿地等致湿邪外侵，郁而化热，或经期、产后，湿热邪毒乘虚而入，此为外感湿热。若素体脾气虚弱，或肝气郁结，木旺乘脾土，脾失健运，水湿内留，停注下焦，蕴而化热，则为内生湿热。湿热蕴结，任带不固，则带下增多、色黄。下焦湿热，膀胱失约则并发淋证。

2.肾虚湿盛

湿邪浸淫日久成毒，素体不足或久病、房劳多产致肾气亏虚，气化失常，水湿内停，而致湿邪蕴积下焦，湿腐生虫，或摄生不慎，虫邪直犯阴器，虫蚀阴中则阴痒。

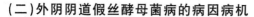

（二）外阴阴道假丝酵母菌病的病因病机

本病多因湿浊蕴结,感染邪毒所致。

1.湿浊蕴结

郁怒伤肝,或忧思不解,损伤脾气,运化失常,水谷之精微聚而成湿,流注下焦;或因久居湿地,感受湿邪,湿浊蕴结,流溢下焦,则带下黏着,犯及阴部,湿腐生虫而阴痒;或摄生不慎,忽视卫生,虫体邪毒直犯阴器致阴痒。

2.肝肾阴虚

房劳产众,久病或孕后阴血亏虚,肝肾不足,不能濡养窍道,湿邪乘虚而入,湿浊下注,湿腐生虫而致带下、阴痒之症。故临床上消渴及妊娠者易屡患此疾。

（三）细菌性阴道病的病因病机

本病的发生,中医多责之于肝、脾、肾三脏及风、寒、湿、热之邪。

1.肝肾阴虚

外阴、阴道为经络丛集之处,宗筋聚集之所。肝藏血,主筋;肾藏精,主前后二阴。若素体肝肾不足,或房劳过度,或育产频多,精血耗伤;或七七之年,肾阴亏虚,天癸竭绝,阴精耗伤,阴血不足,不能濡养阴户,而致阴痒。张三锡《医学准神六要·前阴诸病》云:"瘦人燥痒,属阴虚坎离为主。"

2.肝经郁热

足厥阴肝经绕阴器,若内伤七情,肝郁气滞,郁久化热,热灼经络。肝郁克脾,脾虚湿盛,湿热蕴结,注于下焦,直犯阴部,而生阴痒、带下等证。《校注妇人良方·妇人阴痒方论》薛己按:"妇人阴内痒痛,内热倦怠,饮食少思,此肝脾郁怒,元气亏损,湿热所致。"

3.湿热下注

湿热为病,有内生和外感之分。内生者多与脾虚肝郁或恣食膏粱厚味有关。外感者,常因经行产后胞室空虚,湿热之邪乘虚而入。

（四）老年性阴道炎的病因病机

本病主要发病机制为肝肾阴虚,湿热下注。

1.肾阴亏虚

年老体衰或手术切除卵巢后,精血不足,肝肾亏虚,冲任虚衰,带脉失约,津液渗漏于下则带下量多。阴虚火旺,灼伤脉络,迫血外出,则带下夹血,阴中灼热而痛。阴血不足,阴窍失养,生风化燥则阴痒。

2.湿热下注

年老精血亏虚,阴窍失养,湿邪乘虚而入,或脾虚湿阻,与体内虚火相胶结,湿热下注而致带下、阴痒、淋证等诸病。

二、临床表现

（一）滴虫阴道炎

潜伏期一般为4～28天,25%～50%的患者患病初期可无任何症状。

1.症状

主要是稀薄脓性、黄绿色、泡沫状白带增多及外阴瘙痒,可伴有烧灼感、疼痛和性交痛,如伴尿道感染时,有尿频、尿急、尿痛或血尿。

2.体征

检查可见阴道与宫颈黏膜充血水肿,常有散在的红色斑点,或草莓状突起,阴道内有大量白带,呈黄白色、灰黄色稀薄泡沫样液体或为黄绿色脓性分泌物。

3.常见并发症

可引起继发性细菌感染,往往与其他阴道炎并存。阴道毛滴虫能吞噬精子,并能阻碍乳酸生成,影响精子在阴道内存活,因此可并发不孕症。此外,最近有报道:滴虫感染增加人乳头瘤病毒(HPV)传染及感染的危险。

(二)外阴阴道假丝酵母菌病

1.症状

外阴瘙痒,有较多的白色豆渣样白带是该病的主要症状。可伴有外阴瘙痒、烧灼感、尿急、尿痛和性交痛。症状严重时坐卧不宁,痛苦异常。

2.体征

检查见外阴肿胀,表皮可剥脱,可有抓痕。小阴唇内侧及阴道黏膜附有白色膜状物,擦除后可见阴道黏膜红肿或糜烂面及浅表溃疡。严重者小阴唇肿胀粘连。典型的白带为白色豆渣样,可呈凝乳状,略带臭味。

3.临床分类

目前根据本病的流行情况、临床表现、微生物学、宿主情况分为单纯性 VVC 和复杂性 VVC。

(三)细菌性阴道病

1.症状

临床 10%～40%患者临床无症状,多数患者外阴和阴道黏膜无充血及红斑等炎症表现。有症状者主要表现为阴道分泌物增多,呈稀薄均质状或稀糊状,为灰白色或灰黄色,有鱼腥臭味。性交后加重,可伴有轻度外阴瘙痒或烧灼感。

2.体征

检查见阴道黏膜无充血等炎症改变,阴道分泌物可增多,分泌物呈灰白色,均匀一致,稀薄,常黏附于阴道壁,但黏度很低,容易将分泌物从阴道壁拭去。

3.常见并发症

常与妇科宫颈炎、盆腔炎同时发生,也常与滴虫阴道炎同时发生,有报道滴虫培养阳性妇女中有 86%的妇女合并本病。此外在妊娠期细菌性阴道病常可引起围生期不良结局如绒毛膜羊膜炎、羊水感染、胎膜早破、早产及剖宫产后或阴道分娩后子宫内膜感染等。

(四)老年性阴道炎

1.症状

主要为外阴灼热不适、瘙痒及阴道分泌物增多,稀薄,呈淡黄色,严重者呈脓血性白带,可伴有性交痛。

2.体征

检查可见阴道黏膜呈萎缩性改变,皱襞消失,上皮菲薄并变平滑,阴道黏膜充血,有散在小出血点或点状出血斑,有时见浅表溃疡。溃疡面可与对侧粘连,严重时造成阴道狭窄甚至闭锁,炎性分泌物引流不畅形成阴道积脓或宫腔积脓。

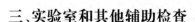

三、实验室和其他辅助检查

(一)滴虫阴道炎

1.悬滴法

检查滴虫最简便的方法是悬滴法。在玻璃片上加一滴温生理盐水,于后穹隆处取少许阴道分泌物,混于玻璃片上的盐水中,即刻在低倍显微镜下寻找滴虫。若有滴虫,可见其呈波状运动而移动位置,亦可见到周围白细胞等被推移。冬天检查必须保温,否则滴虫活动力减弱而辨认困难。对于有症状的患者,悬滴法的阳性率可达 80%～90%。

2.培养法

阳性率高。若临床症状可疑而悬滴法检查阴性时,可作培养,检出率达 98%左右。

(二)外阴阴道假丝酵母菌病

1.悬滴法

取阴道分泌物置玻片上,加一小滴 10%氢氧化钾溶液或 0.9%氯化钠溶液,显微镜下找假丝酵母菌的芽孢及菌丝。由于 10%氢氧化钾溶液可溶解其他细胞成分,检出率高于 0.9%氯化钠溶液。

2.涂片染色法

分泌物作涂片固定后,革兰氏染色,置油镜下观察,可见革兰氏染色阳性的孢子及菌丝。

3.培养法

若有症状而多次涂片检查为阴性,或为顽固病例,为确诊是否为非白假丝酵母菌感染,可采用培养法,并可行药敏试验。

(三)细菌性阴道病(BV)

1.寻找线索细胞

在湿的生理盐水涂片上见成熟的阴道上皮细胞,表面由于加德纳氏杆菌的黏附,呈点状或颗粒状细胞,边缘呈锯齿形。

2.阴道分泌物酸碱度检查

pH＞4.5,多为 5～5.5。

3.阴道分泌物细菌培养

用血-琼脂混合特殊培养基培养。

4.阴道分泌物胺试验

分泌物加 10%KOH 后释放鱼腥样氨味,即为胺试验阳性。

5.胺试纸法

取 3 支洁净试管,标明实验管、阳性、阴性对照管。实验管加入被检子宫颈分泌物生理盐水液 0.5 mL,阳性管加入 0.5 mL 氯化铵标准液,阴性管加 0.5 mL 无氨生理盐水。然后各瓶加入 10%KOH 液一滴,摇匀,用胺试纸一片盖在管口上,以玻片压住,在 25～35 ℃,10 分钟后看结果,因加德纳菌产氨,使管口上胺试纸出现圆形均匀紫色为阳性,不变色为阴性。

6.革兰氏染色法

棉拭子直接涂片标本,常规革兰氏染色,观察革兰氏阳性菌(乳酸杆菌)和革兰氏阴性菌的比例,细菌性阴道病显微镜下的特点是乳酸杆菌缺乏,而被革兰氏阴性杆菌所替代。

7.脯氨酸氨肽酶测定

即用酶联免疫测定法测定脯氨酸氨肽酶的活性,如标本变为枯黄色或红色即为阳性,如保持为黄色,则为阴性。

8.唾液酸酶法

最新研究表明,细菌性阴道病患者阴道分泌物中唾液酸酶的活性与其有一定量的关系。将取样棉拭子浸入测试管溶液中,盖上瓶盖置于 37 ℃水浴 10 分钟,然后加 1 滴显色剂至测试管溶液中并轻摇混匀,在 3 分钟内溶液或棉拭子头呈蓝色即为阳性,显示唾液酸酶活性增高。

(四)老年性阴道炎

阴道细胞学检查可见阴道涂片中缺乏成熟细胞,大多为中层及旁基底细胞,甚至底层细胞,根据涂片中不同细胞的比例,可以了解内源性雌激素缺乏的程度。因任何阴道炎都可引起白带增多与黏膜充血,故阴道分泌物中的滴虫、真菌检查都是必要的。

四、诊断要点

(一)滴虫阴道炎

1.症状

外阴瘙痒,稀薄泡沫状白带增多。

2.体征

阴道黏膜有散在红色斑点,后穹隆有大量液性泡沫状或脓性泡沫状分泌物。

3.实验室检查

在阴道分泌物中找到滴虫,即可确诊。

(二)外阴阴道假丝酵母菌病

1.症状

外阴瘙痒、烧灼感,白带增多,排尿烧灼感。

2.体征

妇科检查发现阴道黏膜充血,白带增多呈豆腐渣样或凝乳样或膜样覆盖阴道黏膜。

3.实验室检查

分泌物镜检发现真菌菌丝和孢子。

(三)细菌性阴道病

下列 4 项中有 3 项阳性即可临床诊断为本病。

(1)均质、稀薄、白色阴道分泌物,常黏附于阴道壁。

(2)线索细胞阳性。

(3)阴道分泌物 pH>4.5。

(4)胺臭味试验阳性。

(四)老年性阴道炎

1.病史

绝经后老年妇女;或手术切除双侧卵巢,或放疗治疗使卵巢失去功能,或卵巢功能早衰及药物性闭经病史。

2.症状

阴道分泌物增多,呈脓黄色,严重者可有血样脓性白带。外阴有瘙痒或灼热感。

3.体征

阴道呈老年性改变,上皮萎缩,皱襞消失,上皮变平滑、菲薄,阴道黏膜充血,有小出血点,有时有表浅溃疡。

4.实验室检查

取阴道分泌物排除滴虫性及念珠菌性阴道炎,常规宫颈刮片,排除恶性肿瘤。

五、治疗

阴道炎是一种常见病、多发病,随着我国对外开放的深入发展,本病发病率呈直线上升趋势。由于涉及人群广泛,近几年对本病的治疗研究也在向纵深发展。临床主要表现为白带增多及阴部瘙痒,其发病机制有很多共同之处,西药抗生素治疗是其常用手段,但其不良反应较大,使用时间长,易致细菌耐药而无效或导致二重感染,且有高复发性特点。中医临证时须结合全身症状,审因论治,作出正确的辨证论治。中医治疗着重调理肝、肾、脾的功能,并注意"治外必本诸内"的原则,根据患者不同的证候和体质,整体与局部相结合进行辨证,采用内服与外治中医特色方法进行治疗。中医治疗虽见效较慢,但疗效较稳定,复发率低,不良反应小。采用中西医结合治疗,能发挥中医、西医各自的优势,避免长期不良反应,提高疗效。

(一)内治法

1.辨证治疗

(1)滴虫阴道炎:本病每与湿热蕴蒸,腐蚀生虫有关,治疗以清热祛湿杀虫为主,湿热为病,常缠绵难愈,而致虚实夹杂,此时应注意扶正祛邪,勿犯虚虚实实之戒。内服药的同时每配合中药外洗,以期取得更佳效果。

湿热下注具体如下。

证候特点:带下量多,色黄,质稠或如泡沫状,其气腥臭,阴部灼热瘙痒,尿黄,大便溏而不爽,口腻而臭,舌质偏红,苔黄厚腻,脉滑数。

治法:清热利湿,杀虫止痒。

推荐方剂:龙胆泻肝汤加减。

基本处方:龙胆草10 g,黄芩10 g,栀子10 g,车前子15 g(布包),生地15 g,泽泻15 g,柴胡10 g,当归5 g,甘草5 g。每天1剂,水煎服。

加减法:痒甚者,加苦参15 g、百部10 g、苍术10 g以燥湿杀虫;伴见尿黄、尿痛、排尿淋漓不尽者,可加萆薢、瞿麦各15 g以利湿清淋;便结者,加大黄10 g(后下)以泄热通腑。

肾虚湿盛具体如下。

证候特点:带下量多,色白质稀,泡沫状,外阴瘙痒,腰酸,尿频,神疲乏力,舌质淡红,苔薄腻,脉细。

治法:补肾清热利湿。

推荐方剂:肾气丸合萆薢渗湿汤加减。

基本处方:萆薢15 g,薏苡仁15 g,黄柏10 g,赤茯苓10 g,牡丹皮10 g,泽泻15 g,滑石10 g,山茱萸15 g,桂枝5 g,车前子15 g。每天1剂,水煎服。

加减法:腰痛如折,加杜仲15 g、覆盆子15 g以加强补肾;小腹胀痛加延胡索10 g、香附10 g以理气止痛。

(2)外阴阴道假丝酵母菌病:本病多因湿浊蕴结,感染邪毒所致,治宜除湿杀虫为主。本病轻症者可单用外治法即能收效,待经净后宜巩固治疗,治疗期间应注意换洗内裤,防止反复感染。怀孕期间应注意固护胎元,治病与安胎并举。

湿浊蕴结具体如下。

证候特点:阴痒,坐卧不安,心烦失眠,带下量多,质稠如豆渣样,色白或淡黄,脘腹胀满,舌质正常,苔薄白腻,脉濡缓。

治法:利湿,杀虫止痒。

推荐方剂:萆薢分清饮加减。

基本处方:萆薢 20 g,石菖蒲 10 g,黄柏 6 g,茯苓 15 g,白术 10 g,丹参 15 g,车前子 15 g,鹤虱 10 g,白鲜皮 10 g,贯众 5 g。每天 1 剂,水煎服。

加减法:若兼神疲乏力,气短懒言,舌淡胖等脾虚之证者,加山药 15 g、太子参 10 g 以健脾。

肝肾阴虚具体如下。

证候特点:带下量或多或少,豆渣样或水样,或夹有血丝,阴痒或灼痛,反复发作,伴五心烦热,夜寐不安,口干不欲饮,尿赤涩频数,舌红,少苔,脉细数。

治法:滋阴清热,杀虫除湿。

推荐方剂:六味地黄汤加减。

基本处方:生地黄 15 g,山药 15 g,山萸肉 15 g,牡丹皮 10 g,丹参 10 g,蛇床子 10 g,泽泻 10 g,茯苓 15 g,白花蛇舌草 15 g。每天 1 剂,水煎服。

加减法:若带下色赤,可加大小蓟各 10 g 以凉血止血;五心烦热者,可加淡竹叶 10 g 以清心火。

(3)细菌性阴道病:临证时应"标本兼顾",阴痒者应兼以止痒,带下多者应酌加止带。同时酌情结合熏洗、纳药等外治之法,则效果更佳。

肝肾阴虚具体如下。

证候特点:阴道干涩灼热或疼痛,潮红,带下量少或量多,色黄或淡红或赤白相间,质稀如水或黏稠,伴心烦少寐,手足心热,咽干口燥,腰酸耳鸣,或头晕眼花,烘热汗出,小便黄少或短赤涩痛,舌红少苔而干,脉细数。

治法:滋阴清热。

推荐方剂:知柏地黄汤加减。

基本处方:生地黄 15 g,山药 15 g,山萸肉 15 g,茯苓 10 g,牡丹皮 10 g,泽泻 10 g,盐知母 10 g,盐黄柏 10 g。每天 1 剂,水煎服。

加减法:若头晕耳鸣、心烦,宜加鳖甲 20 g(先煎)、龟甲胶 15 g(烊化)以滋阴潜阳;若神疲、纳差、便溏,宜加党参 10 g、白术 10 g 以健脾益气。

肝经郁热具体如下。

证候特点:阴部胀痛或灼热,甚者痛连少腹、乳房;带下量多、色黄、质稠或有臭气,伴烦躁易怒,胸闷太息,口苦,纳差,舌红,苔薄白腻或黄腻,脉弦滑数。

治法:疏肝清热,健脾除湿。

推荐方剂:丹栀逍遥散加减。

基本处方:牡丹皮 15 g,栀子 12 g,柴胡 10 g,白术 10 g,当归 9 g,白芍 12 g,薄荷 5 g(后下),甘草 5 g,车前子 10 g,茵陈蒿 15 g。每天 1 剂,水煎服。

加减法:若伴大便溏薄,可加益智仁 15 g、怀山药 15 g 以健脾止泻;带下黄稠味臭者,可加黄柏 10 g、金银花 15 g、连翘 10 g 以燥湿清热解毒;胸闷纳呆者,加豆蔻 6 g(后下)、砂仁 6 g(后下)以醒脾化湿。

湿热下注具体如下。

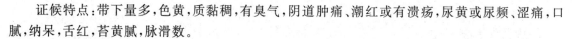

证候特点:带下量多,色黄,质黏稠,有臭气,阴道肿痛、潮红或有溃疡,尿黄或尿频、涩痛,口腻,纳呆,舌红,苔黄腻,脉滑数。

治法:清热利湿。

推荐方剂:龙胆泻肝汤加减。

基本处方:龙胆草10 g,栀子10 g,柴胡10 g,茯苓10 g,车前子10 g,泽泻10 g,生地黄15 g,当归10 g,甘草5 g。每天1剂,水煎服。

加减法:热盛伤阴出现口干、便结等症状者,去燥热之柴胡,加白茅根15 g、芦根15 g以清热养阴生津;湿热蕴毒,阴道肿痛,带下腥臭者,可加金银花15 g、连翘10 g、野菊花10 g等以清热解毒。

(4)老年性阴道炎:本病主要因肝肾不足,任带不固,外阴失养所致。亦有因湿热下注,任带失约者。但后者亦每有肝肾不足,虚中夹实者多见。治以滋养肝肾,清热止带为主。夹湿热者,佐以利湿。若湿热较盛,则急者治其标,待热清湿祛后,缓以补其肝肾。

肾阴亏虚具体如下。

证候特点:带下色黄或赤,清稀如水或稠,量常不多,阴中灼热、疼痛、瘙痒、干涩,头晕,耳鸣,心烦易怒,腰膝酸软,咽干,舌红,少苔,脉细数。

治法:滋补肝肾,清热止带。

推荐方剂:知柏地黄汤加减。

基本处方:熟地黄15 g,山药15 g,山茱萸15 g,茯苓10 g,牡丹皮10 g,泽泻10 g,黄柏10 g,知母10 g。每天1剂,水煎服。

加减法:若烘热汗出形寒,为阴阳两虚,加仙茅10 g、淫羊藿10 g以温补肾阳,阴阳并治;若心悸失眠烦躁,为心肾不交,加柏子仁10 g、五味子10 g以宁心安神;若带下量多不止者,加煅牡蛎30 g(先煎)、芡实15 g、莲须10 g以固涩止带。

湿热下注具体如下。

证候特点:带下量或多或少,色黄或黄赤,有臭味,有时为脓带,阴痒灼热,口苦口干,尿黄,苔黄腻,脉细滑或细弦。

治法:清热利湿止带。

推荐方剂:止带方加减。

基本处方:猪苓15 g,车前子10 g,泽泻15 g,茵陈蒿10 g,赤芍10 g,黄柏10 g,栀子10 g,薏苡仁15 g。每天1剂,水煎服。

加减法:若湿毒壅盛,阴道或宫腔积脓,身热者,宜加野菊花15 g、蒲公英15 g、紫花地丁10 g、龙葵10 g、败酱草15 g以加强清热解毒之功。

2.中成药

(1)龙胆泻肝丸:清肝胆,利湿热。用于肝胆湿热,头晕目赤,耳鸣耳聋,胁痛口苦,尿赤,湿热带下。每次6~9 g,每天2次。

(2)妇科止带片:清热燥湿,收敛止带。用于湿热证。每次5片,每天3次。

(3)金刚藤胶囊:清热解毒、化湿消肿。用于湿热下注证。每次4片,每天3次。

(4)知柏地黄丸:滋阴清热,用于肝肾不足证。每次1~2丸,每天2次。

(5)白带丸:清热,除湿,止带。用于湿热下注证。每次1丸,每天2次。

(6)加味逍遥丸:疏肝清热,健脾养血。用于肝郁脾虚证。每次6~9 g,每天2次。

(二)外治法

1.中药外治法

(1)坐浴法:苦参30 g,蛇床子30 g,白鲜皮20 g,狼牙草20 g。煎水坐浴,每天1次。可用于滴虫阴道炎、外阴阴道假丝酵母菌病。

(2)阴道塞药法:紫金锭片(山慈菇、红大戟、雄黄、朱砂、千金子霜、五倍子、麝香等),每次5片,研为细末,用窥阴器扩开阴道上药,每天1次,5天为1个疗程,治疗滴虫阴道炎。

(3)熏洗法:黄柏、苦参、白鲜皮、川椒各150 g。将上药适量水煎煮2次,合并两次煎煮液过滤,药物浓缩至1∶1备用,用时稀释。熏洗阴部,每天2次。主治外阴阴道假丝酵母菌病。

(4)敷脐法:醋炙白鸡冠花3 g,酒炒红花3 g,荷叶3 g,白术3 g,茯苓3 g,净黄土30 g,车前子15 g,白酒适量。先将黄土入锅内,继之将诸药研成粉末并倒入黄土同炒片刻,旋以白酒适量注入烹之,待半干时取出,做成一个药饼,取药饼烘热,湿敷患者脐窝内,外用纱布覆盖,胶布固定,每天换药1次,通常敷脐5~7天可痊愈。适用于脾虚夹实证。

2.针灸

(1)滴虫性阴道炎具体如下。①毫针:取气海、归来、复溜、太溪、阴陵泉等穴。阴痒重者,加风市、阳陵泉;分泌物为脓血味腥臭者,加大敦。均采取泻法。②耳针:取内分泌、外生殖器、肾上腺、肾、三焦、脾等耳穴。毫针中等刺激,每天1次。埋豆法,每周3次。

(2)外阴阴道念珠菌病具体如下。

毫针:取气海、曲骨、归来、风市、太冲、阴陵泉等穴。奇痒难忍者,加神门、三阴交。毫针中等刺激,每次选4~5个穴,每天1次。

耳针:取神门、内分泌、肝、胆、皮质下、外生殖器、三焦等耳穴。耳穴埋针法,每次选3~4个穴,隔天1次。

电针:①曲骨、太冲;②归来、阴陵泉;③气海、阳陵泉;每次选用一组,接电针仪,选密波,中等强度,通电20分钟,每天1次。

(3)细菌性阴道病具体如下。①毫针:取穴:中极、曲骨、横骨、地机。身热者,加合谷、大椎;阴道分泌物为脓血性者,加大敦;小腹坠胀明显者,加气海、关元俞。均采取泻法。②耳针:取穴:外生殖器、肝、肾、肾上腺、三焦、耳背静脉。急性期宜用毫针中等刺激,耳背静脉放血,每天1次。慢性期者,可用埋豆法,每周2~3次。③穴位注射:取穴:曲骨、横骨、三阴交、地机。选用红花注射液、鱼腥草注射液等。每次取腹部及下肢各1穴,每穴注入1~2 mL,隔天1次。

(4)老年性阴道炎具体如下。

毫针:取气海、曲骨、归来、风市、太冲、阴陵泉。配穴:奇痒难忍者,加神门、三阴交,均采取平补泻法。

耳针:取神门、内分泌、肝胆、皮质下、外生殖器、三焦。毫针中等刺激,每次选4~5个穴,每天1次。耳穴埋针法,每次选3~4个穴,隔天1次。

电针。取穴:①曲骨、太冲;②归来、阴陵泉;③气海、阳陵泉;每次选用1组,接电针仪,选密波,中等强度,通电20分钟,每天1次。

六、预后与转归

阴道炎是妇科常见病,大多数经规范治疗后可痊愈。但由于个体免疫、身体基础疾病、卫生、性生活等多方面的原因,有部分形成复发性阴道炎。复发性阴道炎会给患者的生活带来较大的

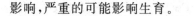

影响,严重的可能影响生育。

七、预防与调护

阴道炎的主要致病原因主要包括不注重个人卫生、接触性感染、药物和自然生理变化后病菌滋生等几方面产生,在不经意中侵袭女性的健康。为从源头上防范病菌的传播,将预防与调护作为首要措施。

(一)预防

具体的做法则可从以下几个方面展开。

(1)加强相关卫生知识的宣传教育,提高全民对此类疾病的认识,讲卫生,培养良好的社会公德。

(2)加强公共卫生设施的管理工作,对所有公共设施定期消毒,防止疾病的传播。

(3)讲究个人卫生,科学护理阴部,不使用没有经过消毒的卫生纸或卫生巾。定期进行体格检查,包括配偶的检查,及时发现疾病,及早治疗。要在医师指导下合理用药,不乱用抗生素和糖皮质激素类药物。

(4)为减少医源性和患者的交叉感染机会,医疗卫生部门应对检查和治疗按操作规程严格要求。

(5)应加强对婴幼儿和更年期妇女这两类生理易感人群的预防工作。

(6)饮食有节,不要过食辛辣、甘甜食品。

(7)加强体育锻炼,增强机体的抵抗力,生活有规律,起居有常,不熬夜,避免睡眠不足导致免疫力下降,减少病毒侵害。

(二)调护

1.生活调护

(1)注意个人卫生,正确清洗外阴,保持外阴清洁干燥,浴巾、内裤等贴身物品使用后均应消毒后再使用,不可与他人共用各种洗浴用具。

(2)接受医护人员的指导,避免随意冲洗阴道,以防人为地破坏了阴道内相互制约关系,造成适得其反的结果。

(3)房事有节,防止不洁性交,避免病原体直接带入而致病,尤其治疗期间禁止性交,防止交叉感染。月经期间宜避免阴道用药及坐浴。反复发作者应检查伴侣身体状况,发现问题应一并治疗。

(4)忌食辛辣肥甘之物,避免因饮食不当而致病。

(5)对特定人群的调护:如孕妇、婴幼儿、绝经后妇女和糖尿病患者均属易感人群,应针对她们的个人卫生、生活起居、用药、饮食等方面悉心照顾,防止处理失当而感染疾病。

(6)要保持良好的精神状态,避免精神紧张等不好的情绪刺激,要经常锻炼身体,增加免疫能力和抵抗能力。

(7)保持好个人的生活好习惯,不要吸烟,饮酒,在饮食方面要控制好,少吃或不吃有辛辣刺激性的或容易发生过敏的食物,可适度摄取含乳酸饮料,如酸奶等,有利于维持阴道酸性环境,减少细菌感染。

2.饮食调养

饮食是维持生命的物质基础和人体带血的能量来源。不同的饮食会产生不同的影响,均衡饮食,多进食富含维生素、营养丰富,易于吸收和消化的清淡食品。忌肥甘厚味、辛辣刺激性食物。以免助湿生浊,酿生湿热或耗伤阴血。常用食疗方如下。

(1)白果黄芪乌鸡汤:白果 30 g,黄芪 50 g,乌鸡 1 只,米酒 50 mL。文火熬汤代茶饮。健脾补气、利湿,适用于脾虚湿困。

(2)芡实核桃粥:芡实粉 30 g,核桃肉 15 g,红枣 7 枚煮粥加糖食用。温补肾阳,固涩止带,适用于肾阳虚型。

(3)黄肉山药粥:黄肉 50 g,山药 50 g 共煮成粥。益肾滋阴,清热止带,适用于肾阴虚。

(4)金银花绿豆粥:金银花 20 g,绿豆 50 g,粳米 100 g,白糖调味煮粥共食。健脾益气,清热解毒,除湿止带,适用湿热型。

(5)木棉花粥:木棉花干品 30 g,大米 50 g。木棉花加水煎,去渣取汁加入大米煮成粥,日服 1 剂,连服 7 天。清热利湿,适用于湿热下注。

3.精神调理

(1)阴道炎患者心理上恐惧不安,治疗时给予患者关心体贴,适时的基本知识宣教和说服解释工作,消除患者因疾病困扰而产生的焦虑心理,要树立信心,积极配合检查,有助于疾病的诊断和正确用药,按医嘱坚持治疗及时复查是可以治愈的。

(2)由于局部不适影响到工作,休息与性生活。家庭尤其是配偶应予以关爱,稳定其情绪,配合治疗。

(3)根据患者发病诱因采取相应措施,指导患者加强锻炼,增强体质,提高自身免疫功能。消除诱发因素,有助于治愈生殖器官各种炎症。

(4)提高人们对该病的认知度,不应歧视患者,利于患者生活在轻松的社会环境中。

（赵洪良）

第二节　经前期综合征

经前期综合征又称为月经前后诸证,是指月经来潮前 7～10 天,部分妇女伴有生理上、精神上及行为上的改变,如头痛、乳房胀痛、全身乏力、紧张、压抑或易怒、烦躁、失眠、腹痛、水肿等一系列症状,影响正常生活和工作,月经来潮后症状即自然消失。

目前认为是一种心理神经内分泌疾病,其发生的原因尚不清楚,临床诊断亦无统一标准。

一、诊断

(1)必须发生在有排卵的月经周期时,症状必须在经前期(黄体期)出现,月经来潮后缓解消失,因为无实验室指标作为诊断依据,因此必须前瞻性地在月经日记卡上记录各种症状的出现与消退、严重程度及变化,连续 2～3 个周期以确认。

(2)应除外其他原因引起的精神心理异常。除外其他疾病或药物的影响。如痛经、乳腺疾病、子宫内膜异位症、偏头痛、精神病等。

二、辨证分型

(一)肝郁气滞证

经前乳胀、乳痛,胸胁小腹胀痛,抑郁不乐,烦躁易怒,发热,口苦。月经常伴见经行不畅,月

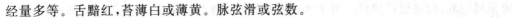

经量多等。舌黯红,苔薄白或薄黄。脉弦滑或弦数。

(二)心肝火旺证

经前情志不宁,易哭忧郁,狂躁失眠,心悸,口舌糜烂。月经常伴见后期量少或量多。舌尖红,苔少或无苔,脉细数。

(三)气滞血瘀证

经前头痛剧烈,周身关节疼痛,身体肿胀,发热腹痛。常见月经量少或行而不畅,色黯有血块,舌质黯或边尖有瘀点,苔薄,脉沉细或弦涩。

(四)肝肾阴虚证

经前乳胀,头晕、头痛,心烦易怒,失眠,目黯,潮热,便血便燥。月经常伴先期、量少或经期延长。舌质红苔少,脉细弦。

(五)脾肾阳虚证

经前经行面目水肿,身体四肢肿胀,脘腹胀闷,大便稀溏。月经常伴见先后不定期,量多或量少,质稀薄。舌质淡,苔薄白或白腻,脉沉缓或濡细。

(六)心脾两虚证

头痛,心悸少寐,感冒发热,周身皮肤起风团或红疹,皮肤瘙痒,身痛麻木。月经常见量少,色淡红,质稀。舌质淡红,苔薄白,脉细弱。

三、治疗方案

经前期综合征由于临床表现繁多复杂,各有不同,故治疗亦无统一的疗法。各种治疗方法均有一定疗效。归纳起来有下列几种治疗方法:①中医辨证施治;②心理或精神疗法;③内分泌疗法;④矫正盐或水的失调;⑤对症治疗。轻、中度患者,应用中医辨证治疗及心理疏导、饮食治疗即可治愈,对严重患者,应中西医结合治疗。

(一)内治法

1.辨证治疗

本病的发生与冲脉之气有密切关系。在脏腑与肝、脾、肾三脏密切相关。肝为冲脉之本,故以肝尤为重要。治疗常以调肝为主,采取柔肝、疏肝等法。其他如脾虚者,法当健脾;肾阳虚者,治宜温肾扶阳;肝肾阴虚者,当滋补肝肾;阴虚阳亢者,又当滋阴潜阳;血虚气弱者,当养血益气;心脾两虚者,则宜养心益脾。

2.中成药

(1)经行乳胀。逍遥丸:功能疏肝健脾,养血调经。用于肝气郁结型经前乳胀。每次6～9 g,每天2～3次。

(2)经行情志异常。补脑丸:功能滋补精血,安神镇惊。对经行情志异常疗效较好。每次2～3 g,每天2～3次。

(3)经行头痛。①八珍丸:功能补气益血。用于血虚型经行头痛。每次6～9 g,每天2～3次。②杞菊地黄丸:功能滋阴清肝。用于阴虚肝旺型经行头痛。每次6～9 g,每天2～3次。③正天丸:功能化瘀止痛。用于血瘀型经行头痛。每次6 g,每天2～3次。

(4)经行发热。①二至丸:功能滋补肝肾,养精益血。用于阴虚型经行发热。每次9 g,每天3次。②小柴胡颗粒:功能和解少阳,疏肝解热。用于肝郁型经行发热。每次6～9 g,每天3次。

(5)经行泄泻。①香砂六君丸:功能健脾化湿。用于脾虚型经行泄泻。每次6～9 g,每天2～

3次。②附子理中丸:功能温补脾肾。用于脾肾两虚型经行泄泻。每次1丸,每天2次。

(6)经行水肿。济生肾气丸:功能温补肾阳,化气行水。用于肾虚型经行水肿。每次6 g,每天2～3次。

(二)外治法

1.经行乳胀

(1)针灸针刺屋翳、乳根、膻中、天宗、肩井,以疏肝理气止痛。均用平补平泻。

(2)耳针可选乳腺、神门、内分泌等耳穴,每次留针2～3小时,每天1次,10次为1个疗程。可达到疏肝解郁的目的。

2.经行情志异常

(1)针灸取穴巨阙、膻中、神庭、神门、大陵、内关、三阴交,用补法,以安神定志。

(2)耳针取穴胃、肾上腺、神门,肾、皮质下透内分泌、脑点、心、肾、脑点透内分泌。3组耳穴(双侧)交替使用,电针刺激,通电10～15分钟。必要时加百会、定神。

3.经行头痛

(1)针刺风池、太阳、百会、脾俞、肝俞、血海穴以补气养血。以补法为主,留针15～30分钟,轻刺激。

(2)针刺太冲、行间、风池、百会、合谷以柔肝平肝。以泻法为主,捻转提插5～15分钟,强刺激。

(3)针刺风池、百会、太阳、合谷、阿是穴以化瘀止痛。以泻法为主,持续提插捻转5～10分钟,阿是穴用三棱针放血。

4.经行发热

(1)针灸针刺大椎、内关、曲池、足三里、阳陵泉以扶正祛邪退热。采用泻法或平补平泻,重或中度刺激。

(2)耳针取肾上腺、皮质下、内分泌。毫针刺激或埋皮内针。隔天1次。

5.经行泄泻

(1)灸中脘、天枢、气海以温肾健脾,每次20分钟,每天1次。

(2)敷贴:丁香、胡椒各等量,共为细末,以水调和成小饼,敷肚脐上,一昼夜更换1次,连续3～4次。功能温阳化湿,用于脾虚肾虚型经行泄泻。

四、注意事项

由于经前期综合征的确切病因尚未定论,各家说法不一。本病临床症状较轻微,仅有少数患者症状较重,如不及时治疗,可影响生活和工作。

(赵洪良)

第三节 月 经 过 多

月经量较正常明显增多(大于80 mL),而周期基本正常者,称为"月经过多"或"经水过多"。本病可与周期、经期异常并发,如月经先期、经期延长、月经后期伴量多,尤以前两者多见。

西医学中的子宫腺肌病、子宫肌瘤、排卵障碍、子宫内膜原因(子宫内膜炎和感染)、全身凝血相关疾病,以及医源性和未分类等造成的月经过多均可参考本病治疗。

一、病因病机

月经过多的主要病机是冲任不固,经血失于制约。常见的病因有血热、气虚、血瘀。而本病在发展过程中,因病程日久,常致气随血耗,阴随血伤,或热随血泄而出现由实转虚,或虚实兼夹之象,如阴虚内热、气阴两虚或气虚夹瘀等证。

(一)血热

素体阳盛,或肝郁化火、过食辛躁动血之品,或外感热邪,热扰冲任,迫血妄行,则经量增多。与西医学子宫内膜原因中子宫内膜炎症、感染、炎性反应异常和子宫内膜血管生成异常、凝血异常的全身性疾病等所致月经过多相关。

(二)气虚

素体虚弱,或饮食不节,或过劳久思,或大病久病,损伤脾气,致使中气不足,冲任不固,血失统摄,以致经行量多。久之可使气血俱虚,又可致心脾两虚,或脾损及肾,致脾肾两虚。与西医学排卵障碍中黄体功能不足、甲状腺功能减退,凝血异常的全身性疾病等所导致的月经过多相关。

(三)血瘀

素体多抑郁,气滞而致血瘀;或经期产后余血未尽,感受外邪或不禁房事,瘀血内停。瘀阻冲任,血不归经,以致经行量多。与西医学子宫平滑肌瘤、子宫腺肌病及医源性所致月经过多相关。

二、诊断

(一)病史

可有大病久病、精神刺激、饮食失宜、经期、产后感邪或房事不禁史,或宫内节育器避孕史。

(二)临床表现

月经量明显增多,超过 80 mL。月经周期、经期一般正常,或伴有月经提前或延后,或行经时间延长。亦可伴有癥瘕(子宫肌瘤、子宫腺肌病、盆腔炎性包块)、痛经、不孕等病症。病程长者可引起继发性贫血。

(三)检查

1.妇科检查

排卵障碍中的黄体功能不足、医源性中使用左炔诺孕酮宫内缓释系统、凝血异常的全身性疾病致月经过多者,妇科检查多无明显器质性病变;子宫肌瘤、子宫腺肌病、子宫内膜原因等引起月经过多者,多有宫体增大、压痛等体征。

2.辅助检查

卵巢功能测定、子宫内膜病理检查,有助于排卵障碍相关疾病的诊断;B超检查有助于盆腔器质性病变的诊断;宫腔镜检查可明确子宫内膜息肉、黏膜下子宫肌瘤的诊断。

三、鉴别诊断

中医当与崩漏的鉴别。

(一)周期

崩漏的阴道出血无周期性,而月经过多周期基本正常。

（二）经期

崩漏出血时间一般超过 2 周,而月经过多经期基本正常。

（三）经量

崩漏可量多如崩,亦可淋漓日久不尽,而月经过多经量明显超出正常范围的 $30\sim50$ mL,常大于 80 mL。

另有"经崩"者,月经如期来潮,但经行量多如崩,亦有别于月经过多。同时也应注意对引起月经过多的西医疾病之间的相互鉴别,以明确病因对症治疗。

四、治疗

本病辨证以经血量多为主要症状,结合经色、经质及全身症状进行辨证。血热证经血量多、色鲜红或紫红、质黏稠,伴心烦口渴;气虚证经血色淡、质稀,伴倦怠乏力;血瘀证经血色黯有块,伴经行腹痛拒按。若病程日久,证候转化,因果交织,可出现气虚血瘀或气阴（血）亏虚证。

对本病的治疗当分经期与平时,经期重在固冲止血、减少月经量,平时调理气血,辨证求因治本。止血之法,气虚者益气摄血,血热者凉血止血,血瘀者化瘀止血。以每个月经周期为 1 个疗程,重在经前、经期调经止血治疗。一般连续治疗 $2\sim3$ 个月经周期。

（一）针灸

1.毫针

（1）取穴:曲池、太冲、三阴交、行间、通里。操作方法:穴位常规消毒。毫针刺,用泻法,得气后留针 $20\sim30$ 分钟,每天 1 次,自经前 $5\sim7$ 天开始,连续治疗 $7\sim10$ 天。适应证:血热型月经过多。

（2）取穴:三阴交、足三里、气海、心俞、脾俞。操作方法:穴位常规消毒。毫针刺,用补法,得气后留针 $20\sim30$ 分钟,每天 1 次,施术时间宜从经前 $5\sim7$ 天开始,连续治疗 $7\sim10$ 天。适应证:气虚型月经过多。

（3）取穴:通里、隐白、三阴交、丰隆、中脘、足三里。操作方法:穴位常规消毒,毫针刺,用泻法,得气后留针 $20\sim30$ 分钟,每天 1 次,自经前 $5\sim7$ 天开始,连续治疗 $7\sim10$ 天。适应证:痰湿型月经过多。

（4）取穴:膈俞、合谷、血海、太冲、行间、三阴交、通里。操作方法:穴位常规消毒。毫针刺,用泻法,得气后留针 $20\sim30$ 分钟,每天 1 次,自经前 $5\sim7$ 天开始,连续治疗 $7\sim10$ 天。适应证:血瘀型月经过多。

2.耳针

选取主穴取肾、子宫、附件、盆腔、内分泌、肾上腺、皮质下、卵巢。配穴取膈、肝、脾、心、腰痛点。操作方法:穴位皮肤常规消毒,将王不留行籽置于 0.5 cm×0.5 cm 胶布上,贴压于穴位上,主穴必贴,配穴随证选用。每次只贴一侧,左右交替。嘱患者每天按压 $3\sim4$ 次,每次 $10\sim15$ 分钟,以能耐受为度。隔天 1 次,15 次为 1 个疗程。

3.耳压法

选取主穴取肾、子宫、附件、盆腔、内分泌、皮质下、肾上腺。配穴取肝、膈、脾、心、腰痛点。操作方法:将王不留行籽贴压于诸主穴各 1 籽,配穴随症选用,贴压后按压 $15\sim20$ 分钟,每天 $3\sim4$ 次。每次取 1 侧耳穴,两侧交替,隔天贴 1 次,15 次为 1 个疗程,连续 2 个疗程。

4.子午流注法

选取隐白。操作方法:取隐白穴在辰、巳两个时辰（上午 7~11 时）,先涂少许硼酸软膏,后在

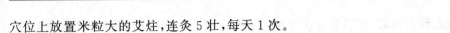

穴位上放置米粒大的艾炷,连灸5壮,每天1次。

5.灸法

选取大敦、隐白。操作方法:取艾条点燃一端后,对隐白、大敦两穴位依次温和灸,左右各1小时,共2小时。每天1次。

6.针刺断红穴

断红,经外奇穴名。位于手背部,当第2、3掌骨之间,指端下1寸,握拳取之。主治月经过多,崩漏。毫针针刺加灸法:沿掌骨水平方向刺入1.5~2寸,使针感上行至肩,留针20分钟。起针后灸之,以艾条行雀啄术灸法,灸10~15分钟,灸时患者自觉有一股热气直窜至肘者良。

(二)推拿治疗

取穴:八髎、足三里、三阴交、隐白、通里。操作方法:先用按揉法施治于八髎穴5分钟,再用指按法分别施治于双侧足三里、三阴交穴,每穴5分钟,用推法分别施治于双侧隐白、通里穴,每穴2分钟。气虚型月经量多者,加揉按双侧脾俞、肾俞各5分钟;血虚型月经量多者,加按双侧行间、太冲穴各5分钟,按双侧曲池穴3分钟;血瘀型月经量多者,加按双侧合谷、血海、膈俞穴各5分钟;痰湿型月经量多者,加推双侧丰隆穴5分钟。

五、转归与预后

本病是脏腑、气血功能失常影响到冲任的一种病症,为妇女常见月经病之一。该病以经量增多为主,一般无明显器质性病变,运用中医药辨证论治具有明显的优势,本病经积极治疗预后一般良好。但因误治或延治,可使病情加重而发展为崩漏甚至其他变证,导致病势缠绵难愈;或因失血过多致气阴(血)亏虚,故应针对病因,结合症状标本同治。

(赵洪良)

第四节　月经过少

月经过少属于中医"月经不调"范畴,是指以经量较正常明显减少,每次行经总量不超过30 mL者,甚或点滴而净,或者经期不足2天,经量少为主症的一类病症,可有小腹不适、腰部酸软及头晕等伴随症状,亦称"经水涩少""经量过少"等。

一、病机

虚者多因精亏血少,冲任血海亏虚,经血乏源;实者多由瘀血内停,或痰湿内生,痰瘀阻滞冲任血海,血行不畅发为月经过少。

二、诊断要点

(1)月经量较正常明显减少,甚或点滴而净,或者经期不足2天,经量少,连续2个月经周期以上。

(2)功能失调性子宫出血、多囊卵巢综合征及卵巢早衰均有神经内分泌调节紊乱,如黄体功能减退,孕酮水平低,雌二醇相当于增生期早期和中期水平。

（3）部分疾病有特定诱发因素；如宫腔粘连常发生于人流术后；大出血常见于异位妊娠后出血、产后出血、手术出血等。

（4）功能失调性子宫出血、多囊卵巢综合征有多毛、肥胖、泌乳症状；多囊卵巢综合征亦见无排卵或稀发排卵，妇检可触及增大卵巢，可伴有高雄激素血症、高胰岛素血症、血催乳素升高。

（5）血管舒缩功能不稳定及神经精神症状见于卵巢早衰可伴有潮热、出汗、心悸、头晕、头痛、抑郁及易激动等。

三、辨证分型

（一）肝血亏虚证

月经量少或点滴即净，色淡无块，或伴头晕眼花，心悸怔忡，面色萎黄，小腹空坠，舌质淡红，脉细。

（二）肾阳亏虚证

月经量少，色淡红或黯红，质稀，腰脊酸软，头晕耳鸣，或小腹冷，夜尿多。舌质淡，脉弱或沉迟。

（三）瘀滞胞宫证

月经量少，色紫黑，有血块，小腹胀痛，拒按，血块排出后胀痛减轻。舌正常或紫黯，或有瘀点，脉细弦涩。

（四）痰湿阻滞证

月经量少，色淡红，质黏腻，形体肥胖，胸闷呕恶，或带多黏稠。苔白腻，脉滑。

四、治疗

（一）穴位

主穴：关元、中极、归来、肾俞、肝俞。

配穴：肝血亏虚证加足三里、脾俞，肾阳亏虚证加命门、三阴交，瘀滞胞宫证加期门、膈俞，痰湿阻滞证加丰隆、阴陵泉。功能失调性子宫出血病加气海、脾俞，多囊卵巢综合征加丰隆，卵巢早衰加神阙。

（二）药物

1.中药外敷

益母草 0.5 kg 加水煎 3 次，去渣过滤后混合，浓缩成糊状。取药膏适量，敷于神阙、肾俞、阴交、三阴交穴，覆盖玻璃纸、纱布，外以胶布固定。外加热敷，1 次 30 分钟，每天 1～2 次。

2.中药热熨

酒炒蚕沙(不拘多少)热熨腰部。

3.中药外洗

取益母草 120 g 水煎外洗小腹。

4.药枕

取云苓、菊花、钩藤、竹叶、灯芯草、琥珀、薄荷、玫瑰花，填入枕袋供睡眠枕用。

五、注意事项

天灸贴敷可有效增加月经血量，但症状易反复，注意巩固治疗及配合日常饮食调养。

（赵洪良）

第五节 月 经 先 期

月经周期提前1～2周,经期正常,连续2个周期以上者,称为月经先期,亦称"经期超前""经行先期""经早""经水不及期""经水一月再行""经频"等。月经先期既是病名,又是症状,若周期每次仅提前数天,无其他不适,则属正常范畴;如偶尔一次提前,下次仍按期而至的,亦不作疾病论。

本病始见于《金匮要略方论》。该书"卷下"篇云:"带下经水不利,少腹满痛,经一月再见者,土瓜根散主之。"西医学中黄体功能不全所致的月经频发、盆腔炎性疾病所致的经期提前可参照本病辨证论治。

一、病因病机

本病发生的主要机制在于冲任不固。引起冲任不固的原因主要有气虚、血热之不同。气虚之中又有脾气虚、肾气虚之分,血热又分为实热和虚热,其中实热有阳盛血热、肝郁血热之别。此外,尚有瘀血阻滞,新血不安,而致冲任不固,月经先期者。

(一)脾气虚

体质素弱,或饮食不节,或劳倦过度,或思虑不解,或久病伤气,损伤脾气,脾伤则中气虚弱,不能摄血归源,使冲任不固,经血失于统摄而妄溢,遂致月经先期而行。脾为心之子,脾虚则赖心气以自救,日久心气亦伤,致使心脾两虚,统摄无权,月经提前。

(二)肾气虚

先天禀赋不足,或年少肾气未充,或绝经前肾气渐衰,或房劳多产,损伤肾气,肾气虚弱,则失于封藏,冲任不固,经血下溢而为月经先期。肾气不足日久则肾阳亦伤,发为肾阳虚,阳虚不能温煦脾阳则脾阳亦衰,又可发展成脾肾阳虚。

(三)阳盛血热

素体阳盛,或嗜食辛燥助阳之品,或感受热邪,或常在高温环境下工作,以致热扰冲任,血海不宁,冲任不固,经血妄行,月经先期而至。《校注妇人良方·调经门·王子亨方论》所谓:"阳太过则先期而至。"以及《万氏女科·不及期而经先行》所说:"如曾误服辛热暖宫之药者,责之冲任伏火也。"正是指此类病机而言。

(四)肝郁血热

素体抑郁,或愤怒急躁,或情志失调,心情不畅,致肝气郁结,木火妄动,扰及冲任,迫血下行,遂致月经提前而至。此即《万氏女科·不及期而经先行》所说:"如性急燥,多怒多妒者,则其气血俱热,且有郁也。"若肝气乘脾,脾土受制,则又可发展为肝脾气郁。

(五)阴虚血热

素体阴虚,或失血伤阴,或久病阴亏,或房劳多产耗伤精血,或劳于工作,思虑过度,阴血暗耗,以致阴液亏损,虚热内生,热搏血分,冲任不固,经血失其固摄而妄溢,则月经先期而下。《傅青主女科·调经·经水先期》有言:"先期而量少者,火热而火不足也。"正是指的此类病机。

(六)瘀血停滞

经期产后,余瘀未尽,蓄留于子宫,或肾虚冲任失于通达,肝郁气滞,滞则经血郁阻成瘀,瘀滞冲任,则新血不安而妄行,故先期而至。即《血证论·吐血》所说:"经隧之中,既有瘀血距住,则新血不能安行无恙,终必妄走者是也。"

月经先期既有气虚或血热单一病机,又可见多脏同病或气血同病之病机。如脾病可及肾,肾病亦可及脾,或出现脾肾同病;月经提前,常伴经量增多,气随血耗,阴随血伤可变生气虚、阴虚、气阴两虚或气虚血热等诸证;经血失约也可出现淋漓难尽;周期提前、经量过多、经期延长者,有发展为崩漏之虞。

二、诊断

(一)病史

既往月经正常,有情志内伤或盆腔炎病史。

(二)临床表现

以月经提前来潮,周期不足 21 天,且连续出现 2 个周期以上为主证,亦可伴有经量、经色、经质的改变。如先期合并月经过多,先期合并经期延长,亦可三者并见。

(三)检查

1.妇科检查

盆腔无明显器质性病变者,多属于黄体功能不全之月经失调引起。有盆腔炎体征者,应属于盆腔炎引起的月经失调。

2.辅助检查

(1)基础体温测定:黄体功能不全而月经先期者,一般基础体温(BBT)呈双相型,但高温相<11 天,或者排卵后体温上升缓慢,上升幅度<0.3 ℃。

(2)诊断性刮宫:经前或月经来潮 6 小时内刮取内膜组织活检显示,分泌反应不良。

(3)生殖内分泌激素测定:测定血清雌二醇(E_2)、孕酮(P),了解卵巢功能。

三、治疗

(一)辨证论治

本病辨证,除着重于周期的提前外,还应重视经量、经色、经质的变化,舌脉合参,作为辨证依据。一般周期提前或兼量多(亦可量少),色淡红,质稀薄,唇舌淡,脉弱者属脾气虚;周期提前兼见经量或多或少,色淡黯,质清稀,腰膝酸软者属肾气虚;周期提前兼见经量多,色鲜红或紫红,质黏稠,舌质红,脉数有力者属阳盛血热;周期提前,经量或多或少,色红,质稠,排出不畅,或有血块,胁腹胀满,脉弦者属肝郁血热;周期提前,经量减少(经量亦可正常或增多),色红,质稠,脉虚数,伴见阴虚津亏证候者属虚热;周期提前伴见经色黯红,有血块,小腹满痛属血瘀。若仅见周期提前而量、色、质无明显异常,还要根据素体情况、全身证候及舌脉进行辨证。

本病的治则,重在调整月经周期使之恢复正常,故需重视平时的调治,按其证候的属性,或补或泻或清或养。脾气虚弱者健脾益气,摄血固冲;肾气虚者补肾固冲;阳盛血热者清热凉血以固冲;肝郁血热者疏肝清热以固冲;阴虚血热者滋阴清热以固冲;瘀血阻滞者活血化瘀,调经固冲。本病临床虚多实少,故用药不宜过于寒凉,经行之时尤应注意。

1.脾气虚证

(1)主要证候:月经周期提前,经量多,色淡红,质清稀。神疲乏力,或倦怠嗜卧,气短懒言,或脘腹胀满,纳呆食少,小腹空坠,便溏。舌质淡,苔薄白,脉细弱。

(2)证候分析:脾气素弱,或久病伤气,脾气亏虚,或饮食、劳倦、思虑损伤脾气,中气虚弱,统血无权,冲任不固,故月经先期而至、量多;脾虚化源不足,气虚火衰,血失温煦,则经血色淡质稀;脾虚中气不振,清阳不升,则神疲乏力,倦怠嗜卧,气短懒言,小腹空坠;脾虚失运,饮食不化,则食后脘腹胀满,或纳呆食少便溏;舌淡苔薄白,脉细弱均为脾虚之征。

(3)治法:健脾益气,固冲调经。

(4)方药:补中益气汤或归脾汤加减。①补中益气汤(《脾胃论》);②归脾汤(《济生方》)。

2.肾气虚证

(1)主要证候:月经周期提前,经量或多或少,色黯淡,质清稀。精神不振,面色晦暗或有黯斑,头晕耳鸣,腰酸腿软,夜尿频数,舌淡黯,苔白润,脉沉细。

(2)证候分析:本证常见于月经初潮不久的少女或将近绝经期妇女。青春期肾气未充,或绝经期肾气渐衰,使封藏失职,冲任不固,不能制约经血,则月经先期而至,经量增多。如肾气虚不能生精化血,则又可见经量减少;气损及阳,血失温煦,则经色黯淡;肾虚则肾水之色上泛,故面色晦暗或有黯斑;肾虚精血不足,髓海失养,头晕耳鸣;外府失荣,筋骨不坚,故腰酸腿软;肾气不固,膀胱失约,则夜尿频数,舌淡黯,苔白,脉沉细均为肾虚之征象。

(3)治法:补益肾气,固冲调经。

(4)方药:固阴煎或右归饮加减。①固阴煎(《景岳全书》);②右归饮(《景岳全书》)。

3.阳盛血热证

(1)主要证候:经行提前,经量多或正常,经色鲜红或紫红,质稠。面红口干,口渴喜冷饮,心胸烦闷,大便秘结,小便短赤。舌质红,苔黄,脉数或滑数。

(2)证候分析:邪热内伏冲任,下扰血海,迫血妄行,致经水先期而行、经行量多;热盛火旺,血为热灼,伤阴耗津,则经色紫红而质黏稠;热扰心神则心胸烦闷;热甚伤津则口干喜冷饮,便结;热灼膀胱,故小便短赤;面红,舌红苔黄,脉滑数为血热内盛之象。

(3)治法:清热凉血,固冲调经。

(4)方药:清经散或清化饮加减。①清经散(《傅青主女科》);②清化饮(《景岳全书》)。

4.阴虚内热证

(1)主要证候:经行提前,量少或正常或量多,色红质稠。两颧潮红,手足心热,或潮热盗汗,心烦不寐,或口燥咽干,舌质红,少苔,脉细数。

(2)证候分析:阴虚内热,热扰冲任,冲任不固,经血妄行,则月经提前;阴亏血少,故经血量少;若虚热伤络,血受热破,经量可增多;血为热灼,故经色红而质稠;虚热上浮则两颧潮红;虚火上扰则心烦不寐;手足心热,口燥咽干,舌红少苔,脉细数均为阴虚内热之象。

(3)治法:滋阴清热,养血调经。

(4)方药:两地汤或生地黄散加减。①两地汤(《傅青主女科》);②生地黄散(《素问病机气宜保命集》)。

5.肝郁血热证

(1)主要证候:经行先期,量或多或少,色深红,质稠,经行不畅,或有血块。烦躁易怒,胸胁胀满,乳房或少腹胀痛,善太息,口苦咽干,舌红,苔薄黄,脉弦数。

(2)证候分析：肝郁化热，热扰冲任，迫血妄行，则经行先期；肝郁疏泄失调，血海失司，经量多少不定；热灼阴血，故深红、质稠；气滞血瘀，则经行不畅，或有血块；气滞肝经则胸胁、乳房、少腹胀痛；烦躁易怒，口苦咽干，舌红苔薄黄，脉弦数为肝经郁热之象。

(3)治法：疏肝清热，凉血调经。

(4)方药：丹栀逍遥散或化肝煎加减。①丹栀逍遥散(《内科摘要》)；②化肝煎(《景岳全书》)。

6.血瘀证

(1)主要证候：经行提前，量多或少，色黯有块，小腹满痛拒按，块下痛减。常无明显症状，舌质紫暗或有瘀斑，脉涩或弦涩。

(2)证候分析：经期、产后余瘀留蓄子宫或肝郁气滞，经血瘀阻，伤及冲任，新血不得归经，故月经提前来潮，量或多或少，有块；瘀血阻滞，经脉气机不畅，故小腹胀痛、拒按；舌质紫暗或有瘀斑、脉弦涩均为瘀血阻滞之象。

(3)治法：活血化瘀，调经固冲。

(4)方药：桃红四物汤或通瘀煎。①桃红四物汤(《医宗金鉴》)；②通瘀煎(《景岳全书》)。

(二)穴位治疗

主穴：关元、血海、三阴交。

配穴：脾气虚加足三里、脾俞；肾虚加肾俞、太溪；虚热加太溪；血热加地机、太冲、期门。心烦者加神门；月经量多者加脾俞。

(三)敷贴疗法

大黄 128 g，玄参、生地、当归、赤芍、白芷、肉桂各 64 g，以小磨麻油 1 000 g 熬，黄丹 448 g 收膏，贴关元处，每天 1 次，月经前后 10 天用，3 个月为 1 个疗程。适用于血热型月经先期。

(白莎莎)

第六节 月经后期

月经后期中医学又称为"至期不来""月经延后""月经落后""经迟"等，是由营血亏损、阳虚、寒凝、气滞、冲任不畅导致月经延后 7 天以上而至，甚或 40～50 天一行的月经病。月经后期可见于现代医学的多囊卵巢综合征、高催乳素血症、更年期综合征等疾病。

一、病机

虚者多因肾虚、血虚、虚寒导致经血不足，冲任不充，血海不能按时满溢而经迟；实者多因血寒、气滞等导致血行不畅，冲任受阻，血海不能如期满盈，致使月经后期。

二、诊断要点

(1)月经周期超过 35 天，连续 2 个月经周期以上。

(2)育龄妇女周期延后，应与妊娠、青春期、更年期月经后期相鉴别。

(3)妇科及其他辅助检查以排除子宫及卵巢器质性疾病。

(4)多囊卵巢综合征：高雄激素血症、月经及排卵异常、B 超多囊卵巢综合征(PCOS 征)，三者中兼有两者,并排除其他原因引起的高雄激素血症后,即可诊断为 PCOS 征。

（5）高催乳素血症:外周血清催乳素水平异常升高,达到 1.14 nmol/L 以上。

（6）更年期综合征:绝经综合征,年龄在 40 岁以上,血卵泡刺激素（FSH）升高或正常,E_2 水平可升高、降低或正常,盆腔超声检查可了解子宫、卵巢情况,并帮助排除器质性疾病;根据症状累及的不同系统请相关学科会诊,选择有关检查以排除冠心病、高血压、甲亢、精神病等。

三、辨证分型

(一)血寒凝滞

月经周期延后,量少,色黯有血块,小腹冷痛,得热减轻,畏寒肢冷。

(二)肝血亏虚

月经周期延后,量少,色淡无块,小腹隐痛,头晕眼花,心悸少寐,面色苍白或萎黄。舌质淡红,脉细弱。

(三)肝气郁滞

月经周期延后,量少,色黯红或有小血块,小腹胀痛或胸腹、两胁、乳房胀痛。舌苔正常,脉弦。

四、治疗

(一)穴位

主穴:气海、气穴、三阴交。

配穴:血寒配归来、天枢;血虚配足三里、脾俞、膈俞;气滞配肝俞;小腹冷痛加关元;心悸失眠加神门;小腹胀痛、经血有块加中极、四满。

(二)药物

1.中药贴敷

炮姜 10 g、山楂 20 g、元胡 6 g。上药同研为细末,贮于瓶内;用时取药末 6 g,用黄酒调为糊状,敷脐部,外用纱布覆盖,胶布固定,1 天 1 次,7～10 天为 1 个疗程。

2.中药热敷

益母草 120 g,月季花 60 g。水煎,用毛巾蘸药汁敷于患者神阙及关元、气海穴上,如凉后再加热,要注意保持一定的温度,每次治疗持续 3～4 个小时,每天治疗 1 次。

3.中药热熨

益母草 120 g,晚蚕沙 100 g,白酒适量。前两味共研末,加入白酒,入锅炒热,装入纱布袋后,热熨脐下小腹 30 分钟以上,每天 2 次。

五、注意事项

（1）本病常与月经量少同时出现,若治疗及时得当,一般预后较好,否则可发展为闭经、不孕、流产等。

（2）天灸贴敷可有效治疗月经后期,但疗程较长,注意坚持治疗及配合日常防护。

（白莎莎）

第七节　月经先后无定期

月经先后不定期亦名经乱、月经愆期、月经或前或后，以月经周期时而提前、时而延后达7天以上为主要表现的月经类疾病。主要与下丘脑-垂体-卵巢轴中的一个或多个环节功能失调相关，亦可见于医源性出血如放置避孕环后。本节主要讨论功能失调性子宫出血以月经先后无定期为主诉者，其他类型月经先后无定期应当及早、积极治疗原发病。

一、病机

肝肾功能失常，冲任失调，血海蓄溢无常。

二、诊断要点

(1)月经周期或前或后，均逾7天以上，并连续2个月经周期以上，经量正常。

(2)妇科检查一般无明显器质性病变。

(3)妇科检查及B超等排除器质性病变。测基础体温，阴道涂片、宫颈黏液结晶检查以了解卵巢功能情况。

(4)月经周期紊乱应与青春期、更年期月经紊乱相区别。

三、辨证分型

(一)肝气郁滞

经量或多或少，色紫红有块，经行不畅，伴有胸胁、乳房及小腹胀痛，脘闷不舒，时叹息。舌苔薄白或薄黄，脉弦。

(二)肾气不足

经量少，色淡黯，质稀，伴有神疲乏力，腰骶酸痛，头晕耳鸣。舌淡苔少，脉细尺弱。

四、治疗方案

(一)穴位

主穴：关元、三阴交、归来、肝俞。

配穴：肝气郁滞证加三焦俞、期门；肾气不足加太溪、肾俞。

(二)其他疗法

敷脐疗法：当归9g，鹿茸3g，肉桂、干姜、白芍、红花、川芎各6g，共研为细末，贮瓶备用。敷贴时取药末适量，加醋调成糊状，敷于脐中，以纱布覆盖，胶布固定。

五、注意事项

月经先后无定期，月经周期不规则，若疏于调护治疗，病势加重，可转化为闭经或经漏，甚至不孕。及时调治，多可治愈。

（白莎莎）

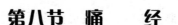

第八节 痛 经

痛经指妇女在经期及其前后,出现小腹或腰部疼痛,甚至痛及腰骶,每随月经周期而发,严重者可伴恶心呕吐、冷汗淋漓、手足厥冷,甚至晕厥,给工作生活带来影响。好发于15～25岁及初潮后的6个月至两年内,是妇科最常见的症状之一。痛经分为原发性和继发性两类,原发性痛经是指生殖器官无器质性病变的痛经,占痛经90％以上;继发性痛经是指盆腔器质性疾病引起的痛经。本节主要叙述原发性痛经。本病中医亦称为"痛经",或称为"经行腹痛"。

一、病因病机

中医学认为痛经的发生与素体因素及经期、经期前后特殊的生理环境有关。非行经期间,冲任气血平和,致病因素不能引起冲任、胞宫瘀滞或不足,故不发生疼痛,而在经期或经期前后,血海由满盈而泄溢,胞宫气血由气盛血旺至经后暂虚,气血变化急骤,致病因素乘时而作,使气血运行不畅,胞宫经血流通受阻,以致不通则痛;或致冲任胞宫失于濡养不荣而痛。

（一）气滞血瘀

素多抑郁,或经期前后伤于情志,以致"经欲行而肝不应,则拂其气而痛生"（《傅青主女科》）;或经期产后（包括堕胎、小产、人工流产）,余血内留,离经之血内蓄于胞中而成瘀。气滞血瘀,不通则痛。

（二）寒凝血瘀

经行产后,冒雨涉水,贪食生冷或坐卧湿地,寒湿伤于下焦,客于冲任,与经血相结,阻于胞脉,经行不畅,"寒湿满二经而内乱,两相争而作痛"（《傅青主女科》）。

（三）湿热瘀互结

经期产后感受湿热之邪（如洗涤不洁、不禁房事等）,或宿有湿热内蕴,流注冲任,搏结于胞脉而留瘀,致经行不畅,发为痛经。

（四）气血虚弱

禀赋不足,或脾胃素弱,生化乏源,或大病久病,耗损气血,经期阴血下泻为经,势必更虚,"血海空虚气不收也"（《胎产证治》）,冲任胞脉失于濡养而发痛经。

（五）肝肾不足

先天禀赋不足,肝肾本虚,或多产房劳,损及肝肾。精亏血少,冲任不足,胞脉失养,经将净血海更虚,故而作痛。

二、临床表现

（一）症状

1.腹痛

（1）一般于初潮后数月出现,也有发生在初潮后2～3年的年轻妇女。

（2）疼痛多自月经来潮后开始,最早出现在经前12小时,以行经第1天疼痛最剧烈,持续2～3天后缓解。疼痛常呈痉挛性,通常位于下腹部耻骨上,可放射至腰骶部和大腿内侧。

（3）腹痛剧烈时，可伴有面色苍白、出冷汗、手足发凉，甚至晕厥、虚脱等。

2.胃肠道症状

恶心、呕吐、腹泻及肠胀气或肠痉挛等。一般可持续数小时，1～2天后症状逐渐减轻、消失。

(二)体征

下腹部可有压痛，一般无腹肌紧张或反跳痛。妇科检查常无异常发现。

(三)常见并发症

经前期综合征月经来潮前7～10天出现以躯体及精神症状为特征的综合征，除了腹痛外，还伴有头痛、乳房胀痛、紧张、压抑或易怒、烦躁、失眠、水肿等一系列症状，月经来潮后症状即自然消失。

(四)痛经的程度

一般可分为轻、中、重三度。

1.轻度

行经期或其前后，小腹疼痛明显，或伴腰部酸痛，但尚可坚持工作和学习，有时需服止痛药。根据月经期下腹坠痛，妇科检查无阳性体征，临床即可诊断。诊断时需与子宫内膜异位症、子宫腺肌病、盆腔炎性疾病引起的继发性痛经相鉴别。

2.中度

行经期或月经前后，小腹疼痛难忍，或伴腰部疼痛、恶心呕吐、四肢不温，采用止痛措施疼痛可缓解。

3.重度

行经期或其前后，小腹疼痛难忍，坐卧不安，不能坚持工作和学习。多伴有腰骶疼痛，或兼有呕吐、泄泻、肛门坠胀、面色苍白、冷汗淋漓、四肢厥冷、低血压等，甚至昏厥。

三、原发性痛经与继发性痛经的区别

区别要点在于生殖器官有无器质性病变。原发性痛经属功能性痛经，生殖器官无器质性病变，常发生在初潮或初潮后不久，多见于未婚或未孕妇女，在正常分娩后疼痛可缓解或消失；继发性痛经常发生在月经初潮后数年，常有月经过多、不孕、放置宫内节育器或盆腔炎性疾病病史，妇科检查有异常发现，如处女膜孔过小，子宫颈管过于狭窄，子宫位置过于前倾或后屈，或子宫发育不良、子宫内膜异位症、子宫肌腺病、盆腔炎症和宫腔粘连等。必要时需行宫腔镜、腹腔镜检查加以鉴别。

四、鉴别诊断

(一)异位妊娠破裂

异位妊娠破裂之腹痛，多有停经史及妊娠资料可查，孕后可有一侧少腹隐痛，不规则阴道流血史，发作时突然腹痛如撕裂，剧痛难忍，伴面色苍白、冷汗淋漓、手足厥冷，或伴有恶心呕吐。但亦有无明显停经史即发生异位妊娠破裂者。

(二)先兆流产

先兆流产有停经史及早孕反应，可见阴道流血，妊娠试验阳性，B超检查子宫腔内有孕囊，而痛经则无上述妊娠征象。

(三)肿瘤蒂扭转、破裂、变性

除有卵巢肿瘤病史和可触及盆腔肿物外，疼痛往往突然发作，过去并无明显之周期性痛经史，此次发作时亦与月经周期无关。

（四）卵泡破裂或黄体破裂

卵泡破裂或黄体破裂也可致腹腔内出血而出现突发性下腹痛。前者多发生于月经周期的中段，后者则发生于经前或妊娠早期，一般有诱因可查，如性交、剧烈运动或腹部挫伤等。

（五）急性盆腔炎

除腹部胀痛外，多伴有高热、烦渴等热证表现，并有带下异常等。

上述几种妇科痛证均与月经周期性发作无甚关系，应详加鉴别。其他内、外科之腹痛，如急性阑尾炎、胃肠出血等，亦需根据病史、症状、体征等仔细鉴别。

五、治疗

痛经的治疗原则总以调理冲任气血为主。治疗分两个阶段进行：月经期行气活血止痛以治其标，由通着手，虚则补而通之，实则泻而通之；平时审证求因以治本，以调为法，调气和血，调理冲任。同时还应兼顾素体情况，或调肝，或益肾，或扶脾，使之气顺血和，冲任流通，经血畅行则痛自止。

此外，因痛经与月经关系密切，故不论对何种病因病机的痛经，均宜在月经来潮前夕加用理气药，月经期中加用理血药，月经净后加用养血和血药。经期不宜用滋腻或过于寒凉的药物以免滞血。治疗时间一般主张 3 个周期以上，并应预防用药，经前 3～5 天即开始治疗。

（一）内治法

1.辨证治疗

痛经的辨证要点是根据疼痛的性质、部位、程度、时间，结合月经的期、量、色、质与兼证、舌脉，辨明寒、热、虚、实。

疼痛的性质、程度：掣痛、绞痛、刺痛、拒按属实证；隐痛、坠痛、喜揉喜按属虚证；下腹冷痛，得温痛减，属于寒证；下腹痛如针刺，得热痛剧，属于热证；胀甚于痛，矢气则舒，属于气滞；痛甚于胀，经行血块排出，腹痛减轻，属于血瘀。

疼痛的时间：发生于经前或经潮 1～2 天内多属实证；经后腹痛绵绵多是虚证。

疼痛的部位：痛在两侧少腹病多在肝；小腹痛引腰脊者病多在肾。

总而言之，痛经病位在冲任胞宫，变化在气血。临床上寒证多而热证少，实证多而虚证少，夹虚者多，而全实者少。审因论治，方能药到病除。

（1）气滞血瘀。证候特点：每于经前 1～2 天或经期小腹胀痛，胀甚于痛，拒按，或伴乳房胀痛、胸胁胀满不适；或月经先后无定期，量少，或经行不畅，经色紫黯有块，血块排出后痛减；常伴有烦躁易怒，甚或恶心呕吐，舌紫黯或瘀点，脉弦滑或弦涩。治法：理气活血，祛瘀止痛。

推荐方剂：膈下逐瘀汤。

（2）寒凝血瘀。证候特点：经前或经期小腹冷痛拒按，得热痛减，或经期延后，月经量少，经色瘀黯有块，或畏寒身痛，手足欠温，面色青白，舌黯苔白润或腻，脉沉紧。治法：温经散寒，化瘀止痛。

推荐方剂：少腹逐瘀汤。

（3）湿热瘀互结。证候特点：经前或经期小腹疼痛拒按，有灼热感，或伴腰骶胀痛，或平时即感小腹疼痛，经期加剧，或低热起伏，伴有月经先期、月经过多或经期延长，经色黯红，质稠有块，或平时带下黄稠、阴痒，小便黄短，大便不爽，舌红苔黄腻，脉弦数或滑数。治法：清热除湿，化瘀止痛。

推荐方剂:清热调血汤。

(4)气血虚弱。证候特点:经期或经后 1~2 天,小腹隐隐作痛,喜按,伴见小腹或阴部空坠,经血量少、色淡、质清稀,或月经后期,面色萎黄无华,神疲倦怠,气短懒言,舌淡苔白,脉细弱。治法:益气养血,调经止痛。

推荐方剂:八珍汤。

(5)肝肾不足。证候特点:经期或经后少腹绵绵作痛,腰部酸胀,月经色淡量少质稀薄,或有潮热,或耳鸣,或头晕目眩,舌淡,苔薄白或薄黄,脉细弱。治法:滋养肝肾,和营止痛。

推荐方剂:归肾丸。

2.中成药

(1)田七痛经胶囊:通调气血,止痛调经。适用于各类型痛经,尤其是因寒致痛者。胶囊,每次 3~5 粒,每天 3 次,经期或经前 5 天服用。或每次 3~5 粒,每天 2~3 次,经期后继续服用,以巩固疗效。

(2)金佛止痛丸:行气止痛,疏肝和胃,祛瘀。适用于各类型痛经,每次 5~10 g,每天 2~3 次。寒证者须用姜汤送服。

(3)七制香附丸:开郁顺气,调经养血。适用于肝郁气滞,气血运行不畅所致的痛经。每次 1 丸,每天 2 次。

(4)痛经丸:温经活血,调经止痛。适用于气滞寒凝,血行不畅的痛经。每次 6 g,每天 2 次。

(5)济坤丸:调经养血,和胃安神。适用于气滞血瘀而兼有心脾两虚之痛经。每次 1 丸,每天 2 次。

(6)散结镇痛胶囊:软坚散结,化瘀定痛。适用于各类型痛经。每次 4 粒,每天 3 次。

(二)外治法

1.针灸

(1)体针:选取合谷、三阴交。方法:实证用泻法,虚证用补法。方义:合谷乃手阳明经原穴,功善行气止痛,三阴交为足三阴经的交会穴,与合谷相配可达行气调血止痛之功效。加减:夹血块者加血海;湿邪重者加阴陵泉、太冲、行间;肝郁者加太冲、气海、内关;气血虚弱者加足三里、脾俞、血海;肝肾不足者加关元、肝俞、肾俞。

(2)电针:选取中极、关元、三阴交、血海、地机、足三里穴,针刺得气后,接上电针治疗仪,通以疏密波或连续波,电量以中度刺激为宜,每次通电 15~30 分钟,每天 1~2 次。于经前 3 天施治,至疼痛缓解为止。

(3)灸法:取关元、气海、曲骨、上髎、三阴交,每次取 3 个穴,于经前 3 天用艾条温和灸,每穴施灸 20 分钟,每天一次,连续治疗,4 天为 1 个疗程,适用于各型痛经。

(4)穴位注射:取当归注射液 4 mL,于双侧三阴交穴位注射,一般 10 分钟后疼痛可缓解,若气滞血瘀可配太冲;寒湿凝滞配内关;气血虚弱配足三里;肝肾不足配关元。

(5)梅花针:用梅花针从腰椎至尾椎,脐部至耻骨联合处轻叩(不出血为宜),可调节冲、任、督脉之气,以达行气止痛之功。每次月经前 3~5 天开始,每天 1 次,每次 15 分钟,连用 3 个周期。

2.敷脐疗法

神阙为冲任经气汇聚之地,且渗透力强,采取敷脐疗法可达到调理冲任气血以止痛的治疗目的,可选用当归、川芎、吴茱萸等研为细末,加白酒和凡士林调为膏糊状,于经前 3 天敷脐部,经至

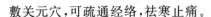

敷关元穴,可疏通经络,祛寒止痛。

3.耳穴治疗

取耳穴皮质下、内分泌、交感、子宫、卵巢,于月经来前 3～5 天,用王不留行籽或小磁珠压穴,每天按揉数次,调和气血以止痛;疼痛较重者可用埋针法。气滞血瘀可加耳穴肝、神门;痰湿凝滞加耳穴脾、胃;湿热瘀滞加耳穴三焦、腹;气血虚弱加耳穴心、脾;肝肾亏虚加耳穴肝、肾。

六、预防与调护

(一)预防

1.正确地认识和对待痛经

月经是生理现象,一般盆腔充血可能出现轻度腰酸、下坠感、嗜睡、疲倦等不适,但当行经前后出现的疼痛或不适影响个人的工作、学习和生活就是一种病理状态。原发性痛经患者如按照月经前后的保健原则,采用多层次和综合性防治保健措施,痛经症状可明显减轻甚至消失。

2.制定科学的个体化保健计划

原发性痛经患者科学的个体化保健计划应在医师指导下制定,其内容包括:良好的生活方式和饮食习惯、健康的精神心理、科学的营养补充、恰当的运动量、避免环境刺激和有害物质的摄入和坚持定期体检等。定期行妇科普查,妇科普查应每年进行 1 次,内容包括:妇科、内科、内分泌科。特别注意子宫、卵巢、乳腺和内分泌疾病的防治。所有药物治疗均应在医师的指导下进行。

(二)调护

1.生活调护

(1)加强卫生宣教,广泛宣传月经生理和月经期卫生知识,使妇女了解月经来潮正常的生理过程,消除其顾虑和精神负担。

(2)积极参加适当的体育锻炼,增强体质,增强抵抗力,防止痛经。

(3)注意劳逸结合,睡眠充足,生活规律,经期避免过度疲劳和紧张,避免重体力劳动和剧烈体育运动。

(4)避免寒凉,经期不宜当风感寒,冒雨涉水,冷水洗脚或冷水浴等。

(5)保持外阴清洁,月经期禁止性交、盆浴和游泳。

2.饮食调养

痛经患者要注意少吃寒凉生冷,以免经脉凝涩,血行受阻;避免咖啡因、咖啡、茶、可乐、巧克力中含有咖啡因;禁酒。均衡饮食,避免过甜或过咸的食品,多吃蔬菜、水果、鸡、鱼、瘦肉等。注意补充维生素及矿物质。

3.精神调理

(1)大力开展心理健康教育,普及相关卫生知识。帮助患者了解月经来潮的变化规律,告知患者月经来潮时正常的生理现象。

(2)家属朋友协助配合:使患者家属朋友协助配合,给予同情、安慰和鼓励。

(3)社会调节:医务人员应耐心解答病者提出的问题,并给予指导解决。

(白莎莎)

第九节 闭 经

闭经分原发性闭经和继发性闭经。原发性闭经为女性年龄超过 14 岁,第二性征未发育;或者年龄超过 16 岁,第二性征已发育,月经还未来潮。继发性闭经为女性正常月经周期建立后,月经停止 6 个月以上;或按自身原有月经周期停止 3 个周期以上。按生殖轴病变和功能失调的部位分为下丘脑性闭经、垂体性闭经、卵巢性闭经、子宫性闭经及下生殖道发育异常性闭经。按照发病原因,闭经又可分为生理性与病理性,生理性闭经有青春期前、妊娠期、哺乳期与绝经后。病理性闭经中,原发性闭经约占 5%,以先天性疾病多见,如各种性发育异常等;继发性闭经多考虑后天发生的疾病。

本节讨论的闭经主要包括中枢神经、下丘脑、垂体、卵巢、子宫、子宫内膜或甲状腺等功能性病变引起的闭经;肿瘤等器质性病变所致闭经、生殖器官先天发育异常或后天损伤所致闭经不属本节重点讨论范围。

中医妇科与西医妇科的闭经概念基本相同,只是继发性闭经的诊断时间中医妇科既往以停经 3 个月为诊断依据,目的主要为早期诊断和治疗,满足患者需求。

一、病因病机

中医学认为闭经的病因有虚实之分,虚者主要是经血匮乏致胞宫胞脉空虚,无血可下;实者多为胞宫胞脉壅塞致经血的运行受阻,或经隧不通,或气血郁滞。虚实可单独为病,也可相兼为病。

(一)精血不足,血海空虚

1.肾气亏虚

禀赋不足、肾气未盛、精气未充,或多产、堕胎、房劳伤肾,或久病及肾,肾气亏虚,生精乏源,以致精血匮乏,冲任空虚。

2.肝肾阴虚

若素体肝肾阴虚,阴血不足,冲任血少,或多产房劳,肾精暗耗,肾阴虚损,肾水不足,肝木失养,肝肾阴虚,冲任血少,胞脉空虚。

3.气血虚弱

脾胃素弱,或饮食劳倦,或忧思过度,或谷食不足,或节食减重,以致气血化源不足;或吐血、下血、堕胎、小产失血,或哺乳过长过久,或患虫疾耗血,以致失血伤血而不足。

4.阴虚血燥

素体阴虚,或失血伤阴,或久病耗血伤阴,或过食辛燥伤阴,阴虚不足,虚热又生,热邪复伤阴,从而加重阴伤,营阴不足,阴血亏虚。

(二)冲任瘀阻,经血不泻

1.气滞血瘀

素性郁闷,或精神紧张,或七情内郁,或病久抑郁,肝郁不舒,气机郁滞,冲任气血瘀阻。

2.痰湿阻滞

素多痰湿,或嗜食肥甘厚味,酿生痰湿,或肥胖之人,多痰多湿,或脾虚失运,痰湿内生,下注冲任,冲任壅塞,气血运行受阻。

3.寒凝血瘀

素体阳虚,过食生冷,或经产之时,血室正开,或冒雨涉水,寒邪外袭,或过用寒凉之品,或久病伤阳,寒从内生,血为寒凝,瘀滞冲任。

(三)虚实夹杂,脏虚血瘀

肾精匮乏,精不化血,血少气虚,血运不畅,冲任瘀滞;或肾阴虚亏,阴血不足,冲任涩滞;或肾阳素虚,寒从内生,虚寒滞血,冲任不畅;或肾气不足,行血无力,冲任瘀滞;或手术伤损冲任,不能传送脏腑化生气血,离经之血瘀滞冲任。冲任既虚且瘀,故经血不得泻。

从上可见,闭经的病因病机虚者多责之肾、肝、脾之虚损,精、气、血之不足,血海空虚,经血无源以泄;实者多责之气血、寒、痰之瘀滞,胞脉不通,经血无路可行;尚有虚实相兼为病的。本病虚多实少,虚实可并见或转换。

二、临床表现

(一)症状

1.主要症状

无月经或月经停闭。表现为女性年龄超过14岁,第二性征未发育;或者年龄超过16岁,第二性征已发育,月经还未来潮;女性正常月经周期建立后,月经停止6个月以上;或按自身原有月经周期停止3个周期以上。

2.伴随症状

常可见阴道干涩,带下量少,或有腰酸腿软,头晕耳鸣,畏寒肢冷,神疲乏力,汗多,睡眠差,心烦易怒,食欲不振,厌食,小腹胀痛或冷痛,大便溏薄或干结,小便黄或清长等全身症状。

3.与病因有关的症状

(1)宫颈宫腔粘连综合征闭经可见周期性下腹疼痛。

(2)垂体肿瘤闭经可见溢乳,头痛。

(3)空泡蝶鞍综合征闭经可见头痛。

(4)席汉综合征闭经可见无力、嗜睡、脱发、黏液水肿、怕冷。

(5)丘脑及中枢神经系统病变所致闭经可见嗅觉丧失、体重下降。

(6)多囊卵巢综合征闭经可见痤疮、多毛。

(7)卵巢早衰闭经可见绝经综合征的症状。

(二)体征

体质瘦弱或肥胖,第二性征发育不良,可有多毛、胡须、溢乳、皮肤干燥、毛发脱落、面目肢体水肿等。

三、诊断要点

闭经是一种症状,其诊断需要结合病史,症状,辅助检查,寻找闭经原因,确定病变部位,再明确具体疾病所在。

(一)病史

根据原发性闭经和继发性闭经的不同了解相关情况。对于原发性闭经,应询问幼年时健康情况,是否曾患过某些严重急、慢性疾病,第二性征发育情况,家族情况等。对于继发性闭经,应询问既往月经情况（初潮年龄、月经周期、经期、经量、闭经期限及伴随症状等）、有无诱因（如精神因素、环境改变、体重增减、饮食习惯、运动、各种疾病及用药情况、手术史、职业等）、避孕药服用情况。已婚妇女询问生育史及产后并发症史等。

（二）症状

详见临床表现。

（三）辅助检查

1.体格检查

检查全身发育情况，尤其是第二性征发育状况，以及内、外生殖器官有无畸形、缺陷等。

2.其他根据病因的检查

诊断性刮宫、子宫输卵管造影等用于了解子宫及子宫内膜状态与功能的检查；基础体温测定、阴道脱落细胞检查、宫颈黏液结晶检查、甾体激素测定、卵巢兴奋试验、B型超声监测等了解卵巢功能检查；垂体兴奋试验、催乳素及垂体促性腺激素测定、CT及MRI等了解垂体功能检查；染色体，血 T_3、T_4、TSH检查等其他检查。

四、鉴别诊断

闭经的鉴别诊断主要与生理性的闭经相鉴别。

（一）青春期停经

少女月经初潮后，可有一段时间月经停闭，此属正常现象。

（二）妊娠期停经

已婚妇女或已有性生活史妇女原本月经正常，突然停经、或伴晨吐、择食等早孕反应，妊娠试验阳性，脉多滑数。

（三）哺乳期停经

产后正值哺乳期，或哺乳日久，月经未来潮，妊娠试验阴性，妇科检查子宫正常大小。

（四）自然绝经

已近更年期，原本月经正常或先有月经紊乱，继而月经停闭，伴有更年期综合征表现，妇科检查子宫正常大小或稍小，妊娠试验阴性。

（五）特殊月经生理

避年，月经一年一行，无不适，不影响受孕；暗经是终身无月经，但有生育能力。

五、治疗

闭经的治疗目的是建立或恢复正常连续自主有排卵的月经，或有周期规律的月经。对于育龄期妇女，尤其是有生育要求者，需中医或中西医结合方法促卵泡发育及促排卵，以达到根本治疗目的，对暂时无生育要求的育龄妇女，在治疗过程中要注意避孕。

（一）内治法

1.辨证治疗

闭经的辨证，首先根据局部及全身症状，结合闭经的病史、病程及诱因进行虚实辨证，在此基础上，再进行脏腑气血辨证。闭经的治疗原则，是根据病证的虚实寒热，虚者补而通之，或补益肝肾，或调养气血；实者泻而通之，或活血化瘀，或理气行滞，或化痰调经，如有实证，亦不可一味峻补，反而留邪，而阻滞精血。辨证要点如下。①辨虚证：特点为年逾16周岁尚未行经，或已行经而月经渐少、经色淡；或先有经期延后，继而停闭，伴或不伴全身其他症状；病程长者也多属虚；因骤伤精血、冲任损伤而月经突然停闭者也属虚（如刮宫太过、内膜基底层受损等）。属虚者多有先天不足或后天亏损或失血、房劳多产、多次人工流产刮宫病史，多见形体偏瘦，面色少华，伴见头晕失眠、疲倦乏力、纳食不佳、带下量少、阴道干涩、潮热汗出、烦躁等症，舌淡或红，脉细或弱，或细数。②辨实证：多为平素月经正常，骤然停闭，或伴有其他实象。属实者，有感寒饮冷、涉水、郁怒等诱因，尤出现在经前或行经之初，多见于形体壮实或丰腴，或伴胸胁胀满、腰腹疼痛或脘闷痰多等症，脉多有力。

闭经的辨证治疗，重点在于引经与调经的辨证治疗。

（1）肾气不足：年逾16周岁尚未行经，或初潮偏晚而常有停闭，或月经已潮而又后期量少至停闭，或体质纤弱，第二性征发育不良，或腰膝酸软，头晕耳鸣，或夜尿频多，或四肢不温，倦怠乏力，性欲淡漠，面色晦暗，眼眶黯黑，舌淡红，苔薄白，脉多沉弱。

治法：补肾益气，养血调经。

推荐方剂：加减苁蓉菟丝子丸加淫羊藿，紫河车。

（2）肝肾阴虚：经量减少，色鲜红，质黏稠，既往月经正常，由于堕胎、小产、分娩后，或大病久病后，或月经骤然停闭，或月经逐渐减少、延后甚至停闭。或腰酸腿软，或足跟痛，或带下量少，或阴道干涩，或手足心热，心烦少寐，或形体瘦削，头晕耳鸣，两目干涩，面色少华，毛发脱落，神疲倦怠，舌黯淡，苔薄白或薄黄，脉弦细而数或沉细无力。

治法：补益肝肾，养血通经。

推荐方剂：育阴汤。

（3）阴虚血燥：月经周期延后，经量少，经色红、质稠，渐至停闭，潮热或五心烦热，颧红唇干，咽干舌燥，甚则盗汗骨蒸，形体消瘦，干咳或咳嗽咯血，大便燥结，舌红，苔少，脉细数。

治法：滋阴益血，养血调经。

推荐方剂：加减一阴煎加丹参，黄精，女贞子，制香附。

（4）气血虚弱：月经周期逐渐延长，月经量逐渐减少，经色淡而质薄，继而经闭。或有头晕眼花，心悸气短，食少，面色萎黄或苍白，神疲体倦，眠差多梦，毛发不泽或早见白发，舌淡，苔少或白薄，脉沉缓或细弱。

治法：益气养血，调补冲任。

推荐方剂：滋血汤加紫河车粉。

（5）气滞血瘀：既往月经正常，突然停闭不行，伴情志抑郁或烦躁易怒，胁痛及乳房胀满或小腹胀痛拒按，嗳气叹息，舌质正常或黯或有瘀斑，苔正常或薄黄，脉沉弦。

治法：理气活血，祛瘀通经。

推荐方剂：膈下逐瘀汤加川牛膝。

（6）痰湿阻滞：月经量少、延后渐至停闭，色淡，质黏稠，形体日渐肥胖，或面部生痤疮，或面浮肢肿，或带下量多色白质稠，或胸胁满闷，或呕恶痰多，或神疲倦怠，心悸短气，舌淡胖嫩，苔白腻多津，脉滑或沉。

治法：健脾燥湿化痰，活血调经。

推荐方剂：苍附导痰丸加皂角刺，菟丝子。

（7）寒凝血瘀：月经停闭半年以上，胞宫感寒，小腹冷痛拒按，得热则痛缓，形寒肢冷，面色青白，小便清长，舌紫黯，苔白，脉沉紧。

治法:温经散寒,活血调经。

推荐方剂:温经汤(《妇人大全良方》)。

(8)肾虚血瘀:月经初潮较迟,或月经后期量少渐至闭经,或有多次流产史,或无全身症状,或伴腰酸腿软、头晕耳鸣、性欲淡漠、带下量少或无、阴道干涩疼痛,舌淡黯,苔白或少苔,脉沉细。

治法:补肾化瘀。

推荐方剂:左归丸去鹿角胶、龟甲胶,加丹参、红花、生山楂。

经上述治疗后有首次月经来潮者,当根据患者出现的证候继续辨证调经治疗(参见辨证治疗),或施以周期治疗,以经后期滋补肾精、补养气血,经间期补肾活血、疏肝理气,经前期温补肾阳、健脾疏肝,经期行气活血、化瘀通经为法。

2.中成药

(1)少腹逐瘀丸:温经活血,散寒止痛。用于寒凝血瘀型闭经。口服,每次1丸,每天2次。

(2)血府逐瘀丸:活血祛瘀,行气止痛。用于气滞血瘀型闭经。口服,每次1丸,每天2次。空腹用红糖水送服。

(3)坤灵丸:调经养血,逐瘀生新。用于月经不调,或多或少,行经腹痛,子宫寒冷,久不受孕,习惯性流产,赤白带下,病久气虚,肾亏腰痛。口服,每次15丸,每天2次。

(4)八珍益母丸:益气养血,活血调经。用于气血两虚兼有血瘀证所致月经不调。每次1丸,每天3次。

(5)八宝坤顺丸(大蜜丸):益气养血调经。用于气血虚弱所致的月经不调、痛经。口服,每次1丸,每天2次。

(6)妇科金丸:调经活血。用于体虚血少,月经不调,腰酸背痛等症。每次1丸,每天2次。

(7)乌鸡白凤丸(大蜜丸):补气养血,调经止带。用于月经不调,疲乏无力,心慌气短,腰腿酸软,白带量多。口服,每次1丸,每天2次。

(8)艾附暖宫丸:理血补气,暖宫调经。用于子宫虚寒,月经量少,后错,经期腹痛,腰酸带下等。每次1丸,每天2次。

(二)外治法

1.针灸

(1)气血虚弱:选取关元、足三里、归来、气海、脾俞、胃俞。操作:手法宜轻柔。足三里直刺0.5～1寸,提插或捻转,补法,至局部酸胀感。关元、气海、归来直刺0.5寸,轻轻提插或徐徐捻转,至小腹部胀重感。脾俞、胃俞均斜刺0.5～1寸,捻转补法,至局部酸胀感。留针20分钟,隔天治疗一次。

(2)肝肾不足:选取关元、足三里、归来、肾俞、肝俞。操作:关元、归来直刺0.5～1寸,提插捻转补法,至小腹胀重感。足三里直刺0.5～1寸,提插或捻转,补法,至局部酸胀感。肾俞直刺1.5～2寸,提插捻转运针,至局部酸胀感。肝俞斜刺1寸,捻转补法,至局部胀感。留针20分钟,隔天治疗一次。

(3)阴虚血燥:选取关元、足三里、归来、太溪。操作:关元、归来直刺0.5～1寸,提插捻转补法,至小腹胀重感。足三里直刺0.5～1寸,提插或捻转,补法,至局部酸胀感。太溪直刺0.5～1寸,捻转补法,至局部胀感。留针20分钟,隔天治疗一次。

(4)气滞血瘀:选取中极、三阴交、归来、合谷、血海、太冲。操作:中极、归来直刺1寸,提插平补平泻法,至小腹部胀麻感。三阴交向上斜刺1～1.5寸,提插泻法,使针感沿小腿内侧向上放散。合谷直刺0.5～1寸,提插泻法,至局部胀重感或向指端放散。血海直刺1寸,提插或捻转泻法。太冲直刺0.5～1寸,提插泻法,至局部胀感向趾端放散。留针20分钟,间歇行针。

(5)痰湿阻滞:选取中极、三阴交、归来、阴陵泉、丰隆。操作:中极、归来直刺1寸,提插平补平泻法,至小腹部胀麻感。三阴交向上斜刺1～1.5寸,提插泻法,使针感沿小腿内侧向上放散。丰隆直刺1～1.5寸,提插泻法,使针感向足部放散。留针20分钟间歇行针。

2.按摩

全身推运,腰骶部加擦法,以透热为度;少腹部则振颤,摩腹,揉腹。取穴内关、合谷、肾俞、关元、中极、足三里、三阴交等。按摩垂体、甲状腺、肾上腺、生殖腺、子宫、腹腔神经丛等反射区。以上每天1次,15次为1个疗程。

3.穴位埋线

选取主穴:天枢、带脉、子宫、脾俞、胃俞、肾俞、足三里均为双侧,关元、中极、中脘。操作:取消毒的弯盘、剪刀、镊子、纱布、3-0医用羊肠线、7号注射针头、35 mm×40 mm针灸针。将羊肠线分别剪成长约1 cm的一小段放在95%的乙醇中,埋线时取出放在纱布上。局部皮肤消毒后,将针灸针穿入注射针头内,稍向后退少许,将羊肠线用镊子夹起,放进注射针头前端,羊肠线不要露出针头,然后倾斜地持注射针头及针灸针,快速将注射针头刺入皮内,针尖达患者肌肉层后,将注射针头稍向上提,同时将针灸针向下刺入,将羊肠线推入肌肉内,当针灸针针下有松动感时,说明羊肠线已进入肌肉内,即可将注射针头及针灸针一起拔出,再用棉签按压针孔片刻至血止。1个月治疗1次,6个月为1个疗程。

六、预后与转归

长期闭经或不排卵,易于发生子宫内膜癌,且对生育功能及骨代谢有影响,如性生活障碍、不育、早绝经、骨质疏松等。近代研究还发现低雌激素与高胰岛素及高血脂密切相关,因此,长期闭经患者将来发生血管硬化、高血压、心脏疾病的概率远高于非闭经患者。

(白莎莎)

第十一章　气血津液病证

第一节　郁　病

郁病是一类常见病证,其临床表现多样,以心情抑郁、情绪不宁、胸部满闷、胁肋胀痛或易哭善怒或者咽中如有异物梗阻、失眠等为主要症状;又可有脏躁、梅核气等表现。

历代医家有关郁病的论述主要分为两类,一是指一切人体气血津液等滞而不通而生的疾病,即气血津液之郁,可产生诸多症状,变化多端,情志症状也是其中之一,但是这一类论述是对此类症状病因病机的总括,并非专指某病;二是专指以情志抑郁为主要表现的疾病,即情志之郁。本节主要讨论的是情志之郁。

郁病的病因,多认为是由于七情过极,如郁怒、思虑、悲哀、忧愁、恐惧过度,导致脏腑气血阴阳失调,脑神不利而引起。疾病早期多以脏腑功能失调、气机郁遏、津液输布不畅、脑神受扰为主;久则由气及血,变生多端,脏腑虚损,脑神失养,引起多种复杂的症状;但亦有素体肾精不足之人,发病早期就因肾精不足,脑髓不充,脑神失养,而脑神功能低下诸症纷现。

总体来说,本病是一种发病率高、复发率高的疾病,而且在病程演变中常化生出多种变证,故本病的病程较长,常缠绵难愈。因此,在郁病初起症状尚轻时,立即予以正确诊治,对于提高治愈率,防止复发等方面都具有十分重要的意义。治疗本病的基本原则以理气开郁、攻补兼施,并配合怡情易性为法。

郁病在临床涉及面很广,相当于西医学所指的焦虑性神经症、情感性精神障碍的抑郁状态、癔症、更年期抑郁、神经官能症等疾病。从病因和临床表现上看,他们都与郁病相似,均可以参考本节辨证治疗。

已往多认为本病女性较多发,但随着社会生活节奏的加快及各种紧张、应激因素的增加,男性郁病患者也逐渐增多。WHO 调查表明抑郁症的现患病率为11.4%,终身患病率为 20%~30%。WHO 指出,21 世纪人类面对的最大疾病是精神疾病,而抑郁症是其中的重点,并认为抑郁症大规模暴发的危险率为 15%~20%。

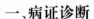

一、病证诊断

(一)诊断标准

(1)以忧郁不畅,情绪不宁,胸胁胀满疼痛,或者易哭善怒,情绪多变,或者咽中如有物阻为主要临床症状。

(2)多有忧愁、焦虑、悲哀、恐惧、愤怒等情志内伤史,且病情的反复常与各种因素导致的情志变化相关。

(3)各系统检查和实验室检查正常,可以除外器质性疾病。

(二)鉴别诊断

1.癫证

郁病者可见神志恍惚、悲忧善哭、喜怒无常等脏躁之表现,应与癫证相鉴别。癫者多发青壮年,男女发病率没有显著性差别,病程较长,病证难于自愈,较少自行缓解。郁病为女性多见,受精神刺激可间歇性地发作,停则如常人。

2.阴虚喉痹

郁病中有梅核气症状者多见于青中年女性,以情志抑郁而起病,自觉咽中有异物梗阻,但无咽喉疼痛及吞咽困难,咽中异物感随情志变化而增减,心情抑郁时梗阻异物感加重。而阴虚喉痹以青中年男性发病为多,与感冒、长期的嗜食辛辣及嗜好烟酒有关,自觉咽中有异物感,但与情绪变化无关,感受外邪或劳累为加重的原因,常伴有咽干、咽痒,或有咯吐黏稠白痰等症状。

3.噎膈

郁病中有咽中异物感等梅核气症状者,需与噎膈鉴别。梅核气有咽部异物感,但进食无阻塞,不影响吞咽;噎膈则以吞咽困难为主,其梗阻感与进食相关,多位于胸骨后而不在咽部,且吞咽困难程度日益加重,重者可水、米不进,高发于中老年男性,行食管的相关检查可以作出诊断。

4.呆病

年高患郁病者,应注意与呆病鉴别。呆病的主要症状包括认知功能的减退、情感淡漠、失语失用、行为被动等,与郁病的症状颇多相似之处。对于二者的鉴别,主要从以下几个方面入手:首先是病史,痴呆患者具有渐进的认知功能减退病史,而郁病患者的病前认知功能可能相对正常,即使有认知功能减退,也是与郁病发作相关,且具有突发性。其次是认知功能检查时,应予足够耐心。因郁病患者虽有思维迟缓、联想困难,但非思维贫乏,如予以足够反应时间,患者会给出正确答案。而痴呆为智能的全面减退,患者或反应较快,但是其答案错误;或者反应迟钝,给予足够时间也无法正确作答。第三,观察患者人格和自知力变化。一般郁病患者人格不会发生变化,且具有一定的自知力,而痴呆患者早期人格与自知力相对完整,病情进展时可见人格改变,如自私、固执、不修边幅、收集破烂,甚至不知羞耻当众手淫、随地大小便等。并且,痴呆的患者有较明显的视空间障碍等症状,而郁病患者少见。通过以上几点,可以鉴别。

(三)证候诊断

1.肝气郁结证

情绪不宁,郁闷烦躁,胸部满闷,胸胁胀痛,脘闷嗳气,不思饮食,大便不调,苔薄腻,脉弦。

2.气郁化火证

性情急躁易怒,胸胁胀满,口苦而干,或头痛、目赤、耳鸣,或嘈杂吞酸,大便秘结,舌质红,苔黄,脉弦数。

3.血行郁滞证

精神抑郁,性情急躁,头痛,失眠,健忘,或胸胁疼痛,或身体某部位有发冷或热感,舌质紫黯,或有瘀点、瘀斑,脉弦或涩。

4.肝郁脾虚证

精神抑郁,胸部闷塞,胁肋胀满,思虑过度,多疑善忧,善太息,食欲下降,消瘦,易疲劳,稍事活动便觉倦怠,脘痞嗳气,月经不调,大便时溏时干。或有咽中不适如有异物梗阻,吞之不下,吐之不出,舌苔薄白,脉弦细,或弦滑。

5.肝胆湿热证

情绪抑郁或急躁易怒,易激惹,郁闷不舒,失眠多梦,胁肋满闷,口苦纳呆,呕恶腹胀,大便不调,小便短赤,舌红苔黄腻,脉弦滑数。

6.忧郁伤神(脏躁)证

精神恍惚,心神不宁,多疑善虑,悲忧善哭,喜怒无常,时时欠伸,或手舞足蹈,骂詈喊叫,或伴有面部及肢体的痉挛、抽搐等多种症状,舌质淡,苔薄白,脉弦细。

7.心脾两虚证

多思善虑,头晕神疲,心悸胆怯,失眠,健忘,纳差,面色不华,舌质淡,苔薄白,脉细缓。

8.肾虚肝郁证

情绪低落,郁闷烦躁,悲观失望,兴趣索然,疏懒退缩,意志减退,神思恍惚,反应迟钝,行为迟滞,胸胁胀痛,脘闷嗳气,不思饮食,腰膝酸软。偏于阳虚者,面色㿠白,手足不温,少气乏力,甚则阳痿遗精,带下清稀,舌淡,苔白,脉沉细;偏于阴虚者,失眠,心烦易惊,自罪自责,颧红盗汗,手足心热,口燥咽干,舌红少苔,脉弦细数。

二、病因

郁病的发生是由于情志所伤、五脏气血阴阳不和、脑神不利所致。即体质素虚或肝气郁结者,遇有情绪刺激变化,如忧思恼怒,或悲哀忧愁,或所欲不遂,导致脏腑气血阴阳失调,脑神不利而成郁病。因此,情志因素是郁病的致病原因。但情志因素是否造成郁病,与精神刺激的强度及持续时间的长短有关,也与机体本身的状况有密切关系,即机体的"脏气弱"是郁病发病的重要内在因素。

(一)忧愁思虑,脾失健运

由于忧愁思虑,精神紧张,或长期伏案思虑,脾气受损;或者情志不调,肝气郁结,横逆犯脾,均可导致脾失健运。脾虚不消化水谷,食积不消,则形成食郁。脾虚不能运化水湿,水湿内停,则形成湿郁。水湿内聚,凝结为痰,形成痰郁。痰、湿、食瘀滞日久,均可化火,形成火郁,灼伤脾阴,致使脾脏亏虚进一步加重。脾虚日久,饮食减少,气血生化乏源,心脾两虚,脑神失养,功能低下。

(二)情志过极,心失所养

所欲不遂,精神紧张,家庭不睦,遭遇不幸,忧愁悲哀等精神因素,损伤心气、心阴、心血,使心失所养而发生一系列病变。

(三)忧思郁怒,肝气郁结

忧思郁怒,愤懑恼怒等精神因素,均可以使肝失条达,气机不畅,气失疏泄,致肝气郁结,而成气郁。气郁日久,影响及血,使血液运行不畅而形成血郁。若素体阳盛,嗜烟酒及辛辣食物,或误

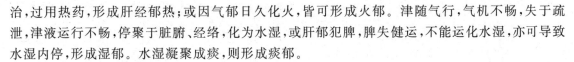

治,过用热药,形成肝经郁热;或因气郁日久化火,皆可形成火郁。津随气行,气机不畅,失于疏泄,津液运行不畅,停聚于脏腑、经络,化为水湿,或肝郁犯脾,脾失健运,不能运化水湿,亦可导致水湿内停,形成湿郁。水湿凝聚成痰,则形成痰郁。

(四)忧虑恐惧,肾精亏虚

肾在志为恐,惊则气乱,恐则气下。本素体肾精不足者,长期紧张担忧,忧虑不解,或经历惊吓恐惧,致使肾精受损;或他脏病变日久,久病及肾,亦可导致肾精亏虚。肾精亏虚则脑神失养,出现脑神功能低下之症状。而肝肾本同源,肾精亏虚,则水不涵木,肝失所养,疏泄功能低下,气机不畅,而致肝气郁结。从而形成因虚而致实之肾虚肝郁病候。

三、病机

(一)发病

郁病发病可急可缓。如因情志过极而致气结,则起病较急;若为忧愁思虑,担忧恐惧,日久伤及脏腑,则缓慢起病。

(二)病位

在脑,涉及五脏,而以心、肝、脾、肾为主。

(三)病性

初起多为实证,但亦可见虚证,日久则多见虚实夹杂之证。

(四)病势

以实证起病者,初多为气滞,久则兼见血瘀、化火、痰结、食滞等,最终导致脏腑气血失调,形成虚实夹杂。而以虚证起病者,初多以脾气亏虚、心气心血不足、肾精亏虚为主,久则因虚致实,兼见水湿、痰结、食积、气滞等证。而本病一旦形成虚实夹杂之证,则变证丛生,病程迁延,绝非调一方治一脏能愈者也。

(五)病机转化

1.六郁互因

七情所伤,肝失条达,气失疏泄而为气郁。气郁日久,血液运行不畅则形成血郁。若素体阳盛,或过用热药,形成肝经郁热,或气郁日久化火,则形成火郁。气机不畅,失于疏泄,津液停聚体内,化为水湿,或肝郁犯脾,脾失健运,水湿内停,则形成湿郁。水湿凝聚成痰,则形成痰郁。脾失健运,食积不化则成食郁。总之,气郁、血郁、湿郁、痰郁、火郁、食郁等六郁在郁病的发生发展过程中常相互影响,互为因果,并常见两证甚至多证并现的现象。

2.虚实转化

本病分以实证起病和虚证起病者。以实证起病者,多为气滞、血瘀、湿停、痰滞、食积。初起多为肝失条达,如久病不愈,或失治误治,迁延难愈,肝病及脾,或肝火灼伤心气、心阴、心血,耗损肾阴、肾精,可损伤心、脾、肾而由实转虚。而以虚证起病者,初起以脾气亏虚,心气、心血不足,肾精亏虚为主,继则因脾失健运、水湿停留而成痰湿,食积难消则成食积;而心气不足,动血无力,则生瘀血;肾精亏虚,水不涵木,导致肝失所养,疏泄功能低下,气机不畅,则致肝气郁结。因此,郁病的病机转化可因实致虚,也可因虚致实,最终形成虚实夹杂、迁延难愈之重证。

(六)证类病机

1.肝气郁结证

若情绪不宁,郁闷烦躁,则肝气郁结,疏泄功能失常,经脉气机不畅,故见胸部满闷,胁肋胀痛等症;肝气郁结,横逆犯于中焦,则见脘闷嗳气,不思饮食,大便失调;苔薄腻,脉弦均为肝气郁结之征。此证得不到及时治疗,日久则易化热、留瘀,或克伐脾土,损及他脏。

2.气郁化火证

情志失常日久则肝气郁结,肝郁日久化火,故性情急躁易怒,口苦而干;肝火上炎而头痛、目赤、耳鸣;肝火犯胃,则嘈杂吞酸,甚则大便秘结;舌红苔黄,脉数均为火热之象。

3.血行郁滞证

情志不舒,气机郁滞不畅,故见精神抑郁,性情急躁;气病及血,血行郁滞,瘀阻不通而致头痛或者胸胁疼痛;血行郁滞,心神失于濡养而见失眠、健忘;瘀血阻滞于身体某部位,使局部组织失于温煦濡养而发冷,而瘀久化热则自觉局部发热感。舌质紫暗,或有瘀点、瘀斑,脉弦或涩,均为血行郁滞的征象。

4.肝郁脾虚证

肝气郁结,疏泄功能失常,经脉气机不畅,而见情绪不宁,郁闷烦躁,胸部满闷,胁肋胀痛,月经不调等症。肝气郁结,横逆犯脾,脾气亏虚则见消瘦,易疲劳,脘闷嗳气,不思饮食,大便失调。由于肝郁脾虚,聚湿生痰,或者气滞津停,凝聚成痰,气滞痰郁交阻于胸膈之上,故产生胸部闷塞,胁肋胀满及咽中不适如有异物梗阻,吞之不下,吐之不出等症。

5.肝胆湿热证

肝郁日久化火,肝火与水湿搏结,化为湿热,蕴结肝胆,则形成肝胆湿热之证。胆为中正之官,决断出焉。湿热相蒸,蕴于肝胆,肝胆疏泄失常,则心神不宁,故急躁易怒,失眠多梦;湿热蕴于肝胆,故胁肋满闷,舌红苔黄腻,脉弦滑数;胆气上溢则口苦;湿热郁阻,脾胃升降失司,故纳呆呕恶腹胀,大便不调。

6.忧郁伤神证

忧思郁虑,情志过及,使肝气郁结,心气耗伤,营血不足,以致心神失养,故见精神恍惚,心神不宁,多疑易惊;心神惑乱,故见悲忧善哭,喜怒无常,手舞足蹈,骂詈喊叫,舌质淡,苔薄白,脉弦细均为心阴暗耗之征。

7.心脾两虚证

忧愁思虑,损伤心脾,并使气血生化不足,心失所养,则致心悸、胆怯、失眠、健忘;脾失运化,气血不充,见纳差、头晕、神疲、面色不华。舌质淡,脉细等症均为心脾两虚,气血不足之象。

8.肾虚肝郁证

忧思日久肾精受损,出现情绪低落,悲观失望,意志减退等症;肝失疏泄气机不畅,故见郁闷烦躁,胸胁胀痛,脘闷嗳气等肝气郁结诸症。阳痿遗精,带下清稀,舌淡,苔白,脉沉细属阳虚之征;颧红盗汗,口燥咽干,舌红少苔,脉弦细数属阴虚之征。

四、辨证思路

(一)辨脑神、心神与五脏神

心与脑皆主神明,脑神、心神与五脏神共同形成人体的情志系统。人有五脏,化五气,以生喜怒悲忧恐,五脏神是情志活动的最基本单位。心为五脏六腑之大主,神明出焉,故心神统率五脏神,从而调控人体的情绪反应。而脑为精明之府,神机之地,脑神主人的气质、性格和情感反应,是人体情志活动的基础和高级中枢,脑神为神明之体,心神为神明之用,故脑神又统帅心神,从而脑神、心神、五脏神形成人体的三级情志系统。如五脏功能正常,化生五气充足,则心神得养,脑神得充,气血阴阳调和,自然情志调达。而郁病以实证起病者,因七情不调、饮食劳倦等,导致脏腑功能失调,产生气滞、痰湿、血瘀等实邪,实邪可扰动心神,如心神充养、中守得力,或心神虽然被扰,动悸不宁,但脑神功能如常,可调控制转心神,则可无情志病症出现。但如实邪同时扰动脑神、心神,一则脑神受扰对心神调控制转不利,二则实邪扰动心神致使心神不宁,而又无脑神之统率调制,从而心神调控五脏神,主情绪反应功能失常,则表现出情绪不稳、烦躁易怒或易激惹等情志症状。而郁病日久,脏腑虚损,或以虚证起病者,多表现情绪低落、失望、兴趣索然、疏懒退缩、意志减退、情感淡漠等症状,此时病变主要在脑神,为脏腑虚损、脑神失养、功能低下所致。除脑神不利可以影响心神外,若心神被扰过重,或心失所养,心神失守,亦可上扰脑神,产生精神惑乱,则见悲伤哭泣、哭笑无常等症状。

(二)辨脏腑病位

郁病病位主要在脑,涉及肝、肾、心、脾诸脏,不同证型各有侧重。治疗时应辨明脏腑,调理脏腑阴阳气血以安神、养神,方收全效。如见情绪不稳,动则遇事闷闷不乐,默默不语,或烦躁易怒,易激惹,或常喜叹息,或常喜欠伸,则主要涉及肝;多思善虑,常愁眉苦脸,郁郁不乐,甚至不思饮食,神疲乏力,则主要涉及脾;心悸胆怯,惶惶不可终日,或者心中烦乱,坐卧不宁,夜不成寐,食不甘味,稍有紧张,则坐立不安,则主要涉及心;郁病日久,久病及肾,或素体肾精不足,产生肾精亏虚证候者,出现情绪低落,悲观失望,兴趣索然,疏懒退缩,意志减退,神思恍惚,反应迟钝,行为迟滞等,脑神功能低下之症状,则主要涉及肾。

(三)辨六郁

郁病有气郁、血郁、湿郁、痰郁、食郁、火郁之分,所以须分辨六郁之不同,以分而治之。气郁者忧郁愤懑,情绪不宁,喜太息,胸胁胀满疼痛,痛处不定,或者女子月事不调。火郁者,性情急躁易怒,胸胁胀满,口苦而干,或目赤、耳鸣,或嘈杂吞酸,大便秘结,失眠多梦。血郁者,则见情志抑郁,性情急躁,头痛或胸胁疼痛,疼痛固定不移,或身体某部位有发冷或热感。湿郁者,症见情绪郁闷,胸中满闷而胃纳不佳,脘腹胀满,腰背酸楚,四肢乏力。而痰郁者,则见精神抑郁,胸部闷塞,食欲下降,脘痞嗳气,或有咽中不适如有异物梗阻,吞之不下,吐之不出。食郁者见情志抑郁,不思饮食,脘腹胀满,嗳腐吞酸,肠鸣矢气,食谷不化,大便臭秽。以上种种,常兼夹而现,致使症状纷纭,错综复杂。故需把握主症,辨证准确,方能用药精准,获桴鼓之效。

郁病病程较长,用药不宜峻猛。实证治疗过程中,应该注意理气而不要耗气,活血不能伤血,清热而不伤脾胃,祛痰而不伤正;治疗虚证时,应注意补益心脾而不过于躁烈,滋养肝肾而不过于滋腻。对于实证初起,实邪扰动脑神、心神者,当调理脏腑功能,祛除实邪,颐脑解郁,宁心安神。而对于出现脑神失养,脑神功能低下者,则必须注重补气养血、益精填髓,方能使脑神得养,神机得运,而诸症自消。此外,除了要辨证进行药物治疗,精神治疗对郁病十分重要,即如《临证指南医案》所言:"郁病全在病者能移情易性。"因此,心理疏导亦很重要。

理气开郁、攻补兼施、怡情易性是治疗郁病的基本原则。对于郁病的实证,首先要理气开郁,并根据是否有血瘀、化火、痰结、湿滞、食积等而分别采用活血、降火、化痰、祛湿、消食等法。虚证需要根据所损及的脏腑及气血阴阳亏虚的不同而补之,可采用养心安神、补肾益脑、调理脾胃、滋养肝肾等方法。虚实兼杂者,则需视虚实的偏重而虚实兼顾,如果肝郁脾虚者健脾疏肝、肾虚肝郁者益肾疏肝,补益肾元。

五、分证论治

(一)肝气郁结

1.症舌脉

情绪不宁,郁闷烦躁,胸部满闷,胸胁胀痛,脘闷嗳气,不思饮食,大便不调,苔薄腻,脉弦。

2.病机分析

肝主疏泄,性喜条达,经脉布胸胁。肝气郁结,疏泄功能失常,经脉气机不畅,而见情绪不宁、郁闷烦躁、胸部满闷、胁肋胀痛等症。肝气郁结,横逆犯于中焦,则见脘闷嗳气、不思饮食、大便失调。

3.治法

疏肝解郁,理气畅中。

(1)方药运用。

常用方:柴胡疏肝散(《景岳全书》)加减。①组成:柴胡、香附、枳壳、陈皮、川芎、白芍、炙甘草。②加减:胁肋胀满疼痛较重者,可加郁金、香橼、佛手疏肝理气;肝气横逆犯胃,胃失和降,见嗳气频作、胸脘不舒者,可加旋覆花、代赭石、法半夏、苏梗和胃降逆;肝气横乘脾胃而见纳呆、腹胀者,可加焦三仙、砂仁、茯苓健运脾胃;兼有血瘀者,见胸胁刺痛,舌质有瘀点、瘀斑,可加当归、丹参、红花活血化瘀。若情志抑郁主要导致肝气郁结,脾胃失和,引起脘腹胀满不适、纳差、嗳气、苔腻等,也可选用六郁汤,方用香附、川芎疏肝理气活血;苍术、陈皮、半夏、茯苓、砂仁、甘草温运脾胃,和中降湿;栀子清化郁热。

常用中成药:舒肝止痛丸,每次 4.5 g,每天 2 次。疏肝止痛。适用于肝气郁结之胁痛者。

(2)针灸治疗。

取穴:期门、太冲、阳陵泉、支沟、内关、足三里。

刺法:泻法,每天 1 次,每次留针 30 分钟,每隔 10 分钟行针 1 次。

4.临证参考

此型患者多情绪不宁,郁闷烦躁,寡言少语,但病程都相对较短,病机单纯,应及早治疗,在药物治疗同时,可加用心理调节法,了解其情绪变化,对患者进行疏导,常可起到较好的效果。

(二)气郁化火

1.症舌脉

性情急躁易怒,胸胁胀满,口苦而干,或头痛、目赤、耳鸣,或嘈杂吞酸,大便秘结,舌质红,苔黄,脉弦数。

2.病机分析

肝气郁结而致胸胁胀满疼痛;肝郁日久化火,故性情急躁易怒、口苦而干、舌红、苔黄、脉数;肝火上炎而头痛、目赤、耳鸣;肝火犯胃,则嘈杂吞酸。

3.治法

疏肝解郁,清肝泻火。

(1)方药运用。

常用方:丹栀逍遥散(《古今医统大全》)加减。①组成:牡丹皮、栀子、柴胡、当归、白芍、白术、茯苓、炙甘草。②加减:热势较重,口苦、大便秘结者,可加龙胆草、大黄泄热通腑;肝火犯胃而见胁肋疼痛、口苦、嘈杂吞酸、嗳气、呕吐者,可加黄连、吴茱萸,清肝泻火,降逆止呕;肝火上炎而见头痛、目赤、耳鸣者,加菊花、钩藤、蒺藜清热平肝;热盛伤阴,而见舌红少苔、脉细数者,可去原方中当归、白术、生姜之温燥,加生地黄、麦冬、山药滋阴健脾;气郁化火,横逆犯胃,而见烦热胁痛、胃脘灼痛、反酸嘈杂、口干口苦者,可用化肝煎,用白芍缓急柔肝止痛,石斛滋阴养胃,青皮、陈皮疏肝理气,牡丹皮、栀子清泻肝火,泽泻、贝母泻热散结。

常用中成药:加味逍遥丸,每次 6 g,每天 2 次。舒肝清热,健脾养血。适用于肝郁脾虚,肝脾不和者。

(2)针灸治疗。①取穴:期门、行间、阳陵泉、内庭、支沟。②刺法:泻法,每天 1 次,每次留针30 分钟,每隔 10 分钟行针 1 次。

4.临证参考

肝郁化火,常可犯胃,治疗时应注意清肝而不伤胃,不宜使用大寒过凉。本证亦可采用化肝煎治疗,其理气泄热作用较突出。本型患者多易急躁,平素要注意饮食调养,忌烟酒及辛辣食物,可进行心理疏导,同时配合体育疗法。

(三)血行郁滞

1.症舌脉

精神抑郁,性情急躁,头痛,失眠,健忘,或胸胁疼痛,或身体某部位有发冷或热感,舌质紫黯,或有瘀点、瘀斑,脉弦或涩。

2.病机分析

情志不舒,气机郁滞不畅,故见精神抑郁,性情急躁;气病及血,血行郁滞,瘀阻不通而致头痛或者胸胁疼痛;血行郁滞,心神失于濡养而见失眠、健忘;瘀血阻滞于身体某部位,使局部组织失于温煦濡养而发冷,而瘀久化热则自觉局部发热感。舌质紫黯,或有瘀点、瘀斑,脉弦或涩,均为血行郁滞的征象。

3.治法

活血化瘀,理气解郁。

(1)常用方:通窍活血汤(《医林改错》)合四逆散(《伤寒论》)加减。①组成:桃仁、红花、生地黄、川芎、赤芍、老葱切碎、麝香冲服、柴胡、枳壳、甘草。②加减:胀痛明显者,加香附、青皮、郁金;纳差脘胀者,加焦三仙、陈皮;如有寒象,加乌药、木香;兼有热象者,加牡丹皮、栀子。

(2)常用中成药:脑得生片,每次 6 片,每天 3 次。具有活血化瘀,疏通经络,醒脑开窍之功。适合中风后抑郁患者。

4.临证参考

临证时见顽固性郁病多可有此证表现,盖久病入络,久病必瘀,古人有"怪病多瘀"之说。故郁病病程长,病久者常兼血瘀。本证因气及血,气滞而致血行失畅,而非瘀结胁下,故用药不可过于峻猛,应活血而不宜破血。

(四)肝郁脾虚

1.症舌脉

精神抑郁,胸部闷塞,胁肋胀满,思虑过度,多疑善忧,善太息,食欲下降,消瘦,易疲劳,稍事活动便觉倦怠,脘痞嗳气,月经不调,大便时溏时干,或有咽中不适如有异物梗阻,吞之不下,吐之不出,舌苔薄白,脉弦细,或弦滑。

2.病机分析

肝气郁结,疏泄功能失常,经脉气机不畅,而见情绪不宁,郁闷烦躁,胸部满闷,胁肋胀痛,月经不调等症。肝气郁结,横逆犯脾,脾气亏虚则见消瘦、易疲劳、脘闷嗳气、不思饮食、大便失调。由于肝郁脾虚,聚湿生痰,或者气滞津停,凝聚成痰,气滞痰郁交阻于胸膈之上,故产生胸部闷塞、胁肋胀满及咽中不适如有异物梗阻、吞之不下、吐之不出等症。本型即《金匮要略·妇人杂病脉证病治》篇中"妇人咽中如有炙脔,半夏厚朴汤主之"之证。

3.治法

疏肝健脾,化痰散结。

(1)方药运用。

常用方:逍遥散(《太平惠民和剂局方》)合半夏厚朴汤(《金匮要略》)加减。①组成:柴胡、当归、白芍、白术、炙甘草、法半夏、厚朴、茯苓、生姜、苏叶。②加减:湿郁气滞而兼有胸脘痞闷、嗳气、苔腻者,加香附、佛手、苍术理气除湿;胀痛明显者,加木香、青皮、枳壳;食滞较重者,加焦三仙、砂仁;若痰郁化热,而兼有烦躁、呕恶、口苦、苔黄而腻者,用温胆汤(半夏、枳实、竹茹、陈皮、甘草、茯苓)加贝母、黄芩、全瓜蒌;病久入络而有瘀血征象,见胸胁刺痛、舌质紫暗或有瘀点瘀斑、脉涩,加郁金、丹参、降香、姜黄活血化瘀。

常用中成药:加味逍遥丸,每次6 g,每天2次。具有舒肝清热,健脾养血之功。适用于肝郁血虚,肝脾不和患者。

(2)针灸治疗。①取穴:肝俞、太冲、脾俞、丰隆、神门。②刺法:泻法,每天1次,每次30分钟,留针10分钟行针1次。

4.临证参考

治疗本证时,用药要注意化痰而不伤正。临证所用方中多辛温苦燥之品,仅适宜于痰气互结而无热者,如证偏阴亏津少或者阴虚火盛者,则不宜用。此型患者病程多较长,注意结合心理暗示进行疏导。

(五)肝胆湿热

1.症舌脉

情绪抑郁或急躁易怒,易激惹,郁闷不舒,失眠多梦,胁肋满闷,口苦纳呆,呕恶腹胀,大便不调,小便短赤,舌红苔黄腻,脉弦滑数。

2.病机分析

肝郁日久化火,肝火与水湿搏结,化为湿热,蕴结肝胆,则形成肝胆湿热之证。胆为中正之官,决断出焉。湿热相蒸,蕴于肝胆,肝胆疏泄失常,则心神不宁,故急躁易怒、失眠多梦;湿热蕴结肝胆,故胁肋满闷、舌红苔黄腻,脉弦滑数;胆气上溢则口苦;湿热郁阻,脾胃升降失司,故纳呆呕恶腹胀、大便不调。

3.治法

清肝利胆,宁心安神。

(1)方药运用。

常用方:龙胆泻肝汤(《兰室秘藏》)加减。①组成:龙胆草、黄芩、栀子、泽泻、当归、地黄、柴胡、生甘草、车前子、珍珠母先煎、龙齿先煎。②加减:若肝胆实火较盛,烦躁不安者,可去车前子,加黄连以助泻火宁心之力;若湿盛热轻者,可去黄芩、生地黄,加滑石、薏苡仁以增利湿之功;如湿热日久伤阴,见低热、手足心热者,可加银柴胡、白薇以清虚热;月经不调者,可加泽兰、益母草,利湿活血调经。

常用中成药:龙胆泻肝丸,每次1粒,每天3次。具有清肝胆,利湿热之功。适用于肝胆湿热证。

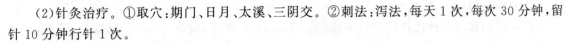

(2)针灸治疗。①取穴:期门、日月、太溪、三阴交。②刺法:泻法,每天 1 次,每次 30 分钟,留针 10 分钟行针 1 次。

4.临证参考

本证属于郁病中较重也较常见的实证,以情志抑郁或烦躁,口苦溺赤,舌红苔黄、脉弦数有力为证治要点。但本方药多苦寒,易伤脾胃,故对素体脾胃虚寒和阴虚阳亢者,皆非所宜;且使用不可过久,待湿热之象减退,需立即更方,以防脾胃受损,又生变证。

(六)忧郁伤神(脏躁)

1.症舌脉

精神恍惚,心神不宁,多疑善虑,悲忧善哭,喜怒无常,时时欠伸,或手舞足蹈,骂詈喊叫,或伴有面部及肢体的痉挛、抽搐等多种症状,舌质淡,苔薄白,脉弦细。

2.病机分析

忧思郁虑,情志过极,使肝气郁结,心气耗伤,营血不足,以致心神失养,故见精神恍惚、心神不宁、多疑易惊;心神惑乱,故见悲忧善哭,喜怒无常,手舞足蹈,骂詈喊叫。此证多见于女性,多因情志刺激而诱发,临床表现多样,但同一患者每次发作多为同样几种症状的重复表现。

3.治法

甘润缓急,养心安神。

(1)方药运用。

常用方:甘麦大枣汤加减(《金匮要略》)。①组成:甘草、小麦、磁石先煎、生龙骨先煎、生牡蛎先煎、天冬、大枣。②加减:心悸失眠、舌红少苔等心阴虚症状明显者,加百合、柏子仁、炒酸枣仁、茯神、制何首乌养心安神;血虚生风而见手足蠕动或者抽搐者,加当归、生地黄、珍珠母、钩藤以养血熄风;大便干结属血少津亏者,加黑芝麻、生首乌润肠通便;喘促气逆者,加用五磨饮子开郁散结、理气降逆。

常用中成药:安神补心丸,每次 6 g,每天 2 次。具有养心安神之功。适用于阴血不足引起的心悸失眠,头晕耳鸣。

(2)针灸治疗。①取穴:神门、通里、足三里、内关、三阴交、膻中、心俞,善惊易恐者,加胆俞、肝俞。②刺法:平补平泻法,每天 1 次,每次 30 分钟,留针 10 分钟行针 1 次。

4.临证参考

忧郁伤神可见多种多样的临床表现。在发作时,单纯药物治疗疗效欠佳,可根据病情选用适当的穴位进行针刺治疗,并结合语言暗示和诱导,对控制发作、解除症状常有较好的效果。

(七)心脾两虚

1.症舌脉

多思善虑,头晕神疲,心悸胆怯,失眠,健忘,纳差,面色不华,舌质淡,苔薄白,脉细缓。

2.病机分析

忧愁思虑,损伤心脾,并使气血生化不足,心失所养,则致心悸、胆怯、失眠、健忘;脾失运化,气血不充,见纳差、头晕、神疲、面色不华。舌质淡、脉细等症均为心脾两虚、气血不足之象。

3.治法

养心健脾,补益气血。

(1)方药运用。

常用方：归脾汤(《严氏济生方》)加减。①组成：白术、茯苓、党参、炙黄芪、龙眼肉、酸枣仁、木香、当归、远志、大枣、甘草。②加减：心胸郁闷、精神不舒者，加郁金、佛手理气开郁；以气血两虚为主要表现者，见少气懒言、自汗、盗汗、心悸、失眠、面色萎黄者，加用五味子、浮小麦、熟地黄、白芍(人参养荣汤加减)；若纳呆食少、食后腹胀、少气懒言者，为脾气亏虚，失于健运，上方重用党参，加砂仁(香砂六君子汤加减)益气健脾；久病气损及阳者，兼见手足不温、形寒怕冷者，上方中加肉桂(拯阳理劳汤加减)益气温阳。

常用中成药如下。人参归脾丸：每次1丸，每天2次。具有益气补血，健脾养心之功。用于心脾两虚，气血不足所致的心悸、怔忡，失眠健忘，食少体倦，面色萎黄诸症。

(2)针灸治疗。①取穴：脾俞、心俞、神门、三阴交。②刺法：补法加灸，每天1次，每次30分钟，留针10分钟行针1次。

4.临证参考

此属郁病之虚证，多因气滞日久而致，或素体虚弱，又加情志所伤而成，病程一般较长，难于短期起效。治疗以滋养为法，但不能用药过于滋腻，以防碍脾。

(八)肾虚肝郁

1.症舌脉

情绪低落，郁闷烦躁，悲观失望，兴趣索然，疏懒退缩，意志减退，神思恍惚，反应迟钝，行为迟滞，胸胁胀痛，脘闷嗳气，不思饮食，腰膝酸软。偏于阳虚者，面色㿠白，手足不温，少气乏力，甚则阳痿遗精，带下清稀，舌淡，苔白，脉沉细；偏于阴虚者，失眠，心烦易惊，自罪自责，颧红盗汗，手足心热，口燥咽干，舌红少苔，脉弦细数。

2.病机分析

本素体肾精不足者，长期忧虑不解，或经历惊吓恐惧，致使肾精受损；或他脏病变日久，久病及肾，导致肾精亏虚。肾主骨生髓，上充于脑，肾精亏虚则脑神失养，出现情绪低落、悲观失望、兴趣索然、疏懒退缩、意志减退等脑神经功能低下之症状。而肝肾同源，肾精亏虚，则水不涵木，肝失所养，疏泄功能低下，气机不畅，而致郁闷烦躁、胸胁胀痛、脘闷嗳气等肝气郁结诸证。虚损及阳，失于温煦，而见面色㿠白、手足不温、少气乏力，甚则阳痿遗精、带下清稀。舌淡、苔白、脉沉细皆属阳虚之征；虚损及阴，心神失养而见失眠、心烦易惊、自罪自责；阴虚无以制阳，阳热亢盛而见颧红盗汗，阴不上乘而口燥咽干。舌红少苔、脉弦细数皆属阴虚之征。

3.治法

益肾调气，解郁安神。

(1)方药运用。

常用方：颐脑解郁方(经验方)加减。①组成：刺五加、五味子、郁金、合欢皮、柴胡、栀子、白芍、生草。②加减：偏阳虚者，温养命门之火，用右归丸加减，上方基础上加附子、山药、枸杞子培补益肾精，当归补血行血，杜仲、菟丝子助补益肾精；偏阴虚者，滋补肾阴，用左归丸加减，上方基础上加生熟地、山萸肉补肾中之阴，另可加鹿角胶、龟甲胶，二者为血肉有情之品，益肾填精，阳中求阴。失眠烦躁者，加磁石重镇安神。

(2)针灸治疗。①取穴：百会、水沟、印堂、极泉；配穴：内关、神门、涌泉。②刺法：补法，每天1次，每次30分钟，留针10分钟行针1次。

4.临证参考

此证可见于郁病久不治愈、证情复杂者,亦可见肾精不足而发为郁病者。本证主要因肾虚精亏、脑神失养而致;因又有肝郁气滞之候,故辨证时应注意标本虚实,切不可认作肝郁实证,而予以解郁顺气之品,从而犯虚虚实实之戒,使病情更加迁延难愈、复杂多变。

(孙传河)

第二节　肥　胖

肥胖是指以体内膏脂堆积过多,体重异常增加为主要临床表现的一种病证,常伴有头晕乏力、神疲懒言、少动气短等症。

肥胖病早在《黄帝内经》中就有记载,《素问·阴阳应象大论》有"肥贵人"及"年五十,体重,耳目不聪明"的描述。《灵枢·逆顺肥瘦》记载了"广肩腋项,肉薄厚皮而黑色,唇临临然,其血黑以浊,其气涩以迟"的证候。

《素问·奇病论》中认为本病的病因是"喜食甘美而多肥"。《灵枢·卫气失常》将肥胖病分为"有肥,有膏,有肉"三种证型。

在此基础上,后世医家认识到肥胖的病机还与气虚、痰湿、七情及地理环境等因素有关。如《景岳全书·杂证谟·非风》认为肥人多气虚,《丹溪心法》《医门法律》则认为肥人多痰湿。

在治疗方面,《丹溪心法·中湿》认为肥胖应从湿热及气虚两方面论治。《石室秘录·肥治法》认为治痰须补气兼消痰,并补命火,使气足而痰消。此外,前人还认识到肥胖与消渴、仆击、偏枯、痿厥、气满发逆等多种疾病有关。《女科切要》中指出:"肥白妇人,经闭而不通者,必是痰湿与脂膜壅塞之故也。"

现代医学的单纯性(体质性)肥胖病、继发性肥胖病(如继发于下丘脑及垂体病、胰岛病及甲状腺功能低下等的肥胖病),可参考本节进行辨证论治。

一、病因病机

肥胖多由年老体弱、过食肥甘、缺乏运动、先天禀赋等病因,导致气虚阳衰、痰湿瘀滞形成。

(一)年老体弱

中年以后,阴气自半,脏气功能减退;或过食肥甘,脾之运化不及,聚湿生痰;或脾虚失治,阳气衰弱,久之损及肾阳,而致脾肾阳虚,脾虚不能运化水湿,肾虚不能化气行水,水湿痰浊内停,浸淫肌肤而成肥胖。

(二)饮食不节

饮食不节,或暴饮暴食,或饥饱失常,损伤脾胃,中焦失运,积热内滞;或嗜食辛辣煎炸之品,助阳助火,心肝火旺,横犯中土,胃热偏盛则食欲亢进,脾失健运则水湿不化;或喜食肥甘厚腻,困遏脾气,湿聚成痰,留滞机体而成肥胖。或妇女孕期产后,脾气不足,过食鱼肉,营养过剩,加之活动减少,运化不及,食物难消,水湿停积,膏脂内生,留滞肌肤,亦容易发生肥胖。

(三)运动缺乏

喜卧好坐,缺乏运动,气血运行不畅,脾胃呆滞,运化失常,不能布散水谷精微及运化水湿,致

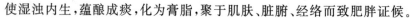

使湿浊内生,蕴酿成痰,化为膏脂,聚于肌肤、脏腑、经络而致肥胖证候。

(四)先天禀赋

禀赋不同,体质有异。若阳热体质,胃热偏盛者,食欲亢进,食量过大,脾胃运化不及,易致痰湿膏脂堆积,而成肥胖。

此外,肥胖的发生与性别、地理环境等因素都有关,由于女性活动量少于男性,故女性肥胖者较男性为多。

肥胖之病位主要在脾与肌肉,而与心、肺、肝、肾有关。肾虚不能化气行水,易酿水湿痰浊;心肺功能失调,肝失疏泄,亦每致痰湿瘀滞。病机总属气虚阳衰,痰湿偏盛,膏脂内停。

肥胖之病性属本虚标实之候。本虚多为脾肾气虚,标实为痰湿膏脂内停,临床常有偏于本虚及标实之不同。虚实之间常可发生转化,如食欲亢进,过食肥甘,湿浊积聚体内,化为膏脂,形成肥胖,但长期饮食不节,可损伤脾胃,致脾虚不运,甚至脾病及肾,导致脾肾两虚,从而由实转虚;而脾虚日久,运化失司,湿浊内生,或土塞木郁,肝失疏泄,气滞血瘀,或脾病及肾,肾阳虚衰,不能化气行水,而致水湿内停,泛溢于肌肤,阻滞于经络,使肥胖加重,从而由虚转实或呈虚实夹杂之证。

二、诊断

(一)症状

体重超出标准体重{标准体重(kg)=[身高(cm)−100]×0.9}(Broca 标准体重)20%以上,或体重质量指数[体重质量指数=体重(kg)/身高(m)²](正常为 18.5~23.9)超过 24 为超重,大于或等于 28 为肥胖。排除肌肉发达或水分潴留因素,即可诊断为本病。男性腰围≥85 cm、女性腰围≥80 cm 为腹部肥胖标准。轻度肥胖仅体重增加 20%~30%,常无自觉症状。中重度肥胖常见伴随症状,如神疲乏力,少气懒言,气短气喘,腹大胀满等。

(二)检查

肥胖患者一般应做相关检查,如:身高、体重、血压;血脂;空腹血糖、葡萄糖耐量试验、血清胰岛素、皮质醇;抗利尿激素;雌二醇、睾酮、黄体生成素;心电图、心功能、眼底及微循环;以及 T_3、T_4、TSH、头颅X线摄片或头颅、双肾上腺 CT 扫描等测定,以排除内分泌功能异常引起肥胖的可能性。

(三)世界卫生组织的肥胖诊断标准

世界卫生组织(WHO)制定新的肥胖诊断标准,把体重指数(BMI)为 25 以上者定为肥胖。内脏脂肪型肥胖的诊断标准是,经 CT 检查内脏脂肪面积达100 cm² 以上者。

WHO 规定,BMI 把体重划为 6 类,BMI<18.5、18.5~25.5、25.5~30、30~35、35~40、≥40,分别定为低体重、普通体重、肥胖 1、2、3、4 度。

肥胖症的诊断,首先 BMI 达 25 以上,如合并有与肥胖有关联的健康障碍10 项(2 型糖尿病、脂质代谢异常、高血压、高尿酸血症、冠心病、脑梗死、睡眠呼吸暂停综合征、脂肪肝、变形性关节炎、月经异常)中的一项以上,即可诊断为肥胖症。

作为预测合并危险因子的指标,已明确用腰围做指标。WHO 的标准是:因肥胖而伴有危险因子增加者,男性为 94 cm,女性为 80 cm 以上。

三、鉴别诊断

(一)水肿

水肿严重时,体重亦增加,也可出现肥胖的伴随症状,但水肿以颜面及四肢水肿为主,严重者可出现腹部胀满,甚至全身皆肿,与本病症状有别。水肿经治疗病理性水湿排出体外后,体重可迅速减轻,降至正常,而肥胖患者体重减轻则相对较缓。

(二)黄胖

黄胖由肠道寄生虫与食积所致,以面部黄胖肿大为特征,与肥胖迥然有别。

四、辨证

本虚标实为本病之候。本虚有气虚、阳虚之别,标实有痰湿、水湿及瘀血之异,临证当辨明。本病有在脾、在胃、在肾、在肝、在心、在肺的不同,临证时需详加辨别。

肥胖病变与脾胃关系最为密切,临床症见身体重着,神疲乏力,腹大胀满,头沉胸闷,痰多者,病变主要在脾。若食欲旺盛,口渴恶心者,病变在胃;症见腰膝酸软疼痛,动则气喘,嗜睡,形寒肢冷,夜尿频多,下肢水肿,病在肾;若心烦善怒,失眠多梦,病在心、肝;症见心悸气短,少气懒言,神疲自汗,病在心、肺。

(一)胃热滞脾

1.证候

多食易饥,形体肥胖,脘腹胀满,面色红润,心烦头昏,嘈杂,得食则缓,舌红苔黄腻,脉弦滑。

2.分析

胃火亢盛则消谷善饥,多食,嘈杂,得食则缓;食积气滞中焦则脘腹胀满;脾失健运,痰湿内停则形体肥胖;胃火上冲扰心则面色红润,头昏心烦;舌红苔黄腻,脉弦滑为湿热内盛之象。

(二)痰湿内盛

1.证候

形盛体胖,身体重着,肢体困倦,胸膈痞满,痰涎壅盛,头晕目眩,口干而不欲饮,嗜食肥甘厚味,神疲嗜卧,苔白腻或白滑,脉滑。

2.分析

痰湿内盛,充斥肌肤则形盛体胖,内阻气机则胸膈痞满,痰涎壅盛,上蒙于头则头晕目眩;湿困脾阳,则身体重着,肢体困倦,神疲嗜卧;痰湿中阻,津不输布则口干而不欲饮;苔白腻或白滑,脉滑为痰湿内盛之象。

(三)脾虚不运

1.证候

肥胖臃肿,神疲乏力,身体困重,胸腹胀闷,四肢轻度水肿,晨轻暮重,劳累后明显,饮食如常或减少,既往多有暴饮暴食史,小便不利,大便秘结或溏薄,舌淡胖,边有齿印,苔薄白或白腻,脉濡细。

2.分析

脾气虚弱,运化失健,水湿流溢肌肤,则肥胖臃肿,四肢轻度水肿,晨轻暮重;气虚则神疲乏力,劳则耗气,则诸症劳累后明显;湿困中焦则身体困重,胸腹胀闷;津液不布则饮食偏少,便秘;水湿趋下则小便不利,便溏;舌淡胖,边有齿印,苔薄白或白腻,脉濡细为气虚湿盛之象。

(四)脾肾阳虚

1.证候

形体肥胖,颜面水肿,神疲嗜卧,气短乏力,腹胀便溏,气喘自汗,动则更甚,形寒肢冷,下肢水肿,小便昼少夜频,舌淡胖,苔薄白,脉沉细。

2.分析

脾肾阳虚,不能化气行水,水液泛溢肌肤则形体肥胖,颜面水肿,下肢水肿;阳气不足则神疲嗜卧,气短乏力;肾阳不能温煦脾阳,水谷不化则腹胀便溏;肾不纳气则自汗气喘,动则更甚;阳虚肢体失温则形寒肢冷;肾阳虚弱则小便昼少夜频;舌淡胖,苔薄白,脉沉细为阳虚之象。

五、治疗

肥胖具有本虚标实的特点,治疗当以补虚泻实为原则。补虚常用健脾益气;脾病及肾,结合益气补肾。泻实常用祛湿化痰,结合行气、利水、通腑、消导、化瘀等法,以祛除体内病理性痰浊、水湿、膏脂、瘀血等。其中祛湿化痰法是治疗肥胖的最常用的方法,贯穿于肥胖治疗过程的始终。

(一)中药治疗

1.胃热滞脾

治法:清泻胃火,佐以消导。

处方:小承气汤合保和丸加减。

前方通腑泄热,行气散结,用于胃肠积热,热邪伤津而见肠有燥屎者;后方重在消食导滞,用于食积于胃而见胃气不和者。两方合用,有清热泻火、消食导滞之功,使胃热除,脾湿化,水谷精微运化归于正化。

方中大黄泻热通腑;连翘、黄连清泻胃火;枳实、厚朴行气散结;山楂、神曲、莱菔子消食导滞;陈皮、半夏理气和胃化痰;茯苓健脾利湿。

若肝胃郁热,症见胸胁苦满,急躁易怒,口苦舌燥,腹胀纳呆,月经不调,脉弦,可加柴胡、黄芩、栀子;肝火旺致便秘者,加更衣丸;食积化热,形成湿热,内阻肠胃,而致脘腹胀满,大便秘结,或泄泻,小便短赤,苔黄腻,脉沉有力,可用枳实导滞丸或木香槟榔丸;湿热郁于肝胆,可用龙胆泻肝汤;风火积滞壅积肠胃,表里俱实者,可用防风通圣散。

2.痰湿内盛

治法:燥湿化痰,理气消痞。

处方:导痰汤加减。

方中半夏、制南星、生姜燥湿化痰和胃;枳实、橘红理气化痰;冬瓜皮、泽泻淡渗利湿;决明子润肠通便;莱菔子消食化痰;白术、茯苓健脾化湿;甘草调和诸药。

若湿邪偏盛者,可加苍术、薏苡仁、防己、赤小豆、车前子;痰湿化热,症见心烦少寐,食少便秘,舌红苔黄,脉滑数,可酌加竹茹、浙贝母、黄连、黄芩、瓜蒌仁等,并以胆南星易制南星;痰湿郁久,壅阻气机,以致痰瘀交阻,伴见舌暗或有瘀斑者,可酌加当归、赤芍、川芎、桃仁、红花、泽兰、丹参等。

3.脾虚不运

治法:健脾益气,渗湿利水。

处方:参苓白术散合防己黄芪汤加减。

前方健脾益气渗湿,适用于脾虚不运之肥胖;后方益气健脾利水,适用于气虚水停之肥胖。

两方相合,健脾益气作用加强,以助恢复脾的运化功能,杜生湿之源,同时应用渗湿利水之品,祛除水湿以减肥。

方中黄芪、党参、白术、茯苓、大枣健脾益气;桔梗性上浮,兼补益肺气;山药、扁豆、薏苡仁、莲子肉健脾渗湿;陈皮、砂仁理气化滞,醒脾和胃;防己、猪苓、泽泻、车前子利水渗湿。

若脾虚湿盛,肢体肿胀明显者,加大腹皮、桑白皮、木瓜,或加五皮饮;腹胀便溏者,加厚朴、陈皮、广木香以理气消胀;腹中畏寒者,加干姜、肉桂等以温中散寒。

4.脾肾阳虚

治法:温补脾肾,利水化饮。

处方:真武汤合苓桂术甘汤加减。

前方温肾助阳,化气行水,适用于肾阳虚衰,水气内停之肥胖;后方健脾利湿,温阳化饮,适用于脾虚湿聚饮停之肥胖。两方合用,共奏温补脾肾,利水化饮之功。

方中附子、桂枝温补脾肾之阳,助阳化气;茯苓、白术健脾利水化饮;白芍敛阴;甘草和中;生姜温阳散寒。

若气虚明显,伴见气短,自汗者,加人参、黄芪;水湿内停明显,症见尿少水肿,加五苓散,或泽泻、猪苓、大腹皮;若见形寒肢冷者,加补骨脂、仙茅、淫羊藿、益智仁,并重用肉桂、附子以温肾祛寒。

临床本型肥胖多兼见并发症,如胸痹、消渴、眩晕等,遣方用药时亦可参照相关疾病辨证施治。

(二)针灸治疗

1.基本处方

中脘、曲池、天枢、上巨虚、大横、丰隆、阴陵泉、支沟、内庭。

中脘乃胃募、腑会,曲池为手阳明大肠经的合穴,天枢为大肠的募穴,上巨虚为大肠的下合穴,四穴合用可通利肠腑,降浊消脂;大横健脾助运;丰隆、阴陵泉分利水湿、蠲化痰浊;支沟疏调三焦;内庭清泻胃腑。

2.加减运用

(1)胃热滞脾证:加合谷、太白以清泻胃肠、运脾化滞。诸穴针用泻法。

(2)痰湿内盛证:加水分、下巨虚以利湿化痰。诸穴针用平补平泻法。

(3)脾虚不运证:加脾俞、足三里以健脾助运,针用补法,或加灸法。余穴针用平补平泻法。

(4)脾肾阳虚证:加肾俞、关元以益肾培元,针用补法,或加灸法。余穴针用平补平泻法。

(5)少气懒言:加太白、气海以补中益气。诸穴针用平补平泻法。

(6)心悸:加神门、心俞以宁心安神。诸穴针用平补平泻法。

(7)胸闷:加膻中、内关以宽胸理气。诸穴针用平补平泻法。

(8)嗜睡:加照海、申脉以调理阴阳。诸穴针用平补平泻法。

3.其他

(1)皮肤针疗法:按基本处方及加减选穴,或取肥胖局部穴位,用皮肤针叩刺。实证重力叩刺,以皮肤渗血为度;虚证中等力度刺激,以皮肤潮红为度。2天1次。

(2)耳针疗法:取口、胃、脾、肺、肾、三焦、饥点、内分泌、皮质下等穴。每次选3~5穴。毫针浅刺,中强刺激,留针30分钟,每天或隔天1次;或用埋针法、药丸贴压法,留置和更换时间视季节而定,其间嘱患者餐前或有饥饿感时,自行按压穴位2~3分钟,以增强刺激。

（3）电针疗法：按针灸主方及加减选穴，针刺得气后接电针治疗仪，用疏密波强刺激 25～35 分钟。2 天 1 次。

六、预防及护理

在药物治疗的同时，积极进行饮食调摄，饮食宜清淡，忌肥甘醇酒厚味，多食蔬菜、水果等富含纤维、维生素的食物，适当补充蛋白质，宜低糖、低脂、低盐，养成良好的饮食习惯，忌多食、暴饮暴食，忌食零食，必要时有针对性地配合药膳疗法。

适当参加体育锻炼或体力劳动，如根据情况可选择散步、快走、慢跑、骑车、爬楼、拳击等，也可做适当的家务等体力劳动。运动不可太过，以防难以耐受，贵在持之以恒，一般勿中途中断。

减肥须循序渐进，使体重逐渐减轻接近或达到正常体重，而不宜骤减，以免损伤正气，降低体力。

（魏新颖）

第三节 虚 劳

虚劳是指以五脏虚证为主要临床表现的多种慢性虚弱证候的总称，又称虚损。

历代医籍对虚劳的论述甚多。《素问·通评虚实论》提出的"精气夺则虚"是虚证的提纲。而《素问·调经论》所谓"阳虚则外寒，阴虚则内热"，进一步说明虚证有阴虚、阳虚之别，并明确了阴虚、阳虚的主要特点。《难经·十四难》论述了"五损"的症状及病势传变，并根据五脏的所主及其特性提出相应的治疗大法，如"损其肺者益其气，损其心者调其营卫，损其脾者调其饮食、适其寒温，损其肝者缓其中，损其肾者益其精"。汉·张仲景在《金匮要略·血痹虚劳病脉证并治》篇首先提出了"虚劳"的病名，分阳虚、阴虚、阴阳两虚三类，详述症、因、脉、治，治疗着重于温补脾肾，并提出扶正祛邪、祛瘀生新等治法，首倡补虚不忘治实的治疗要点。《诸病源候论·虚劳病诸候》比较详细地论述了虚劳的原因及各类症状，对五劳（心劳、肝劳、肺劳、脾劳、肾劳）、六极（气极、血极、筋极、骨极、肌极、精极）、七伤（大饱伤脾，大怒气逆伤肝，强力举重、久坐湿地伤肾，形寒、寒饮伤肺，忧愁思虑伤心，风雨寒暑伤形，大恐惧不节伤志）等内容做了具体阐释。金元以后，对虚劳的理论认识及临床治疗都有较大的发展。如李东垣重视脾胃，长于甘温补中。朱丹溪重视肝肾，善用滋阴降火。明·张景岳深刻地阐发了阴阳互根的理论。提出"阴中求阳，阳中求阴"的治则，在治疗肾阴虚、肾阳虚的理论及方药方面有新的发展。汪绮石重视肺、脾、肾在虚劳中的重要性，所著《理虚元鉴》中明确指出："治虚有三本，肺、脾、肾是也。肺为五脏之天，脾为百骸之母，肾为性命之根，治肺、治脾、治肾，治虚之道毕矣。"清·吴澄的《不居集》系统汇集整理了虚劳的资料，是研究虚劳的一部有价值的参考书。

虚劳所涉内容很广，是中医内科中范围最广的一种病证。凡先天禀赋不足，后天调护失当，病久体虚，积劳内伤，久虚不复等导致的多种以脏腑气血阴阳亏损为主要表现的病证，均属于本病证的范畴。

现代医学中多系统的众多慢性消耗性疾病及功能衰退性疾病，出现虚劳的临床表现时，可参考本节进行辨证论治。

一、病因病机

引起虚劳的原因很多。《理虚元鉴·虚证有六因》全面归纳了虚劳之因,提出"有先天之因,有后天之因,有痘疹及病后之因,有外感之因,有境遇之因,有医药之因",表明多种病因作用于人体,引起脏腑亏损,气血阴阳亏虚,日久不复,皆可发展为虚劳。概言之,其病因不外先天、后天两大因素。以脏腑亏损、气血阴阳虚衰为主要病机。

(一)禀赋不足

因父母体虚,禀赋薄弱,或孕育不足,胎中失养,或后天喂养不当,水谷精气不充,均可导致先天禀赋不足,体质不强,易于患病,病后久虚不复,脏腑气血阴阳日渐亏虚,发为虚劳。

(二)烦劳过度

烦劳过度,因劳致虚,损伤五脏。如《素问·宣明五气》篇指出:"久视伤血,久卧伤气,久坐伤肉,久立伤骨,久行伤筋。"《医家四要·病机约论》也说:"曲运神机则劳心,尽心谋虑则劳肝,意外过思则劳脾,预事而忧则劳肺,色欲过度则劳肾。"在各种劳损中,尤以劳神过度及恣情纵欲较为常见。

(三)饮食不节

暴饮暴食,饥饱无常,或嗜欲偏食,营养不良,或饮酒过度,均会损伤脾胃,久则气血无以生化,内不能和调于五脏六腑,外不能洒陈于营卫经脉,形成虚劳。

(四)大病久病

邪气强盛,正气短时难复,损伤脏气,耗伤气血阴阳,复以病后失于调养,每易发展为虚劳;或久病迁延失治,邪气留恋,病情转变日深,损耗人体的气血阴阳;或妇人产后调理失当,正虚难复,均可演变为虚劳。

(五)误治失治

因误诊误治,或遣方用药不当,以致精气耗损,既延误治疗,又损及阴精或阳气,从而发为虚劳。

虚劳之病位主要在五脏,尤以脾肾为主。由于五脏相关,气血同源,阴阳互根,所以一脏受病,可以累及他脏,互相影响和转化。虽病因各异,或是因虚致病,因病致劳,或是因病致虚,久虚不复成劳,但究其病理性质,主要为气、血、阴、阳的亏耗。气虚不能生血,血虚无以载气。气虚日久阳亦渐衰,血虚日久阴也不足。阳损日久,累及于阴;阴亏日久,累及于阳。病势日渐发展,而病情趋于复杂。

二、诊断要点

(一)症状

多见于形神衰败,身体瘦弱,大肉尽脱,心悸气短,自汗盗汗,面容憔悴,食少厌食,或五心烦热,或畏寒肢冷,脉虚无力等症。具有引起虚劳的致病因素及较长的病史。

(二)检查

虚劳涉及的病种甚多,必须结合患者的具体情况,针对主要症状有选择地做相应的检查,以便重点掌握病情。一般常选用血常规、血生化、心电图、X线摄片、免疫功能测定等检查。特别要结合原发病做相关检查。

三、鉴别诊断

(一)肺痨

宋代严用和在《济生方·五劳六极论治》中指出:"医经载五劳六极之证,非传尸、骨蒸之比,多由不能卫生施于过用,逆于阴阳,伤于荣卫,遂成五劳六极之病焉。"两者鉴别的要点是:肺痨乃因正气不足而被痨虫侵袭所致,病位主要在肺,具有传染性,以阴虚火旺为其病理特点,以咳嗽、咳痰、咯血、潮热、盗汗、消瘦为主要临床症状;而虚劳由多种原因所导致,久虚不复,病程较长,一般无传染性,以脏腑气、血、阴、阳亏虚为其基本病机,可分别出现五脏气、血、阴、阳亏虚的多种临床症状。

(二)其他疾病中的虚证

虚劳与内科其他病证中的虚证证型虽然在临床表现、治疗方药方面有类似之处,但两者仍有区别:虚劳的各种证候,均以出现一系列精气亏虚的症状为特征;而其他病证的虚证则各以其病证的主要症状为突出表现。例如,眩晕一证的气血亏虚型,虽有气血亏虚的症状,但以眩晕为最突出、最基本的表现;水肿一证的脾阳不振型,虽有脾阳亏虚的症状,但以水肿为最基本、最突出的表现。此外,虚劳一般都有比较长的病程,且病势缠绵,往往涉及多脏甚至整体。而其他病证的虚证类型虽然也以久病属虚者居多,但亦有病程较短而表现虚证者。例如,泄泻一证的脾胃虚弱型,以泄泻为主要临床表现,有病程长者,亦有病程短者。

四、辨证

《杂病源流犀烛·虚损劳瘵源流》说:"虽分五脏,而五脏所藏无非精气,其所以致损者有四,曰气虚,曰血虚,曰阳虚,曰阴虚""气血阴阳各有专主,认得真确,方可施治"。一般说来,病情单纯者,病变比较局限,容易辨清受累脏腑及其气、血、阴、阳亏虚的属性。但由于气血同源,阴阳互根,五脏相关,所以各种原因所致的虚损往往相互影响,由一虚而渐致多虚,由一脏而累及他脏,使病情趋于复杂和严重,辨证时应加以注意。

虚劳的证候虽繁,但总离不开五脏,而五脏之虚损,又不外乎气、血、阴、阳。因此,现以气、血、阴、阳为纲,五脏虚证为目,分类列述其证治。

(一)气虚

症见面色㿠白或萎黄,少气懒言,声音低怯,头昏神疲,肢体无力,舌苔淡白,脉细软弱。

1.肺气虚

证候:咳嗽无力,痰液清稀,自汗气短,语声低微,时寒时热,平素易于感冒,面白,舌质淡,脉弱。

分析:肺气不足,则咳嗽无力,痰液清稀;表卫不固,故自汗气短,语声低微;肺气亏虚,营卫失和则时寒时热;肺主皮毛,肺虚则腠理疏松,故易感受外邪;肺气亏虚,不能朝百脉,故见面白、舌淡、脉弱。

2.心气虚

证候:心悸,气短,动则尤甚,神疲体倦,自汗,面色㿠白,舌质淡,脉弱。

分析:心气虚弱,心失所养,则心悸、气短;因心开窍于舌,其华在面,故心气不足则面色㿠白,舌质淡;心主血脉,故心气虚则脉道空虚;汗为心之液,故心气不足则摄津无力,而见自汗;心主神志,心气不足,则神疲体倦,劳则尤甚,舌淡、脉弱。

3.脾气虚

证候:纳食减少,食后胃脘不适,神疲乏力,大便溏薄,面色萎黄,舌淡苔薄,脉弱。

分析:脾虚不能健运,胃肠受纳及传化功能失常,故纳食减少,食后胃脘不适,大便溏薄;脾虚不能化生水谷精微,气血来源不充,形体失养,故倦怠乏力,面色萎黄,舌淡,脉弱。

4.肾气虚

症状:神疲乏力,腰膝酸软,小便频数而清长,白带清稀,舌质淡,脉弱。

分析:肾气亏虚则固摄无力,故小便频数而清长,白带清稀;腰为肾之府,故肾虚则腰膝酸软;神疲乏力,舌质淡,脉弱,均为气虚之征。

(二)血虚

症见面色淡黄或淡白无华,唇、舌、指甲色淡,头晕目眩,肌肤枯燥,舌质淡红,苔少,脉细。心主血,脾统血,肝藏血,故血虚之中以心、脾、肝的血虚较为多见。

1.心血虚

症状:心悸怔忡,健忘,失眠,多梦,面色不华,舌质淡,脉细或结代。

分析:心血亏虚,血不养心,则心神不宁,故致心悸怔忡,健忘,失眠或多梦;血虚不能上荣头面,故面色不华,舌质淡;血虚气少,血脉不充,故脉细或结代。

2.肝血虚

症状:头晕目眩,胁肋疼痛,肢体麻木,筋脉拘急,或惊惕肉瞤,妇女月经不调甚则闭经,面色无华,舌质淡,脉弦细或细涩。

分析:肝血亏虚,不能上养头目,故致头晕目眩;血不养肝,肝气郁滞故胁肋疼痛;由于血虚生风,筋脉失养,以致肢体麻木,筋脉拘急,或惊惕肉瞤;肝血不足,妇女冲任空虚,则月经不调甚或闭经;面色无华,舌淡,脉弦细或细涩,为肝血不足,血脉不充之象。

(三)阴虚

症见面赤颧红,唇红,手足心热,虚烦不安,潮热盗汗,口干,舌质光红少津,脉细数无力。五脏的阴虚在临床上均较常见,而以肾、肝、肺为主,且以肝肾为根本。病情较重时,可出现气阴两虚或阴阳两虚。

1.肺阴虚

症状:咳嗽,咽干,咯血,甚或失声,潮热盗汗,颧红如妆,舌红少津,脉细数。

分析:肺阴亏耗,肺失濡润,故干咳;肺络损伤,则咯血;阴虚津不上承,故咽干,甚则失声;阴虚火旺,虚热迫津外泄,则潮热盗汗;颧红如妆,舌红少津,脉细数,均为阴虚有热之象。

2.心阴虚

症状:心悸,失眠,烦躁,潮热,盗汗,面部潮红,口舌生疮,舌红少津,脉细数。

分析:心阴亏虚,心失濡养,故心悸,失眠;阴虚生内热,虚火亢盛,故烦躁,面部潮红,口舌生疮;虚热迫津外泄,则盗汗;舌红少津,脉细数,为阴虚内热,津液不足之象。

3.胃阴虚

症状:口干唇燥,不思饮食,大便秘结,甚则干呕,呃逆,面部潮红,舌干,少苔或无苔,脉细数。

分析:脾胃阴虚,运化失常,故不思饮食;津亏不能上承,故口干;胃肠失于滋润则大便秘结;若阴亏较甚,胃气失于和降,上逆为患,则干呕、呃逆;面部潮红,舌红,苔少,脉细数,均为阴虚内热之象。

4.肝阴虚

症状:头痛,眩晕,耳鸣,视物不明,目干畏光,急躁易怒,或肢体麻木,筋惕肉𬌗,面部潮红,舌干红,脉弦细数。

分析:肝阴不足,肝阳偏亢,上扰清窍,故头痛,眩晕,耳鸣;肝阴不能上荣于目,故视物不明,目干畏光;阴血不能濡养筋脉,虚风内动,故肢体麻木,筋惕肉𬌗;阴虚火旺,肝火上炎,则面部潮红;舌红少津,脉弦细数为阴虚肝旺之象。

5.肾阴虚

症状:腰酸,遗精,两足痿软,眩晕,耳鸣,甚则耳聋,口干,咽痛,颧红,舌红少津,脉沉细数。

分析:肾虚失养,故感腰酸;肾阴亏损,相火妄动,精关不固,则遗精;肾阴亏虚,髓海不充,脑失濡养,则眩晕,耳鸣;虚火上炎,故口干、咽痛、颧红;舌红少津、脉沉细数,均为肾阴亏虚之征。

(四)阳虚

症见面色苍白或晦暗,畏寒肢冷,出冷汗,神疲乏力,气息微弱,或水肿,下肢较甚,舌质胖嫩,边有齿印,苔淡白而润,脉沉迟或虚大。阳虚常由气虚进一步发展而成,阳虚则寒,其症比气虚更重,并出现里寒的征象。阳虚之中,以心、脾、肾的阳虚为多见。由于肾阳为人身之元阳,所以心、脾阳虚日久,必累及于肾,而出现心肾阳虚或脾肾阳虚的病变。

1.心阳虚

症状:心悸,自汗,神倦嗜卧,形寒肢冷,心胸憋闷疼痛,面色苍白,舌淡或紫黯,脉细弱或沉迟。

分析:心阳不足,心气亏虚,故心悸、自汗,神倦嗜卧;阳虚不能温养四肢百骸,故形寒肢冷;阳虚气弱,不能推动血液运行,心脉瘀阻,气机滞塞,故心胸憋闷疼痛,舌质紫黯;面色苍白,舌淡,脉沉迟,均属心阳亏虚,运血无力之征。

2.脾阳虚

症状:面色萎黄,形寒,食少,神倦乏力,少气懒言,大便溏泄,肠鸣腹痛,每因遇寒或饮食不慎而加剧,舌质淡,苔白,脉弱。

分析:脾阳亏虚,不能运化水谷,充养四肢百骸,故形寒,食少,神倦乏力,少气懒言;气虚中寒,清阳不升,寒凝气滞则腹痛肠鸣,大便溏泄;感受寒邪或饮食不慎,以致中阳更虚,更易加重病情;面色萎黄,舌淡,苔白,脉弱均为中阳虚衰之征。

3.肾阳虚

症状:腰背酸痛,遗精,阳痿,多尿或尿失禁,面色苍白,形寒肢冷,下利清谷或五更泄泻,舌质淡胖,有齿痕,苔白,脉沉迟。

分析:肾阳不足,失于温煦,故腰背酸痛,形寒肢冷;阳气衰微,精关不固,故遗精,阳痿;肾气不固,则小便失禁;气化不及,则尿多;命门火衰,火不生土,不能蒸化腐熟水谷,故下利清谷或五更泄泻;面色苍白,舌淡胖有齿痕,脉沉迟,均为阳气亏虚,阴寒内盛之象。

五、治疗

对于虚劳的治疗,根据"虚则补之""损者益之"的理论,当以补益为原则。在进行补益的时候,一是必须根据病理属性的不同,分别采取益气、养血、滋阴、温阳的治疗方药;二是要密切结合五脏病位的不同而选用方药,以加强治疗的针对性。此外,由于脾为后天之本,是水谷、气血生化之源;肾为先天之本,寓元阴元阳,是生命的本源,所以补益脾肾在虚劳的治疗中具有比较重要的意义。

(一)气虚

1.中药治疗

(1)肺气虚。①治法:补益肺气。②处方:补肺汤。方中人参、黄芪益气补肺固表;因肺气根于肾,故以熟地、五味子益肾固元敛肺;桑白皮、紫菀清肃肺气。③加减:若自汗较多者,加牡蛎、麻黄根固表止汗;若气阴两虚,而兼见潮热盗汗者,加鳖甲、地骨皮、秦艽等养阴清热;肺气虚损,卫阳不固,易感外邪,症见发热恶寒,身重,头目眩冒,治宜扶正祛邪,可仿《金匮要略》薯蓣丸意,佐防风、豆卷、桂枝、生姜、杏仁、桔梗之品,以疏风散表。

(2)心气虚。①治法:益气养心。②处方:七福饮。方中人参、白术、炙甘草益气养心;熟地、当归滋阴补血;酸枣仁、远志养心安神。③加减:若自汗多者,加黄芪、五味子益气敛汗;不思饮食,加砂仁、茯苓开胃健脾。

(3)脾气虚。①治法:健脾益气。②处方:加味四君子汤。方中以人参、黄芪、白术、甘草益气健脾;茯苓、扁豆健脾除湿。③加减:若兼胃脘胀满,嗳气呕吐者,加陈皮、半夏理气和胃降逆;腹胀脘闷,嗳气,苔腻者,证属食积停滞,酌加神曲、麦芽、山楂、鸡内金消食健胃;若气虚及阳,脾阳渐虚而兼见腹痛泄泻,手足欠温者,加肉桂、炮姜温中散寒止痛;若脾气虚损而主要表现为中气下陷,症见脘腹坠胀,气短,脱肛者,可改用补中益气汤以补益中气,升阳举陷。

(4)肾气虚。①治法:益气补肾。②处方:大补元煎。方中用人参、山药、炙甘草益气强肾固本;杜仲、山茱萸温补肾气;熟地、枸杞、当归补精养血。③加减:若神疲乏力较甚者,加黄芪补气;尿频较甚及小便失禁者,加菟丝子、五味子、益智仁补肾摄精;脾失健运而兼见大便溏薄者,去熟地、当归,加肉豆蔻、补骨脂以温补脾肾,涩肠止泄。

在气、血、阴、阳的亏虚中,气虚是临床最常见的一类,尤以肺、脾气虚为多见,而心、肾气虚亦不少。肝病而出现神疲乏力,纳少便溏,舌质淡,脉弱等气虚症状时,多在治肝的基础上结合脾气亏虚论治。

2.针灸治疗

(1)基本处方:膻中、中脘、气海。膻中补上焦肺气;中脘补中焦水谷之气;气海补下焦元气。

(2)加减运用:①肺气虚证:加肺俞、膏肓俞以培补肺气。诸穴针用补法,或加灸法。②心气虚证:加心俞、内关以培补心气。诸穴针用补法,或加灸法。③脾气虚证:加百会、足三里以升阳举陷。诸穴针用补法,或加灸法。④肾气虚证:加肾俞关元以补肾纳气。诸穴针用补法,或加灸法。

(二)血虚

1.中药治疗

(1)心血虚。①治法:养血宁心。②处方:养心汤。方中人参、黄芪、茯苓、甘草益气养血;当归、川芎、五味子、柏子仁、酸枣仁、远志养血宁心安神;肉桂、半夏曲温中健脾,以助气血之生化。③加减:若失眠、多梦,加夜交藤、合欢花养心安神。

脾血虚常与心血虚同时并见,临床常称心脾血虚。除养心汤外,还可选用归脾汤。归脾汤为补脾与养心并进,益气与养血相融之剂,具有补益心脾、益气摄血的功能,是治疗心脾血虚的常用方剂。

(2)肝血虚。①治法:补血养肝。②处方:四物汤。方中熟地、当归补血养肝;芍药、川芎调和营血。③加减:血虚甚者,加制首乌、枸杞子、鸡血藤以增强补血养肝的作用;胁痛,加丝瓜络、郁金、香附理气通络止痛;肝血不足,目失所养所致视物模糊,加枸杞子、决明子养肝明目。

若肝郁血瘀,新血不生,羸瘦,腹满,腹部触有瘕块,质硬而痛,拒按,肌肤甲错,状如鱼鳞,妇女经闭,两目黯黑,舌有发绀瘀点、瘀斑,脉细涩者,可同服大黄䗪虫丸祛瘀生新。

2.针灸治疗

(1)基本处方:膈俞、肝俞、足三里、三阴交。血会膈俞,辅以肝俞,养血补血;足三里、三阴交健脾养胃,补气养血。

(2)加减运用。①心血虚证:加心俞、内关、神门以养血安神。诸穴针用补法。②肝血虚证:加期门、太冲、阳陵泉以补血养肝、柔筋缓急。诸穴针用补法。

(三)阴虚

1.中药治疗

(1)肺阴虚。①治法:养阴润肺。②处方:沙参麦冬汤。方中用沙参、麦冬、玉竹滋补肺阴;天花粉、桑叶、甘草清热润燥生津。③加减:咳甚者,加百部、款冬花肃肺止咳;咯血,酌加白及、仙鹤草、鲜茅根凉血止血;潮热,加地骨皮、银柴胡、秦艽、鳖甲养阴清热;盗汗,加五味子、乌梅、瘪桃干敛阴止汗。

(2)心阴虚。①治法:滋阴养心。②处方:天王补心丹。方中以生地、玄参、麦冬、天冬养阴清热;人参、茯苓、五味子、当归益气养血;丹参、柏子仁、酸枣仁、远志养心安神;桔梗载药上行。本方重在滋阴养心,适用于阴虚较甚而火热不亢者。③加减:若火热旺盛而见烦躁不安,口舌生疮者,去当归、远志之辛温,加黄连、木通、淡竹叶清泻心火,导热下行;若见潮热,加地骨皮、银柴胡清虚热;盗汗,加牡蛎、浮小麦固表敛汗。

(3)胃阴虚。①治法:养阴和胃。②处方:益胃汤。方中以沙参、麦冬、生地、玉竹滋阴养液;配伍冰糖养胃和中。③加减:若口唇干燥,津亏较甚者,加石斛、天花粉养阴生津;不思饮食者,加麦芽、扁豆、山药益胃健脾;呃逆,加刀豆、柿蒂、竹茹和胃降逆止呃;大便干结者,用蜂蜜润肠通便。

(4)肝阴虚。①治法:滋养肝阴。②处方:补肝汤。方中以四物汤养血柔肝;木瓜、甘草、酸枣仁酸甘化阴。③加减:若头痛、眩晕、耳鸣较甚,或筋惕肉瞤,为肝风内动之征,加石决明、菊花、钩藤、刺蒺藜镇肝熄风潜阳;目干涩畏光,或视物不明者,加枸杞子、女贞子、决明子养肝明目;若肝火亢盛而见急躁易怒,尿赤便秘,舌红脉数者,加夏枯草、龙胆草、山栀清肝泻火。若肝阴虚证而表现为以胁痛为主要症状者,可改用一贯煎。

(5)肾阴虚。①治法:滋补肾阴。②处方:左归丸。方中以熟地、龟甲胶、枸杞、山药、牛膝滋阴补肾;山茱萸、菟丝子、鹿角胶补肾填精。③加减:若精关不固,腰酸遗精,加牡蛎、金樱子、芡实、莲须固肾涩精;虚火较甚,而见潮热,口干,咽痛,舌红,脉细数者,去鹿角胶、山茱萸,加知母、黄柏、地骨皮滋阴泻火。

2.针灸治疗

(1)基本处方:肾俞、足三里、三阴交。肾俞、足三里补先后天而益阴;三阴交为精血之穴,益肝脾肾之阴。

(2)加减运用:①肺阴虚证:加肺俞、膏肓、太渊以养阴润肺。诸穴针用补法。②心阴虚证:加心俞、神门以滋阴养心。诸穴针用补法。③胃阴虚证:加胃俞、中脘以养阴和胃。诸穴针用补法。④肝阴虚证:加肝俞、期门、太冲以滋养肝阴。诸穴针用补法。⑤肾阴虚证:加志室、太溪以滋补肾阴。诸穴针用补法。

(四)阳虚

1.中药治疗

(1)心阳虚。①治法:益气温阳。②处方:保元汤。方中以人参、黄芪益气扶正;肉桂、甘草、生姜温通心阳。③加减:若血脉瘀阻,而见心胸疼痛者,酌加郁金、丹参、川芎、三七活血定痛;阳虚较甚,而见形寒肢冷,脉迟者,酌加附子、巴戟天、仙茅、淫羊藿、鹿茸温补阳气。

(2)脾阳虚。①治法:温中健脾。②处方:附子理中汤。方中以党参、白术、甘草益气健脾,燥湿和中;附子、干姜温中祛寒。③加减:若腹中冷痛较甚,为寒凝气滞,可加高良姜、香附或丁香、吴茱萸温中散寒,理气止痛;食后腹胀及呕逆者,为胃寒气逆,加砂仁、半夏、陈皮温中和胃,降逆止呃;腹泻较甚,为阳虚寒甚,加肉豆蔻、补骨脂、薏苡仁温补脾肾,涩肠止泻。

(3)肾阳虚。①治法:温补肾阳。②处方:右归丸。方中以附子、肉桂温肾补阳;杜仲、山茱萸、菟丝子、鹿角胶补益肾气;熟地、山药、枸杞子、当归补益精血,滋阴以助阳。③加减:若精关不固而见遗精,加金樱子、桑螵蛸、莲须,或金锁固精丸以收涩固精;若脾虚而见下利清谷,则去熟地、当归等滋腻滑润之品,加党参、白术、薏苡仁补气健脾,渗湿止泻;若命门火衰而见五更泄泻,宜合四神丸(《证治准绳》)温补脾肾,固肠止泻;若阳虚水泛而见水肿、尿少者,加茯苓、泽泻、车前子、白术利水消肿;若肾阳虚衰,肾不纳气而见喘促短气,动则尤甚,加补骨脂、五味子、蛤蚧补肾纳气。

2.针灸治疗

(1)基本处方:关元、命门、肾俞。关元、命门温肾固本,培养下元;肾为水火之宅,肾俞温阳化气。

(2)加减运用。①心阳虚证:加心俞、内关、少海、膻中以益气温阳。诸穴针用补法,或加灸法。②脾阳虚证:加脾俞、胃俞、中脘以温中健脾。诸穴针用补法,或加灸法。③肾阳虚证:加志室、神阙以温补肾阳。诸穴针用补法,或加灸法。

(魏新颖)

第四节　消　渴

消渴是以多饮、多食、多尿、形体消瘦为主要临床表现的一类疾病。消渴的临床表现及发病规律与西医学的糖尿病基本一致。消渴是由于先天禀赋不足,素体阴虚,复加过食肥甘,形体肥胖,活动减少,情志失调,外感六淫,劳欲过度所致。其病变过程可分为三个阶段,即脾瘅期(糖尿病前期)、消渴期(糖尿病期)、消瘅期(糖尿病并发症期)。脾瘅期大多表现为形体肥胖、食欲旺盛,其他症状不明显;典型的消渴期可出现多饮、多尿、多食、形体消瘦、疲乏无力等临床表现,但目前由于健康查体使消渴早期发现,大多症状不明显或无症状;消瘅期常伴有心、脑、肾、视网膜、神经及下肢血管病变,严重可导致失明、肾衰竭、截肢。其基本病机是阴虚燥热,以阴虚为本,燥热为标。故治疗以养阴生津,清热润燥为基本原则。

根据国际糖尿病联盟(IDF)2017年统计数据显示:全球糖尿病成人患者约有4.25亿,全球20~79岁女性的糖尿病患病率约为8.4%,男性患病率约为9.1%。预计到2045年,糖尿病患者可能达到6.29亿。我国糖尿病患病率也呈快速增长趋势,2017年,中国20~79岁人群中糖尿病患者有1.144亿,居世界首位。但是,我国糖尿病的诊断率仅有30%~40%,即每10个糖尿病患者中,只有3~4人知道自己有糖尿病。目前,中国糖尿病患者估计达1.18亿,位列世界第一。我国2型糖尿病的患病率为10.4%,男性和女性患病率分别为11.1%和9.6%,男性高于女性。

肥胖和超重人群的糖尿病患病率显著增加。空腹静脉血浆葡萄糖(简称空腹血糖)和口服葡萄糖耐量试验(oral glucose tolerance test,OGTT)负荷后 2 小时血糖是诊断 2 型糖尿病的主要指标。其治疗是以生活方式干预结合控制体重、降糖、降压、调脂、抗血小板治疗等多方面的综合管理。

中医预防与治疗糖尿病有悠久的历史,积累了较为丰富的经验,具有鲜明的特色,尤其在诊治糖尿病慢性并发症方面具有一定优势。形成了包括中药、针灸、食疗、体育、推拿按摩等独特的治疗方法。

中医防治糖尿病的研究,从临床治疗经验的汇总、发掘,到循证医学理论指导下的大样本证候学特点的系统化研究,再到中医综合治疗方案的规范化临床试验,从基础理论到临床实践的研究均取得较大的进展。已经完成的国家"九五""十五"攻关课题结果显示,中医治疗糖尿病微血管并发症疗效显著,中医综合治疗方案已经建立,并在初步的临床实践中得到验证,展示了中医综合治疗糖尿病及其并发症的良好前景。

一、诊断标准

(一)中医诊断标准

(1)口渴多饮,多食易饥,尿频量多,形体消瘦。

(2)初起可"三多"症状不著。病久常并发眩晕、肺痨、胸痹、中风、雀目、疮疖等。严重者可见烦渴、头痛、呕吐、腹痛、呼吸短促,甚或昏迷厥脱危象。

(3)查空腹、餐后 2 小时尿糖和血糖,尿比重,葡萄糖耐量试验。必要时查尿酮体,血尿素氮、肌酐、二氧化碳结合力及血钾、钠、钙、氯化物等。

(二)西医诊断标准

1.糖尿病的诊断标准

(1)糖尿病诊断是依据空腹、任意时间或 OGTT 中 2 小时血糖值。空腹指 8～14 小时内无任何热量摄入;任意时间指 1 天内任何时间,与上次进餐时间及食物摄入量无关;口服葡萄糖耐量试验(OGTT)是指以 75 g 无水葡萄糖为负荷量,溶于水内口服(如为含 1 分子水的葡萄糖则为 82.5 g)。

(2)在无高血糖危象,即无糖尿病酮症酸中毒及高血糖高渗性非酮症昏迷状态下,一次血糖值达到糖尿病诊断标准者必须在另一天按三个标准之一复测核实。如复测未达到糖尿病诊断标准,则需在随访中复查明确。再次强调,对无高血糖危象者诊断糖尿病时,绝不能依据一次血糖测定值进行诊断。

(3)糖耐量减低(IGT)诊断标准:空腹血浆血糖＜7 mmol/L,OGTT 2 小时血糖≥7.8 mmol/L,＜11.1 mmol/L。

(4)空腹血糖受损(IFG)诊断标准:空腹血浆血糖≥6.1 mmol/L,＜7.0 mmol/L,OGTT 2 小时血糖＜7.8 mmol/L。

(5)IGT 和 IFG 统称为糖调节受损(IGR)。

(6)以上血糖水平均指静脉血浆葡萄糖,用葡萄糖氧化酶法测定。

(7)急性感染、创伤或其他应激情况下可出现暂时血糖升高,不能依此诊断为糖尿病,须在应激消除后复查。

(8)儿童的糖尿病诊断标准与成人一致。

(9)妊娠妇女的糖尿病诊断标准长期以来未统一,建议亦采用 75 g OGTT。

2.糖尿病的分型

糖尿病分型包括临床阶段及病因分型两方面。

(1)临床阶段:指无论病因类型,在糖尿病自然病程中患者的血糖控制状态可能经过以下阶段:①正常血糖至正常糖耐量阶段。②高血糖阶段。后一阶段中又分为两个时期:糖调节受损期和糖尿病期。糖尿病进展中可经过不需用胰岛素、为控制糖代谢而需用胰岛素及为了生存而需用胰岛素 3 个过程。

(2)病因分型:根据目前对糖尿病病因的认识,将糖尿病分为 4 大类,即 1 型糖尿病、2 型糖尿病、其他特殊类型糖尿病及妊娠糖尿病。

二、鉴别诊断

(一)口渴症

口渴症是指口渴饮水的症状,可出现于多种疾病过程中,外感热病之实热证为多见,或失血后,或其他原因导致的阴液耗伤后,与本病的口渴有相似之处。但口渴症无多食、多尿、消瘦等临床表现,一般随原发病的好转,口渴能缓解或消失,且血糖、尿糖检查呈阴性。

(二)瘿病

瘿病中气郁化火、阴虚火旺型,以急躁易怒、多食易饥、形体日渐消瘦、心悸、眼突、颈前一侧或两侧肿大为特征。其中的多食易饥、消瘦,类似消渴的中消。但瘿病还有心悸、多汗、眼突、发热、颈部一侧或两侧肿大等症状和体征,甲状腺功能检查异常等,无明显的多饮、多尿症状及血糖偏高。两者一般不难区别。

三、证候诊断

为了便于临床诊治,根据《黄帝内经》记载,将本病分为 Ⅲ 期。发展到 Ⅲ 期即为并发症期,根据各种并发症的严重程度,又分为 Ⅲ 早、Ⅲ 中、Ⅲ 晚期。

(一)Ⅰ期

消渴(糖尿病)隐匿期(脾瘅)。

1.临床特征

(1)多为肥胖形体,体质尚壮,食欲旺盛,耐久力有所减退,舌红,脉数。

(2)血糖偏高,常无尿糖,应激状态下血糖明显升高,出现尿糖。血脂多数偏高(胆固醇、甘油三酯,其中 1 项高即是)。

2.病机特点与证候

阴虚为主。常见以下 3 种证候。①阴虚肝旺证:食欲旺盛,便干尿黄,急躁易怒,舌红苔黄,脉弦细数。②阴虚阳亢证:头晕目眩,颜面潮红,舌红苔黄,脉弦或数。③气阴两虚证:四肢乏力,口渴引饮,舌质淡红,苔白而干,脉弱。

(二)Ⅱ期

消渴(糖尿病)期(消渴)。

1.临床特征

(1)常有多尿、多饮、多食、消瘦、怕热,口舌咽干,尿黄便干,舌红苔黄,脉数。

(2)血糖、糖化血红蛋白、尿糖均高,血脂偏高。

2.病机特点与证候

阴虚化热为主。常见以下 5 种证候。①胃肠结热证:大便干结,消谷善饥,口咽干燥,多饮多尿,怕热喜凉,舌红苔黄,脉数有力。②湿热困脾证:胸脘腹胀,纳后饱满,渴不欲饮,肌肉酸胀,四肢沉重,舌胖嫩红,苔黄厚腻,脉滑数。③肝郁化热证:胸胁苦满,急躁易怒,常有太息,口苦咽干,头晕目眩,易于疲乏,舌质黯红,舌苔薄黄,脉沉弦。④燥热伤阴证:口咽干燥,多饮多尿,大便干结,怕热喜凉,舌红有裂,舌苔糙黄,脉细数。⑤气阴两伤,经脉失养证:精神不振,四肢乏力酸软,体瘦,不耐劳作,舌红少苔,脉沉细无力。

(三)Ⅲ期

消渴(糖尿病)并发症期(消瘅)由于个体差异并发症的发生不完全相同,可单一出现,也可两种以上并见,严重程度也不尽相同,可能心病在早期,而眼病已进入中期或晚期。所以在研究各种并发症时,尚需拟定各种并发症发展到早、中、晚期的具体指标,总体上以全身病变及主要脏器的损害程度分辨。

1.Ⅲ早期

(1)主要病机:气阴两虚,经脉不和。

(2)临床特征:气阴两虚加腰背或肢体酸疼,或有胸闷、心悸、心痛、记忆力减退,头晕,手足麻疼,性功能减退等。但其功能仍可代偿,即维持原有的工作和生活。

2.Ⅲ中期

(1)主要病机:痰瘀互结,阴损及阳。

(2)临床特征:神疲乏力,胸闷心悸,咳有黏痰,心悸气短,头晕目眩,记忆力减退,下肢水肿,手足发凉,口唇舌黯,脉弱等。如视网膜病变进入Ⅲ～Ⅳ期,冠心病心绞痛频发,肾功能失代偿致血红蛋白下降,肌酐、尿素氮升高,脑血管病致脑供血不全而眩晕,记忆力减退不能正常工作,因神经疼痛,血管坏疽,肌肉萎缩致不能正常生活和工作。

3.Ⅲ晚期

(1)主要病机:气血阴阳俱虚,痰湿瘀郁互结。

(2)临床特征:在Ⅲ中期基础上发展成肢体残废,脏器严重受损甚至危及生命。如冠心病发展为心肌梗死、严重的心律失常、心力衰竭。肾衰竭尿毒症期。视网膜病变Ⅱ～Ⅳ期。脑血栓形成或脑出血等。

四、病因

消渴的发生与诸多因素有关,是一复合病因的综合病症。发病的内因为素体阴虚,禀赋不足。外因有饮食不节,过食肥甘;形体肥胖,体力活动减少,精神刺激,情志失调;外感六淫,邪毒侵害;化学毒物损害或嗜服温燥药物;劳欲过度,损耗阴精等。外因通过内因而发病。

(一)素体阴虚,五脏虚弱

素体阴虚,五脏虚弱是消渴发病的内在因素。素体阴虚是指机体阴液亏虚及阴液中某些成分缺乏。其主要原因是先天禀赋不足,五脏虚弱。后天阴津化生不足。

(二)饮食不节,过食肥甘

长期过食肥甘,醇酒厚味,损伤脾胃,脾胃运化失司,积热内蕴,消谷耗液,损耗阴津,易发生消渴。

(三)活动减少,形体肥胖

富贵人由于营养丰盛,体力活动减少,形体肥胖,故易患消渴。随着经济的发展,生活水平提高,由于长期摄取高热量饮食,或过多膳食,加之体力活动的减少,身体肥胖,糖尿病的发病率也逐渐增高。

(四)精神刺激,情志失调

长期过度的精神刺激,情志不舒,或郁怒伤肝,肝失疏泄,气郁化火,上灼肺胃阴津,下灼肾阴;或思虑过度,心气郁结,郁而化火,心火亢盛,损耗心脾精血,灼伤胃肾阴液,均可导致消渴的发生。

(五)外感六淫,毒邪侵害

外感六淫,燥火风热毒邪内侵散膏(胰腺),旁及脏腑,化燥伤津,也可发生消渴。

(六)久服丹药,化燥伤津

在中国古代,自隋唐以后,常有人为了壮阳纵欲或养生延寿而嗜服用矿石类药物炼制的丹药,致使燥热内生,阴津耗损而发生消渴。现服石药之风不复存在,但长期服用温燥壮阳之剂,也可导致燥热伤阴,继发消渴。

(七)长期饮酒,房劳过度

长期嗜酒,损伤脾胃,积热内蕴,化燥伤津;或房事不节,劳伤过度,肾精亏损,虚火内生,灼伤阴津可发生消渴。

五、病机

(一)发病

消渴可发生于任何年龄。中年以后发病者所占比例较大,多数起病缓慢,病势由轻渐重;青少年患消渴者所占比例较小,但发病急骤,病势较重。

(二)病位

病位在肺胃肾,涉及肝脾二脏,晚期则侵及五脏六腑,筋脉骨髓。

(三)病性

消渴以本虚标实、虚实夹杂为特点。本虚以气阴两虚为主,标实以燥热内结、瘀血内停和痰浊中阻为多见。

(四)病势

突发者重,缓发者轻;年少发病者重,年老发病者轻;单发本病者轻,出现变证者重。

(五)病机转化

1.病变早期,阴津亏耗,燥热偏盛

消渴是一个复合病因的病证。素体阴虚,五脏虚弱是消渴发病的内在因素;过食肥甘、形体肥胖、情志失调、外感六淫、房劳过度为消渴发病的重要环境因素。过食肥甘,醇酒厚味,损伤脾胃,积热内蕴;精神刺激,气郁化火;外感六淫,毒邪侵害,均可化燥伤津,发生消渴。消渴早期,基本病机为阴津亏耗,燥热偏盛,阴虚为本,燥热为标。

消渴虽有在肺、脾(胃)、肾的不同,但常相互影响,如肺燥津伤,津液失于敷布,则脾不得濡养,肾精不得滋助;脾胃燥热偏盛,上可灼伤肺津,下可耗损肾阴;肾阴不足则阴虚火旺,也可上灼肺胃,终至肺燥胃热脾虚肾亏常可同时存在,而多饮、多食、多尿三多症状常可相互并见。

2.病程迁延,久病入络,气阴两伤,络脉瘀阻

若病程迁延,阴损耗气,燥热伤阴耗气而致气阴两虚,脏腑功能失调,津液代谢障碍,气血运

行受阻,痰浊瘀血内生。消渴中阴虚的形成已如前述,气虚主要由于阴损耗气,燥热伤气,先天不足、后天失养,过度安逸,体力活动减少所致;痰浊主要由于过食肥甘厚味,损伤脾胃,健运失职,聚湿成痰所致;瘀血主要由于热灼津亏,气滞血瘀、气虚血瘀、阳虚寒凝、痰湿阻络而致。气阴两虚,痰瘀阻络,久病入络导致络病,从而产生络气郁滞、络脉瘀阻、络脉绌急、络脉瘀塞、络脉瘀结、络虚失荣等主要病理变化,而导致多种慢性并发症的发生。

(1)消渴心病:气阴两虚,心之络脉瘀阻则出现胸痹、心痛、心悸、怔忡等心系并发症,上述并发症病位在心,继发于消渴,因此称为消渴心病。其病机特点是心络郁滞或心络虚滞为发病之本,基本病理环节为心络瘀阻、心络绌急、心络瘀塞。气阴两伤,心络郁滞则气机不畅,故胸中憋闷;若心络虚滞则心痛隐隐,心悸、怔忡、气短、活动后加重;若心络瘀阻则心胸憋闷疼痛,痛引肩背内臂,胸痛以刺痛为特点;若受寒或情志刺激可诱发心络绌急,猝然不通,则见突然性胸闷胸痛发作;若心络瘀塞则气血完全阻塞不通,则突发胸痛,痛势剧烈,不能缓解,伴有大汗淋漓、口唇发绀;若病情进一步发展,心气虚衰,血运无力,络脉瘀阻、津运失常,湿聚为水而见水肿,可伴有心悸、胸闷、呼吸困难、不能平卧。

(2)消渴脑病:肝肾气阴两虚,脑之络脉瘀阻则出现眩晕、中风偏瘫、口僻、健忘、痴呆等脑系并发症,上述并发症病位在脑,继发于消渴,因此称为消渴脑病。其基本病机为肝肾气阴两虚,风痰瘀血阻滞脑络所致,基本病理环节为脑络瘀阻、脑络绌急、脑络瘀塞。若肝肾阴虚,水不涵木,肝阳上亢则头晕目眩;若痰瘀阻滞脑络,脑神失养,则健忘、反应迟钝或痴呆;若脑络绌急,气血一过性闭塞不通,脑神失用则偏身麻木、视物昏花、一过性半身不遂、语言謇涩;若脑络瘀塞,脑神失去气血濡养而发生功能障碍,而见半身不遂,口眼㖞斜,语言謇涩;若病程迁延日久,络气虚滞,络脉瘀阻,肢体筋脉失去气血濡养,则出现肢体瘫软无力,肌肉萎缩等后遗症。

(3)消渴肾病:肝肾气阴两虚,肾络瘀阻则出现尿浊、水肿、腰疼、癃闭、关格等肾系并发症,上述并发症病位在肾,继发于消渴,因此称为消渴肾病。其基本病机以肝肾气阴两虚,肾络瘀滞为发病之本,基本病理环节为肾络瘀阻、肾络瘀结。发病之初,病在肝肾,气阴两虚,肾络瘀滞。肾主水,司开阖,消渴日久,肾阴亏损,阴损耗气,而致肾气虚损,固摄无权,开阖失司,尿频尿多,尿浊而甜;肝肾阴虚,阴虚阳亢,头晕、耳鸣、血压偏高。病程迁延,阴损及阳,脾肾虚衰,肾络瘀阻。脾肾虚衰,肾络瘀阻,水液代谢障碍则水湿潴留,泛溢肌肤,则面足水肿,甚则胸腔积液、腹水;阳虚不能温煦四末,则畏寒肢冷。病变晚期,肾络瘀结,肾体劳衰,肾用失司,浊毒内停,五脏受损,气血阴阳衰败。肾阳衰败,水湿泛滥,浊毒内停,变证蜂起。浊毒上泛,胃失和降,则恶心呕吐,食欲缺乏;脾肾衰败,浊毒内停,血液化生无源,则见面色萎黄,唇甲舌淡,血虚之候;水湿浊毒上犯,凌心射肺,则心悸气短,胸闷喘憋不能平卧;肾元衰竭,浊邪壅塞三焦,肾关不开,则少尿或无尿,已发展为关格病终末阶段。

(4)消渴眼病:肝肾亏虚,目络瘀滞,则出现视物模糊,双目干涩,眼底出血,甚则目盲失明等眼部并发症,上述并发症病位在眼,继发于消渴,因此称为消渴眼病。肝肾亏虚,目络瘀滞,精血不能上承于目则视物模糊,双目干涩;病变早期,目络瘀滞,血流瘀缓,眼底可见目之络脉扩张形成葡萄珠样微血管瘤;病变中期,肝肾阴虚,阴虚火旺,灼伤目之血络,血溢脉外则眼底出血,视物模糊;病变晚期,肝肾亏虚,痰瘀阻塞目络,络息成积,目络瘀结,精血完全阻塞,不能濡养于目,则目盲失明。

(5)消渴痹痿:肝肾阴虚,络气虚滞,经脉失养,早期出现肢体麻木,疼痛,感觉障碍,晚期出现肌肉萎缩等肢体并发症,上述症状类似中医学的"痹证""痿证",继发于消渴,因此称为消渴痹痿。

肝肾阴虚,络气虚滞,则温煦充养功能障碍,可见下肢麻木发凉;痰浊瘀血瘀阻四肢络脉,不通则痛,故见肢体疼痛、窜痛、刺痛、电击样疼痛;病程日久,肾虚真精亏乏,肝虚阴血不足,肝主筋,肾主骨,络虚失荣,髓枯筋痿,则出现下肢痿软,肌瘦无力,甚则腿胫肉脱,步履全废。

(6)消渴脱疽:肝肾亏虚,肢体络脉瘀阻,则出现肢端发凉,患肢疼痛,间歇跛行,甚则肢端坏疽等足部并发症,上述症状类似于中医学的"脱疽",继发于消渴,因此称为消渴脱疽。肝肾亏虚,肢体络脉瘀滞,筋脉失养,则肢端发凉,肤温降低;病程进展,肢体络脉瘀阻,血流不畅,则出现患肢疼痛,间歇跛行,肤色黯红;病程日久,肢体络脉瘀塞,气血完全阻塞不通,患肢缺血坏死,肢端焦黑干枯;若肢体络脉瘀阻,气血壅滞,热腐成脓,则出现肢端坏疽,腐黑湿烂,脓水臭秽,甚则腐化筋骨,足残废用。

综上,消渴慢性并发症是消渴日久,久病入络所致,络病是广泛存在于消渴慢性并发症中的病理状态,其病理环节虽有络气瘀滞、络脉瘀阻、络脉细急、络脉瘀塞、络脉毒结等不同,但是"瘀阻"则是其共同的病机。因此,从络病论治消渴慢性并发症,应以通为用,化瘀通络是其重要治则,在消渴慢性并发症中,络病常是络虚与络瘀并存,治疗当以通补为宜。

3.病变后期,阴损及阳,阴阳俱虚

消渴之本在于阴虚,若病程迁延日久,阴损及阳,或因治疗失当,过用苦寒伤阳之品,终致阴阳俱虚。若脾阳亏虚,肾阳衰败,水湿潴留,浊毒内停,壅塞三焦则出现全身水肿,四肢厥冷,纳呆呕恶,面色苍白,尿少尿闭等症;若心肾阳衰,阳不化阴,水湿浊邪上凌心肺则出现胸闷心悸,水肿喘促,不能平卧,甚则突然出现心阳欲脱,气急倚息,大汗淋漓,四肢厥逆,脉微欲绝等危候;若肝肾阴竭,五脏之气衰微,虚阳外脱,则出现猝然昏仆,神志昏迷,目合口张,鼻鼾息微,手撒肢冷,二便自遗等阴阳离决之象。临床资料表明消渴晚期大多因并发消渴心病、消渴脑病、消渴肾病而死亡。

另有少数消渴患者发病急骤,病情严重,迅速导致阴津极度损耗,阴不敛阳,虚阳浮越而出现面赤烦躁,头疼呕吐,皮肤干燥,目眶下陷,唇舌干红,呼吸深长,有烂苹果样气味。若不及时抢救,则真阴耗竭,阴绝阳亡,昏迷死亡。

六、分证论治

(一)辨证思路

1.辨病位

本病病位在肺、胃、脾、肾,日久五脏六腑、四肢五官均可受累。口干舌燥,烦渴多饮,病在肺;多食善饥,多饮多尿,神疲乏力,病在脾胃;尿频量多,尿浊如膏,腰酸耳鸣,病在肾;病久视物模糊,雀目内障,病在肝;胸闷气短,胸痛彻背,病在心;神志昏迷,肢体偏瘫,偏身麻木,病在脑;肢体水肿,腰酸乏力,尿浊如膏,病在脾肾。

2.辨病性

消渴之病性为本虚标实。阴津亏耗为本虚,燥热偏盛为标实。烦渴多饮,多食善饥,大便干结,舌红苔黄,为阴虚热盛;口干欲饮,腰酸乏力,舌胖有齿印,脉沉细,为气阴两虚;口干欲饮,倦怠乏力,舌胖质黯,舌有瘀斑瘀点,为气阴两虚兼瘀血阻络;尿频量多,腰膝酸软,头晕耳鸣,舌红少苔,为肾阴亏虚;饮多溲多,手足心热,畏寒肢冷,为阴阳两虚。

消渴的基本病机是阴虚燥热,以阴虚为本,燥热为标。故治疗以养阴生津,清热润燥为基本原则。治疗应在此基础上,根据肺、胃、脾、肾病位的偏重不同,阴精亏损,阴虚燥热,气阴两虚证候的情况,配合清热生津、益气养阴及润肺、养胃、健脾、滋肾等法为治。病久阴损及阳,阴阳俱虚者,则应阴阳俱补。夹瘀者则宜活血化瘀。合并心脑疾病、水肿、眼疾、痈疽、肺痨、肢体麻木等病证者,又当视具体情况,合理选用补肺健脾、滋养肝肾、益气养血、通络祛风、清热解毒、化瘀除湿等治法。

(二)分证论治

1.阴津亏虚

症舌脉:口干欲饮,尿频量多,形体消瘦,头晕耳鸣,腰膝酸软,皮肤干燥瘙痒,舌瘦红而干,苔薄少或黄或白,脉细。

病机分析:阴津亏虚不足,脏腑失去濡养,脾胃阴虚则见口干欲饮,脾主肌肉,病久则见形体消瘦;后天之本亏虚,则五脏失去精微物质濡养,日久则肝肾亏虚,头晕耳鸣,腰膝酸软,津液不能上达于肺,则见肺燥,肺主皮毛,见皮肤干燥瘙痒;舌瘦红而干,苔薄,脉细均为阴津亏虚之征象。

治法:滋阴增液。

常用方:六味地黄丸(《小儿药证直诀》)加减。生地、山萸肉、怀山药、牡丹皮、茯苓、泽泻、麦冬、北沙参。加减:阴虚肝旺,加柴胡、赤白芍、牡丹皮、栀子;阴虚阳亢加天麻、钩藤、赤白芍、菊花、枸杞子、石决明。

常用中成药:六味地黄丸每次20~30粒,每天2次。滋阴补肾。用于肾阴亏损、头晕、耳鸣、腰膝酸软、骨蒸潮热、盗汗遗精、消渴者。杞菊地黄丸每次1丸,每天1次。滋肾养肝。用于肝肾阴亏的眩晕,耳鸣,目涩畏光,视物昏花者。

针灸:①治法:滋阴生津。②配穴:膈俞、脾俞、胰俞、肾俞、足三里、曲池、太溪。③操作:平补平泻,得气为度,留针15~20分钟。④方义:膈俞、脾俞、胰俞、肾俞等背阳穴从阳引阴,使阴生而燥热除,足三里为胃足阳明之合穴,可使气升津生,曲池、太溪泄热益阴。

临证参考:此证型多见于消渴前期,血糖偏高,多见于40岁以上的中老年患者,临床症状多不明显,仔细询问才有腰酸乏力,口干等症状,临床需结合舌象和脉象进行辨证。

2.阴虚热盛

症舌脉:烦渴多饮,多食易饥,尿频量多,舌红少津,苔黄而燥,脉滑数。

病机分析:饮食不节,积热于胃,胃热熏灼于肺,肺热伤阴,阴津耗伤,欲饮水以自救,故烦渴多饮;胃主腐熟水谷,今胃热内盛,腐熟力强,则多食易饥;肺主宣发,今肺热内盛,则肺失宣降而治节失职,饮水虽多,但不能敷布全身,加之肾关不固,故尿频量多;舌红少津、苔黄而燥,脉滑数,均为阴虚热盛征象。

治法:滋阴清热。

常用方:增液汤(《温病条辨》)加白虎汤(《伤寒论》)加减。生地、玄参、麦冬、生石膏、知母、葛根、天花粉、黄连、枳实、甘草。加减:胃肠结热,合小承气汤;肝郁化热,合大柴胡汤。

常用中成药:玉泉丸每次9g,每天4次,3个月为1个疗程。生津消渴,清热除烦,养阴滋肾,益气和中。虚热烦咳,多饮,多尿,烦躁失眠等症。用于因胰岛功能减退而引起的物质代谢、碳水化合物代谢紊乱,血糖升高之糖尿病。麻仁软胶囊每次3~4粒,每天2次。润肠通便。用于津亏肠燥之便秘。

针灸:①治法:养阴清热。②配穴:膈俞、脾俞、胰俞、肾俞、足三里、曲池、太溪、肺俞、胃俞、丰隆。③操作:平补平泻,得气为度,留针15~20分钟。④方义:膈俞、脾俞、胰俞、肾俞等背阳穴从阳引阴,使阴生而燥热除,足三里为足阳明胃经之合穴,可使气升津生,太溪泄热益阴,肺俞生津止渴,胃俞、丰隆泄热通便。

临证参考:此证型多见于消渴血糖明显升高的患者,一般血糖在 13.9 mmol/L 以上,可出现明显的三多一少症状,但目前在城市中三多一少症状并不明显,可能与健康查体早期发现糖尿病有关,而在农村由于缺少健康查体,血糖升高明显,此证型多见。

3.气阴两虚

症舌脉:典型的多饮、多尿、多食症状不明显,口干咽干,神疲乏力,腰膝酸软,心悸气短,舌体胖或有齿印、苔白,脉沉细。

病机分析:消渴日久,阴精亏虚,同时燥热日久伤及元气而致全身五脏元气不足,阴液不足,不能上承口咽而见口干咽干,脾气亏虚则神疲乏力,肾虚无以益其府故腰膝酸软,心气不足则见心悸气短;舌体胖或有齿印、苔白,脉沉细均为气阴两虚征象。

治法:益气养阴。

常用方:生脉散(《医学启源》)加增液汤(《温病条辨》)加减。黄精、太子参、麦冬、五味子、生地、玄参。加减:气虚明显者,加党参、黄芪;夹有血瘀证者,加桃仁、红花、丹参、赤芍、牡丹皮等活血化瘀药。

常用中成药:消渴丸每天 3 次,初服者每次 5 丸,逐渐递增至每次 10 丸,出现疗效后,再逐渐减少为每天 2 次的维持量。滋肾养阴,益气生津,用于多饮,多尿,多食,消瘦,体倦无力,眠差腰痛,尿糖及血糖升高之气阴两虚型消渴症。注:每 10 丸消渴丸中含有 2.5 mg 格列本脲,服用本品时禁止再服用磺脲类降糖药。渴乐宁胶囊每次 4 粒,每天 3 次,3 个月为 1 个疗程。益气养阴,生津止渴。用于 2 型糖尿病。降糖甲片每次 6 片,每天 3 次,1 个月为 1 个疗程。补中益气,养阴生津。用于气阴两虚型消渴(2 型糖尿病)。

针灸:①治法:益气养阴。②配穴:中脘、气海、足三里、脾俞、肾俞、地机、三阴交。③操作:平补平泻,得气为度,留针 15～20 分钟。④方义:中脘、气海、足三里、脾俞健脾益气,肾俞、三阴交滋补肝肾。

临证参考:本型多见于血糖控制较好的消渴患者,是临床上消渴最常见的证型,本型多与瘀血阻络证候合并出现,此时大多有消渴早期并发症。临床研究显示,益气养阴,活血化瘀治则不仅可以治疗并发症,而且可以预防并发症。

4.脾虚痰湿

症舌脉:形盛体胖,身体重着,困乏神疲,晕眩,胸闷,口干,舌胖、苔腻或黄腻,脉弦滑。

病机分析:形盛体胖,而肥人多痰湿,故湿浊内盛,湿郁肌肤故身体重着;湿浊内盛日久损伤脾气,故见困乏神疲;湿浊中阻,清阳不升,可致眩晕;消渴久入络,瘀血阻滞,气血运行不畅,阻于胸中则可见胸闷不舒;舌质黯、苔腻或黄腻,脉弦滑,均为湿浊痰瘀征象。

治法:健脾化湿。

常用方:六君子汤(《校注妇人良方》)加减。党参、白术、茯苓、生甘草、陈皮、半夏、砂仁、泽泻、瓜蒌。加减:化热加小陷胸汤。

针灸:①治法:健脾化痰。②配穴:足三里、脾俞、胰俞、丰隆、中脘。③操作:平补平泻,得气为度,留针 15～20 分钟。④方义:中脘、胰俞、足三里、脾俞健脾益气,丰隆化痰。

临证参考:本证型多见于消渴早期及消渴并发症期,消渴早期空腹血糖或餐后血糖偏高,但达不到糖尿病诊断标准,辨证以体胖,苔腻,倦怠为主要辨证依据,在消渴并发症期多见于消渴腹泻和消渴肾病,辨证以苔腻,舌胖为主要辨证依据。

5.阴阳两虚

症舌脉:小便频数,夜尿增多,浑浊如脂膏,甚至饮一溲一,五心烦热,口干咽燥,神疲乏力,耳轮干枯,面色黧黑,腰膝酸软,畏寒肢凉,阳痿,下肢水肿,舌淡,苔白,脉沉细无力。

病机分析:阴阳互根互用,病程日久,阴损及阳,造成阴阳两虚。阴阳两虚,肾之固摄失常,则见小便频数,夜尿增多,甚至饮一溲一;大量水谷精微下泄,则尿如膏脂;肾开窍于耳,五色主黑,肾阴阳两亏,可见耳轮干枯,面色黧黑;肝肾同源,肾阴阳两虚致肝主筋功能受到影响,则腰膝酸软,阳痿;肾损及脾,脾运化失司,则见神疲乏力,下肢水肿;肺主皮毛,卫阳不足则见畏寒肢凉;舌淡,苔白,脉沉细无力亦为阴阳亏虚的征象。

治法:滋阴补阳。

常用方:金匮肾气丸(《金匮要略》)加减。附子、肉桂、熟地、山萸肉、怀山药、牡丹皮、茯苓、泽泻。加减:阴虚明显者加生地、玄参、麦冬;阳虚明显者加重肉桂、附子用量,选加鹿茸、仙茅、淫羊藿等;阳虚水泛者,合用真武汤。

常用中成药:金匮肾气丸每次 20~30 粒,每天 2 次。温补肾阳,化气行水。用于肾阳虚之消渴,腰膝酸软,小便不利,畏寒肢冷。

针灸:①治法:滋阴补阳。②配穴:气海、关元、中脘、足三里、地机、肾俞、脾俞、三阴交、尺泽。③操作:均用补法,得气后留针 30 分钟。阳虚寒盛者灸气海、关元、中脘各 5 壮。④方义:气海、中脘、关元为腹阴之穴,从阴引阳,壮阳补虚,肾俞、三阴交补益肝肾,足三里、地机、脾俞、尺泽助脾胃之运化,肺之输布,诸穴相配,共奏健脾温肾,调补阴阳之功效。

临证参考:本证型多见于消渴并发症的中晚期阶段,常见于消渴肾病、消渴眼病、消渴心病、消渴脱疽、消渴痹痿等多种并发症同时并见,临床治疗应根据各并发症的轻重程度,在调补阴阳的基础上,结合辨病遣方用药。

(三)兼夹证

1.血瘀

临床表现:肢体麻木或疼痛,下肢紫黯,胸闷刺痛,中风偏瘫,或言语謇涩,眼底出血,唇舌紫黯,舌有瘀点瘀斑,或舌下青筋显露,苔薄白,脉弦涩。

病机分析:消渴日久入络,气阴两虚,气虚无力推动血行,阴虚则血失化源,而致瘀血阻络。瘀阻于肢体,则见肢体麻木或疼痛,下肢紫黯;阻于清窍,则见中风偏瘫,或言语謇涩;阻于目络,则见眼底出血;阻于胸胁,则见胸闷刺痛;血瘀之象在舌脉则表现为舌有瘀点瘀斑,或舌下青筋显露,脉弦涩。

治法:活血化瘀。

常用方:桃红四物汤(《医宗金鉴》)加减。桃仁、红花、丹参、生地、当归、赤芍、牡丹皮。

常用中成药:丹七片每次 2 片,每天 2~3 次。活血化瘀。用于血瘀气滞,心胸痹痛,眩晕头痛,经期腹痛。亦适用于消渴见血瘀证表现者。复方丹参滴丸每次 10 粒,每天 3 次。活血化瘀。理气止痛。用于胸中憋闷,心绞痛。亦适用于消渴见血瘀证表现者。苦碟子注射液:40 mL 加入 0.9%氯化钠注射液 250 mL 中,静脉滴注,每天 1 次,14 天为 1 个疗程。苦碟子注射液适用于消渴瘀血闭阻者。

临证参考:血瘀证病机贯穿于消渴始终,随着消渴病程的延长,血瘀证的表现也越来越重,血瘀证常常与气阴两虚和阴阳两虚证同时并见,活血化瘀治法常常贯穿于消渴治疗的始终,临床上单独运用活血化瘀法比较少,常与益气养阴、健脾化痰、调补阴阳等治法配合使用。

2.气滞

临床表现:胸闷不舒,喜叹息,以一呼为快,胁腹胀满,急躁易怒,或情志抑郁,口苦咽干,脉弦。

病机分析:消渴日久,痰浊、瘀血内生,阻碍气机;肝体阴而用阳,肝阴虚导致肝用失司,失于疏泄,肝郁气滞,可见胸闷不舒,胁腹胀满,喜叹息,以一呼为快,口苦咽干;肝主情志,肝郁则急躁易怒,或情志抑郁;脉弦亦为肝郁气滞的征象。

治法:疏肝理气。

常用方:四逆散(《伤寒论》)加减。柴胡、赤白芍、枳实、生甘草。

常用中成药:逍遥颗粒每次1袋,每天2次。疏肝健脾,养血调经。用于肝气不舒所致胸胁胀痛,头晕目眩,食欲缺乏。

临证参考:气滞也是消渴最常见的兼夹证候之一,可见于消渴前期、消渴期和消渴并发症期,在消渴前期和消渴期以肝郁化热多见,而在消渴并发症期以肝郁脾虚为多见,临床研究证实,疏肝理气可以改善临床症状,同时可以降低血糖。

七、变证治疗

(一)消渴肾病

发病之初,病在肝肾,气阴两虚,络脉瘀结。病程迁延,阴损及阳,脾肾虚衰。病变晚期,肾体劳衰,肾用失司,浊毒内停,五脏受损,气血阴阳衰败,变证蜂起。水湿浊毒上犯,凌心射肺可致心衰;浊邪壅塞三焦,肾关不开,则少尿或无尿,发展为关格。

1.肝肾气阴两虚,肾络瘀滞

临床表现:腰膝酸软,疲乏无力,头晕目眩,怕热,便干,双目干涩,视物模糊,舌体胖,舌质黯,或有瘀斑瘀点,苔白,脉弦细数。

治法:滋补肝肾,益气养阴,化瘀通络。

常用方:山萸肉、枸杞子、生黄芪、太子参、制首乌、生地、丹参、川芎、谷精草。

2.脾肾两虚,肾络瘀阻

临床表现:腰膝酸疼,神疲乏力,纳少腹胀,面足水肿,畏寒肢冷,夜尿多。舌体胖有齿印,舌质淡暗或有瘀斑瘀点,苔白,脉沉细无力。

治法:温肾健脾,益气活血。

常用方:仙茅、淫羊藿、白术、生黄芪、当归、川芎、丹参、猪苓、芡实、金樱子、熟大黄。

3.气血阴阳俱虚,肾络瘀结,浊毒内停

临床表现:腰膝酸疼,神疲乏力,面色萎黄,唇甲色淡,心悸喘憋,尿少水肿,纳呆呕恶,大便秘结。舌体胖,舌质黯淡无华,苔厚腻,脉沉细无力。

治法:益气养血,化瘀散结,通腑泻浊。

常用方:生黄芪、当归、卫矛、莪术、瓜蒌、大黄。

(二)消渴痹痿

肝肾阴虚,络气虚滞,经脉失养,早期出现肢体麻木,疼痛,感觉障碍,晚期出现肌肉萎缩,甚则腿胫肉脱,步履全废等并发症,因继发于消渴,故称为消渴痹痿。

1.分证论治

(1)气血两虚,络脉失荣:步履欹侧,或站立不稳,两足如踩棉花,手足指趾麻木,甚或手指不能摄物,肌肤不仁,触之木然,腓肠触痛,肌肉瘦瘪,且觉无力,张力减退。舌胖嫩红,边有齿痕,苔薄净,脉濡细。

治法:益气养血,调和营卫。

常用方:黄芪桂枝五物汤(《金匮要略》)合当归补血汤(《内外伤辨惑论》)加减。

生黄芪、当归、白芍、桂枝、白术、川牛膝、木瓜。

(2)气阴两虚,络脉瘀阻:始觉足趾发冷,渐次麻木,年经月累,上蔓至膝,渐及上肢,手指麻木,甚或痛如针刺,或如电灼,拘挛急痛,或如撕裂,昼轻夜重,轻轻抚摸,即觉疼痛,肌肤干燥,甚或皲裂,乏力,口干喜饮,大便干燥,四末欠温。舌黯红,舌体胖大,苔薄而干或少苔,脉弦细或数。

治法:益气养阴,活血通络。

常用方:生黄芪、生地黄、山萸肉、丹参、鬼箭羽、赤芍、狗脊、牛膝、木瓜、枸杞子、当归、全蝎、蜈蚣。

(3)肝肾亏虚,络虚风动:腰尻腿股剧烈疼痛,犹如刀割电灼,无时或休,入夜尤甚,腿股无力,张力低下,肌肉萎缩,久坐之后,未能站立。腰酸腿软,头晕耳鸣,骨松齿摇,舌淡,少苔或有剥裂,脉弦细无力。

治法:滋补肝肾,益精填髓。

常用方:狗脊、续断、牛膝、木瓜、杜仲、熟地黄、当归、枸杞子、菟丝子、丹参、赤白芍、炙龟甲、地龙。

2.其他治疗

(1)中成药:丹参注射液 20 mL 溶于 0.9%氯化钠溶液 250 mL 中,静脉滴注,每天 1 次。

(2)按摩:双下肢按摩可促进局部血液循环,改善症状,但用力应轻柔,或局部穴位按摩,取双侧足三里、环跳、委中、承山、三阴交、涌泉穴,每次 15 分钟,每天 1～2 次,具有滋养肝肾,疏通脉络,调畅气血的功能。

(三)消渴眼病

糖尿病日久,耗气伤阴,气阴两虚,瘀阻目络;或阴损及阳,致阴阳两虚,目络阻滞,痰瘀互结,而导致目络受损,以眼底出血、渗出、水肿、增殖,视物模糊,视力下降为主要临床表现。本病病位在目,主要涉及肝、脾、肾等脏腑;病性为本虚标实,虚实夹杂,寒热并见。在治疗上以益气养阴,滋养肝肾,阴阳双补治其本;通络明目,活血化瘀,化痰散结治其标。

临证要整体辨证与眼局部辨证相结合。首当辨全身虚实、寒热,根据眼底出血时间,酌加化瘀通络之品。早期出血以凉血化瘀为主,出血停止两周后以活血化瘀为主,后期加用化痰软坚散结之剂。

1.分证论治

(1)气阴两虚,脉络瘀滞:多饮、多尿、多食症状不典型,口咽干燥、神疲乏力、少气懒言、眠少汗多、大便干结,或头晕耳鸣,或肢体麻木、舌体胖、舌淡红、苔薄白或舌红少苔、中有裂纹、脉细或细而无力。眼症:视力减退,视网膜病变多为单纯型的Ⅰ～Ⅱ期(如见或多或少的视网膜微血管瘤。并有小点片状出血或黄白色硬性渗出)。

治法:益气生津,化瘀通络。

常用方:生脉饮(《内外伤辨惑论》)加减。

生黄芪、太子参、麦冬、五味子、枸杞子、菊花、丹参、当归。

(2)肝肾阴虚,脉络瘀阻:多饮、多尿、多食症状不明显,口干乏力、心悸气短、头晕耳鸣、腰膝酸软、肢体麻木,或双下肢微肿、大便干燥与稀溏交替出现、舌体胖嫩、舌色紫黯或有瘀斑、脉细乏力或细涩。眼症:视物模糊,或视物变形,或自觉眼前黑花漂移,甚至视力严重障碍,视网膜病变多为单纯型或由单纯型向增殖型发展(Ⅱ～Ⅳ期),如见,或多或少的视网膜微血管瘤,新旧杂陈的点片状和火焰状出血,黄白色的硬性渗出及白色的棉絮状斑,或黄斑水肿渗出,视网膜新生血管等。眼底出血多时可融合成片,或积聚于视网膜前,或形成玻璃体积血。

治法:滋补肝肾,化瘀通络。

常用方:杞菊地黄丸(《医级宝鉴》)加减。

枸杞子、菊花、熟地黄、山萸肉、怀山药、茯苓、泽泻、牡丹皮、丹参。

(3)阴阴两虚,痰瘀阻络:面色苍黄晦暗、气短乏力、腰膝酸软、畏寒肢冷、颜面或下肢水肿、食欲缺乏、大便溏泻或溏泻与便秘交替、夜尿频数、浑浊如膏、舌淡苔白、脉沉细无力。眼症:视力严重障碍。甚至盲无所见。视网膜病变多为增殖型(Ⅳ～Ⅵ期,眼底所见同前)。

治法:阴阳双补,逐瘀散结。

常用方:右归饮(《景岳全书》)加减。

附子、肉桂、鹿角胶、熟地黄、山萸肉、枸杞子、怀山药、菟丝子、杜仲、当归、淫羊藿、鬼箭羽、穿山甲、瓦楞子、浙贝母、海藻、昆布、三七。

2.其他疗法

(1)中成药:明目地黄丸水蜜丸每次6 g,小蜜丸每次9 g,大蜜丸每次1丸,每天2次。滋肾,养肝,明目。用于肝肾阴虚,目涩畏光,视物模糊等。石斛夜光丸每次5片,每天3次。清除湿热,利尿排石。用于肝肾两亏,阴虚火旺,内障目暗,视物昏花等。

(2)针灸:对于糖尿病视网膜病变1～3级,出血较少者,可慎用针刺疗法,取太阳、阳白、攒竹、足三里、三阴交、光明、肝俞、肾俞等穴,可分两组轮流取用,每次取眼区穴1～2个,四肢及背部3～5个,平补平泻。

(3)电离子导入:采用电离子导入的方式,使中药制剂直接到达眼部的病灶组织,从而促进视网膜出血、渗出和水肿的吸收,具有方法简便、创伤小、作用直接等特点。

(四)消渴脱疽

糖尿病日久,耗气伤阴,五脏气血阴阳俱损,肌肤失养,血脉瘀滞,日久化热,灼伤肌肤和/或感受外邪致气滞、血瘀、痰阻、热毒积聚,以致肉腐骨枯所致。病情发展至后期则阴损及阳,阴阳两虚,阳气不能敷布温煦,致肢端阴寒凝滞,血脉瘀阻,发为脱疽。

临证辨治要分清标本,强调整体辨证与局部辨证相结合,注意扶正与祛邪并重。内治法重在整体辨证,结合局部辨证;外治法以局部辨证为主。

1.分证论治

(1)湿热毒盛,络脉瘀阻:患趾腐黑湿烂,脓水色败臭秽,坏疽有蔓延趋势,坏死部分向近心端扩展并累及旁趾,足部红肿疼痛,边界不清,甚者肿及小腿,可伴有发热。舌质黯红或淡、苔黄腻,脉沉滑。

治法:清热利湿,解毒通络。

常用方:四妙丸(《成方便读》)加减。

苍术、黄柏、牛膝、薏苡仁、萆薢、金银花、生地、白花蛇舌草、蒲公英、川连、红花、忍冬藤、赤芍、牡丹皮、丹参。

(2)气阴两伤,络脉瘀毒:患足红肿消退,蔓延之势得到控制,患趾干黑,脓水减少,臭秽之气渐消,坏死部分与正常组织界线日趋清楚,疼痛缓解,口干,乏力,舌胖,质黯,苔薄白或薄腻,脉沉细。

治法:益气养阴,祛瘀托毒。

常用方:托里消毒散(《外科正宗》)加减。

生黄芪、太子参、丹参、白花蛇舌草、鹿衔草、麦冬、五味子、白术、桃仁、红花、地龙、川芎、丝瓜络、忍冬藤。

(3)气血两虚,络脉瘀阻:截趾创面脓腐已去,腐化筋膜组织减少,并逐渐内缩,新生肉芽红润,上皮新生,疮面渐收,足部无红肿疼痛,全身情况平稳。

治法:益气养血,化瘀通络。

常用方:生黄芪、当归、太子参、丹参、鹿衔草、鸡血藤、茯苓、山萸肉、红花、地龙、川芎、丝瓜络。

2.其他疗法

(1)局部处理:局部清创的方法有一次性清法和蚕食清法两种。一次性清法适应于:生命体征稳定,全身状况良好;湿性坏疽(筋疽)或以湿性坏疽为主,而且坏死达筋膜肌肉以下,局部肿胀明显、感染严重、血糖难以控制者。蚕食清法适应于:生命体征不稳定,全身状况不良,预知一次性清创难以承受;干性坏疽(脱疽)分界清楚者或混合型坏疽,感染、血糖控制良好者。

(2)外敷药。①湿热毒盛期:疮面糜烂,脓腔,秽臭难闻,肉腐筋烂,多为早期(炎症坏死期),宜祛腐为主,方连九一丹等。②正邪纷争期:疮面分泌物少,异味轻,肉芽渐红,多为中期(肉芽增生期),宜祛腐生肌为主,方选红油膏等。③毒去正胜期:疮面干净,肉芽嫩红,多为后期(瘢痕长皮期),宜生肌长皮为主,方选生肌玉红膏等。

(3)中药浸泡熏洗。①清化湿毒法:适用于脓水多而臭秽重、引流通畅者,药用土茯苓、马齿苋、苦参、明矾、黄连、重楼等煎汤,温浸泡患足。②温通经脉法:适用于阳虚络阻者,药用桂枝、细辛、红花、苍术、土茯苓、黄柏、百部、苦参、毛冬青、忍冬藤等煎汤,温浸泡患足。③清热解毒、活血化瘀法:适用于局部红、肿、热、痛明显,热毒较甚者,药用大黄、毛冬青、枯矾、马勃、元明粉等煎汤,温浸泡患足。中药浸泡熏洗时,应特别注意引流通畅和防止药液烫伤。

(五)消渴阳痿

糖尿病日久,肝脾肾受损,气血阴阳亏虚,阴络失荣导致宗筋不用而成。本病的病位在宗筋,主要病变脏腑为肝、脾、肾。病理性质有虚实之分,且多虚实相兼。

1.分证论治

(1)肾阳不足:阳痿阴冷,精薄精冷,头晕耳鸣,面色㿠白,精神萎靡,腰膝酸软,畏寒肢冷,短气乏力,舌淡胖润,或有齿痕,脉沉细尺弱。

治法:温补肾阳。

常用方:右归丸(《景岳全书》)加减。鹿角胶、附子、肉桂、熟地、菟丝子、当归、杜仲、怀山药、山萸肉、枸杞子。

(2)心脾两虚:阳痿不举,精神不振,心悸气短,乏力自汗,形瘦神疲,夜寐不安,胃纳不佳,面色不华,舌质淡,脉沉细。

治法:补益心脾。

常用方:归脾汤(《济生方》)加减。黄芪、白术、茯神、龙眼肉、人参、木香、当归、远志、甘草、酸枣仁。

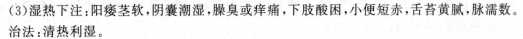

（3）湿热下注：阳痿茎软，阴囊潮湿，臊臭或痒痛，下肢酸困，小便短赤，舌苔黄腻，脉濡数。

治法：清热利湿。

常用方：龙胆泻肝汤（《医方集解》）加减。龙胆草、黄芩、栀子、泽泻、车前子、当归、柴胡、生地、薏苡仁、甘草。

加减：阴部瘙痒、潮湿甚加地肤子、蛇床子。

（4）肝郁气滞：阳痿失用，情志抑郁或易激动，失眠多梦，腰膝酸软，舌黯苔白，脉沉弦细。

治法：疏肝理气，兼以活血。

常用方：四逆散（《伤寒论》）加减。柴胡、枳实、枳壳、当归、白芍、蜈蚣、甘草、佛手、刺猬皮。

（5）气滞血瘀：阳痿不举，龟头青黯，或见腰、小腹、会阴部位刺痛或不适，舌质紫黯或有瘀斑瘀点，脉弦涩。

治法：行气活血，化瘀起痿。

常用方：少腹逐瘀汤（《医林改错》）加减。小茴香、干姜、延胡索、当归、川芎、肉桂、赤芍、生蒲黄、五灵脂。

2.其他疗法

（1）中成药：五子衍宗丸水蜜丸每次6g，小蜜丸每次9g，大蜜丸每次1丸，每天2次。补肾益精。用于肾虚精亏所致的阳痿不育、遗精早泄等。参茸丸水蜜丸每次5g，大蜜丸每次1丸，每天2次。滋阴补肾，益精壮阳。用于肾虚肾寒，腰腿酸痛等。

（2）针灸：①取穴神阙、气海、关元、肾俞、命门、百会、太溪、足三里。前三穴用灸法，余用针刺施以补法，使腹部穴热感传至阴部。②主穴取大赫、命门；配穴取足三里、气海、关元。操作采用"探刺感传法"，随意轻微使捻转，使针感传向阴茎；取"烧山火"补法，作龙眼推使，完毕，左手拇、示指用力夹住针柄上端，不使针向回松动，以右手拇指指甲从上向下刮动针柄。退针时，用左手拇、示指向下轻压，待针下松弛时，右手将针快速撤出，急速揉按针孔。③主穴取中极、归来、大赫；配穴取风池、内关。操作：针刺中极、归来、大赫时，需使针感传至尿道；针刺风池时，应是针感放射至整个头部。适用于各型患者。若命门火衰者，加腰阳关、命门、关元；心脾受损者，加脾俞、足三里、神门；肝气郁结者，加肝俞、太溪、阳陵泉；惊恐伤肾者，加心俞、志室、神门；湿热下注者，加足三里、膀胱俞、丰隆。

（六）消渴汗证

糖尿病泌汗异常病位在皮肤腠理，病位虽在表，却是体内脏腑功能失调的表现。病性为本虚标实。汗出过多主要为气虚不固或热逼汗出；汗出过少则主要为阴津亏虚。

1.分证论治

（1）阴阳失调：上半身多汗，下半身少汗或无汗，怕冷又怕热，失眠多梦，每遇情绪波动时，常易自汗，甚则汗出淋漓，舌黯苔白，脉沉细。

治法：调和阴阳。

常用方：桂枝加龙骨牡蛎汤（《伤寒论》）加减。桂枝、白芍、五味子、龙骨、牡蛎、浮小麦、炙甘草。

（2）脾肺气虚：心胸头面汗出，进食尤甚，面色㿠白，气短乏力，心悸健忘，纳呆便溏，舌质淡嫩，脉象虚弱。

治法：补益脾肺，固表止汗。

常用方：玉屏风散（《丹溪心法》）加减。黄芪、白术、防风、党参、黄精、炙甘草、生龙牡。

(3)心肾阴虚:心胸汗出,虚烦失眠,心悸健忘,头晕耳鸣,咽干舌燥,腰酸膝软,多梦遗精,骨蒸潮热,小便短赤,舌红苔白,脉象细弱。

治法:补益心肾,敛阴止汗。

常用方:六味地黄丸(《小儿药证直诀》)加减。山萸肉、熟地、怀山药、茯苓、牡丹皮、泽泻、五味子、银柴胡、陈皮。

2.其他疗法

(1)中成药:玉屏风颗粒每次 5 g,每天 3 次。益气,固表,止汗。用于表虚不固,自汗恶风等。知柏地黄丸水蜜丸每次 6 g,小蜜丸每次 9 g,大蜜丸每次 1 丸,每天 2 次。滋阴降火。用于阴虚火旺、潮热盗汗等。

(2)外治:以麻黄根、牡蛎火煅,与赤石脂、龙骨共为细末,以绢袋贮存备用。将皮肤汗液擦干后,以此粉扑之。

八、疗效评定标准

本标准是对患者治疗中总体的评定标准,在科研中应说明研究的主要目标,若单为降血糖,可按降糖程度评定,但应说明配合其他治疗的方法。各种并发症的评定标准另订。

(一)临床缓解

(1)空腹血糖<6.1 mmol/L(110 mg/dL),餐后 2 小时血糖≤8.3 mmol/L(150 mg/dL),糖化血红蛋白<6%。

(2)血脂正常。

(3)24 小时尿糖<5 g。

(4)临床症状消失。

(5)体重向标准方向发展,并在标准体重上下 20% 以内。

(6)生存质量上升 2 级以上。

(7)并发症缓解(各病症解除的具体指标另订)。

(二)显效

(1)空腹血糖<7.2 mmol/L(130 mg/dL),餐后 2 小时血糖≤10.8 mmol/L(180 mg/dL),糖化血红蛋白<8%。

(2)血脂:TC<5.96 mmol/L(230 mg/dL),TG <1.47 mmol/L(180 mg/dL)。

(3)24 小时尿糖<10 g。

(4)临床症状明显减轻。

(5)体重向标准方向发展,疗程内体重趋向标准体重>2 kg(偏瘦者,体重增加>2 kg,偏胖者,体重减少>2 kg)。

(6)生存质量提高到相应期的上限。

(7)并发症显著减轻(各病症解除的具体指标另订)。

(三)有效

(1)空腹血糖<8.3 mmol/L(150 mg/dL),餐后 2 小时血糖≤11.1 mmol/L(200 mg/dL)。

(2)血脂:总胆固醇(TC)< 6.48 mmol/L(250 mg/dL),甘油三酯(TG)<1.7 mmol/L(200 mg/dL)。

(3)24 小时尿糖<15 g。

(4)临床症状有所减轻。

(5)体重向标准方向有所发展。

(6)生存质量有所提高。

(7)合并症有所减轻(各病症解除的具体指标另订)。

(四)无效

各项指标达不到上述要求标准。

九、护理与调摄

(1)宣传消渴知识,使患者及其家属对本病有基本的认识,解除心理负担,配合医师对消渴进行合理、全面的治疗和监测。

(2)节饮食:节制饮食在消渴的调护中占有相当重要的位置。对于消渴患者来讲,无论采取何种治疗措施,不管形体、年龄、证候类型如何,合理的饮食控制是治疗成功的关键。主要包括对饮食数量、品种及规律饮食进行合理的安排。

(3)调情志:中医学认为,消渴的发生和情志异常有密切关系。发生消渴后,若情志不遂可加重病情,而调节情志可以消除内部之火,解除消渴诱发因素。日常生活中,消渴患者应避免太过或不及的情志变化,保持平和的心态,使精神内守。切忌恼怒、郁闷、忧思等不良情绪。

(4)慎起居:消渴患者平常应保持生活规律,起居有常,睡觉充足,动静结合,劳役适度,避免外邪侵入肌体。同时,保持适当、规律、定时的体育锻炼,增强体质,提高抗病能力。

(5)坚持治疗:消渴难痊愈。治疗后虽症状或有所缓解,但疾病多未痊愈,此时应注意监测病情,坚持服药治疗而万不可中断。

十、预后与转归

目前认为消渴尚无法根治,但是通过多种措施,可使本病得到良好的控制,控制良好的患者与正常人的寿命及生活质量接近,而控制不良的患者寿命缩短,生活质量明显降低。消渴常病及多个脏腑,病变影响广泛,最终引发各种并发症,形成消渴与其他病证共见的复杂局面。其预后与多种因素相关:①各项相关指标控制的好坏,血压、血糖、血脂、体重及临床症状5个指标不仅是消渴控制好坏的指标,而且也是并发症发证的重要危险因素,这五个指标控制良好者,预后较好,控制不佳者则易于发生变证,预后较差;②是否合并有并发症及其病变的程度,若并发症较少或不严重,则预后尚可,若并发症较多且较重,则预后,病情较重。

十一、古训今释

(一)病名溯源

消渴之名首见于《素问·奇病论》:"有病口甘者,病名为何? ……此肥美之所发也,此人必数食甘美而多肥也,肥者令人内热,甘者令人中满,其气上溢转为消渴。"《黄帝内经》还根据发病原因、病变部位、病理机制及临床表现的不同,又有"消瘅""肺消""鬲消""消中""风消""脾瘅"等名称。后汉张仲景继承《黄帝内经》消渴基本理论,结合自己的研究成果加以发挥,在《金匮要略》中列"消渴小便利淋病脉证并治"专篇加以讨论,仍采用"消渴"病名。唐代王焘《外台秘要·消渴消中门》引《古今录验方》曰:"消渴有三:一渴而饮水多,小便数,无脂似麸片甜者,皆是消渴也;二吃食多,不甚渴,小便少,似有油而数者,此是消中病也;三渴饮水不能多,但腿肿,脚先瘦小,阴痿弱,数小便者,是肾消病也。"较完整准确地提出了"消渴"的概念,而且将消渴进行了临床分类。

宋代王怀隐《太平圣惠方·三消论》沿用《外台秘要·消渴消中门》中消渴的分类方法,并明确提出"三消"的概念,谓:"夫三消者,一名消渴,二名消中,三名消肾。"到金元时期"三消"内容已不是"消渴""消中""消肾",而是被"上消""中消""下消"所取代,如朱震亨在《丹溪心法·消渴》中根据三多症状的偏重和部位不同,将消渴分为上、中、下三消,谓:"上消者,肺也……;中消者,胃也……;下消者,肾也……"。由于上、中、下三消分类的方法,比较明确地将消渴不同证候类型进行了脏腑定位、定性,给临床辨证用药提供了极大方便,因而被后世广泛采用。

明代医家张介宾根据前人见解,在比较全面论述"阳消"外,还明确提出"阴消"之说,其在《景岳全书·杂证谟·消渴》中谓:"消证有阴阳,不可不察。""火盛则阴虚,是皆阳消之证也,至于阴消之义则未有知之者。盖消者,消烁也,亦消耗也。凡阴阳血气之属,日见消败者,皆谓之消,故不可尽以火证为言。"虽然,"阴消"之名未被后世所接受,但"阴消"之证是客观存在的,这也是对命门火衰,水失蒸腾之消渴的进一步总结,确较前人更加全面、深刻。至此对消渴的认识已经比较全面,病名沿用至今。

(二)医论撮要

1.病因学说

(1)禀赋不足:先天禀赋不足,五脏虚弱,尤其是肾脏素虚,是消渴发病的基本原因,故《灵枢·五变》曰:"五脏皆柔弱者,善病消瘅。"本段经文为后世医家从体质因素探讨消渴的防治奠定了理论基础。唐代王焘则强调肾虚在消渴发病中的重要作用,其所著《外台秘要·消渴消中门》曰:"消渴者,原其发动,此则肾虚所致。"明代赵献可《医贯·消渴论》则曰:"人之水火得其平,气血得其养,何消之有。"说明消渴系由气血阴阳失调所致。

(2)形体肥胖:肥胖者有余之气不得利用,则化为热,热邪必耗伤阴津,此即《素问·奇病论》所谓"肥者令人内热"之意;又因肥胖之人素体湿热内盛,易于化火伤阴,故易患消渴。也即《素问·通评虚实论》"消瘅……肥贵人膏粱之疾也"。明代张介宾通过长期的临床观察,在分析各种致病因素的基础上,于《景岳全书·杂证谟·消渴》载曰:"消渴……皆富贵人病之,而贫贱者少有也。"

(3)饮食不节:长期过食肥甘醇酒厚味及辛燥刺激食物损伤脾胃,脾胃运化失司,积于胃中酿成内热,消谷耗液则发消渴。《素问·奇病论》在论述消渴病因病机时指出:"此人必数食甘美而多肥也,肥者令人内热,甘者令人中满,其气上溢,转为消渴"。唐代孙思邈《备急千金要方·消渴》详细记载了饮酒与消渴之间的关系:"凡积久饮酒,未有不成消渴……积年长夜,酣兴不解,遂使三焦猛热,五脏干燥,木石犹可焦枯,在人何能不渴。"元代朱震亨《丹溪心法·消渴》也云:"酒面无节,酷嗜炙博……脏腑生热,燥热炽盛,津液干焦,渴饮水浆,而不能自禁。"清代喻昌《医门法律·消渴论》则曰:"肥而且贵,醇酒厚味,孰无限量哉!久之食饮酿成内热,津液干涸……愈清愈渴,其膏粱愈无已,而成中消之病遂成矣。"由此可见,饮食不节,过食膏粱厚味,是患消渴的重要原因之一。

(4)情志失调:长期过度的精神刺激,可直接损伤脏腑,尤多造成肝脾损伤。郁怒伤肝,肝失疏泄,气郁化火,上灼肺津,下耗肾液,则发阴虚燥热之消渴,此即《灵枢·五变》所谓"怒则气上逆……转而为热,热则消肌肤,故为消瘅"。亦有思虑伤脾,脾不能为胃行其津液而为消渴者,如清代叶桂《临证指南医案·三消》曰:"心境愁郁,内火自燃,乃消症大病。"此外,心气郁结,郁而化火,心火亢盛,致肾阴亏损,水火不济,也可发为消渴。清代杨乘六《医宗己任编·消渴》谓:"消之为病,一原于心火炽炎……然其病之始,皆由不节嗜欲,不慎喜怒。"金代刘完素《三消论》亦云:"消渴者……耗散精神,过违其度之所成也。"以上论述均说明五志过极,气郁化火亦是罹患消渴的重要原因。

(5)劳欲过度:房事不节,劳伤过度,肾精亏损,虚火内生则"火因水竭而益烈,水因火烈而益干",终至肾虚、肺燥、胃热俱现,发为消渴。正如唐代孙思邈《备急千金要方·消渴》所谓:"消之为病……盛壮之时,不自慎惜,快情纵欲,极意房中,稍至年长,肾气虚衰,此皆由房事不节所致也。"王焘则认为房室过度、肾燥精虚与消渴的发病有一定关系,《外台秘要·消渴消中门》载曰:"房室过极,致令肾气虚耗故也,下焦生热,热则肾燥,肾燥则渴。"《济生方》也有类似论述:"消渴之疾,皆起于肾,盛壮之时,不自保养,快情纵欲,饮酒无度……遂使肾水枯竭,心火燔炽,三焦猛热,五脏干燥,由是渴利生焉。"

2.病机学说

消渴因证立名,古代医家,特别是自宋代明确提出三消概念之后,多将其分为上、中、下三消论之,病变脏腑主要责之肺、胃、肾。对消渴病机的认识,河间主燥,子和主火,朱震亨主肾虚,赵养葵、张介宾则提出命火不足之论。其中虚实互见,三焦兼病,颇为复杂,兹分列如下。

(1)阴虚燥热:阴虚燥热是传统观点中消渴的病机核心。认为素体阴虚,加之房事不节,劳欲过度,损耗阴精,导致阴虚火旺,上蒸肺胃发为消渴。《素问·阴阳别论》曰:"二阳结谓之消。"指出胃肠热结,耗伤津液是消渴的主要机制。金代刘完素在三消论中初步确立了消渴从燥热立论的学术思想,谓:"消渴之病者,本湿寒之阴气极衰,燥热之阳气太甚","燥热太甚而三焦肠胃之腠理怫郁、结滞、致密而水液不能浸润于外、营养百骸,故肠胃之外,燥热太甚,虽复多饮于中,终不能浸润于外,故渴不止,小便多者,以其多饮不能渗泄于肠胃之外而溲数也"。《医学心悟·三消》说:"三消之症,皆燥热结聚也。"《临证指南医案》亦指出:"三消之证,虽有上、中、下之分,其实不越阴亏阳亢,津涸热淫而已。"至今仍认为消渴早期,基本病机为阴津亏耗,燥热偏盛,阴虚为本,燥热为标。

(2)脾胃虚弱:脾主运化、升清,胃主受纳、腐熟水谷。若饮食不节,或情志不遂等原因致胃之受纳,脾之转输功能受损,津液不能上输则口渴欲饮,水谷不能滋养周身则形体消瘦。《素问·脏气法时论》说:"脾病者,身重善饥。"《灵枢·本脏》说:"脾脆……善病消渴。"《灵枢·邪气脏腑病形》亦说:"脾脉微小为消瘅。"晋·《脉经》载云:"消中脾胃虚,口干饶饮水,多食亦肌虚。"明代《慎斋遗书·渴》中云:"盖多食不饱,饮多不止渴,脾阴不足也。"治疗上十分重视养脾阴。戴元礼《证治要诀·消渴》则云:"三消久久不治,气极虚。"赵献可在继承前贤理论基础上,进一步完善了脾胃虚弱所致消渴之病机,其在《医贯·消渴论》载曰:"脾胃即虚,则不能输布津液故渴,其间纵有能食者,亦是胃虚引谷自救。"近代医家张锡纯也指出:"消渴一证,皆起于中焦而及于上下。""因中焦病,而累及于脾也。……致脾气不能散精达肺则津液少,不能通调水道则小便无节,是以渴而多饮多溲也"。膵即现代医学中的胰腺,《难经》称为散膏。

(3)肝郁化火:肝主疏泄,司气机之通畅,推动血液和津液的正常运行。长期过度的精神刺激,情志不舒,或郁怒伤肝,肝失疏泄,气郁化火,上灼肺胃阴津,下灼肾阴;或思虑过度,心气郁结,郁而化火,心火亢盛,损耗心脾精血,灼伤胃肾阴液,均可导致消渴的发生。有关精神因素与消渴的关系,中国历代医籍中均有论述。如《灵枢·五变》篇中说:"怒则气上逆,胸中蓄积,血气逆流……转而为热,热则消肌肤,故为消瘅。"金代刘河间《三消论》说:"消渴者……耗乱精神,过违其度,而燥热郁盛之所成也。"明代《慎斋遗书·渴》说"心思过度,……此心火乘脾,胃燥而肾无救"可发为消渴。清代《临证指南医案·三消》说："心境愁郁,内火自燃,乃消症大病。"以上均说明了情志失调,五志过极化热伤津的病理过程。另外肝主疏泄,对情志因素影响最大,故古代医家十分强调消渴的发生与肝脏有着密切关系。如清代医家黄坤载在《四圣心源·消渴》中说："消渴者,足厥阴之病也,厥阴风木与少阳相火为表里,……凡木之性专欲疏泄,……疏泄不遂……则相火失其蛰藏。"又在《素灵微蕴·消渴解》中说："消渴之病,则独责肝木,而不责肺金。"郑钦安在《医学真传·三消症起于何因》说："消症生于厥阴风木主气,盖以厥阴下水而上火,风火相煽,故生消渴诸证。"

(4)肾虚致渴:消渴的发生虽与五脏有关,但关键在于肾虚,肾虚为消渴之本,治疗上重在补肾。如东汉代张仲景认为肾虚是导致消渴的主要原因,创肾气丸治疗消渴,开补治消渴之先河;唐代《外台秘要》指出:"消渴者,原其发动此则肾虚所致。"赵献可《医贯·消渴论》从命门立论认为消渴"因命门火衰,不能蒸腐水谷,水谷之气不能熏蒸,上润于肺,如釜底无薪,锅盖干燥,故渴","其所饮之水,未经火化,直入膀胱,正谓饮一升溲一升,饮一斗溲一斗。试尝其味,甘而不咸可知矣"。清代陈士铎《石室秘录·消渴》曰:"消渴之证,虽分上中下,而肾虚以致消渴则无不同也。"《丹石玉案·消渴》曰:"盖肾之所主者,水也;真水不竭……何至有干枯消渴之病乎?唯肾水一虚,则无以制余火……而三消之患始剧矣。"

(5)血瘀痰凝:关于瘀血与消渴关系的描述,古代文献早有记载,从《灵枢·五变》曰:"其心刚,刚则多怒,怒则气上逆,胸中蓄积,血气逆留,臗皮充肌,血脉不行,转而为热,热则消肌肤,故为消瘅。"对瘀血产生口渴的机制,唐容川《血证论》有精辟论述:"瘀血在里则口渴,所以然者,血与气本不相离,内有瘀血,故气不得通,不能载水津上升,是以为渴,名曰血渴,瘀血去则不渴矣。"至于痰湿所致之消渴,古书载有:"上消者,肺病也。……盖火盛则痰燥,其消烁之力,皆痰为之助虐也";"中消者,胃病也。……痰入胃中,与火相乘,为力更猛,食入即腐,易于消烁"。可见古代医家对痰凝血瘀与消渴之关系早有明确认识。

综上所述,古代医家对消渴病机的认识既有主肺燥、胃热、肾虚而论之者,又有从脏腑功能失调,本虚标实,三消同病而阐述者;从受损脏腑言之,则与肺、胃、肾三脏关系密切,其中以肾虚为病机之关键。无论下消之病或三消同病,病既及于下,即当以肾为主,而肾虚之中又以阴虚为常,火衰为变。若迁延日久不愈,可致精血枯竭,阴阳俱衰并发诸症。

3.治则治法

消渴治则是在历代医家有关消渴理论指导下,根据消渴病因、病机、病位、病势及变证等确立,实质上也是辨证论治精神的具体体现。综合古代医家所确立的消渴治则治法主要有:三消分治、新久异治、补肾治本等。

(1)三消分治:古代医家认为消渴口渴多饮,消谷善饥,尿频量多等三消证候各有其不同的病因、病机,因此应分而论之。如明代马兆圣《医林正印·三消》曰:"凡消渴者,是心火刑肺金而作渴,法当降火清金;凡消中者,胃也,法当下之;凡下消者,肾也,法当滋阴。"文中所言消渴是相对消中、消肾而言,此处专指消渴之上消。虽然马氏所论"消中者,法当下之"未被后世广泛采用,但消渴见有阳明腑实,津伤燥结之证选用调胃承气汤通下热结;因瘀热互结所致消渴选用桃核承气汤加味泻下瘀热;消渴见有阳明里热炽盛,肠燥便秘之证投麻子仁丸润肠通腑取效的报道并不鲜见,可供研究者参考。清代著名医家程钟龄在总结历代医家有关三消分治论述的基础上,将这一理论加以系统整理,其在《医学心悟·三消》提出:"三消之证,皆燥热结聚也。大法,治上消者,宜润其肺,兼清其胃;治中消者,宜清其胃,兼滋其肾;治下消者,宜滋其肾,兼补其肺。夫上消清胃者,使胃火不得伤肺也;中消滋肾者,使相火不得攻胃也;下消清肺者,滋上源以生水也。三消之治,不必专执本法而滋其化源则病易痊矣。"这一理论可谓深得消渴治则之要旨,系三消分治之总纲,为后世从三消分治消渴奠定了坚实的理论基础。

(2)新久异治:所谓新久异治是指古代医家根据消渴发展的不同阶段、不同病理机制及相应的证候特点而采取分阶段治疗的法则。如明代李梴《医学入门·消渴》谓:"治消渴初宜养肺降心,久则滋肾养脾。盖本在肾,标在肺,肾暖则气上升而肺润,肾冷则气不升而肺焦。"明代医家方隅根据消渴初起多实,久病多虚,初起多用清法,日久多用补法的特点,在《医林绳墨·消渴》中提出:"消渴初起,用人参白虎汤,久而生脉饮;中消初发,调胃承气汤,久则参苓白术散;肾消初起,清心莲子饮,久则六味地黄丸。"上述论点在今日临床上具有较强的指导意义。

(3)补肾治本:古代部分医家认为,消渴虽有上、中、下三消之分,肺燥、胃热、肾虚之别,但关键在于肾虚,因此强调补肾治本。东汉张仲景开补肾治疗消渴之先河,在《金匮要略·消渴小便利淋病脉证并治》中说:"男子消渴,小便反多,以饮一斗,小便一斗,肾气丸主之。"张介宾《景岳全书·杂证谟·三消》则云:"凡治消之法,最当先辨虚实,若察其脉证,果为实火致耗津液者,但去其火则津液自生,而消渴自止;若由真水不足,则系属阴虚,无论上中下,急宜治肾,必使阴气渐生,精血渐复,则病必自愈。若但知清火,则阴无以生,而日渐消败,益以困矣。"明代医家赵献可在《医贯·消渴论》中指出:"治消之法,无分上中下,先治肾为急……滋其肾水则渴自止矣。"清代陈士铎《石室秘录·消渴》也云:"消渴之证,虽分上中下,而肾虚以致渴则无不同也。故治消渴之法,以治肾为主,不必问其上中下三消也。"

(4)滋阴清热:基于对消渴阴虚燥热病机认识,滋阴清热一直是古今医家辨治消渴的总则。东汉张仲景在《金匮要略》,中也以阴虚燥热立论。认为胃热是消渴的基本病机,创白虎汤、白虎加人参汤等治疗方剂,至今仍有效的指导着临床实践。如唐代《备急千金要方·消渴》,载云:"夫内消之为病,当由热中所作也。"在治疗上收载治疗消渴的方剂 52 首,其中用药以天花粉、麦冬、黄连、地黄等清热滋阴生津之品为多。金元时期的刘河间、张子和等发展了三消理论,提倡三消燥热学说,主张治三消当以清热泻火,养阴生津为要。如刘河间的《三消论》认为治疗消渴应"补肾水阴寒之虚,而泻心火阳热之实,除肠胃燥热之甚,济人身津液之衰"。推崇白虎汤、承气诸方,用药多偏寒凉。《医学心悟·三消》提出:"治上消者,宜润其肺,兼清其胃;治中消者,宜清其胃,兼滋其肾;治下消者,宜滋其肾,兼补其肺。夫上消清胃者,使胃火不得伤肺也;中消滋肾者,使相火不得攻胃也;下消清肺者,滋上源以生水也。"基本概括了滋阴清热的治疗方法。

(5)健脾益气:古代医家针对脾气虚弱所致之消渴则提出了健脾益气之法。如张洁古在《医学启源》中指出:"白术散,诸治烦渴津液内耗,不问阴阳,服之止渴生津液。"明代赵献可《医贯·消渴论》,也云:"脾胃既虚,则不能敷布其津液,故渴。……唯七味白术散,人参生脉散之类,才是治法。"李梴在《医学入门·消渴》,中指出:"治渴初宜养肺降心,久则滋肾养脾。……养脾则津液自生,参苓白术是也。"周慎斋治消渴则强调以调养脾胃为主,重用参苓白术散。清代医家张锡纯认为消渴"因中焦膵病,而累及于脾也"。治疗上重用黄芪、怀山药、鸡内金、猪胰等益气健脾之品。自拟玉液汤、滋膵饮治疗消渴多获效。

(6)疏肝化痰:古代医家针对肝郁气滞、痰湿内阻所导致的消渴提出了疏肝化痰治法。如刘河间《三消论》提出:"治上消、鬲消而不欲多食,小便清利,宜小柴胡汤。"清代医家费伯雄则认为痰邪与消渴的发病有密切关系,因此强调用化痰法治疗消渴,其在书中指出:"上消者,肺病也,当于大队清润中,佐以渗湿化痰之品,……中消者,胃病也,……宜清阳明之热,润燥化痰。"

(7)活血化瘀:唐容川在《血证论》中提出了瘀血致渴的病机及活血化瘀的治法,"瘀血在里则口渴,所以然者血与气本不相离,内有瘀血,故气不得通,不能载水津上升,是以为渴,名曰血渴,瘀血去则不渴矣"。古代医家基于血瘀致渴的病机制论将活血化瘀药物应用于消渴的治疗,如《王旭高医案》就记载了运用大黄蟅虫丸治疗消渴的案例。至今随着糖尿病之瘀血研究的不断深入,活血化瘀法已广泛运用于糖尿病及血管神经并发症的防治。

从历代医家有关论述可知,消渴治则治法是在辨证论治基础上确立的,每种法则又各有其一定的适用范围,因此在运用这些法则时必须善于从复杂多变的疾病现象中抓住本质,治病求本;或根据病变部位的不同三消分异;或根据疾病发展的不同阶段新久异治;或根据邪正斗争所产生的虚实变化扶正祛邪。只有这样,在临床上才能取得满意疗效。

4.方药方剂

在长期医疗实践中,积累了极为丰富的防治糖尿病及慢性并发症的宝贵经验,其中药物疗法内容最为丰富,在中国历代医籍中有关治疗消渴及并发症的方药(包括复方、单方、验方、汤剂、散剂、丸剂等)十分繁多。如唐代《备急千金要方》,载有治疗消渴的处方55首,药物110种;《外台秘要》,载方86首,药物119种;宋代《太平圣惠方》,载有治疗三消的处方177个,药物172种;《圣济总录》,载有三消的处方196个,药物192种;明代《普济方》,集明之大成,记载三消的处方697个,药物达4 198种。清代《古今图书集成医部全录·渴门》,载治疗消渴的复方95首,单方135首。其中最常用的药物有一百余种。如常用益气药:人参、黄芪、西洋参、党参、怀山药等;常用滋阴生津药:生地、熟地、玄参、麦冬、天门冬、葛根、天花粉、五味子、白芍药、乌梅、沙参、芦根、梨汁、知母、枸杞、山萸肉、桑椹、蚕茧、玉竹、黄精等;常用的清热药:生石膏、知母、黄连、黄柏、黄芩、栀子、桑白皮、地骨皮、薏苡仁等。

5.其他疗法

(1)针灸疗法:关于针灸治疗消渴在中国已有久远的历史。《史记·扁鹊仓公列传》,记载了最早的消渴灸治病例。晋代皇甫谧著《针灸甲乙经》,详细记载了消渴的针灸穴位。如"消渴身热,面目黄,意舍主之;消渴嗜饮,承浆主之;消渴,腕骨主之,黄瘅热中喜饮,太冲主之;消瘅善饥,气走喉咽而不能言,大便难……口中热,唾如胶,太溪主之;热中,消谷善饥……足三里主之"。唐代孙思邈著《备急千金要方》,将《针灸甲乙经》,中6个治疗消渴的穴位增至35个,将《针灸甲乙经》,中的循5经取穴扩大到循8经取穴,并对奇穴作了补充。如:"消渴咽喉干,灸胸膛五十壮,又灸足太阳五十壮。""消渴小便数,灸两手小指头及足两小趾头,并灸项椎佳"。且以"曲泉、阴谷、阳陵泉、复溜此诸穴断小行最佳,不损阳气,亦止遗溺也"。其他穴位还有阳池、阴市、中封、然谷、太白、大都、跌阳、行间、大敦、隐白、涌泉、水道、肾系、胃管下输、小肠俞、手厥阴、足厥阴等。宋代王执中撰《针灸资生经》,又增添8个治疗消渴的新穴:商丘、关冲、曲池、劳宫、中膂俞、兑端、水沟、阳纲。明代《晋济方》,搜集了明以前针灸治疗消渴的处方,辨证取穴18种,穴位总计44个,其他如《针灸大成》《针灸大全》《针灸聚英》《神应论》,等针灸医籍新增的穴位有少商、曲泽、金津、玉液、列缺、中脘、照海、廉泉等。清代《针灸集成》,则更强调针灸治疗消渴应分型论治,辨证取穴。如:"消渴饮水,取人中、兑端、隐白、承浆、然谷、神门、内关、三焦俞;肾虚消渴,取然谷、肾俞、腰俞、中膂俞……灸三壮;食渴取中脘、胃俞、三焦俞、太渊、列缺,针皆泻。"

同时,孙思邈还强调消渴宜早期采用针灸治疗,若本病迁延,易合并皮肤感染,则不宜采用灸刺。"凡消渴经百日以上者,不得灸刺,灸刺则于疮上漏脓水不歇,遂成痈疽,羸瘦而死。亦忌有所误伤,但作针许大疮。所饮之水。皆于疮中交成脓水而出,若水出不止者必死,慎之慎之。初得患者,可如方灸刺之"。

(2)气功疗法:在《黄帝内经》中就有用导引、行气、按摩治疗疾病的记载。《素问·遗篇刺法论》载"寅时面向南,净神不乱思,闭气不息七遍"的练功方法。晋代名医葛洪专论吐纳导引的理论和方法,提出以呼吸吐纳"行气",可"内以养身","外以却邪"。隋朝医家巢元方则提出消渴气功宣导法"解衣恢卧,伸腰瞋少腹,五息止,引肾去消渴"。唐王焘撰《外台秘要》记载:"法云:解衣俶卧,伸腰月真少腹,五息止,引肾,去消渴,利阴阳。解衣者使无呈碍,俶卧者无外想使气易行,伸腰者使肾无逼蹙,月真者大努使气满,少腹者,摄腹牵气使五息即止之,引肾者,引水来咽喉,润上部,去消渴枯槁病,利阴阳者,饶气力也。"清代《古今图书集成医部全录·渴门》,收集了治疗消渴的5种导引方法。

(3)饮食疗法:中医学最早提出了消渴的饮食疗法。如孙思邈在《备急千金要方》中提出消渴首先应"以食治之,食疗不愈,然后命药",强调了饮食疗法的重要性,另外还提出了消渴人应控制米面咸食和水果,比过去误认为最先用饮食控制方法治疗糖尿病的JohnRollo早千余年。消渴"其所慎有三:一饮酒,二房室,三咸食及面,能慎此者,虽不服药而自可无他,不知此者,纵有金丹,亦不可救,深思慎之"。另外,唐代《外台秘要》:"此病特慎麝鹿肉,须慎酒炙肉咸物……忌热面并干脯一切热肉粳米饭李子等。"而且对饮食控制疗法的实施,提出了具体要求,主张"食欲得少而数,不欲顿而多",即少食多餐。

(4)体育疗法:隋朝巢元方在《诸病源候论》中指出:消渴人应"先行一百二十步,多者千步,然后食之"。这比过去误认为最先用体力活动治疗糖尿病的 TohnBrown 要早千余年。另外,唐《外台秘要》也强调消渴患者宜食后"即须行步",不宜"饮食便卧,终日久坐",还主张患者作适当的体力劳动,"人欲小劳,但莫劳疲极也"。

(5)心理疗法:对消渴人来说,几乎不同程度的都存在着焦虑、忧郁、烦恼、失望和沮丧的不良情绪,不利于疾病的康复。因此通过语言疏导,移精变气,琴棋书画,旅游观光,意念联想等心理调整方法,使患者摆脱不良情绪的困扰,创造坦然开朗之心境,以利疾病的康复。清代叶天士治疗一消渴患者时,认为应使注意力特移至栽花种竹等园艺之作,服药才可奏效。就运用了心理疗法。

6.有关并发症的论述

古代医家有关消渴变证的论述较多,归纳起来常见以下几种。

(1)痈疽:消渴之病,燥热内盛,耗伤津液,水谷精微随尿流失,津枯液涸,经脉涩滞,营卫失调,气血不畅,热毒滞留,遂发痈疽。消渴源不除,则热毒生之不断,此起彼伏,久治不愈。正如唐代孙思邈《备急千金要方·消渴》所言:"消渴之人,愈与未愈,常须思虑有大痈。"隋代巢元方《诸病源候论·消渴候》在论述其发病机制时认为:"以其内热小便利故也,小便利则津液竭,津液竭则经络涩,经络涩则荣卫不行,则由热气留滞,故成痈疽。"《圣济总录》记载:"能食而渴者必发脑痈、背痈。"明代马兆圣则认为消渴并发痈疽之机制为阴虚阳盛,水火不能相济或火性炎上,留于分肉所致,其在《医林正印·三消》曰:"三消者,乃阴虚阳盛之症,水火不能相济也……或猛火盛炎,留于分肉,则发痈疽,此又病深而症之变也。"

(2)水肿:消渴日久,阴损及阳,或过用寒凉,伤阳损气,致水气既不得蒸腾于上,又不能下输膀胱,必潴留于内,泛溢周身肌肤,则出现水肿。宋代《圣济总录·消渴门》谓:"此久不愈,能为水肿痈疽之病","土气弱不能制水,消渴饮水过度,脾土受湿而不能有所制,则泛溢妄行于皮肤肌肉之间,聚为水肿胀满,而成水也"。金代刘完素则从火热论之,其在《三消论》中谓:"夫消渴者……

热甚而膀胱怫郁,不能渗泄,水液妄行而上肿也",从而补充了前贤之未备。

(3)目盲、耳聋:消渴日久,伤精耗血,致肝肾两亏。肝开窍于目,肾开窍于耳,精血不能上承于头面以濡养耳目,耳目失养,故成目盲、耳聋等病证。金代刘完素《三消论》曰:"夫消渴者,多变聋盲目疾、疮痈痤痱之类,皆肠胃燥热怫郁,水液不能浸润于周身故也。"明代戴元礼更加明确提出精血亏虚是发生本病的主要病机,其在《证治要诀·消渴》谓:"三消久之,精血既亏,或目无所见,或手足偏废如风疾"。本病之临床表现虽有在目、在耳之别,但其病变机制则一,故临床上常将两者归属一类病证加以讨论。

(4)肺痿、痨嗽:消渴患者常因燥热偏盛,熏灼于肺,耗伤肺津出现阴虚肺热之咳嗽、痰中带血、潮热、盗汗等痨嗽之证。若久嗽不愈则可发生肺痿,故《金匮要略》曰"肺痿之病,从何得之,或从汗出,或从呕吐,或从消渴,小便利数……重亡津液,故得之"。金代刘完素在《三消论》中亦有消渴可并发"肺痿痨嗽""蒸热虚汗"之记载。

(5)中风:《黄帝内经》最早提出形体肥胖、过食膏粱厚味是消渴并发中风之重要因素,《素问·通评虚实论》曰:"消瘅仆击,偏枯……肥贵人则高粱之疾也"。明代医家戴元礼则认为消渴日久,精血亏虚,筋脉失养是本病之另一重要病机,其在《证治要诀·三消》谓:"三消久之,精血既亏……或手足偏废如风疾。"

(6)痿痹:消渴日久伤精耗血,肝肾阴虚,气血亏虚,不能濡养肌肉筋骨,故肢体麻木、疼痛、痹证、痿证。元代《丹溪心法·消渴》曰:"热伏于下,肾虚受之,腿膝枯细,骨节酸疼。"《普济方》记载了消渴日久可见"四肢痿弱无力""手足烦疼"。《续名医类案》也有消渴日久出现"足膝痿弱,寸步艰难"的记载。《王旭高医案》记载了消渴出现"手足麻木"的病例。清代汪蕴谷也认为肾阴亏虚是发生本病的主要病机,其在《杂证会心录》谓:"消渴一证,责在于下,肾水亏虚,则尤火无所留恋……若火灼在下,耳轮焦而面黑,身半以下,肌肉尽削。"

(7)心痛:《伤寒论·辨厥阴病脉证并治》记载:"厥阴之为病,消渴,气上撞心,心中疼热,饥而不欲食。"隋代《诸病源候论·消渴候》还记载了"消渴,心中疼"。

(8)泄泻:清代吴谦等在《医宗金鉴·消渴》则论述了消渴并发泄泻之机制,"三消,饮水多不能食。……湿多苔白滑者,病之则传变水肿泄泻"。

(9)阳痿:阳痿古称阴痿。如《素问·阴阳应象大论》云:"年六十,阴痿,气大衰。"明代张介宾在《类经》中释曰:"阴痿,阳不举也",指出阴痿即是阳痿。有关消渴合并阳痿古医籍中曾有记载,如金代李杲《兰室秘藏》中就有消渴人"四肢痿弱,前阴如冰"的记载,明代赵献可在《医贯》中有消渴人"或为白浊阴痿"的记载。

(10)脱疽:《卫生宝鉴》有"足膝发恶疮,至死不救","足趾患疽,若黑若紫不治"等记载。《续名医类案》有消渴"脚背发疽"及"足黑腐而死","足大指患疽,色紫"等类似糖尿病足的记载。

(11)口腔并发症:许多古籍文献中有消渴并发齿痛、齿摇、齿落、口舌生疮等口腔并发症的记载。如《先醒斋医学广笔记》记载消渴患者"骤发齿痛""满口痛不可忍,齿俱动摇矣""口舌生疮或牙龈溃蚀,咽喉作痛""舌本上腭腐碎"。

(12)急性并发症:《张氏医通》还记载了急性并发症,如消渴出现的"烦热烦渴""头痛""呕吐""昏昏嗜卧"的症状类似糖尿病酮症酸中毒及糖尿病昏迷前期的症状。

(魏新颖)

第五节　汗　证

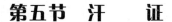

汗证是指人体阴阳失调，营卫不和，腠理不固引起汗液外泄失常的一类病证。根据汗出的临床表现，可分为自汗、盗汗、脱汗、战汗、黄汗五种。

早在《黄帝内经》中就有对汗的生理和病机的精辟论述，《素问·宣明五气篇》载"心为汗"，《素问·阴阳别论篇》载"阳加于阴谓之汗"，明确指出汗为心液，为心所主，是阳气蒸化阴液而形成。《灵枢·五癃津液别》曰："天暑衣厚则腠理开，故汗出……天寒则腠理闭，气湿不行，水下留于膀胱，则为溺与气。"《素问·经脉别论》曰："故饮食饱甚，汗出于胃；惊而夺精，汗出于心；持重远行，汗出于肾；疾走恐惧，汗出于肝；摇体劳苦，汗出于脾。"均阐明了出汗与外界环境的关系，及汗证与脏腑的关系。

在病机上《灵枢·经脉》曰："六阳气绝，则阴与阳相离，离则腠理发泄，绝汗乃出。"这些论述为后世认识和治疗汗证奠定了理论基础。汉代张仲景将外感病汗出的症状分为汗出、自汗出、大汗出、手足濈然汗出、头汗出、额汗出、汗出而喘、盗汗和黄汗等，并根据汗出的性质、程度、部位来推断疾病的病机，判别表、里、寒、热、虚、实的差异，拟定了桂枝汤、白虎汤、承气汤、茵陈蒿汤等，给予对证治疗。有关盗汗，《金匮要略·水气病脉证并治》指出："食已汗出，又常暮盗汗者，此劳气也。"《金匮要略·血痹虚劳病脉证并治》又指出："男子平人，脉虚弱细微者，喜盗汗也。"有关战汗，《伤寒论·辨太阳病脉证并治》指出："太阳病未解，脉阴阳俱实，必先振栗，汗出而解。"有关黄汗，《金匮要略·水气病脉证并治》指出："黄汗之为病，身体肿，发热汗出而渴，状如风水，汗沾衣，腰髋驰痛，如有物在皮中状，剧者不能食，身疼重，烦躁，小便不利。"以上论述对后世认识和治疗汗证很有启发。前人有自汗属阳虚，盗汗属阴虚之说，系指自汗、盗汗发病的一般规律，但不能概括全部，如《丹溪心法》载："自汗属气虚、血虚、湿、阳虚、痰""盗汗属血虚、气虚。"《景岳全书·汗证》载："自汗、盗汗亦各有阴阳之证，不得谓自汗必属阳虚，盗汗必属阴虚也。""凡伤寒欲解，将汗之时，若是正气内盛，邪不能与之争，汗出自不作战，所谓不战，应知体不虚也。若其人本虚，邪与之争，微者为振，甚者为战，正胜邪则战而汗解也"。《温疫论》对战汗的发生机制，以及病情转归的关系都有一定见解，认为战汗在临床上常作为观察病情变化和预后的一个重要标志。清代王清任《医林改错·血府逐瘀汤所治之症目》曰："竟有用补气、固表、滋阴、降火，服之不效，而反加重者，不知血瘀亦令人自汗、盗汗，用血府逐瘀汤。"对血瘀导致自汗、盗汗的治疗作了补充。

西医学多种疾病如甲状腺功能亢进、自主神经功能紊乱、更年期综合征、风湿热、结核病、低血糖、虚脱、休克及肝病、黄疸等某些传染病以汗出为主要症状者，均可参考本篇进行辨证论治。

一、病因病机

本病大多由邪客表虚、营卫不和，肺气亏虚、卫表不固，阳气虚衰、津液失摄，阴虚火旺、虚火烁津，热邪郁蒸、迫津外泄等所致。

（一）营卫不和

阴阳偏盛、偏衰之体，或表虚之人，卒感风邪，可使营卫不和，卫强营弱，卫外失司，营阴不能内守而汗出。

（二）肺气亏虚

素体虚弱，病后体虚，或久患咳喘之人，肺气不足，肌表疏松，腠理不固而汗自出。如明代王肯堂《证治准绳·自汗》曰："或肺气微弱，不能宣行荣卫而津脱者"。

（三）阳气虚衰

《素问·生气通天论》云："阳者卫外而为固也"。久病重病，脏气不足，阳气过耗，不能敛阴，卫外不固而汗液外泄，甚则发生大汗亡阳之变。

（四）虚火扰津

烦劳过度，精神过用，伤血失精，致血虚精亏，或邪热伤阴，阴液不足，虚火内生，心液被扰，不能自藏而外泄作汗，如《素问·评热病论》云："阴虚者，阳必凑之，故少气时热而汗出也"。

（五）心血不足

劳心过度，或久病血虚，致心血不足，心失所养，心液不藏而外泄则盗汗。

（六）热邪郁蒸

风寒入里化热或感受风热、暑热之邪，热淫于内，迫津外泄则大汗出，如《素问·举痛论》载："炅则腠理开，荣卫通，汗大泄。"或因饮食不节，湿热蕴结，熏蒸肝胆，见汗出色黄等。

综上所述，汗证的病位在卫表肌腠，其发生与肺、心、肾密切相关。病机性质有虚、实两端。由热邪郁蒸，迫津外泄者属实；由肺气亏虚、阳气虚衰、阴虚火旺所致者属虚，因气属阳，血属阴，故此类汗证总由阴阳失衡所导致，或为阴血不足，虚火内生，津液被扰而汗出，或为阳气不足，固摄无权，心液外泄而汗出；至于邪客表虚，营卫不和则为本虚标实之证。古有自汗多阳气虚，盗汗多阴血虚之说，此为常理，但临证每见兼夹错杂，需详加鉴别。

二、诊断

（1）不因外界环境影响，在头面、颈胸、四肢、全身出汗超出正常者为诊断的主要依据。

（2）昼日汗出溱溱，动则益甚者为自汗；寐中汗出津津，醒后自止者为盗汗；在外感热病中，全身战栗而汗出为战汗；在病情危重时全身大汗淋漓，汗出如油者为脱汗；汗出色黄，染衣着色者为黄汗。

三、相关检查

血沉、抗"O"、血清甲状腺激素和性激素测定、胸部 X 线摄片、痰培养等，以鉴别风湿热、甲状腺功能亢进、肺结核等疾病引起的汗多。

四、鉴别诊断

生理性汗出与病理性汗出出汗为人体的生理现象。因外界气候、运动、饮食等生活环境等因素影响，稍有出汗，其人并无不适，此属正常现象，应与病理性汗出鉴别。

五、辨证要点

（一）辨虚实

邪气盛多实，或存表，或在里，或为寒，或为热；正气衰则虚，或气虚，或血虚，或阴虚，或阳虚；

正衰邪恋则虚实夹杂。一般来说自汗多属气虚不固,然实证也或有之;盗汗多属阴虚内热,然气虚、阳虚、湿热也间或有之;脱汗多属阳气亏虚,阴不内守,阴极阳竭。黄汗多属感受外邪,湿热内蕴,则为实证。战汗则常发于外感热病,为邪正相争之证以实证为主,若病变重者正不胜邪,则可出现虚实错杂的情况。

(二)辨寒热

汗证由热邪迫津外泄或阴虚火旺,心液被扰而失常者属热;由表里阳气虚衰,津液不固外泄为汗者属寒。

六、治疗原则

治疗当以虚者补之,脱者固之,实者泄之,热者清之,寒者热之为原则。虚证当根据证候的不同而治以益气、温阳、滋阴、养血、调和营卫;实证当清泄里热、清热利湿、化湿和营;虚实夹杂者,则根据证候的虚实主次而适当兼顾。此外,汗证以腠理不固,津液外泄为基本病变,故可酌加麻黄根、浮小麦、牡蛎等固涩止汗之品。

七、分证论治

(一)自汗

1.营卫不和

主症:汗出恶风,周身酸楚。

兼次症:或微发热,头痛,或失眠,多梦,心悸。

舌脉:苔薄白,脉浮或缓。

分析:营卫失和,腠理不固,故汗出恶风,周身酸楚。如风邪在表者,则兼见头痛,发热,脉浮等。营卫不和,心失所养,心神不宁,则失眠,多梦,心悸,苔薄白,脉缓。

治法:调和营卫。

方药:桂枝汤。本方解肌发表,调和营卫。既可用于风寒表虚证,又可用于体虚营卫不和之证。方中桂枝温经解肌,白芍敛阴和营,桂枝、白芍同用,调和营卫以使腠理固密,佐生姜、大枣、炙甘草和中,助其调和营卫之功。

若气虚明显,加黄芪益气固表;失眠多梦、心悸者,加龙骨、牡蛎,以安神止汗。

2.肺气虚弱

主症:汗出恶风,动则益甚。

兼次症:久病体虚,平时不耐风寒,易于感冒,体倦乏力。

舌脉:苔薄白,脉细弱。

分析:肺主皮毛,病久体虚,伤及肺气,皮毛不固而见汗出畏风,平素易于感冒,动则耗气,气不摄津,故汗出益甚,体倦乏力,脉细弱,苔薄白,均为肺气不足之征。

治法:益气固表。

方药:玉屏风散。本方益气固表止汗,用于肺气虚弱、卫气不固的自汗。方中黄芪补气固表,白术健脾补气以实表,佐防风祛风走表而助黄芪固表之力。

汗多者加麻黄根、浮小麦、五味子、煅牡蛎以止汗敛阴。病久脾胃虚弱者合用四君子汤培土生金。兼中气虚者加补中益气汤补中益气。

3.心肾亏虚

主症:动则心悸汗出,或身寒汗冷。

兼次症:胸闷气短,腰酸腿软,面白唇淡,小便频数而色清,夜尿多。

舌脉:舌质淡,舌体胖润,有齿痕,苔白,脉沉细。

分析:久病重病,耗伤心肾之阳,阳气不足,不能护卫腠理,故见汗出;心失温养则见心悸。身寒,腰酸腿软,面白唇淡,小便频数而色清,夜尿多,舌质淡体胖有齿痕,苔白,脉沉细,均为肾阳亏虚之征。

治法:益气温阳。

方药:芪附汤加味。本方补气温阳,主治气阳不足,虚汗不已之证。方中黄芪益气固表止汗,附子温肾益阳。以振奋卫气生发之源。

乏力甚加人参、白术、大枣补中益气;四肢厥冷加桂枝、肉桂通阳补肾;汗多者加浮小麦、龙骨、牡蛎以止汗敛阴。

4.热郁于内

主症:蒸蒸汗出,或但头汗出,或手足汗出。

兼次症:面赤,发热,气粗口渴,口苦,喜冷饮,胸腹胀闷,烦躁不安,大便干结,或见胁肋胀痛,身目发黄,小便短赤。

舌脉:舌质红,苔黄厚,脉洪大或滑数。

分析:素体阳盛,感邪日久,郁而化热,热淫于内,迫津外泄,故见蒸蒸汗出,面赤气粗;津液被劫,故口渴饮冷,大便干结。舌质红,苔黄,脉洪大滑数,为内有积热之征。若饮食不节,湿热蕴结肝胆,则见胁肋胀痛,身目发黄,小便短赤。

治法:清泄里热。

方药:竹叶石膏汤加减。本方清热养阴,生津止汗,适用于热病伤阴,方中生石膏、竹叶清气分热,人参(可改用沙参)、麦冬滋养阴液。白芍敛阴,甘草和中。里热得清,汗出自止。

宿食在胃者,可用枳实导滞丸消导和胃,佐以泄热。如大便秘结,潮热汗出,脉沉实者,可用增液承气汤,不应,改大承气汤攻下热结。肝胆湿热者,可用龙胆泻肝汤清热利湿。

(二)盗汗

1.心血不足

主症:睡则汗出,醒则自止,心悸怔忡,失眠多梦。

兼次症:眩晕健忘,气短神疲,面色少华或萎黄,口唇色淡。

舌脉:舌质淡,苔薄,脉虚或细。

分析:劳心过度,心血耗伤,或久病血虚,心血不足,神不守舍,入睡神气外浮则盗汗;血不养心,故心悸怔忡,失眠多梦;气血不足,故面色不华,气短神疲,眩晕健忘,口唇色淡;舌质淡,苔薄,脉虚或细,均为心血亏虚之征。

治法:补血养心。

方药:归脾汤加减。方中茯神、酸枣仁、龙眼肉、远志养心安神,当归养血补血,人参、黄芪、白术、甘草补脾益气;脾为后天之本,气血生化之源,脾健气旺则血生,化源不绝,心神得养。

若心悸甚者加龙骨、琥珀粉、朱砂以镇惊安神;不寐加柏子仁、合欢皮以养心安神;气虚甚者加生黄芪、浮小麦以固表敛汗。

2.阴虚火旺

主症:寐则汗出,虚烦少寐,五心烦热。

兼次症:久咳虚喘,形体消瘦,两颧发红,午后潮热,女子月经不调,男子梦遗。

舌脉:舌质红少津,少苔,脉细数。

分析:肺痨久咳,或亡血失精,阴血亏虚,虚火内生,寐则阳气入阴,营阴受蒸则外泄,故见夜寐盗汗。阴虚则阳亢,虚火内生,形体消瘦,午后潮热,两颧发红,五心烦热;热扰神明,则虚烦少寐;阴虚火旺,相火妄动,引起女子月经不调,男子遗精。舌质红少津少苔,脉细数,为阴虚火旺之象。

治法:滋阴降火。

方药:当归六黄汤加减。方中当归、生地、熟地滋阴养血;黄芩、黄连清心肺之火;黄柏泻相火而坚阴;黄芪益气固表。可加龙骨、牡蛎、糯稻根以敛汗。

骨蒸潮热重者,可合青蒿鳖甲汤滋阴退热。阴虚相火妄动者,可合知柏地黄丸加减应用。

(三)脱汗

主症:多在病情危重之时,出现大汗淋漓,汗出如油。

兼次症:精神疲惫,四肢厥冷,气短息微。

舌脉:舌萎少津,脉微欲绝或脉大无力。

分析:急病或重病耗伤正气,阳气暴脱,阳不敛阴,阴阳离决,汗液大泄,故见突然大汗淋漓,汗出如油,精神疲惫,四肢厥冷,声短息微。脉微欲绝或散大无力,舌萎少津为阴阳离决之象。

治法:益气回阳固脱。

方药:参附汤加减。方中重用人参大补元气,益气固脱;附子回阳救逆。可加生黄芪益气止汗。病情危急,用药应功专力宏,积极抢救。亦可静脉滴注黄芪注射液、参麦注射液等急救之品。

若在热病中所见,尚可加麦冬、五味子敛阴止汗。汗多时可加煅龙骨、煅牡蛎、麻黄根等敛汗之品,随症应用。亦可用止汗红粉,绢布包扑之以助止汗。

(四)战汗

主症:多在急性热病中,突然全身恶寒、战栗,而后汗出。

兼次症:发热口渴,躁扰不宁。

舌脉:舌质红,苔薄黄,脉细数。

分析:热邪客于气分,故见发热口渴,躁扰不宁。正气抗邪外出,正邪交争,故恶寒、战栗。若正能胜邪,则汗出病退,脉静身凉,烦渴自除。舌质红,苔薄黄,脉浮数为邪热在气分之象;脉细示正气已伤。

治法:扶正祛邪。

方药:主要针对原发病进行辨证论治。战栗恶寒而汗出顺利者,一般不需特殊治疗,可适当进食热汤、稀粥之品,予以调养。

若恶寒战栗而无汗者,此属正气亏虚,用人参、生姜煎汤服之,以扶正祛邪;若汗出过多,见精神疲惫,四肢厥冷者,治宜益气回阳固脱,用参附汤、生脉散煎汤频服;若战汗之后,汗出不解,再战再汗病情反复者,若已无表证,里热内结,可用滋阴增液,通便泄热之法,以增液承气汤加减治之。若表证未尽,腑气热闭,应表里同治,以凉膈散加减治之。

(五)黄汗

主症:汗出色黄,染衣着色。

兼次症:或有身目黄染,胁肋胀痛,小便短赤;或有发热、口渴不欲饮,或身体水肿。

舌脉:舌质红,苔黄腻,脉弦滑或滑数。

分析:湿热素盛,感受温热之邪,湿热熏蒸肝胆,胆汁不循常道,随汗液外渍肌肤,故汗出色黄,染衣着色,身目黄染,胁肋胀痛;或感受温热之邪,交阻于肌表,故发热,身体水肿;湿热交阻中焦,故口渴不欲饮;舌质红,苔黄腻,脉弦滑或滑数,皆为湿热之征。

治法:清热化湿。

方药:龙胆泻肝汤加减。本方清肝火,清利湿热,主治肝胆实火,湿热内蕴,用于邪热郁蒸所致的黄汗。方中龙胆草、黄芩、山栀、清泄肝热;泽泻、木通、车前子清热利湿;柴胡、当归、生地疏肝滋阴、养血和营;甘草调和诸药,清热解毒。

若热势不甚,小便短赤,身体水肿,予茵陈五苓散清热利水退黄。若湿热未清而气阴已亏者,可用清暑益气汤清热利湿,益气养阴并举。

八、转归与预后

单纯出现的自汗、盗汗,一般预后良好,经过治疗大多可在短期内好转。若伴见于其他疾病过程中出现出汗,往往病情较重,治疗时应着重针对原发疾病,随着原发疾病的好转,出汗才能减轻或消失。由于引起汗证的疾病较多,如结核、感染性疾病、肝胆病及危重病证等引起的汗证,则该病的发展转归决定其预后。

(魏新颖)

第十二章 肢体经络病证

第一节 麻 木

麻木是指肌肤、肢体发麻,甚或全然不知痛痒的一类疾病。多因气虚失运、血虚不荣、风湿痹阻、痰瘀阻滞所致。

现代医学中的多种结缔组织病,如类风湿关节炎、结节性多动脉炎、硬皮病及营养障碍性疾病,如脚气病等均可参照本节内容辨证治疗。

一、病因病机

麻木一证属气血的病变。临床上常见正虚邪实、虚实夹杂的复杂病理变化。

(一)气虚失运

饮食劳倦,损伤中气;或房事不节,精亏气少均可引起气虚。气虚则卫外失固易致邪侵,气虚则无力推动血的运行,经脉、肌肤得不到气血的温煦与濡养,所以出现麻木的症状。

(二)血虚不荣

素体血虚,或产后、病中失血伤津,或久病慢性失血,是引起血虚的直接原因。血虚则经脉空虚,皮毛肌肉失养,因而出现麻木感。由于气血相依,血虚则气无所附,气伤则血耗,故常见气血两虚之证。

(三)风湿痹阻

风寒湿邪,乘人体卫表空虚入侵,客于肌表经脉,使气血运行受阻,而为疼痛、麻木、重着等症。

风性善行,最易耗伤人体气血,湿邪黏滞缠绵,易于影响气血的流通,故有"风麻湿木"之说。

而寒邪其性阴凝,最易伤人阳气,阳气至虚之处,正为寒湿盘踞之所,风寒湿邪合而为痹,留恋不解,其始以疼痛为主,久则因病邪阻遏,气血失运,以麻木不仁为其主要临床表现。

(四)痰瘀阻滞

痰瘀既成,往往胶结一处,留于经隧、关节,阻遏气血流通,而为久麻久木。二者之中,尤以痰

403

的变化为多,痰浊与外风相合,即为风痰;久停不去,深入骨骱,即为顽痰;蓄而化火,即为痰热或痰火。

总之,麻木一证,以气血亏虚为本,风寒湿邪及痰、瘀为标。麻木的病因虽有多端,而其病机皆为气血不能正常运行流通,以致皮肉经脉失养所致。

二、诊断与鉴别诊断

麻指皮肤、肌肉发麻,其状非痒非痛,如同虫蚁乱行其中;木,指肌肤木然,顽而不知。二者常同时并见,故合称麻木。

麻木一般多发生于四肢,或手指、足趾,亦有仅见于面部一侧或舌根等部位者。临床上根据以上发病特点,不难作出诊断。

三、辨证要点

(一)辨虚实

新病多实,久病多虚。麻木实证多由外感风寒湿邪或在里之湿痰瘀血阻闭经脉气血引起;虚证多属气虚或血虚,或气血两虚。

但气虚不仅可导致血虚,而且往往又是形成痰瘀的原因。

(二)辨病情轻重

麻木虽为一证,而二者又存在一定的区别。

麻是指发麻感,局部尚有一定知觉;木则是局部失去知觉。故麻轻而木重,麻为木之渐,木为麻之甚。

在病理上,麻多属气病,气虚为本,风痰为标;木则多为气病及血,而且多夹湿痰死血。

(三)辨发病部位

麻木在上肢者多属风湿,或气虚夹痰;在下肢者,以寒湿、湿热为多见。两脚麻木,局部灼热肿胀者,多属湿热下注。

头面发麻或木然不知痛痒,多为气血亏虚,风邪乘之,常兼见口眼㖞斜,面部一侧抽搐的症状。

指端麻木,多为经气全虚,内风夹痰。口舌麻木,多属痰浊阻于络脉。浑身麻木,多为营分阻滞,卫气不行。

四、证候分类

(一)气虚失运

1.症状

手足发麻,犹如虫行,面色㿠白,自汗畏风,短气乏力,倦怠嗜卧,懒于行动,语言无力,易于感冒,食少,大便稀溏或先干后溏,次数增多,舌质淡,舌体胖大,边有齿痕,苔薄白,脉弱。

2.病机分析

气为血之帅,气虚则鼓动无力,血涩不利,而为麻木;四肢为诸阳之本,故多见于四肢。面色㿠白,形体虚胖,是气虚的特点;倦怠乏力、嗜卧、自汗畏风、食少、便溏,均为脾肺气虚之象。

气虚则卫外功能减弱,所以易致外邪入侵;又因其无力推动血液运行,运化水湿,血留为瘀,湿聚为痰,所以气虚而兼痰、兼瘀者亦复不少。

(二)血虚不荣

1.症状

手足麻木,形瘦色苍,面唇淡白无华,眩晕,心悸,失眠,爪甲不荣,舌质淡,脉细。

2.病机分析

血虚则无以滋养头目,上荣于面,故见眩晕、面唇淡白无华;血不荣心,则心悸失眠;经脉失于濡养,故爪甲不荣,手足发麻。

(三)风湿痹阻

1.症状

长期渐进性肢体关节肌肉疼痛,麻木,重着,遇阴天雨湿而加剧,或呈发作性剧痛,局部多喜暖恶寒。其病久入深者,往往表现为关节不利,麻木不仁,而疼痛反不剧烈,甚至不痛。其舌质多淡,苔薄白或白腻,脉沉迟,亦有风寒湿邪郁久化热或湿热入络而局部肿胀、灼热、疼痛、麻木者,舌质多红,舌苔黄腻,脉细数或滑数。

2.病机分析

风寒湿合邪,阻闭营卫,气血不得正常的流通敷布,所以出现疼痛、麻木、重着等症状。病久入深,外邪与痰瘀胶结,营卫之行愈涩,故麻木疼痛兼见,或以麻木为主。风寒湿邪郁久化热,或湿热相合,流于经隧,则见麻木、疼痛、肿胀、灼热等症。

(四)痰瘀阻滞

1.症状

麻木日久,或固定一处,或全然不知痛痒,舌上有瘀斑,舌苔或滑或腻,脉沉滑或沉涩。

2.病机分析

麻木日久,木重于麻者,多属湿痰瘀血,胶着一处,使营卫之气,不得宣行所致。

若伴见乏力、少气、自汗、畏风等症,为气虚兼瘀兼痰;伴见头目眩晕,心悸失眠,脉细涩,为血虚而兼瘀兼痰。

心主血,开窍于舌,故瘀血为病,舌上多见紫黯之瘀斑瘀点,脉象沉涩;舌苔滑腻,脉沉滑,则多为风痰或湿痰内阻之象。

五、治疗

(一)治疗原则

麻木以气血的病变为主,多属虚证或虚中夹实证,故其治疗,应以调补气血、助卫和营为主。但由于麻木与外邪、瘀血、痰湿有关,特别是久麻久木,不知痛痒者,多属因虚而致实,前人已明确指出是湿痰瘀血为患,有形之邪,阻于经隧,故又当以疏通为先,待邪有消退之机,气血渐趋流通之时,再施调补为宜。正虚邪实,则补泻合剂,相机而施。

总之,在治疗上应注意区分新久虚实、标本缓急,全面考虑,根据具体的情况拟定治则,不可拘于一法一方。

(二)治法方药

1.气虚失运

治法:补气实卫。

方药:补中益气汤加减。此方有补气升清之功,气壮则血行,麻木可瘳。但方中参、芪需重用,其效始著。

黄芪益气汤系此方加黄柏、红花而成,一则抑降阴火,一则活血散瘀,用于气虚麻木亦很合拍。

阳虚者,可用补中益气汤加桂枝、制附片以振奋阳气。脾虚湿盛,食少便溏,两腿沉重麻木,用除湿补气汤以升阳益气除湿。夏月手指麻木,四肢乏力,困倦嗜卧,用人参益气汤。

气虚兼痰者,一般用补中益气汤合二陈汤。若痰盛,可先用青州白丸子或止麻清痰饮;不效,可酌用礞石滚痰丸、控涎丹加桃仁、红花以祛风痰,通经络,待痰去十之六七,再用补中益气汤加减调补。

气虚兼瘀,常用黄芪赤风汤、补阳还五汤等以补气行血。

2.血虚不荣

治法:养血和营。

方药:四物汤加减。可加丹参、秦艽、红花、鸡血藤等以增强活血通络作用。

血虚液燥,加首乌、枸杞子、沙苑子、熟地黄。病在手,加桑枝、蒺藜;病在足,加牛膝、木瓜。

血虚而风寒袭之,手足麻木疼痛者,可用当归四逆汤或桂枝汤加当归、红花温经活血;血虚而兼风湿,治宜神应养真丹。

木重于麻,在病之早期多为阳气衰微,不能鼓动血藏运行,可在益气养血和血方中加桂枝、附子通阳开痹,振奋阳气,脾气旺血行,而麻木自已。

一般气血两虚的麻木,用黄芪桂枝五物汤。方中黄芪补气益卫,桂、芍和营,姜枣斡旋脾胃之气以发挥药力。

兼肝肾不足者,酌加养血息风之品如枸杞子、白蒺藜、沙苑子、天麻之类,并兼用丹参、鸡血藤、红花、五加皮等以活血通络,对阴虚风动所引起的麻木,应以滋养肝肾治其本,平肝息风、通络化痰治其标,常用天麻钩藤饮、镇肝息风汤等方,加豨莶草、老鹳草、桑枝、地龙通络,痰盛者合二陈汤加竹沥、远志、石菖蒲。待火降风息,则以填补为主常用地黄饮子、四斤丸、虎潜丸。形丰多痰者,参用健中化痰之剂。

中年以上,形体丰盛之人,如见中指、示指发麻,多为中风先兆,不可滥用祛风发表,以免损伤真气可用桑枝膏丸,滋养肝肾,活血通络。

3.风湿痹阻

治法:祛风通络。

方药:初期常选蠲痹汤加减。方中羌活、独活、桂枝、秦艽、海风藤、桑枝,既祛风湿又兼通络之长;当归、川芎活血;木香、乳香调气;甘草调和诸药。

偏风者加防风;偏寒者加制川乌;偏湿者,加防己、薏苡仁、苍术。病在上肢加姜黄、威灵仙;病在下肢加牛膝、续断、五加皮、木瓜。风寒湿痹,并可配合服用大、小活络丹。湿热痹则以清利湿热为主,佐以通络,常用三妙丸加萆薢、地龙、乳香、豨莶草、鸡血藤、海风藤、姜黄、防己之类。病邪去,营卫复,则麻木自愈。

痹病日久,肝肾、气血、阴阳俱虚,症见麻木疼痛,活动障碍,常用独活寄生汤加减。方中人参、茯苓、甘草、地黄、芍药、当归、川芎双补气血;桑寄生、杜仲、牛膝补肝肾、壮筋骨;独活、细辛、防风祛风湿;合为养正固本、兼祛风湿之良方。《三因方》之胜骏丸,亦有扶正祛邪之功,可以选用。

湿热羁留不去,久而伤阴,症见局部灼热、肿胀、活动不利,用三妙丸合四物汤,加地龙、蚕沙、木瓜、僵蚕、鸡血藤、防己之类,继用虎潜丸。湿热甚者,忌用参、芪之类甘温补气药。

4.痰瘀阻滞

治法：化痰行瘀。

方药：双合汤加减。方中桃红四物汤活血祛瘀，二陈汤合白芥子、竹沥、姜汁涤痰通络。但瘀痰亦可有偏盛，治疗上各有侧重。

偏痰者，用二陈汤加苍白术、桃仁、红花，少加附子以引经；偏瘀者，用四物汤加陈皮、茯苓、羌活、红花、苏木。瘀血阻痹经络隧道，可用身痛逐瘀汤。方中桃仁、红花、当归、川芎活血祛瘀；没药、五灵脂、香附行血疏肝；羌活、防风、牛膝、地龙，祛风湿、通经络。

湿热偏重者，加苍术、黄柏燥湿清热；气虚加黄芪。并可适当加用全蝎、地鳖虫、白花蛇等虫类药物搜剔通络，提高疗效。

顽痰结聚，形盛色苍，体壮脉实之人，可用控涎丹加桂枝、姜黄、全蝎、桃仁、红花、姜汁以攻逐之。体虚邪实，不任重剂克伐者，可改用指迷茯苓丸。

口舌麻木，多属痰火，可用止麻消痰饮。方中半夏、茯苓、陈皮、细辛化痰行气；瓜蒌、黄芩、黄连清化热痰；桔梗、枳壳调理气机升降；天麻平肝息风。气虚酌加人参，血虚加当归、白芍。

颜面麻木，多属风痰阻络，常用牵正散加白芷、防风、钩藤、蜈蚣。兼血瘀者合桃红四物汤。兼用外治法：川芎、防风、薄荷、羌活煎汤，用布巾蒙头熏之，一天2～3次。

（周　浩）

第二节　痹　病

痹即闭阻不通之意，痹病是由外邪侵袭人体，闭阻经络，气血运行不畅，因而引起肌肉、筋骨、关节等处疼痛，酸胀，麻木，重着，屈伸不利，或关节肿大灼热等的病证。

痹病最早见于《素问·痹论》，"所谓痹者，各以其时，重感于风寒湿之气也。"认为风寒湿邪的侵袭，是为痹病的主要原因。《金匮要略·中风历节病》篇的历节，即指痹病一类的疾病。古人关于痹病的分类，广义痹如食痹、水假痹、喉痹、血痹、胸痹、肠痹；狭义痹如五因痹（风、寒、湿、热、顽痹，即行、痛、着、热、顽痹），五体痹（皮、肌、脉、筋、骨痹），五脏痹（心、肝、肺、脾、肾痹）。

现代医学的风湿性关节炎、骨性关节炎、类风湿关节炎、坐骨神经痛、痛风、强直性脊柱炎、肌纤维炎等，以及系统性红斑狼疮、硬皮病、皮肌炎在某些阶段以关节肿痛为主时，可参考本节辨证论治。

一、病因病机

（一）外邪侵袭

素体虚弱，由于居处潮湿，涉水冒雨，气候剧变，冷热交错等原因。以致风寒湿邪乘虚侵入人体，注于经络，留于关节，使气血痹阻成为痹病。亦有感受风热之邪，与湿相并，而致风湿热合邪为患；或因风寒湿郁久不解，化为湿热，湿热流注关节，浸淫筋骨而发为痹病。

（二）痰瘀互结

痹病日久，正虚邪恋，湿聚为痰，血滞为瘀，痰瘀互结，阻滞经络，可形成痰瘀痹阻，关节疼痛。

(三)肝肾亏虚

素体肝肾亏虚,感受外邪,更易流注筋骨;或痹病日久,邪气留连,气血耗伤,导致肝肾亏虚。痹病至此,病变复杂,常可虚实互见。

从上可知,痹病的发生,是由正气不足,腠理不密,卫外不固,感受风寒湿热之邪,使气血痹阻,关节不利,形成痹病。痹病日久,气滞血瘀,痰浊互结,可使关节畸形;或出现气血不足及肝肾亏虚的症状。

二、诊断

(1)主症:肢体关节、肌肉、筋骨疼痛伴活动障碍。
(2)伴发症:麻木、酸楚、重着、肿胀、发热。
(3)病情与气候变化关系密切。

三、辨证论治

(一)辨证要点

痹病的辨证,首应辨清风寒湿痹和热痹。热痹以关节红肿灼热疼痛为特点,风寒湿痹虽有关节酸痛,但无局部红肿灼热。在风寒湿痹中,由于病邪有所偏胜,因而症状亦各有所不同。其风邪胜者为行痹,关节疼痛游走不定;寒气胜者为痛痹,关节疼痛较重而痛有定处;湿气偏胜者为着痹,肢体疼痛重着,肌肤麻木。病程久者,尚应辨认有无气血损伤及脏腑亏虚的证候。

(二)治疗要点

痹病是由于感受风寒湿热所致,故治疗应以祛风、散寒、利湿、清热及舒筋通络为主要治则。病久不愈,疼痛屡发,体尚实者,应予破滞消瘀,搜剔络道。如病久体虚者,则应培补气血,滋养肝肾,扶正祛邪,标本兼顾。

(三)分证论治

1.风寒湿痹

(1)临床表现:肢体关节疼痛,屈伸不利,疼痛时轻时重,阴雨天甚,或见恶寒发热。若风邪偏胜,则痛处游移;寒邪偏胜,则痛有定处,疼痛较重,遇寒更甚,得热痛减;湿邪偏胜,则痛处重着,麻木不仁,或有肿胀。舌苔薄白或白滑,脉紧或濡缓。

(2)治疗原则:祛风散寒,除湿通络。

(3)代表处方:蠲痹汤。海风藤、桑枝各20 g,独活、羌活、秦艽、当归、川芎、炙甘草、乳香、木香各10 g,桂心6 g。

(4)加减应用:①风邪偏胜者,加防风、白芷各10 g,威灵仙20 g。②寒邪偏胜者,加制川乌、制附子各10 g(先煎),细辛6 g。③湿邪偏胜者,加薏苡仁20 g,苍术、防己各10 g。

2.风湿热痹

(1)临床表现:关节疼痛,不能屈伸,痛处灼热红肿,痛不可触,得冷稍减,可多个关节同时发作,发病较急,兼有身热,汗出,恶风,口渴,烦闷不安,小便短赤,舌苔黄燥,脉滑数。

(2)治疗原则:清热通络,祛风化湿。

(3)代表处方:白虎加桂枝汤。粳米30 g,石膏20 g(先煎),知母、生甘草各10 g,桂枝6 g。

(4)加减应用:①临证时,加金银花藤、薏苡仁、桑枝各20 g,黄柏、连翘、防己各10 g。②皮肤有红斑者,加牡丹皮、赤芍、地肤子各20 g,以凉血祛风。③舌红少苔,津伤甚者,去桂枝,加沙参、麦冬各20 g,以养阴生津。

3.痰瘀痹阻

(1)临床表现:关节疼痛,反复发作,时轻时重,痛处固定,关节肿大,肤色黯黑,甚至强直变形,屈伸不利,舌质紫,苔白腻,脉细涩。

(2)治疗原则:活血祛瘀,化痰通络。

(3)代表处方:身痛逐瘀汤。秦艽、川芎、桃仁、红花、生甘草、羌活、当归、没药、香附、五灵脂(包煎)各10 g,牛膝20 g,地龙15 g。

(4)加减应用:①临证时,加胆南星、白芥子、法半夏各10 g,以祛痰邪。②疼痛甚者,加乌梢蛇20 g,穿山甲、土鳖虫各10 g,全蝎5 g,以搜风通络。

4.气血虚痹

(1)临床表现:关节疼痛,腰膝酸痛,反复发作,疼痛时轻时重,屈伸不利,或麻木不仁,面色不华,形体消瘦,倦怠乏力,舌质淡,脉沉细。

(2)治疗原则:祛风湿,补气血,益肝肾。

(3)代表处方:独活寄生汤。杜仲、茯苓、牛膝各20 g,桑寄生15 g,秦艽、防风、当归、芍药、独活、川芎、干地黄、人参、生甘草各10 g,细辛、桂心各6 g。

(4)加减应用:①如痹病日久,内舍于心,症见心悸、气短,动则尤甚,脉虚数或结代者,治宜益气养心,温阳通脉,用炙甘草汤加减。②本证以气虚血亏为主,故亦可用八珍汤加乌蛇、络石藤、狗脊各20 g,豨莶草、秦艽各10 g,以活络导滞,通经,宣痹止痛。

四、其他疗法

(一)单方验方

(1)鸡血藤、海风藤、桂枝各9 g,每天1剂,水煎服,适用于风寒痹痛。

(2)苍术、独活各9 g,每天1剂,水煎服,适用于风湿痹痛。

(3)老鹳草30 g,木瓜12 g,当归9 g,白酒500 mL,药泡酒中,7天后即可饮用,每次30毫升,每天3次,适用于久痹者。

(二)中成药疗法

行痹,可选用追风透骨丸、风湿骨痛丸;痛痹可用大活络丸、舒筋活络丸;着痹为主者,可用木瓜丸、寒热痹胶囊;热痹可选四妙丸、湿热痹胶囊;久痹可选用健步丸、虎潜丸等。

(三)外擦法

可选用风湿酒、雷公藤风湿药酒等外擦。

(四)外贴法

可选伤湿止痛膏、麝香风湿止痛膏、精制狗皮膏、青海麝香膏等外贴痛处。

(五)饮食疗法

(1)粳米60 g,生薏苡仁、莲子、芡实各20 g,共煮稀饭,每天1次,温服,适用于着痹为主者。

(2)粳米60 g,乌豆20 g,红糖适量,共煮稀饭,每天1次,温服,适用于久痹气血虚弱者。

(3)胡椒40 g,蛇肉250 g,同炖汤,调味服食,每天1次,连服数次,适用于风痹为主者。

(4)瘦猪肉100 g,辣椒根90 g,生姜50 g,共煮汤,调味后服食,连服数次,适用于寒痹为主者。

(周　浩)

第三节　痉　证

痉证是以颈项强急，四肢抽搐，甚至口噤、角弓反张为主要临床表现的病证。痉可出现在多种疾病中，也可见于同一疾病的不同阶段，它不是一种独立的疾病，实属病中之证，故本书采用痉证为名。痉证可见于外感病，亦可出现在内伤杂病中。

一、病因病机

风、寒、湿、痰、瘀阻滞脉络，心、肝、胃、肠热邪炽盛，或阴虚血少，元气亏损，筋脉失濡，均可导致本证的发生。

（一）外邪侵袭

感受淫邪是导致部分痉证的原发病因。古人虽有"六气为患，皆足以致痉"之说，但证之临床，以风寒湿邪杂感及湿热病邪、温热病邪（含疫病之气）致痉者居多。风寒湿热等邪侵袭人体，壅滞经络，气血运行不利，筋脉拘急成痉。如《金匮要略方论本义·痉病总论》指出："脉者人之正气、正血所行之道路也，杂错乎邪风、邪湿、邪寒，则脉行之道路必阻塞壅滞，而拘急蜷挛之证见矣。"

（二）内伤致痉

凡能耗损人体气血阴阳，以致筋脉失养的因素，或素体气虚血弱都是痉证的内伤病因。如火热内盛，或误用或过用汗、吐、下之法，耗劫津液，久病气血阴阳损伤较甚，产后或外伤失血过多，疮家血随脓出，或因饮食劳倦，化源不足，或因五志七情失度而致气血暗耗等，都属内伤致痉的原发病因。

1.火热内盛

外感温热时邪，或寒邪郁而化热，邪热入里，消灼阴津，筋脉失于濡养，引起痉证；或热病邪入营血，劫液动风，引发本证。如《临证指南医案·痉证》篇所说："五液劫尽，阳气与内风鸱张，遂变为痉。"

2.痰火发痉

素有伏痰郁火，又触感风邪，或骤然暴怒，痰火阻闭，而成痉证。

3.汗下致痉

热病伤阴，又发汗攻下太过，复伤津液，特别是误发疮家之汗，最易致痉。

4.血枯致痉

素体气血亏虚，或因亡血失液，或因产后血少，阴液不营养筋脉，或更复感风邪，更易燥化致痉。

5.痰瘀内阻

由于素体脾虚不能运化水湿，或肝火熬煎津液，以致湿浊积聚而成；或因久病体虚，气血耗伤，气虚无力运血，以致血行不畅，渐而血积成瘀，由于痰瘀内阻，筋脉失去濡养而致发痉。

痉证病在筋脉，属肝所主。筋脉有约束、联系和保护骨节肌肉的作用，其依赖肝血的濡养，保持刚劲柔韧相兼之性。如阴血不足，肝失濡养，筋脉刚劲太过，失却柔和之性，则发为痉证。《景岳全书·痉证》篇说："痉之为病……其病在筋脉,筋脉拘急,所以反张。"其病因虽有外感、内伤之别,但病理变化主要在于阴虚血少,筋脉失养,故《医学原理·痉门论》认为,痉证"虽有数因不同,其于津血有亏,无以滋荣经脉则一"。

由于经脉是人体气血运行之通路,若外邪侵袭,络脉、经脉为之壅塞,气血不能正常运行敷布,筋失濡润,导致颈项强急、肢体抽搐等症。若里热炽盛,上犯神明,横窜于肝,消津灼液,筋脉失于濡养,也因而发痉。此时,虽有阴精亏损,但重在热邪鸱张,故病性仍属热偏实。其中肝为藏血之脏,主筋,血热横窜筋脉,上扰元神,则手足躁扰,肢体抽搐,颈项强急,角弓反张,口噤神迷;或阳明气分热邪弥漫或热结肠道,邪热上犯神明,下消阴液,筋脉拘急而发痉;或心营热盛,内陷心包,上扰清窍,逆乱神明,毒瘀交结,闭塞经脉,而发为痉证。

另外,素体气血虚弱,或久病损伤,或因亡血,或汗下太过,以致气血两虚,筋脉失濡,从而发痉;或温病邪热久羁,灼伤真阴,筋失所养,筋燥而急,故见时时发痉,手足蠕动,病性属虚。

至于痰浊,盖由脾虚不能运化水湿,肝火熬煎津液,肺气失于宣肃等因,以致湿浊积聚而成。痰性黏稠,侵入经隧,气血运行之路为之而堵,壅塞不通;或因久病体虚,气血耗伤,气虚无力运血,以致血行不畅,渐而血积成瘀,由于痰瘀内阻,筋脉失去濡养而致发痉。诚如《医学原理》所云"是以有气血不能引导,津液无以养筋脉而致者;有因痰火壅塞经隧,以致津血不荣者",即为此意。临床外感与内伤两种因素又可兼夹。或先有内伤复加外感,或外感后又遇误治损伤,则更易发病。此时,外感、内伤又可互为诱发因素,如《金匮要略·妇人产后病脉证并治》所举新产血虚、汗出中风病证,即属此类。

二、诊断

(1)痉证发病前可有乏力、头晕、头痛、烦躁不安、呵欠频频等前驱症状。

(2)患者颈项强直,其头后仰,不能做点头运动。出现角弓反张时,可见患者的头及足后屈,腰部前凸,形成背弓状。

(3)四肢抽搐时,患者的肢体可出现屈膝、屈肘、半握拳等姿态,屈伸交替,幅度大小不等。但比颤抖为甚,频率亦可有快慢之别,一般以频抽为多见。

(4)痉证大多伴有口噤,上下两排牙齿紧紧相抵,难以启开,甚至咬破舌体。

(5)痉证发作时,若不用药物治疗,一般常难以自行缓解。

三、病证鉴别

痉证在临床上当与痫证、中风、厥证、颤振、子痫等病证相鉴别。

(一)痫证

痫证为发作性的神志异常疾病,发作时常兼见筋脉拘急、四肢抽搐等症状。两者鉴别的要点:一是痫证呈发作性,且有以往病史可查,而痉证则常无类似发作病史;二是痫证发病,片刻即可自行恢复,一如常人,痉证若不经治疗一般不会自行恢复,即使暂时缓解,亦多有头痛,发热等症状存在;三是痫证在发病时,常发出号叫,声如猪羊,口吐涎沫,而痉证无此相伴症状。

(二)中风

中风有时可出现筋脉拘急强痉之症状,但常以口眼㖞斜、半身不遂为主症,且留有语言謇涩、举步维艰等后遗症,发病者多以中老年为多;痉证则以四肢拘急、角弓反张为主症,治愈后一般无后遗症,不论男女老幼均能发病。

(三)厥证

厥证是由于人体气机逆乱,阴阳之气不相衔接而致突然昏仆,不省人事,以四肢逆冷为主症,五项背强急、四肢抽搐等表现;痉证由于筋脉失去濡养而致病,是以角弓反张,筋脉拘急为临床主症,一静一动可予分辨。

(四)颤振

颤振是头部或上、下肢不由自主地抖动,其特征是动作较慢,幅度较小,抽动较轻,且不停地发作,于入眠后即可停止;痉证则四肢抽搐的动作幅度较大,力量较猛,即使在昏迷状态中,仍可抽搐不止。

(五)子痫

子痫是当妊娠六七月后,或正值分娩时,忽然眩晕倒仆,昏不知人,四肢抽搐,牙关紧闭,目睛直视,口吐白沫,片刻自醒,醒后又发。其鉴别要点:子痫是在妇女妊娠期中发生的病证,而且一般先有头晕目眩、下肢水肿等症状。

在中医学的某些书籍中,尚载有"瘛疭"一证,其以抽搐为主症。如《张氏医通·瘛疭》说:"瘛者,筋脉拘急者;疭者,筋脉弛纵也,俗谓之搐。"临床上,本证很少单独出现,多是痉证的表现之一,名异实同。

四、辨证

(一)辨证要点

1.辨外感与外伤

外感发痉,为风、寒、湿邪壅滞经络,气血运行不畅,筋脉失养所致,故起病多急骤,同时伴见恶寒、发热、脉浮等外感表证;内伤发痉,系因久病体虚,气血耗伤,或产后血亏,或误下、误汗,痰瘀内阻所致,病多渐起,病情缓慢,可同时兼有内伤之证。

2.辨刚痉与柔痉

刚痉和柔痉均为外感痉证,区分的依据主要根据其感受外邪之偏盛及有无汗出而定。刚痉者,以感受寒邪为主,临床症状以发热、恶寒、无汗、脉浮紧表实证为主;柔痉者,则以感受风邪偏重,兼见发热、不恶寒、汗出、脉沉细而迟等表虚证。

3.辨虚证与实证

从病情分辨,如见四肢抽搐有力、牙关紧闭、谵语昏狂、舌红、脉弦数等症者为实证;若手足蠕动、神昏气竭、脉细数或虚而无力,为虚证。从病因分辨,外因风、寒、湿邪浸淫筋脉或痰瘀内阻而致痉者,多为实证;因耗伤津液,损伤气血而致不能荣养筋脉者为虚证。从病机分辨,太阳刚痉为表实证,太阳柔痉为表虚证。

4.辨血虚与血瘀

血虚和血瘀同为痉证的致病因素,但有本质区别。因血虚不能濡养筋脉而致痉者,多见于体质虚弱,并常见头昏目眩、唇甲淡白、面色无华、手足麻木等症;血瘀致痉者,多见于病前有剧烈头痛,痛如锥刺,且痛处固定不移,常兼见肌肤粗糙、舌质紫暗、边有瘀点等症。

(二)辨证候

对于痉证的辨证分型,历代医家各抒己见,论述颇多,至清代,吴鞠通把痉证分为寒痉、风温痉、温热痉、暑痉、燥痉、湿痉、内伤饮食痉、客忤痉和本脏百病痉九种,似可认为是从《黄帝内经》《金匮要略》以来,对痉证一次较全面的概括。临床主要分为外感与内伤两大类,再根据其病邪及脏腑病变予以区分,分述如下。

1.外感痉证

(1)寒邪外侵证:四肢挛急抽搐,口噤不得语,项背强直,角弓反张,伴有发热,恶寒,头痛,无汗,舌苔薄白,脉浮紧。

病机:寒为阴邪,易伤阳气,经脉为寒邪所客,气血运行迟缓,泣而不行,筋脉失去荣养而见项背强直,四肢抽搐,甚至角弓反张;寒性凝滞,脑络为之闭阻,脑气不通,故而头痛;寒主收引,故见四肢挛急,口噤不开而不得言语,毛窍腠理闭塞,卫阳被郁不得宣泄,故见发热,恶寒,无汗;舌苔薄白,脉浮紧,均为寒邪外束之表实证象。

(2)风邪外侵证:颈部牵掣或突发角弓反张,全身筋脉频繁抽搐,甚至口噤,伴有发热,不恶寒或微恶寒,汗出,头项强痛,舌苔薄白,脉沉细而迟。

病机:风为阳邪,其性开泄,致使汗出津伤,筋脉失去濡养;风性向上,易袭阳位,头为诸阳之会,可见头项强痛,颈部牵掣;风性主动,故全身筋脉抽搐频繁,甚至口噤,角弓反张;风邪袭表,营卫不和,犯表而使腠理开泄,故见发热汗出而不恶寒之表证;然其脉反沉细而迟,此乃风邪淫于外而津液伤于内之故也。

(3)湿邪外侵证:项背强直,不易转侧,或见角弓反张,肢体沉重,筋脉拘急难举,甚至口噤,伴头昏头痛,其痛如裹,发热不高,恶寒较轻,舌苔白腻,脉浮缓濡。

病机:经曰"诸痉项强,皆属于湿"。湿性重着,其性黏滞,犯表入隧,阻于经络,气血难以运行,筋脉失其所养,故项背强直,筋脉拘急;湿性重着,故项强难以转侧,四肢沉重难举;湿邪袭卫,营卫不和,然湿为阴邪,故虽发热恶寒并见,但均不明显;湿为阴邪,阻碍气机,故头痛如裹;苔白腻,脉浮缓濡,均为湿邪束表之候。

2.内伤痉证

(1)阳明燥结证:项背强急,肌肤燥热,手足挛急,甚至口噤,唇燥起皱,角弓反张,伴壮热,大渴不止,烦躁不安,腹部胀满,大便秘结,舌质红,苔黄糙,脉见洪数欠畅。

病机:阳明为多气多血之经,邪热不解,传入阳明,邪热郁蒸,故发壮热;火热伤津,故见渴饮;阴津大伤,筋脉失养,致使项背强急,手足挛缩;肌肤燥热则是阳明燥结之征,此乃"燥胜则干"之故;腑气不通,故腹胀而便秘干结;脑神失之濡养又被燥邪所扰,故烦躁不安;舌质红,苔黄糙,脉洪数欠畅,均为燥结阳明之征象。

(2)肝热风动证:目斜上视,口噤龂齿,手足躁动,甚至项背强急,角弓反张,四肢抽搐,伴高热,额顶胀痛,急躁易怒,舌绛少苔,脉弦数。

病机:肝经热盛,热极生风,风动则木摇,筋为肝所主,今风阳妄动又系肝热灼津,故见口噤龂齿,手足躁动,甚则项背强急,角弓反张;两目为肝之外窍,额顶为肝经所主,风火相煽,上扰头目脑神,故见高热,额顶胀痛,目斜上视,急躁易怒;肝体阴而用阳,肝热耗损肝阴,故见舌绛少苔;脉来弦数则为肝经热盛之候。

(3)心营热盛证:高热不退,神志昏愦,谵语不止,项背强直,四肢抽搐,甚至口噤,角弓反张,舌质红绛,脉细数。

病机:邪热内陷心营,热扰脑神,故见高热神昏,谵语不止;筋脉因热邪伤津耗液而失之濡养,故见项背强急,四肢抽动,甚至口噤,角弓反张;舌为心之苗,脉为心所主,心阴耗伤,故见舌质红绛,脉呈细数。

(4)气血亏虚证:项背强急,四肢抽搐,但见抽动频幅较小,频率亦缓,可有口噤,兼见头目昏眩,神疲乏力,少气懒言,自汗津津,面色苍白,唇甲无华,舌质淡红,脉象弦细。

病机:因素体虚弱,或失血,汗下太过后,气血两虚,不能荣养筋脉,故而项背强急,四肢抽搐,或见口噤;但因气血已耗,又无燥热之邪,故抽搐频率缓,频幅小,与实证有异;血虚不能上奉于脑,髓海空虚,故头目昏眩;气血不足,不能充养人体,故见神疲乏力,少气懒言;气虚外卫不固而自汗津津;血虚不荣,故面色苍白,唇甲无华;舌质淡红,脉弦细,均为气血亏虚之征。

(5)痰瘀内阻证:头痛昏蒙或刺痛,痛有定处,痛如锥刺,项背强急,四肢抽搐,甚至角弓反张,伴有胸脘满闷,呕恶痰涎,舌质紫暗,边有瘀斑,舌苔白腻,脉细涩或滑。

病机:瘀血、痰浊阻于头部,上蒙清窍,经络阻塞,清阳不升,故见头痛昏蒙或刺痛;痛有定处为瘀血之特征;痰浊阻滞胸脘,故胸脘满闷,呕恶痰涎;痰瘀阻滞经脉,气血通行受阻,筋脉失养,故项背强直,四肢抽搐;舌质紫暗,舌苔白腻,脉滑或细涩,均为痰湿内阻之象。

五、治疗

(一)治疗要点

痉证主要分外感致痉和内伤致痉两大方面,因此在治疗前须分清孰内孰外。外感致痉者,当以祛邪为主,宜祛风、散寒、除湿;内伤致痉者,多扶正为主,宜益气温阳,滋阴养血,化痰通络。

痉证是由多种原因引起,通常在治疗时,只要审证求因,消除致痉因素,从本论治,则痉证自然缓解。但痉证病发突然,抽搐明显,患者十分痛苦,或当病证出现危候时,则宜急则治其标,首选解痉定搐之药控制症状,然后再缓图其本,临床上一般以标本兼顾之法为常用。

(二)分证论治

1.寒邪外侵证

治法:散寒解肌,和营柔脉。

方药:葛根汤加减。本方祛风散寒,发汗而不伤津液,散中有收,刚中有柔,切合病机,故为治疗刚痉之主方。

药用葛根为君,既可发汗解表以祛外邪,又能升脾胃清阳而输布津液,且能生津养液而濡养筋脉,诚为祛风解痉之要药。表实寒重,故以麻黄为臣加强散寒解表之力,佐以桂枝,不仅配麻黄以发汗,尤可调和营卫,使邪气一去,表气自和;为恐过汗伤津,故又佐以芍药甘酸敛阴和营,既缓发汗之力,更能荣筋缓急,与桂枝相配,调和营卫功能益著;生姜、大枣调脾胃,和众药。

若风寒痹阻经脉,周身酸楚疼痛,加秦艽、羌活通络止痛;风邪上扰,头痛甚者,可加川芎、僵蚕息风止痛。

2.风邪外侵证

治法:祛风和营,养津舒筋。

方药:瓜蒌桂枝汤加减。本方调和营卫,润燥柔筋,为治疗柔痉之主方。

药用天花粉、桂枝、白芍、生姜、大枣、甘草,本方即桂枝汤加天花粉而成。缘于风邪外客,营卫失和,以桂枝汤治之甚为合拍,然纵观颈项强急,全身筋脉拘挛之症,是为风邪外袭,经络受阻,复因表虚有汗,阴津有损,筋脉不得濡润之故,此又非桂枝汤所胜任,故而方中加入天花粉,并以此为主药,既能润燥生津,又善通行经络,故成无己称:"加之则津液通行。"

若风邪较甚,可酌加防风以加强祛风之力;若抽搐频繁不止,可加僵蚕、全蝎以熄风定痉。

3.湿邪致痉证

治法:祛湿和营,通经柔脉。

方药:羌活胜湿汤。本方祛风散寒,燥湿和营,用于湿邪在表,项背强直,肢体酸重,苔腻,脉浮者。

药用羌、独二活为君,羌活入太阳经,主祛上部之风湿,《日华子本草》谓其"治筋骨拘挛",独活祛下部之风湿,二者合用,能散周身之风湿,舒利筋脉而通气血;以防风、藁本为臣,祛太阳经风湿,且止头痛;川芎为血中之气药,通利血气,亦能祛风止痛;甘草调和诸药为使。

若湿邪偏甚,下肢水肿者,可加车前草、木通以渗其湿;若湿邪郁遏,渐趋化热,当加薏苡仁、威灵仙以健脾清热,利湿通络。

4.阳明燥结证

治法:清火泄热,增液养筋。

方药:增液承气汤加减。本方滋阴润燥通便,用于高热、神昏、项背强直,甚至角弓反张、腹胀、便秘、苔黄腻而干、脉弦数者。

药用玄参、麦冬、生地黄为主滋阴增液,使阴液平复,润燥滑肠;大黄、芒硝泄热通下,软坚润燥,是以祛邪热而不伤阴液,津液来复则痉证得以缓解。

若见烦躁不安甚者,可加黄连、栀子以清其热;若腹部胀满痛甚者,酌加枳实、厚朴以加强通腑之力。

5.肝热风动证

治法:清热凉肝,熄风镇痉。

方药:羚角钩藤汤。本方凉肝熄风,清热透窍,用于高热、抽搐、神志昏迷、角弓反张、舌质红绛、苔黄燥、脉滑数者。

药用羚羊角(现用山羊角)、钩藤为君药,凉肝熄风,清热解痉;取菊花、桑叶为臣,以加强熄风之效;用生地黄、白芍养阴增液,以补热灼耗伤之阴液,以柔肝舒筋;基于热邪可灼津为痰,故用鲜竹茹、浙贝母清化热痰,以杜痰蒙脑窍之患,以茯神宁脑安神为佐,均为清脑宁神所设;生草调和诸药为使,与白芍相配,则甘酸化阴,可舒筋缓急。

若肝阳上亢,可酌加石决明、龙骨、牡蛎潜镇宁脑;若兼口苦,可加龙胆草以泻肝热。

6.心营热盛证

治法:清心凉营,开窍止痉。

方药:以清营汤为主方送服安宫牛黄丸。清营汤清热凉血,可使火热入营之邪,透出气分而解,为治邪热内传营阴之证之主方。安宫牛黄丸专为热邪内陷心包,痰热壅闭脑窍而设,为清热开窍之重要方剂,与清营汤相配更加强开窍镇痉之功效。其中清营汤以清热凉血,气血两清为主;安宫牛黄丸重在清热开窍,化痰熄风。

药用犀角(用代用品)咸寒,生地甘寒,以清营凉血为君,此为遵"热淫于内,治以咸寒,佐以甘苦"之经旨所配。元参、麦冬配生地养阴增液清热为臣,佐以金银花、连翘心、黄连、竹叶心清心经之热毒以透邪热,使入营之邪,透出气分而解。热入营血,瘀热相结,故配丹参活血以消瘀热。送服安宫牛黄丸清热开窍,凉血熄风。

若见大便秘结者,可酌加大黄以引热势下趋;心经热甚者,可加栀子以清心解毒。

7.气血亏虚证

治法:养血益气,柔筋缓痉。

方药:八珍汤加减。本方气血双补,滋液熄风,用于项背强急,四肢抽搐,神疲乏力,少气懒言,面色苍白,唇甲无华,舌质淡红,脉象弦细者。

药用当归补血活血,人参大补元气,健脾养胃,为君药。熟地黄以补血为主,川芎入血分,理血中之气,芍药敛阴养血,白术健脾益气燥湿,茯苓甘淡渗湿健脾,炙甘草甘温调中,共为辅佐药。诸药配合,使血得气之助而充盈,气得血滋助更旺盛,共收气血双补之功。为解除患者抽搐之苦,可酌加钩藤、天麻等药以加强熄风定痉之力。

若气血不畅,手足麻木,酌加鸡血藤、路路通活血通络;若脾失健运,纳差食少,加陈皮、炒谷麦芽。

8.痰瘀内阻证

治法:导痰化瘀,通窍止痉。

方药:导痰汤合通窍活血汤加减。导痰汤健脾燥湿,化痰开窍,用于头痛昏蒙,项背强急,四肢抽搐,甚至角弓反张,伴有胸脘满闷,呕恶痰涎,舌苔白腻,脉细滑者。通窍活血汤活血通络,祛瘀开窍,用于头痛如刺,痛有定处,痛如锥刺,项背强急,四肢抽搐,甚至角弓反张,舌质紫暗,边有瘀斑,脉细涩者。两方均以祛邪开窍为主,但前者之治重在痰浊壅盛,病在气分;后者重在瘀血阻窍,病在血分。

药用半夏性温,健脾化痰祛湿,赤芍活血化瘀,共为导痰化瘀之主药。佐以橘红理气化痰,使气顺而痰消。茯苓健脾渗湿,湿去脾旺,痰无由生。胆南星化痰镇惊,主治四肢抽搐。川芎、桃仁、红花活血化瘀而养血。甘草调和诸药。

若寒痰壅盛可加姜汁,火痰加青黛,燥痰加瓜蒌、杏仁,老痰加海浮石;若兼有气滞,胸闷腹胀者,可加制香附、陈皮、路路通。

(三)单方验方

(1)蚯蚓5～10条,洗净捣烂,白糖浸泡,取糖水内服,有退热止痉之功。

(2)蜈蚣(或全蝎)3～5条,煎服,可止痉。

(3)取活蚌一个,银簪脚拨开,滴入姜汁,将蚌仰天片刻,即有水出,用瓷杯盛之,隔汤炖熟,灌下可止痉。

(4)荆芥穗不拘多少,微炒为末,每服9～15g,以大豆黄卷炒,以热酒汰之,去豆黄卷,用汁调下,治新产血虚发痉,汗后中风,其效如神,方名卿举古拜散。

(5)伸筋草、透骨草各30g,干姜数片,煎水,熏蒸及浸泡,治肢体挛缩。

(6)清热镇痉散:羚羊角(现用山羊角)30g,白僵蚕24g,蝎尾18g,蜈蚣、雄黄、琥珀、天竺黄各12g,朱砂、牛黄各6g,麝香2g,共研细末。每次服3g。对温热内闭、神昏谵语、颈项强直、牙关紧闭、手足抽搐等症有效。

(7)生槐枝250g,蝉蜕150g,金银花30g,钩藤15g,金刚藤60g,水煎服,每天3次。

(8)以井底泥敷上腹部,磨羚羊角冲服止痉散或紫雪丹等,治疗高热抽搐。

(9)白虎汤加蜈蚣,有学者用以治小儿温病发痉。兼惊者加朱砂、铁锈水、生龙骨、生牡蛎等;热者加羚羊角(现用山羊角)、青黛;痰盛者加石菖蒲、胆南星;有风者加全蝎、僵蚕。

(10)防风当归饮:治发汗过多,发热头摇,口噤反张,具祛风养血之功。药用防风、当归、川芎、生地黄等分,水煎服。

(四)中成药

1.牛黄清热散

功能与主治:清热镇惊。用于温邪入里引起高热惊厥,四肢抽动,烦躁不安,痰浊壅塞等症。

用法与用量:口服,一次1.5g,一天3次,小儿酌减。

2.万氏牛黄清心丸

功能与主治:清热解毒,豁痰开窍,镇惊安神。用于邪热内闭,烦躁不安,四肢抽搐,神昏谵语,小儿高热惊厥。

用法与用量:口服,一次1丸,一天2~3次。

注意事项:孕妇慎服。感冒发热等表证未解时不宜用,以防引表邪内陷。

3.紫雪丹

功能与主治:清热解毒,镇痉开窍。主治温热病之神昏谵语,高热抽搐。

用法与用量:口服,一次1瓶,一天1~2次。

4.安脑丸

功能与主治:醒脑安神,清热解毒,镇痉熄风。主治实热所致的高热神昏,头痛眩晕,抽搐痉厥,中风窍闭。

用法与用量:口服,一次1~2丸,一天2次,小儿酌减。

5.万应锭

功能与主治:清热化痰,镇惊开窍。主治惊风,昏迷,痰多气急,烦躁。

用法与用量:口服,一次2~4粒,一天1~2次,3岁以内酌减,孕妇忌服。

6.羚羊散

功能与主治:平肝熄风,清热解毒,镇惊安神。用于热病高热,神昏,谵语,头痛眩晕。

用法与用量:散剂。口服,一次0.6~1.0 g,一天2次。

7.清热镇惊散

功能与主治:清热解痉,镇惊熄风。用于高热急惊,烦躁不安,气促痰滞,手足抽搐。

用法与用量:散剂。口服,一次1 g,一天2次。

8.牛黄宁宫片

功能与主治:清热解毒,镇静安神,熄风止惊。用于高热昏迷,惊风抽搐,及头痛,眩晕,失眠等症。

用法与用量:片剂。口服,一次6片,一天3次。

9.抗热镇痉丸

功能与主治:清心涤痰,凉营熄风。用于湿温暑疫,高热不退,惊厥昏狂,谵语发狂。

用法与用量:蜜丸。口服,一次1丸,一天2次,用温开水化服。

10.解毒清心丸

功能与主治:清热解毒凉血,化浊开窍。用于温疫热邪引起的高热不退,惊厥神昏,谵语发狂,口糜咽烂及斑疹毒盛等症。

用法与用量:糊丸。口服,一次3 g,一天2次,3岁以下小儿酌减。

(五)其他疗法

1.针灸疗法

止痉可针刺人中、涌泉、十宣、大椎、合谷、阳陵泉等穴,强刺激。热盛发痉取穴大椎、阳陵泉,俱用泻法,留针;少商、委中,均以三棱针刺血。血虚致痉取穴命门、肝俞、脾俞,用补法,风府、后溪,宜用泻法。热入营血者取穴曲泽、劳宫、委中、十宣、行间,热甚者配大椎,神昏者配水沟,以毫针刺,用泻法,或在十宣穴上放血。

2.外治疗法

(1)南星、半夏、地龙,三药共为细末,用姜汁、薄荷汁调搽劳宫、委中、涌泉穴。

(2)雄黄 15 g,巴豆(不去油)15 g,砂仁 1.5 g,五灵脂 9 g,银砂 4.5 g,蓖麻油 1.5 g,蜜香 0.9 g,诸药为粉,以油脂调膏,名曰"吕祖一枝梅"。将药膏做成豆大饼状,外敷在前额、印堂穴处,并记载所需时间,大抵为一炷香,同时观察贴药处情况。若有红斑晕色,肿起飞散现象,为"红霞捧飞",为好现象,示预后良好;若该处不红肿,为"白云漫野",示预后不良。成人每次可用 3～4.5 g。一般 1 次即可,如 1 次不愈,可 2～3 次,无效不可再敷。

(周　浩)

第四节　痿　证

痿证指脏腑内伤,肢体筋脉失养,而致肢体筋脉弛缓,软弱无力,日久不用,甚则肌肉萎缩或瘫痪为主要临床表现的一种病证。临床上尤以下肢痿弱较为多见,故称"痿躄"。"痿"是指肢体痿弱不用,"躄"是指下肢软弱无力,不能步履之意。

一、病因病机

痿证的发病原因不外感受温热邪气或湿热邪气,跌仆损伤,内伤情志,劳倦色欲,久病耗损等,致使内脏精气损伤肢体筋脉失养而发病。其病位在肢体筋脉,涉及脏腑以肺、脾胃、肝肾为主。

(一)肺热津伤,津液不布

肺为娇脏,喜润恶燥。外感温热邪毒,上犯于肺,或病后邪热未尽,肺津耗伤,"肺热叶焦",不能布送津液濡润五脏,濡养肢体,遂致四肢筋脉痿弱不用。或因五志失调,郁而化火,肾虚水不制火,火灼肺金,肺失治节,不能通调津液以溉五脏,脏气伤则肢体失养而成痿。

(二)湿热浸淫,气血不运

久处湿地,或涉水冒雨,外感湿邪,留滞经络,郁而化热;或过食肥甘辛辣,长期饮酒,损伤脾运,湿热内生;湿热浸淫筋脉,气血营运受阻,筋脉肌肉失于濡养而弛缓不收,发为痿证。

(三)脾胃亏虚,精微不输

脾胃为后天之本,气血生化之源。素体脾胃虚弱,或久病中气受损,或思虑劳倦,饮食不节,损伤脾胃,则受纳、运化、输布功能失常,导致气血津液生化之源不足,不能正常输布精微以荣五脏,四肢、筋脉、肌肉,发为痿证。

(四)肝肾亏损,髓枯筋痿

平素肾虚,或久病损肾,或房劳过度,乘醉入房,精损难复,或劳役太过,罢极本伤,阴精亏损,水亏火旺,筋脉失养,渐成痿证。此外,脾虚湿热不化,流注于下,久则损伤肝肾,致筋骨失养而成痿证。

(五)痰瘀阻络,筋脉失养

外伤跌仆,瘀血内停;或久病入络,痰瘀交结;经脉瘀阻,气血运行不畅;或嗜食肥甘,过食辛辣,或长期嗜酒,损伤脾胃,脾失健运,痰湿内生,壅塞脉络,气血运行不畅,滞缓为瘀,痰瘀互结,脉络痹阻,肢体筋脉失于气血荣养而成痿。

二、诊断要点

(1)以下肢或上肢、一侧或双侧筋脉弛缓,痿软无力,甚至瘫痪日久,肌肉萎缩为主症。

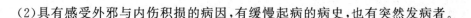

（2）具有感受外邪与内伤积损的病因，有缓慢起病的病史，也有突然发病者。

三、类证鉴别

（一）痹病

痹病后期，由于肢体关节疼痛，不能活动，长期失用，以致肌肉松弛萎缩，类似痿证，但以肢体关节疼痛为其特征；痿证肢体痿弱无力，肢体关节一般无疼痛。

（二）偏枯

偏枯又称半身不遂，表现为一侧上下肢体不能随意运动，或左或右，日久患肢肌肉亦可萎缩瘦削，类似痿病，但偏枯由中风病所致，起病急骤，一侧肢体偏瘫废用，可伴有言语蹇涩、口舌㖞斜。痿证为四肢痿弱不用，尤以双下肢痿弱不用多见。

四、辨证论治

辨虚实：凡起病急，发展快，病程短，肢体力弱，或拘急麻木，肌肉萎缩不明显者，属肺热津伤或湿热浸淫之实证；凡病程较长，病情渐进发展，肢体弛缓，肌肉萎缩明显，多属脾胃肝肾亏损之虚证。

辨病位：有在肺、脾胃，肝肾之不同。凡病起发热、咽干、呛咳，或热病后出现肢体痿软不用者，病位多在肺；若四肢痿软，食少、便溏，腹胀，病位多在脾胃；若下肢痿软无力，甚则不能站立，兼见腰脊酸软，头晕耳鸣，或月经不调者，病位多在肝肾。

治疗原则：痿证的治疗，历代医家多遵"治痿独取阳明"之说，其含义有二，一则补益后天，即益胃养阴，健脾益气；二则清阳明之热邪。肺之津液来源于脾胃，肝肾之精血亦有赖于脾胃的生化。若脾胃虚弱，受纳运化功能失常，津液精血生化之源不足，肌肉筋脉失养，则肢体痿软，不易恢复。所以脾胃功能健旺，气血津液充足，脏腑功能转旺，有利于痿证恢复。故临床以调理脾胃为原则，但亦不能拘泥于此，仍需辨证论治。

痿证不可妄用风药，是治痿的另一原则。治风之剂，皆发散风邪，开通腠理，若误用，阴血愈燥，痿病加重，酿成坏病。

诸痿日久，皆可累及肝肾，故重视补益肝肾为治痿的又一原则。朱丹溪提出"泻南方、补北方"，即补肾清热的治疗方法，适用于肝肾阴虚有热者。

（一）肺热津伤

1.证候

病起发热，或热退后突然出现肢体软弱无力，咽干呛咳。皮肤干燥，心烦口渴，小便黄少，大便干燥，舌质红，苔黄，脉细数。

2.治法

清热润肺，濡养筋脉。

3.方药

清燥救肺汤加减。若身热退净，食欲减退，口燥咽干较甚者，证属肺胃阴伤，宜用益胃汤加薏苡仁、山药、谷芽之类益胃生津。

（二）湿热浸淫

1.证候

四肢痿软，肢体困重，足胫热蒸，尿短赤涩。发热，胸闷脘痞，肢体麻木、微肿。舌质红，苔黄腻,脉濡数。

2.治法

清热利湿,通利筋脉。

3.方药

加味二妙散化裁。

(三)脾胃亏虚

1.证候

肢体痿软无力,食少,便溏。腹胀,面浮,面色不华,气短,神疲乏力。舌质淡,苔薄,脉细弱。

2.治法

补脾益气,健运升清。

3.方药

参苓白术散加减。若肥人痰多,可用六君子汤补脾化痰。中气不足,可用补中益气汤。

(四)肝肾亏损

1.证候

起病缓慢,下肢痿软无力,腰脊酸软,不能久立。下肢痿软,甚则步履全废,腿胫大肉渐脱,目眩发落,耳鸣咽干,遗精或遗尿,或见妇女月经不调,舌质红,少苔,脉细数。

2.治法

补益肝肾,滋阴清热。

3.方药

虎潜丸加减。

(周　浩)

第五节　颤　证

颤证是以头部或肢体甚至全身颤抖、动摇为主要临床表现的一类病证,又称为颤振、震颤、振掉。轻者可以仅见到头摇、下巴抖动或手足微微颤动等局部颤振,基本不影响工作和生活;重者颤振部位波及全身,并且颤振幅度较大,持续终日,并可见到项背拘急,四肢筋脉僵滞不和,后期可见到头颈振摇不止,甚至扭转痉挛,手摇如数钞,足颤不能步,严重影响生活质量,失去工作和自理生活的能力。本病多发于中老年,男性多于女性。

一、病因病机

颤振主要由于各种原因导致的气血不足,筋脉失养,以及肝郁、痰热、血瘀,风自内生,风气入络,久则肾精亏损,筋脉失于濡润。

(一)年老体衰

"年四十而阴气自半",由于年龄老化而致肝肾亏虚,精气不足,不能供奉髓海,濡养筋脉;也有平素阳亢之人,不识颐养,老年肝肾亏虚之时,气火愈加亢旺,下虚上实,肝气化风入络,肝筋失用,则肢体颤抖,筋脉拘紧,从而导致头摇、肢颤,故本病恒多见于中年以后。

(二)病后体虚

感染温邪,罹患热病,邪热灼伤阴津,筋脉失于阴液濡润,发生肢体抖动或摇动;也有内伤杂病,多病重叠,耗伤气血,由脾及肾,阴伤及阳。导致肢体失养或不能作强而肢体颤振不已。故本病常继发于它病之后。

(三)情志不舒

五志过极,皆能化火。情怀抑郁,肝气不舒,气郁化火,火动生风;或突遇惊恐,气机逆乱,肝气入络,肝筋失用,则肢体出现颤振。也有久思伤脾,脾运失健,痰湿内生,郁久化热,痰热生风,筋脉为之不用而出现颤振者。

(四)跌仆损伤

不慎跌仆,或有中风、刀创,损及精明之府,瘀血阻滞,化生内风,窜入经络,发为颤振。

总之,气血不足、肾精亏损、筋脉失养是本,痰热、肝郁、血瘀是标。其中气血不足乃因素禀不足,或后天不知调摄,患病日久,耗损气血,致使身体早衰,筋脉失于濡养,虚风内动。《素问》中有"掌受血而能摄,足受血而能步",气血不足,势必动作失宜而颤振。肾精亏虚则主要由于年高肾精亏损,以及"久病穷必及肾"而来,又有阴阳之分,偏于阴虚,为筋脉失于濡润,阴虚及阳,阳气不能正常布津,则筋脉失于温养。肝气郁结,肝气化风入络;痰热阻滞,肝筋失和,则肢体颤抖,筋脉不用;瘀血阻于肝经,则血瘀生风,窜入经络,则肢体筋脉抖动、摇动。本病之发生,固然有单方面因素造成者,但尤多本虚标实,相兼为病。

二、诊断

(1)本病以头部或肢体甚至全身颤抖、动摇为主要临床表现的一类病证。可以只是身体局部的颤抖、动摇,也可以是身体多个部位的颤抖、动摇,可以是发作性的,也可以是持续不断的颤抖、动摇。因为症状独特,临床上一般不难诊断。

(2)多见于中老年患者。

三、病证鉴别

颤振作为头部、肢体等部位的不自主动作,临证时应与瘛疭、痉证作鉴别。

(一)瘛疭

颤振通常为慢性疾病,以身体局部或多处抖动和摇动为主要临床表现,动作频率较快,一般无发热、神昏和其他特殊的神志改变;瘛疭则为抽动或抽搐,幅度一般较大而频率较小,通常为阵发性,见于多种急性热病或某些慢性疾病的急性发作,临床可见到手足屈曲牵引,两目窜动,头手抽动,甚至角弓反张,如果是出现在急性热病中,则可伴有发热、神昏。正如清·张璐《张氏医通》所说:"瘛疭则手足牵引,而或伸或屈,颤振则但振动而不屈也,亦有头动而手不动者。"结合病史和症状特点,二者不难鉴别。

(二)痉证

颤振主要是身体局部或全身的抖动和摇动,病情发展中可以见到肢体某些部位的僵滞不和,但以颤振的症状为主;痉证主要以身体各部位僵硬、肢体酸胀为主,如果是发作性的痉证,则可以见到项背强急,四肢缓慢抽搐,甚至口噤、角弓反张等。二者有所区别,但颤振发展到较严重阶段,可以兼见痉证。

(三)中风牵动

中风之后,常有半身肢体的不遂,同时间有肢体的牵动,中风牵动主要为不遂的肢体僵滞不和,动作失控,筋脉拘急,缓慢抽搐,有时也可夹有抖动,但以僵滞不遂为主要特点。颤振则纯为抖动和摇动,僵滞仅为晚期兼症。明·楼英《医学纲目·颤振》谓颤振"战摇振动,轻利而不痿弱,比之中风,牵动重迟者,微有不同。"

四、辨证

(一)辨证要点

1.辨颤振的新久

颤振为阵发性,幅度比较小,一般为本病初期;而颤振为持续性,动作幅度比较大,则为病情进展或病久。

2.辨证候虚实

颤振大多为本虚标实之证,病初患者多偏于实,病久多偏于虚,但也有病初即虚、久病仍实者,也可虚中夹实。实证表现为风盛、痰浊、瘀血、气郁、火旺,虚证则表现为气虚、血亏、阴伤、阳弱。

本病颤振为典型的内风之象,风证为其本证。其风盛表现为身体局部或全身颤抖、动摇的频率加快,幅度加大,部位扩大;痰浊表现为形体肥胖,胸闷脘痞,头晕涎滴,面溢油垢,舌苔垢腻;瘀血表现为颤振与外伤有关联,同时具有头昏头痛,舌质暗,或有紫斑紫点,脉涩等症;气郁表现为情怀抑郁,情绪紧张或低落时颤振加重;火旺表现为急躁易怒,面红目赤,大便秘结,小便短赤,舌红,苔黄,脉弦滑。

本病虚证主要见到气血两虚和肾阴亏虚,后期可见显著的肾阳虚弱或阴阳两虚。气血两虚者除颤振之外,尚有肢体乏力,头晕目花,神呆懒言,少气自汗,大便不爽,面色不华,舌胖而润,边有齿痕,舌质暗淡或见瘀斑,脉细弱或缓而无力等症;肾阴亏虚者则有形体消瘦,五心烦热,烦躁多怒,失眠健忘,或有遗精,头晕耳鸣,腰酸腿软,步态拖拉,步态不稳,便干难解,舌质暗红,苔少,脉弦细或细涩等症;肾阳虚弱者则见形体偏胖,形寒怕冷,阳痿不用,头晕耳鸣,神呆健忘,腰酸腿软,步态拖拉,步态不稳,便干难解,舌淡,脉弦细或细涩;阴阳两虚则可见到上述阴虚和阳虚的证候。

(二)辨证候

1.肝郁痰火证

症见肢体颤抖,筋脉拘紧,情怀抑郁,或急躁易怒,胸闷脘痞,头晕涎滴,面溢油垢,舌红或淡红,苔黄或腻垢,脉弦滑或细弦。

病机:气行血行,气虚血滞,反之亦然。肝藏血,血虚不能推动气行,则肝气易郁,出现情怀抑郁;肝气犯胃,则胸闷脘痞;肝气久郁,化火上炎,则急躁易怒,头晕头胀;气滞津停,化作痰涎,夹肝火而为痰热,则涎滴、面溢油垢;痰热阻滞,肝气化风入络,肝筋失用,则肢体颤抖,筋脉拘紧;苔黄或腻垢为痰热之象;脉弦滑或细弦是肝气郁结或肝郁化火之征。

2.瘀血阻滞证

症见跌仆损伤或中风之后,突然或渐渐出现肢体抖动、摇动,头昏头痛,舌质暗,或有紫斑、紫点,苔薄,脉弦滑或细涩。

病机:跌仆损伤及中风是瘀血之因;舌质暗,有紫斑、紫点,脉细涩为瘀血在里之象。损伤及脑,脑气不舒,则头昏头痛;瘀血阻于肝经,则瘀血化风,肢体筋脉抖动、摇动,发为颤振。

3.气血不足证

症见手足振掉,筋脉拘紧,行步慌张,肢体乏力,头晕目花,神呆懒言,少气自汗,大便不爽,面色不华,舌胖而润,边有齿痕,舌质暗淡或见瘀斑,脉细弱或缓而无力。

病机:气主煦之,血主濡之,气血不足,则肢体筋脉失于濡养,而见手足振掉,筋脉拘紧,行步慌张,肢体乏力;气虚固涩无力,津液外泄,则少气自汗;气虚大肠传导无力,血虚失于濡润,则大便不爽;头晕目花,神呆懒言,面色不华,为"上气"不足之象;舌胖而润,边有齿痕,舌质暗淡或见瘀斑,脉细弱或缓而无力,是气血不足之外象。

4.肾阴耗损证

症见形体消瘦,五心烦热,烦躁多怒,失眠健忘,反应迟钝,神思不敏,或有遗精,头晕耳鸣,腰酸腿软,颤掉日久,步态拖拉,步态不稳,便于难解,舌质暗红,苔少,脉弦细或细涩。

病机:肾阴不足,不能作强,可见腰酸腿软,步态拖拉,步态不稳;肾阴耗损,髓海失养,则失眠健忘,反应迟钝,神思不敏,头晕耳鸣;阴精亏耗,则形体消瘦,便干难解,舌质暗红,苔少,脉弦细或细涩。阴虚日久,渐致火旺,而有五心烦热,烦躁多怒,或有遗精;颤掉日久,必见虚证。

5.肾阳不足证

症见形体偏胖,形寒怕冷,阳痿不用,头晕耳鸣,神呆健忘,腰酸腿软,颤振日久,步态拖拉,步态不稳,便于难解,舌质淡或暗红,苔少,脉弦细或细涩。

病机:颤掉日久,致成肾虚,久病穷必及肾故也。肾虚髓海失养,可见头晕耳鸣,神呆健忘;不能作强,而现腰酸腿软,步态拖拉,步态不稳;形体偏胖,形寒怕冷,阳痿不用,是肾阳不足之明证;便于难解,舌质淡或暗红,苔少,脉弦细或细涩,则为阴虚及阳之征。

五、治疗

(一)治疗要点

本病多为本虚标实表现,早期一般实证的证候明显,稍夹虚象,中晚期则基本上以虚证为主,或夹有实证证候,治疗主要是视标本缓急而调治,其中补肾调肝、益气养血为治本之道,清化痰热、搜剔瘀血,是治标之途,而平肝熄风、搜风通络则为本病对症治疗之要法,三者宜斟酌而用。

(二)分证治疗

1.肝郁痰火证

治法:开郁和血,清化痰热。

方药:摧肝丸或涤痰汤、丹栀逍遥散出入。摧肝丸、涤痰汤着重清肝涤痰祛风,用于痰热生风之颤振,胸闷脘痞,头晕涎滴,面溢油垢,舌苔黄腻明显者;丹栀逍遥散则开郁和血,清泄肝火,用于情怀抑郁,或急躁易怒而舌苔薄、舌质红者。

药用胆南星、姜半夏、橘皮、茯苓清化痰热;青黛、钩藤清肝熄风;白芍、丹参养血柔肝;枳壳、竹茹、玫瑰花、川朴花、柴胡、甘草疏肝理气。

若肝热较甚,急躁易怒,面红目赤,口苦而干,宜加黄芩、夏枯草清肝化痰;便秘而干,加全瓜蒌、生大黄化痰、行滞、通腑;颤甚,可加生龙骨、生牡蛎,石决明、珍珠母平肝潜阳,熄风止颤;颤振又见拘挛者,可入木瓜、葛根舒筋、解痉、息振。

2.瘀血阻滞证

治法:活血化瘀,熄风通络。

方药:通窍活血汤加减。本方通窍化瘀,专治脑窍瘀血而致颤振之证。

药用桃仁、红花、赤芍、当归、川芎、丹参活血化瘀;天麻、全蝎平肝熄风;老葱通窍活血,引药上行。

若血瘀明显,头痛如裂,面色紫暗,或舌紫,脉涩较甚,可加水蛭、地龙、蜈蚣搜风活血熄风;大便闭塞难解,可仿复元活血汤或抵当汤清化瘀热,根据患者身体虚实,而于本方中加入生大黄或熟大黄泻热通瘀;颤振随情志波动者,则宜仿血府逐瘀汤行气活血,于方中加入柴胡、香附、青皮、陈皮、枳实等行气之品。

3.气血不足证

治法:益气养血,活络熄风。

方药:定振丸加减。本方补养气血,熄风舒络,是古代治疗颤振专方之一。

药用生黄芪、炒白术、炙升麻升阳益气;熟地、当归、川芎、丹参养血活血;天麻、钩藤、全蝎熄风通络。

头昏脑鸣,少气懒言,气虚甚者,可加党参或人参健脾益气;有声低气怯,形瘦色白,大气下陷之象,宜仿补中益气汤,加重黄芪用量,并加柴胡以助升举之力;颤振甚加蜈蚣、蝉蜕熄风定痉;便秘,加火麻仁,白术改生白术,润肠健脾以通大便。

4.肾阴耗损证

治法:补肾填精,柔筋通络。

方药:大定风珠加减。本方滋液熄风,专治肾阴亏耗引起的颤振,见有舌红、腰酸、疲乏等症,也是治疗颤振古方之一。药用白芍、干地黄、山萸肉、枸杞子、五味子、阿胶(烊)、鸡子黄滋肾养精柔筋;龟甲、鳖甲、牡蛎滋肾育阴熄风;丹参凉血活血;白芍配甘草酸甘化阴,柔络熄风。如见颤甚,可加全蝎、蜈蚣,熄风止痉;心烦易怒,宜加连翘、郁金,清心除烦;痴呆健忘,加石菖蒲、制首乌,补脑开窍;失眠,加酸枣仁、合欢花,养心、解郁、宁神。

5.肾阳不足证

治法:温肾助阳,柔筋通络。

方药:地黄饮子出入。本方温养肾元,柔润筋脉,适用于颤振日久肾阳不足,或阴伤及阳而见形寒怕冷、尿多清长者。

药用制附子、肉桂、肉苁蓉、巴戟天温补肾阳;干地黄、山萸肉、白芍、五味子补肾填精;石菖蒲、远志化痰开窍。

腰酸膝软,步履维艰,应加桑寄生、杜仲、怀牛膝、金狗脊补肾强脊;大便不通,可加入锁阳温肾通便;有阴阳两虚见证,可以阴阳同补,适当加入育阴熄风之品,如龟甲、鳖甲、牡蛎等。

(三)单方验方

1.止痉散

全蝎、蜈蚣等量,研细末。一次服3g,一天3次,温开水送下。本方搜风通络力宏,对于颤振及肢体僵硬效果较好。

2.瓜葛汤

木瓜15g,葛根30g,磁石30g,一天1剂,水煎取汁,分2~3次服。本方舒筋通络,兼有平肝作用,对于本病兼有肢体僵硬的患者有一定的效果。

3.松香散

松节、乳香各 3 g,木瓜 100 g。以松节、乳香炒焦为末,木瓜以黄酒 150 mL 煎汁,送下。本方有活血舒挛作用,适用于本病瘀血证候明显的患者。

4.皂香汤

牙皂、木香各 10 g,水煎服。适用于痰气较盛的本病患者。

5.星蒌汤

全瓜蒌 30 g,胆南星、天麻各 10 g。适用于本病风痰证。

6.豁痰汤

天麻 15 g,姜半夏、石菖蒲各 10 g,全蝎 3 g,水煎服。适用于本病风痰较盛者。

7.止颤汤

全蝎 5 g,蜈蚣 3 条,洋金花 0.6 g,水煎服。本方熄风止颤的力量较大。

8.活络汤

熟地黄 12 g,白芍 15 g,钩藤 30 g,水煎服。本方育阴活络。

9.芪陈汤

黄芪 30 g,陈皮 3 g,水煎服。本方益气健脾,对于气虚明显的帕金森病患者较有效。

10.芪红酒

黄芪 200 g,红花 100 g,黄酒 500～1 000 mL,将黄芪、红花放入黄酒中,7 天后可供饮用。具有益气通络的功效,对于本病气虚血瘀证有较好作用。

(四)中成药

1.定振丸

功能与主治:益气养血,熄风止颤。用于颤振而兼有头昏目眩,面色不华,肢体筋脉拘挛,舌淡,脉细者。

用法与用量:口服,每次 6～9 g,每天 2～3 次。

2.杞菊地黄丸

功能与主治:滋补肝肾,清肝熄风。用于颤振而兼有头昏脑涨,面红目赤,耳鸣,记忆不敏,腰酸腿软者。

用法与用量:口服,每次浓缩丸 8 粒或水泛丸 6～9 g,每天 2～3 次。

3.加味逍遥丸(又名丹栀逍遥丸)

功能与主治:清肝理气,解郁宁神。用于颤振由情志激越或紧张诱发者。

用法与用量:口服,每次浓缩丸 8 粒或水泛丸 6～9 g,每天 2～3 次。

4.大活络丹

功能与主治:培补气血,化痰通络。用于颤振兼见肢体酸困、活动不利者。

用法与用量:口服,每次 1 丸(9 g),每天 2～3 次。

(五)其他疗法

1.针灸疗法

针灸治疗本病具有良好作用,有体针和头皮针等治疗方案。

(1)体针疗法:风池、曲池、消颤穴(少海穴下 1.5 寸)、外关、环跳、足三里、阳陵泉、太冲,均用 32 号1寸或 1.5 寸毫针直刺,平补平泻,每天或隔天 1 次,留针 30 分钟,10 次为 1 个疗程。

(2)头皮针疗法:取舞蹈震颤区(顶颞前斜线)、运动区、平衡区、足运感区和视区。用 32 号

1寸或1.5寸毫针直刺,针刺得气后留针30分钟,7～10次为1个疗程。

2.推拿疗法

推拿疗法对于改善本病患者的肢体僵硬、疼痛、酸胀等症状有较好疗效,主要采用滚法、推法、拿法、点法、擦法及敲法、震颤法,对患者肢体局部特别是对肌张力增高、肢体僵硬的部位实施敲法,对于减轻肌张力、改善患者的症状特别有效。可以采用循经取穴(穴位可参考上述体针疗法部分)与局部取穴相结合的方案。

3.外治疗法

方用桃仁、诃子各7 g,麝香0.3 g,先将桃仁、诃子碾碎,过80目筛,取该药粉加麝香研成细末,加入白酒适量调成膏状。取药膏1 g,涂于手掌心,外用胶布固定,7天换药一次,一料药为1个疗程。有行气活血、熄风止颤之功,适用于颤振有瘀象者。

4.藏药疗法

雪茶、牦牛蹄筋、天麻、半夏、桑叶、白芍、龙骨、牡蛎、枸杞、桑寄生各30 g,何首乌、地龙、野菊花、黄花各20 g,郁金、全蝎、枣皮各15 g,岩羊角20 g,黑芝麻60 g。每天1剂,水煎2次,滤取药汁,分2～3次服。能够滋肾清肝,平肝熄风,对于颤振有一定的治疗作用。

5.运动疗法

本病患者必须加强运动,运动对于减轻震颤麻痹的临床症状、改善患者的生活质量及减缓该病的自然进程,有非常重要的意义。

对于震颤为主要症状的患者,应加强气功特别是松静功、内养功的锻炼,怡情移性,避免急躁情绪,往往有减轻震颤的作用。太极拳和八段锦、五禽戏等轻柔、舒缓的运动,以及太极拳中的云手、揽雀尾、下势、左右蹬腿,八段锦中的双手托天理三焦、左右开弓射大雕等单个动作,对于以肢体僵硬、肌张力增高及慌张步态的患者有显著的改善作用,也可采用主动活动和被动活动相结合的方式,以锻炼肢体的柔韧、灵活。

体育锻炼不仅能对患者的症状有一定辅助治疗作用,坚持不懈的体育锻炼也可以起到强健身体、改善体质虚弱的作用;在体育运动、锻炼过程中,可以加强患者同他人之间的交往,同时随着患者对太极拳等运动的了解而增加生活乐趣,能够减少因病痛而造成的痛苦、沮丧、焦虑、抑郁等劣性情绪,增强与疾病作斗争的信心。但体育锻炼应以适度为宜,不宜过度疲劳。

6.饮食疗法

(1)羊脑方:羊脑1副,龙眼肉15 g。先将羊脑用开水烫过,除去羊脑表面薄膜,同龙眼肉炖熟吃。每周1～2次。

(2)健脑小吃:核桃肉15～30 g,每天生吃,不拘时间。

(3)甘麦大枣汤:甘草30 g,小麦60 g,大枣15枚,用水4碗,煎成1碗,分早晚2次服。

(4)养肝汤:小麦30 g,红枣10枚,龙眼肉15 g,水煎,连汤吃。

(5)镇肝蛋:鸡蛋黄3只,取金银首饰一件,用开水烫去油污后,放在蛋黄内,加水将蛋黄炖熟,吃蛋黄并饮汤。

(6)黄花木耳羹:金针菜(黄花菜)60 g,木耳15 g,用水750 mL煮成250 mL,以白糖调服。据经验,金针菜、木耳可减轻忧郁,对减轻震颤有益。

(7)木瓜酒:木瓜50～100 g,加入黄酒1 000 mL中浸泡7天以上,每天1次,每次饮用30 mL。对于肢体僵硬有一定缓解作用。

(周　浩)

参 考 文 献

[1] 李洁.中医内科临床治疗学[M].长春:吉林科学技术出版社,2019.

[2] 刘志勇.新编中医诊治学[M].开封:河南大学出版社,2022.

[3] 杨辉,王宏刚,钱玉莲.中医内科诊疗学[M].南昌:江西科学技术出版社,2019.

[4] 麦建益.常见病中医诊断与治疗[M].开封:河南大学出版社,2022.

[5] 杜义斌.当代中医临床诊疗精要[M].天津:天津科学技术出版社,2020.

[6] 马宁.现代中医内科诊疗进展[M].长春:吉林科学技术出版社,2020.

[7] 许宏霞.临床中医内科诊疗研究[M].北京:科学技术文献出版社,2019.

[8] 刘书敏.临床常见疾病中医诊疗精粹[M].济南:山东大学出版社,2022.

[9] 罗仁,周迎春.中医内科临证指导[M].郑州:河南科学技术出版社,2019.

[10] 伊善君.中医内科疾病诊断与治疗[M].长春:吉林科学技术出版社,2019.

[11] 李其信.实用中医疾病诊疗学[M].开封:河南大学出版社,2022.

[12] 王学工.实用中医内科辨证诊疗[M].北京:科学技术文献出版社,2019.

[13] 杜革术.中医临床诊断与治疗技术[M].西安:陕西科学技术出版社,2022.

[14] 黄福忠.中医诊治常见疾病[M].成都:四川科学技术出版社,2021.

[15] 汪东涛.现代中医内科基础与临床[M].上海:上海交通大学出版社,2019.

[16] 乔珍梅.精编中医内科治疗学[M].上海:上海交通大学出版社,2019.

[17] 赵颖颖.实用中医内科常见病诊疗精要[M].上海:上海交通大学出版社,2019.

[18] 徐俊伟.实用中医临床治疗要点[M].开封:河南大学出版社,2021.

[19] 王涛.实用中医内科常见病辨证精粹[M].上海:上海交通大学出版社,2019.

[20] 许桂青.实用中医诊疗与康复[M].北京:科学技术文献出版社,2020.

[21] 王晓伟.现代中医内科辨证治疗进展[M].上海:上海交通大学出版社,2019.

[22] 羊燕群.中医内科常见病诊疗指南[M].上海:上海交通大学出版社,2019.

[23] 梁少华.临床中医诊疗学[M].长春:吉林科学技术出版社,2020.

[24] 王冬.现代中医内科辨证治疗学[M].天津:天津科学技术出版社,2019.

[25] 郭学峰.精编中医内科疾病诊疗[M].哈尔滨:黑龙江科学技术出版社,2020.

[26] 陈序庚.实用临床中医诊疗实践[M].天津:天津科学技术出版社,2020.

［27］谢庆斌.实用中医临床诊疗学［M］.开封:河南大学出版社,2021.

［28］聂兆伟.中医临床诊治与针灸推拿［M］.长春:吉林大学出版社,2019.

［29］王少英.临床中医诊疗精粹［M］.北京:中国纺织出版社,2020.

［30］王锋.常见中医疾病专科诊疗学［M］.天津:天津科学技术出版社,2020.

［31］李瑞凤.临床常见病中医特色辨证治疗［M］.哈尔滨:黑龙江科学技术出版社,2021.

［32］孙春银.临床常见病中医诊疗指南［M］.北京:科学技术文献出版社,2020.

［33］黄龙徵.临床中医诊疗与针灸［M］.哈尔滨:黑龙江科学技术出版社,2020.

［34］张建中.实用临床中医内科诊断治疗学［M］.沈阳:沈阳出版社,2019.

［35］张晓阳.中医临床诊疗学［M］.长春:吉林科学技术出版社,2020.

［36］咳嗽中医诊疗专家共识摘要［J］.健康指南(中老年),2021,(11):13-14.

［37］薛树国.关于中医内科疾病症状的分析［J］.魅力中国,2020,(10):375.

［38］许静一.中医内科治疗偏头痛的临床体会［J］.临床医药文献电子杂志,2020,7(20):52,54.

［39］夏玲玲.中医内科肺系疾病患者用药归经的分析与思考［J］.中医药管理杂志,2022,(7):245-246.

［40］阿尔茨海默病的中医诊疗方案［J］.健康指南(中老年),2021,(5):46-47.